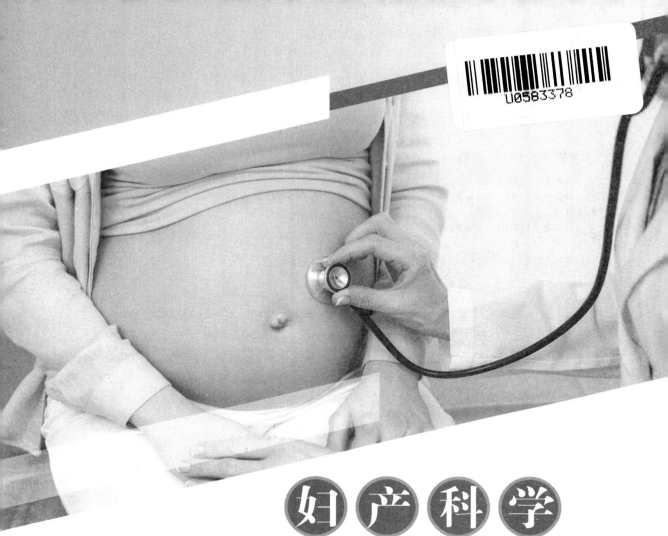

妇产科学

理论、实践与新进展

◎主编 张一丹等

吉林科学技术出版社

图书在版编目（CIP）数据

妇产科学：理论、实践与新进展 / 张一丹等主编. -- 长春：
吉林科学技术出版社，2024.7. -- ISBN 978-7-5744-1597-3

Ⅰ. R71

中国国家版本馆CIP数据核字第202491RQ50号

妇产科学：理论、实践与新进展

主　　编	张一丹　等
出版人	宛　霞
责任编辑	井兴盼
封面设计	吴　迪
制　　版	北京传人
幅面尺寸	185mm×260mm
开　　本	16
字　　数	440 千字
印　　张	17.5
印　　数	1~1500 册
版　　次	2024年7月第1版
印　　次	2024年12月第1次印刷

出　　版	吉林科学技术出版社
发　　行	吉林科学技术出版社
地　　址	长春市福祉大路5788 号出版大厦A 座
邮　　编	130118
发行部电话/传真	0431-81629529 81629530 81629531
	81629532 81629533 81629534
储运部电话	0431-86059116
编辑部电话	0431-81629510
印　　刷	三河市嵩川印刷有限公司

书　　号	ISBN 978-7-5744-1597-3
定　　价	105.00元

《妇产科学：理论、实践与新进展》编委会

主　编

张一丹　深圳市人民医院
肖　立　深圳市妇幼保健院
张竑卉　深圳市妇幼保健院
赵志亮　山西省儿童医院（山西省妇幼保健院）
郝　静　晋城市人民医院
李海英　平邑县人民医院

副主编

王瑾萍　太原市妇幼保健院
薛　萌　太原市妇幼保健院
闫志华　太原市妇幼保健院
英晓菲　山西省儿童医院（山西省妇幼保健院）
赵　艳　太原市中心医院
王　洁　太原市妇幼保健院
田金华　山西省儿童医院（山西省妇幼保健院）
李　艳　山西省儿童医院（山西省妇幼保健院）
李　莉　长沙卫生职业学院
李　艳　山西省儿童医院（山西省妇幼保健院）

前　言

　　妇产科学是临床医学中具有特殊性的一门学科,涉及内、外两大学科,又将妇、儿科融合于一体。其中产科学是一门关系到妇女妊娠、分娩、产褥全过程,并对该过程所发生的一切心理、生理、病理改变进行诊断处理的,协助新生命诞生的医学学科。而妇科学则是研究妇女非妊娠时期生殖系统的一切病理改变并对其进行诊疗的医学学科。随着医学科学的发展,妇产科学有了长足的进步,新的医疗技术、治疗药物不断应用于临床中,临床专业知识更新迅速,对从事妇产科的医护人员提出了更多的要求。在此基础上,我们特组织一批经验丰富的临床专家和青年骨干医师编写本书。

　　本书主要介绍了产科与妇科常见病以及多发病的临床诊治与新进展。首先详细叙述了产科常见病,如妊娠并发症、胎儿异常、妊娠合并疾病、异常分娩、分娩并发症等。其次介绍了生殖内分泌疾病,如外阴、阴道、子宫、输卵管、卵巢肿瘤,不孕症等妇科常见多发病。最后主要针对妊娠期保健及围生期保健进行了介绍。全书条理清楚,语言简练,可操作性强,适合广大妇产科临床医师及相关专业院校医学生参考阅读。

　　限于我们的知识水平、认识程度、理解深度,本书的内容与编排难免有不妥之处,我们衷心希望读者、同人在使用过程中提出宝贵意见,以便及时纠正、改进,使本书更趋完善。

编　者

目 录

第一章　妊娠并发症

第一节　流产

胚胎或胎儿尚未具有生存能力而妊娠终止者,称为流产。由于对新生儿的救治能力不同,各国及各地区对流产时限的界定并不完全相同,在我国,仍以小于28周作为界定流产的时限。孕周<12周者,称为早期流产;≥12周为晚期流产。若流产发生在月经期前,称为生化妊娠,也称为隐性流产,占早期流产的30%~40%。流产也分为自然流产和人工流产,本节仅阐述自然流产。

一、流行病学

自然流产的发生率为15%~40%,与诊断标准和识别力直接相关。大约80%的自然妊娠丢失为早期流产,随孕周增加发生率下降。虽然有自然流产史的患者再发生自然流产的概率会增加,但是对于大部分女性不会再次发生。

二、病因

流产病因比较复杂,包括胚胎和胎儿因素、解剖因素、内分泌因素、免疫因素、环境因素、合并全身性疾病等。不同病因导致的自然流产,其发生时限也不同。

1.胚胎和胎儿因素　最常见的原因是胚胎或胎儿染色体异常,在早期流产中占50%~60%,在中期妊娠流产中约占35%,在晚期妊娠死胎中占5%。染色体异常包括数目异常和结构异常,其中数目异常以13-三体、16-三体、18-三体、21-三体和22-三体最常见,其次为X单体,三倍体和四倍体少见。结构异常引起流产少见,主要有平衡易位、倒置、缺失、重叠及嵌合体等。近年来发现基因突变或表观遗传学改变也可能导致自然流产。

2.母体因素

(1)解剖异常:主要为子宫异常,若不纠正,流产可反复发生。常为晚期流产。

1)子宫先天性发育异常:子宫发育不良、双子宫、鞍形子宫、双角子宫、单角子宫、子宫纵隔等,影响胚胎生长发育导致流产。

2)子宫颈功能不全:子宫颈重度裂伤、子宫颈内口松弛、子宫颈部分或全部切除术后等,子宫颈支撑作用减弱可发生晚期自然流产。

3)子宫体疾病:子宫肌瘤(黏膜下肌瘤及部分肌壁间肌瘤)、子宫腺肌瘤、宫腔粘连等,均可因宫腔形态改变影响胚胎着床、发育而导致流产。

(2)内分泌异常:正常妊娠的维持与内分泌激素的调节、平衡密切相关,依赖于发育完好的子宫内膜,相应的雌激素、孕激素水平等。黄体功能不全、高催乳素血症、多囊卵巢综合征、甲状腺功能低下及严重糖尿病血糖控制不良等,均可因内分泌异常导致自然流产。

(3)免疫功能异常:是复发性流产的重要病因。分自身免疫型和同种免疫型。自身免疫型与患者体内抗磷脂抗体有关,在抗磷脂抗体阳性、抗β_2糖蛋白抗体阳性和系统性红斑狼疮及干燥综合征患者中多见;也可见于抗核抗体阳性、抗甲状腺抗体阳性的孕妇。同种免疫型是基于妊娠属于半同种异体移植的理论，反映母体对胚胎的免疫耐受。如果母胎免疫耐受，胎儿不被排斥，在母体内就得以生存。母胎免疫耐受有赖于孕妇血清中有足够的针对父系人白细胞抗原的封闭性因子，能抑制免疫识别和免疫反应。如夫妇的人白细胞抗原相容性过大，会导致封闭性因子不足，或造成自然杀伤细胞的数量或活性异常，均可能导致不明原因的复发性流产。

（4）全身性疾病：孕妇患全身性疾病，如严重感染、高热疾病可促进子宫收缩引起流产；严重贫血或心力衰竭、重度营养不良、血栓性疾病、慢性肝肾疾病或高血压等缺血缺氧性疾病也可能导致流产；流感病毒、梅毒螺旋体、巨细胞病毒、弓形虫、单纯疱疹病毒等可因宫内感染引起胎儿畸形，导致流产。

3.夫妇染色体异常　夫妇染色体异常是导致胎儿染色体异常引发自然流产的重要遗传因素。

4.环境因素　铅、砷、甲醛、苯、氯丁二烯、氧化乙烯等化学物质的过多接触和放射线的过多暴露均可能引起流产。

5.其他因素　流产还与许多因素相关。强烈应激，包括严重的躯体不良刺激如手术、直接撞击腹部、性交过频等，或者过度紧张、忧伤、恐惧、焦虑等精神创伤影响神经内分泌系统使机体内环境改变，都可导致流产；不良习惯，如孕妇过量吸烟、酗酒、饮咖啡、吸食毒品、滥用药物，可引起胚胎染色体异常，多为空孕囊或已退化的胚胎，少数妊娠至足月可能娩出畸形儿，或新生儿有代谢及功能缺陷。

此外，孕妇高龄、两次妊娠间隔时间过近（间隔少于 3 个月）也是流产发生的高危因素。

三、病理

流产过程是指妊娠物逐渐从子宫壁剥离并排出子宫。对妊娠物的检查可以帮助了解流产的原因。

发生于孕 8 周前的早期流产，胚胎多已死亡，此时胎盘绒毛发育不成熟，与子宫蜕膜联系尚不牢固，胚胎绒毛易与底蜕膜分离。胚胎绒毛与底蜕膜分离后，导致剥离面出血，坏死胚胎组织刺激子宫引起子宫收缩和宫颈扩张，妊娠物常能完全排出，出血往往不多。早期流产时胚胎常常发育异常，包括全胚发育异常，如无胚胎、结节状胚、圆柱状胚和发育阻滞胚，以及特殊发育缺陷，如神经管畸形、肢体发育缺陷等。大体观可看到完整的蜕膜管型，囊胚包埋在蜕膜中。

妊娠 8~12 周时胎盘绒毛发育茂盛，绒毛与底蜕膜连接较牢固，流产时妊娠产物往往不易完整排出，部分组织易滞留在宫腔内，影响子宫收缩，导致出血量较多，出血不易自止。大体检查妊娠物因出血时间和胚胎滞留宫腔内时间的长短有所不同，可分为血肿样或肉样胎块、结节性胎块和微囊型胎盘。

妊娠 12 周以后，胎盘已完全形成，流产时先出现腹痛，然后排出胎儿、胎盘。胎盘如剥离不全，可造成剥离面大出血。胎儿若死亡过久，可被血块包围，形成血样胎块稽留宫腔内致出血不止。或血红蛋白被吸收而形成肉样胎块，或胎儿钙化形成石胎。其他还可见脐带异常、压缩胎儿、纸样胎儿、浸软胎儿等病理现象。

四、临床表现

流产发生在妊娠不同时期，其临床表现也不相同。主要表现有停经、阴道流血和腹痛。

1.停经　大多数自然流产的患者均有明确的停经史，结合早孕反应、妇科检查子宫增大、妊娠试验阳性,以及 B 超检查发现宫内孕囊等可以诊断。继发于生化妊娠的隐匿性流产发生在胚胎着床后月经前,则无停经史。

2.阴道流血及腹痛　早期流产阴道流血为先,腹痛在后。由于妊娠物排出前胚胎或胎儿多已死亡,绒毛与蜕膜剥离,血窦开放,出现阴道流血;剥离的胚胎或胎儿和血液刺激子宫收缩,引起下腹部阵发性疼痛,继而排出胚胎或胎儿。妊娠物完全排出后,子宫收缩,血窦闭合,出血停止。晚期流产临床过程与早产相似,经过阵发性子宫收缩,胎儿娩出后胎盘娩出,同时出现阴道流血。胎儿排出前后可能还有生机,也有少数流产发生前胎儿已死亡,其原因有严重胎儿发育异常、宫内感染、自身免疫异常、血栓前状态等。晚期流产时胎盘与子宫壁附着牢固,若胎盘剥离不完全,血窦开放,可导致大出血、休克甚至死亡。胎儿娩出后若胎盘残留过久,可形成胎盘息肉,或反复出血、贫血及继发感染。

值得注意的是,临床上有许多早期流产的患者没有任何症状,仅在超声检查中发现异常而诊断。

五、临床类型

根据自然流产的不同特点,分为以下几种临床类型。

1.先兆流产　指妊娠 28 周前出现阴道流血,至少 20% 的妊娠期会出现。常常是少量阴道流血,为暗红色或血性白带,无组织排出,随后出现轻微下腹痛、痉挛痛或腰骶部胀痛。妇科检查子宫颈口闭合,可见血液自宫颈管流出,子宫大小与停经时间相符。经休息及治疗后症状消失,可继续妊娠;若阴道流血量增多或下腹痛加重,则可能发展为难免流产。

2.难免流产　指流产不可避免。在先兆流产的基础上,阴道流血时间长,出血量增多,阵发性下腹痛加重,或出现阴道流液(羊水流出)。妇科检查子宫颈口已扩张,子宫颈口有时可见胚胎组织或羊膜囊堵塞,子宫大小与停经周数基本相符或略小。超声检查孕囊变形或塌陷,或无心管搏动。

3.不全流产　指妊娠物部分排出子宫腔,但还有部分残留于子宫腔内或嵌顿于子宫颈口,或胎儿排出后胎盘滞留于子宫腔或嵌顿于子宫颈口。几乎所有患者均有阴道流血,由于组织残留影响子宫收缩,导致大量出血,甚至发生休克。伴有下腹痉挛痛,类似于分娩的阵发性腹痛。妇科检查见子宫颈口扩张,子宫颈口可有妊娠物堵塞及持续性血液流出,子宫小于停经周数。

4.完全流产　指妊娠物已全部排出,阴道流血逐渐停止,下腹痛逐渐消失。妇科检查子宫颈口已关闭,子宫大小接近正常。

5.稽留流产　也称过期流产。指胚胎或胎儿已死亡,滞留子宫腔内未能及时自然排出者。典型表现为早孕反应出现后又过早消失,有先兆流产症状或没有任何症状,子宫不再增大反而缩小。若为中期妊娠,孕妇腹围不再增大,胎动消失。妇科检查子宫颈外口闭合,子宫较停经周数小,质地不软,听诊没有胎心。

6.特殊情况

(1)复发性流产:指同一性伴侣连续发生 3 次及 3 次以上的自然流产。复发性流产每次流产多发生于同一妊娠时间,大多数为早期流产,少数为晚期流产。当自然流产连续发生 2 次即应重视并予评估,因为再流产的风险与已发生 3 次者相近。导致复发性流产的原因与偶发性流产一致,但各种原因所占的比例不同,如胚胎染色体异常的发生率会随着流产次数的增加而下降。早期复发性流产常见原因为胚胎染色体异常、黄体功能不全、多囊卵巢综合征、免疫功能异常、甲状腺功能减退等，晚期复发性流产常见原因为子宫解剖异常如子宫颈功能不全和子宫畸形、免疫功能异常、血栓前状态等。

（2）流产感染：流产过程中，由于阴道流血时间长，妊娠物残留于子宫腔内或不洁流产时，有可能引起继发子宫腔感染。临床表现为持续下腹痛、阴道分泌物异味或恶臭、妇科检查有子宫颈举痛等。感染严重可扩展到盆腔、腹腔甚至全身，引起盆腔炎、腹膜炎、败血症及感染性休克。常为厌氧菌及需氧菌的混合感染。

六、诊断与鉴别诊断

根据病史及临床表现，诊断流产一般并不困难。但有时需结合辅助检查来判断。

1.病史　应详细询问患者有无停经史及早孕反应，有无阴道流血及阴道流血量及持续时间，有无阴道排液及妊娠物排出，是否伴有腹痛及腹痛部位、性质、程度，有无发热，阴道分泌物性状及有无异味。此外，还需了解有无既往流产史、手术史。

2.体格检查　妇科检查应在消毒外阴后进行，注意子宫口有无妊娠物堵塞，羊膜囊是否膨出，子宫颈是否扩张，子宫大小与停经时间是否相符，有无压痛，双侧附件有无增厚、包块或压痛。怀疑先兆流产时，操作应轻柔。还需注意全身情况及一般生命体征，测量体温、脉搏、呼吸、血压。注意有无贫血及急性感染征象。

3.辅助检查

（1）超声检查：是最常用的辅助检查，妊娠早期可测定妊娠孕囊的大小、形态和胎儿血管搏动，确定胚胎或胎儿是否存活，并可辅助诊断流产的类型。若妊娠囊形态异常或位置下移，则提示妊娠预后不良。借助B超检查还可对不全流产、稽留流产及异位妊娠进行鉴别。

（2）妊娠试验：采用早孕试纸法检测尿液对诊断妊娠有价值。一般胚胎着床8~9天即可在母血中检测到β-hCG，在月经周期的后半期进行血β-hCG监测有助于发现隐匿性妊娠。连续测定血β-hCG的水平，有助于妊娠的预后判断。正常妊娠6~8周时，血β-hCG每天应以66%的速度增长，若每48小时β-hCG增长速度<66%，提示妊娠预后不良。

（3）孕激素测定：体内黄体酮呈脉冲式分泌，数值波动大，对妊娠状况的监测意义不大。

（4）其他检查：PRL测定判断有无黄体功能不全；血常规判断是否贫血、有无感染存在；空腹血糖、胰岛素测定可了解有无糖尿病；促甲状腺激素、FT_4测定了解是否有甲状腺功能低下；妊娠物及夫妇双方染色体检查对复发性流产有帮助。

4.病因筛查　自然流产的病因复杂，特别是针对复发性流产，进行病因筛查尤为重要。可进行筛查的手段有：夫妇外周血染色体及胚胎染色体核型分析、基因检测、内分泌激素测定、子宫结构检查、凝血功能检查、自身抗体检测等。

5.鉴别诊断　流产诊断后需进一步确定流产的类型，其鉴别诊断要点见表1-1。

表1-1　各种类型流产的鉴别诊断

流产类型	病史			妇科检查	
	阴道流血量	下腹痛	组织排出	子宫颈口	子宫大小
先兆流产	少	无或轻	无	闭合	相符
难免流产	中或多	加剧	无	扩张	相符或略小

（续表）

流产类型	病史			妇科检查	
	阴道流血量	下腹痛	组织排出	子宫颈口	子宫大小
不全流产	少到多	减轻	部分排出	扩张或有组织堵塞	略小
完全流产	少或无	无	全部排出	闭合	正常或略大
稽留流产	少或无	无	无	闭合	较小

早期自然流产还应与异位妊娠、葡萄胎、功能失调性子宫出血、子宫肌瘤、盆腔炎及急性阑尾炎等相鉴别。

七、处理

确定流产后,应根据自然流产的不同类型进行相应处理,如果有明确的病因,需对因治疗。

1.先兆流产　适当休息,禁性生活,足够营养支持。对于精神过分紧张者,应心理疏导,使其情绪稳定,也可给予对胎儿危害小的镇静药。明确黄体功能不全者可肌内注射黄体酮注射液 20~40mg,每天 1 次,或口服天然孕激素制剂;甲状腺功能减退者可口服小剂量甲状腺素片。经过治疗,若阴道流血停止,B 超检查提示胚胎存活,发育良好,可继续妊娠。若临床症状加重,B 超检查发现胚胎发育不良,血 β-hCG 持续不升或下降,表明流产不可避免,应终止妊娠。

2.难免流产　确诊后应尽早使胚胎或胎儿及胎盘组织完全排出。早期流产采用清宫术,对妊娠物应仔细检查,并送病理检查;如有可能争取做绒毛染色体核型分析,有助于明确流产原因。晚期流产时,子宫较大,为避免出血多,可用缩宫素 10~20U 加于 5% 葡萄糖注射液 500mL 中静脉滴注,促进子宫收缩。胎儿及胎盘排出后,应及时检查是否完整,必要时刮宫清除子宫腔内残留的妊娠物。同时给予抗生素预防感染。

3.不全流产　由于部分组织残留宫腔或堵塞宫口,极易引起大出血,一经确诊,应尽快行刮宫术或钳刮术,清除子宫腔内残留组织。大量阴道流血伴休克者应同时输液,必要时输血,并给予抗生素预防感染。

4.完全流产　超声检查证实子宫腔内无残留物,若无感染征象,不需特殊处理。

5.稽留流产　稽留流产可能引起严重凝血功能障碍,导致弥散性血管内凝血,造成严重出血。故处理前应查血常规、血小板计数及凝血功能,并做好输血准备。若出现凝血功能障碍,应尽早使用肝素、纤维蛋白原及输新鲜血、新鲜冰冻血浆等,待凝血功能好转后再行处理。稽留流产也可因死亡胚胎或胎儿在子宫腔稽留时间较久,胎盘组织机化,与子宫壁紧密粘连,致使刮宫困难。若无凝血功能障碍,可先口服雌激素类药物 3~5 天,或苯甲酸雌二醇 2mg 肌内注射,每天 2 次,连用 3 天,提高子宫肌对缩宫素的敏感性。子宫<12 孕周者,可行刮宫术,术中肌内注射缩宫素,手术中应特别小心,避免子宫穿孔,一次不能完全刮净,于 5~7 天后再次刮宫。子宫>12 孕周者,可使用米非司酮加米索前列醇或静脉滴注缩宫素,促使胎儿、胎盘排出。术中刮出物必须送病理检查,术后进行常规超声检查,确认子宫腔内容物是否全部排出,并加强抗感染治疗。

6.复发性流产　需明确病因后对因治疗。对结构异常者,应予手术治疗。如子宫黏膜下肌瘤应在宫腔镜下行肌瘤摘除术，肌壁间肌瘤如果影响妊娠可考虑行剔除术。子宫中隔、宫腔粘连应在宫腔镜下行纵隔切除或粘连松解术。子宫颈功能不全应在孕 12~14 周或前次流产孕周前行子宫颈环扎术，术后定期检查，分娩前提前住院待产，待分娩发动前拆除缝线。若环扎术后出现流产征象，提示治疗失败，应及时拆除缝线，以免造成宫颈撕裂。对于染色体异常夫妇，应于孕前进行遗传咨询，确定是否可以妊娠。夫妇一方或双方有染色体结构异常，仍有机会分娩健康婴儿，但其胎儿也有可能遗传异常的染色体，必须在孕早、中期进行产前诊断。黄体功能不全者，需肌内注射黄体酮 20~40mg/d，或口服黄体酮，或使用黄体酮阴道制剂，用药至孕 10~12 周时可停药。抗磷脂抗体阳性患者可在确定妊娠后使用小剂量阿司匹林（50~75mg/d）和（或）低分子量肝素（5000U，每天 1~2 次，皮下注射）。甲状腺功能低下者在孕前及整个孕期都应补充甲状腺素。原因不明的复发性流产妇女，特别是怀疑同种免疫型流产者，可行淋巴细胞主动免疫，或者静脉注射免疫球蛋白治疗有一定效果，但仍有争议。

7.流产感染　多为不全流产感染。治疗原则为控制感染的同时尽快清除子宫腔内残留物。根据阴道流血量的多少采用不同的治疗方案。若阴道流血不多，先选用广谱抗生素治疗 2~3 天控制感染，然后再行刮宫。若阴道流血量多，静脉滴注抗生素的同时，用卵圆钳钳夹出子宫腔内残留的大块组织，使出血减少，禁止用刮匙全面搔刮子宫腔，以免造成感染扩散。术后继续应用广谱抗生素，待感染控制后再彻底刮宫。阴道流血多已导致贫血者需及时输液输血，纠正贫血；若已合并感染性休克，应积极进行抗休克治疗，待病情稳定后再彻底刮宫。若感染严重或已形成盆腔脓肿，应行手术引流，必要时切除子宫。

第二节　早产

我国目前采用的早产定义为妊娠满 28 周或出生体重≥1000g 至妊娠不满 37 足周的分娩。早产定义上限全球一致，但下限各国不同：多数发达国家采用妊娠满 20 周或出生体重≥500g，也有采用 24 足周者。不同国家早产发生率差异较大，最低约 3%，高者超过 14%，发病率的差异除与早产定义不同有关外，还与种族遗传因素、生活方式、妊娠并发症等多因素有关。早产是新生儿及婴幼儿死亡的重要原因，存活儿并发脑瘫、智力低下等严重残疾的风险增高。故世界卫生组织将早产列为优先研究课题。早产分为自发性早产包括胎膜早破、胎膜完整的早产及医源性早产。本节仅讨论自发性胎膜完整的早产。

一、高危人群

早产的高危人群主要指有以下高危因素的孕妇：①有晚期流产/早产史者，再次早产风险增高 2 倍，前次早产孕周越小，再次早产的风险越高；②妊娠 16~24 周经阴道超声检查发现宫颈长度缩短者；③多胎妊娠；④胎儿异常、羊水过多、羊水过少者；⑤有宫颈锥切、反复人工流产扩张宫颈史，或子宫畸形者；⑥有妊娠并发症、妊娠合并疾病者；⑦接受辅助生殖技术后妊娠；⑧孕妇<17 岁或>35 岁；妊娠间隔短于 1 年；⑨孕妇体重指数<19kg/m²，或孕前体重<50kg，营养状况差；⑩无症状性菌尿、下生殖道感染者，以及有烟酒嗜好或吸毒的孕妇。

二、诊断与鉴别诊断

1.诊断

(1)先兆早产:凡妊娠满28周至不满37周,孕妇出现规律宫缩(每20分钟4次或60分钟内8次),宫颈进行性缩短但未扩张,则诊断为先兆早产。

(2)早产临产:凡妊娠满28周至不满37周,出现上述规律宫缩,宫颈进行性缩短,伴有宫口扩张。

2.鉴别诊断

(1)胎盘早剥:胎盘早剥患者多有妊娠高血压疾病或慢性肾炎病史,腹痛为持续性,子宫呈强直性收缩,子宫底高度大于停经月份。可借助于超声检查,了解胎盘是否增厚,正常结构存在与否;有无胎盘后血肿等胎盘早剥的声像表现,帮助鉴别诊断。

(2)子宫破裂:常在梗阻性难产、强烈宫缩之后,或者原有子宫瘢痕愈合不良、破裂。腹痛持续性、宫缩消失,胎心异常甚至消失,有内出血表现。

(3)假临产:妊娠晚期常有宫缩,但会自行停止,不会造成宫颈的改变,也不会引发早产。故对因有宫缩就诊的孕妇,应动态观察宫颈的改变,排除早产。

三、预防

1.一般预防

(1)孕前宣教:避免低龄(<17岁)或高龄(>35岁)妊娠;提倡合理的妊娠间隔(>6个月);避免多胎妊娠;提倡平衡营养摄入,避免体重指数过低妊娠;戒烟、酒;控制好原发病如高血压、糖尿病、甲状腺功能亢进、红斑狼疮等;停止服用可能致畸的药物等。对计划妊娠妇女注意其早产的高危因素,对有高危因素者进行针对性处理。

(2)孕期注意事项:①早孕期超声检查以确定胎龄、排除多胎妊娠,如果是双胎应了解绒毛膜性,如果为三胎或四胎,则应减胎;有条件者应在妊娠11～13周$^{+6}$超声测量胎儿颈后透明层厚度,了解胎儿非整倍体风险,初步排除常见的重大畸形,如无脑儿、连体双胎、腹裂等;②第一次产检时详细询问病史、体格检查,了解早产高危因素,如晚期自然流产或早产史等,以便尽可能针对性预防;提倡平衡饮食,合理控制妊娠期体重增加;避免吸烟饮酒。

2.特殊类型黄体酮的应用　目前,经研究证明能预防早产的特殊类型黄体酮包括微粒化黄体酮胶囊、天然黄体酮凝胶、17α-羟己酸孕酮酯。3种药物各自适应证略有不同:①对有晚期流产或早产史,无早产症状者,无论宫颈长短,均可推荐使用17α-羟己酸孕酮酯;②对有前次早产史,此次妊娠24周前宫颈长度缩短(<25mm),可经阴道给予微粒化黄体酮胶囊200mg/d或天然黄体酮凝胶90mg/d,至妊娠34周;能减少孕33周前早产及围生儿病死率;③对无早产史,但孕24周前阴道超声检查发现宫颈长度<20mm,推荐使用微粒化黄体酮胶囊200mg/d阴道给药,或天然黄体酮凝胶90mg/d阴道给药,至妊娠34～36周。

3.宫颈环扎预防早产

(1)适应证:①宫颈功能不全,既往有因宫颈功能不全晚期流产或早产史,此次妊娠12～14周,无宫缩者;②妊娠24周前宫颈长度缩短(<20mm),无宫缩者。已有证据表明,对因宫颈锥切、子宫发育不良、双胎的宫颈缩短,宫颈环扎无效。

(2)禁忌证:①绒毛膜羊膜炎;②持续阴道流血;③胎膜早破;④胎儿窘迫;⑤胎儿严重畸形或死胎等。

四、治疗

1.宫缩抑制剂的使用

（1）目的:防止即刻早产,为完成促胎肺成熟治疗及转运孕妇到有早产儿抢救条件的医院分娩赢得时间。

（2）适应证:妊娠不足34周,规律宫缩,伴随宫颈进行性缩短或扩张;无继续妊娠禁忌证者。

（3）禁忌证:①绒毛膜羊膜炎;②重度子痫前期/子痫;③母体大出血;④死胎或致死性畸形;⑤胎儿状态不稳定;⑥母体对宫缩抑制剂有禁忌。

（4）使用疗程:宫缩抑制剂持续应用不超过48小时。

（5）宫缩抑制剂种类:主要有钙通道阻滞药、前列腺素抑制剂、β_2肾上腺素能受体兴奋剂、缩宫素受体拮抗剂。

1）钙通道阻滞药:当前用于预防早产、抑制宫缩的钙通道阻滞药是硝苯地平。其作用机制是抑制钙离子通过平滑肌细胞膜上的钙通道重吸收,从而抑制子宫平滑肌兴奋性收缩。硝苯地平能降低24%发生在7天内的早产,降低17%发生在孕34周前的早产;减少呼吸窘迫综合征37%、坏死性小肠炎79%、脑室周围出血41%。荟萃分析显示,硝苯地平在延长孕周至37周后分娩的作用,似乎优于其他宫缩抑制剂。用法:起始剂量为20mg口服,然后每次10~20mg,每天3~4次,根据宫缩情况调整,可持续48小时。服药中注意观察血压,防止血压过低。

2）前列腺素抑制剂:用于抑制宫缩的前列腺素抑制剂是吲哚美辛。它是非选择性环氧化酶抑制剂,通过抑制环氧化酶,减少花生四烯酸转化为前列腺素,从而抑制子宫收缩。吲哚美辛能明显降低48小时与7天内发生的早产,也能降低妊娠37周内的早产。用法:主要用于妊娠32周前的早产,吲哚美辛起始剂量为50~100mg经阴道或直肠给药,也可口服,然后每6小时25mg,可维持48小时。不良反应:在母体方面主要表现为恶心、胃酸反流、胃炎等;在胎儿方面,妊娠32周前使用或使用时间不超过48小时,则不良反应较小;否则可引起胎儿动脉导管提前关闭,也可因减少胎儿肾血流量而使羊水量减少。因此,妊娠32周后用药,需要监测羊水量及胎儿动脉导管宽度。当发现胎儿动脉导管狭窄时立即停药。禁忌证:孕妇血小板功能不良、出血性疾病、肝功能不良、活动性消化道溃疡、有对阿司匹林过敏的哮喘病史者。

3）β_2肾上腺素能受体兴奋剂:用于抑制宫缩的β_2肾上腺素能受体兴奋剂主要是利托君,它能与子宫平滑肌细胞膜上的β_2肾上腺素能受体结合,使细胞内环磷腺苷水平升高,抑制肌球蛋白轻链激酶活化,从而抑制平滑肌收缩。荟萃分析显示,利托君可降低37%发生在48小时内的早产、33%在7天内的早产,但不一定能降低新生儿呼吸窘迫综合征发病率和围生儿病死率。用法:利托君起始剂量50~100μg/min静脉滴注,每隔10分钟可增加剂量50μg/min,至宫缩停止,最大剂量不超过350μg/min,共48小时。使用过程中须观察心率和主诉,如心率超过120次/分,或诉心前区疼痛则停药。不良反应:在母体方面主要有恶心、头痛、鼻塞、低钾血症、心动过速、胸痛、气短、高血糖、肺水肿,偶有心肌缺血等;胎儿及新生儿方面主要有心动过速、低血糖、低钾血症、低血压、高胆红素,偶有脑室周围出血等。用药禁忌证包括心脏病、心律失常、糖尿病控制不满意、甲状腺功能亢进者。

4)缩宫素受体拮抗剂:主要是阿托西班,它是一种选择性缩宫素受体拮抗剂,通过竞争性结合子宫平滑肌及蜕膜的缩宫素受体,削弱缩宫素兴奋子宫平滑肌的作用。用法:负荷剂量为 6.75mg 静脉滴注,继之 300μg/min 维持 3 小时,接着 100μg/h 直到 45 小时。不良反应轻微,无明确禁忌证,但价格昂贵。

2.硫酸镁的应用　妊娠 32 周前早产者,应常规使用硫酸镁保护胎儿中枢神经系统。循证研究指出,硫酸镁不但能降低早产儿的脑瘫风险,而且能减轻妊娠 32 周前早产儿的脑瘫严重程度。虽然美国 FDA 警告,长期应用硫酸镁可引起胎儿骨骼脱钙,造成新生儿骨折,将硫酸镁从妊娠期用药安全性分类中的 A 类降为 D 类,但国际多项指南包括中华医学会妇产科学分会产科学组的指南,仍然推荐对<32 孕周的早产应用硫酸镁。硫酸镁使用时机和使用剂量尚无一致意见,多推荐在孕 32 周前的早产临产,宫口扩张后用药,负荷剂量 4.0g 静脉滴注,30 分钟滴完,然后以 1g/h 维持至分娩。禁忌证:孕妇患肌无力、肾衰竭。硫酸镁应用前和应用过程中应监测呼吸、膝反射、尿量(同妊娠期高血压疾病),24 小时总量不超过 30g。

3.糖皮质激素促胎肺成熟　50 多年前,Liggins 等在利用孕羊研究分娩动因时意外发现,胎羊暴露于产前糖皮质激素的早产羊生存率提高。此后该团队进行了产前糖皮质激素的第一个 RCT 研究,证明单疗程产前糖皮质激素能降低早产儿呼吸窘迫综合征发生率,也能降低新生儿病死率。相继荟萃分析证实了上述结果。我国 2014 年版《早产的临床诊断与治疗指南》推荐,对妊娠 28~35 周[+6]早产风险极高的孕妇,无论胎儿性别和种族,用单疗程产前糖皮质激素促进胎肺成熟。新近的研究表明,妊娠 37 周前的早产,应用产前糖皮质激素促胎肺成熟,除可以减少呼吸窘迫综合征外,还能减少新生儿一过性发绀,减少吸氧的需要等,故 2016 年 ACOG 已更新指南,推荐 24~36 周[+6]早产均用产前糖皮质激素促胎肺成熟。

促胎肺成熟的产前糖皮质激素,选择倍他米松和地塞米松,因这两种药物能以生物活性形式通过胎盘发挥作用;对免疫的抑制作用较弱;几乎无盐皮质激素的作用;半衰期较长。用法:倍他米松 12mg 肌内注射,24 小时重复 1 次,共 2 次;地塞米松 6mg 肌内注射,12 小时重复 1 次,共 4 次。若早产临产,来不及完成完整疗程,也应给药。

4.抗生素　如无明确的指征如胎膜早破、无症状性菌尿,或分娩在即而下生殖道 B 族溶血性链球菌检测阳性或明确合并细菌感染,对胎膜完整的早产不使用抗生素。

5.产时处理与分娩方式　①早产儿尤其是<32 孕周的极早早产儿需要良好的新生儿救治条件,故对有条件者应转到有早产儿救治能力的医院分娩;②产程中加强胎心监护有利于识别胎儿窘迫,及早处理;③分娩镇痛以硬脊膜外阻滞麻醉镇痛相对安全,产程中不用对呼吸有抑制的镇痛药;④不提倡常规会阴侧切,也不支持没有指征的产钳助产。对臀位特别是足先露者应根据当地早产儿治疗护理条件权衡剖宫产利弊,因地制宜选择分娩方式;⑤早产儿出生后适当延长 30~120 秒后断脐,可减少新生儿输血的需要,约可减少 50%的新生儿脑室内出血。

第三节　妊娠剧吐

妊娠恶心呕吐是妊娠期常见的症状,其中恶心发病率为 50%~80%,呕吐发病率为 40%~50%,大多于孕 12 周减轻或消失。妊娠剧吐是指呕吐持续存在,出现体重减轻、脱水、电解质紊乱、酮症甚至酸中毒等症状或体征,发生率为 0.3%~3.0%;常需要住院治疗。

一、病因

尚未明确，可能与下列因素有关。

1.人绒毛膜促性腺激素（human chorionic gonadotropin，hCG） 临床上发现早孕期恶心、呕吐反应出现时间与消失时间和孕妇血 hCG 值上升与下降的时间较为符合，且 hCG 值明显升高的患者（主要见于葡萄胎、多胎妊娠）恶心、呕吐明显，剧烈呕吐发生率也高，提示妊娠剧吐可能与 hCG 水平升高密切相关，但症状的轻重与血 hCG 水平不一定呈正相关。

2.雌激素 临床上发现，孕妇恶心和呕吐与雌二醇水平的增减相关，且使用雌激素的孕妇更易出现恶心和呕吐。

3.精神社会因素 精神过度紧张、焦急、忧虑，以及生活环境和经济状况较差的孕妇易发生妊娠剧吐。

4.感染 有资料显示，幽门螺杆菌感染与妊娠剧吐有关。

二、临床表现

1.恶心、呕吐 常见于初产妇，停经 5 周左右出现，轻者仅有恶心、呕吐，重者呕吐频繁影响进食，呕吐物中有胆汁或咖啡样物质。

2.水及电解质紊乱 频繁呕吐和不能进食者可导致脱水、体重减轻，严重者出现电解质紊乱、疲惫乏力、面色苍白、皮肤干燥、口唇干裂、脉搏细数、尿量减少、低钾血症。

3.代谢性酸中毒 主要是饥饿性酸中毒，其原因是不能进食，动用体内脂肪，中间产物丙酮聚积所致。

4.脏器功能损伤 液体减少，严重时出现血压下降、引起肾前性急性肾衰竭，也可引起肝衰竭，甚至死亡。

5.甲状腺功能亢进 60%~70%的妊娠剧吐孕妇可出现短暂的甲状腺功能亢进（甲亢），表现为促甲状腺激素水平下降或游离 T_4 水平升高，常为暂时性，多数并不严重，一般无须使用抗甲状腺药物。

6.Wernicke-Korsakoff 综合征（韦尼克脑病） 妊娠剧吐可致维生素 B_1 缺乏，主要表现为中枢神经系统症状，如眼球震颤、视力障碍、共济失调、精神意识障碍。急性期言语增多，以后逐渐精神迟钝、嗜睡，个别可发生木僵或昏迷。若不及时治疗，病死率可达 50%。

7.出血倾向 呕吐剧烈还可致维生素 K 缺乏，常伴有血浆蛋白及纤维蛋白原减少，可致凝血功能障碍，出血倾向增加，发生鼻出血、骨膜下出血，甚至视网膜出血。

三、诊断与鉴别诊断

妊娠剧吐是排他性诊断疾病，可根据病史、临床表现及妇科检查、实验室检查进行诊断与鉴别诊断。主要应注意排除葡萄胎，并与可能引起呕吐的疾病如肝炎、胃肠炎、胰腺炎、胆道疾病、脑膜炎、泌尿系统感染、脏器扭转、孕前疾病（糖尿病、原发性慢性肾上腺皮质功能减退症）等相鉴别。

对妊娠剧吐患者还应行辅助检查以帮助了解病情严重程度。

1.尿液检查 测定 24 小时尿量、尿比重、尿酮体，注意有无蛋白尿及管型尿。

2.血液检查 ①了解有无血液浓缩：测定红细胞计数、血红蛋白含量、血细胞比容、全血及血浆黏度；②了解酸碱平衡情况：动脉血气分析测定血液 pH、二氧化碳结合力等。还应检测血钾、血钠、血氯水平,凝血功能,肝、肾及甲状腺功能。

3.心电图检查　及时发现低钾血症引起的心肌损害。

4.必要时行眼底检查了解有无视网膜出血,MRI 排除其他神经系统病变。

四、治疗

1.预防　孕前进行心理疏导,以及孕前 1 个月服用复合维生素,可降低孕期恶心呕吐的发病率和严重程度。妊娠后可服用多种维生素以减轻妊娠引起的恶心、呕吐。

2.非药物性处置　生姜可减轻恶心程度,对于缓解症状有益,可作为非药物治疗的选择。对精神情绪不稳定的孕妇,及时给予心理治疗,解除其思想顾虑。排除其他疾病引起的呕吐,根据尿酮体情况了解疾病严重程度,决定治疗方案。

3.治疗　妊娠呕吐可在门诊处理,多不需要药物治疗,可行针灸治疗减轻症状。妊娠剧吐患者应住院治疗,恶心、呕吐明显患者,暂时禁食、监测失水量及电解质紊乱情况,酌情补充水分和电解质,注意观察尿量。每天补液量不少于 3000mL,使尿量维持在 1000mL 以上。输液时应加入氯化钾、维生素 C 等,并给予维生素 B_1 肌内注射。

首选维生素 B_6 或维生素 B_6-多西拉敏复合制剂止吐。一项评价孕期应用甲氧氯普胺安全性特大样本量(120 余万例)的研究进一步证实,该药并未增加出生缺陷及早产、死胎风险;碳酸氢钠或乳酸钠纠正代谢性酸中毒。出现营养不良时,应静脉补充必需氨基酸、脂肪乳。一般经上述治疗 2~3 天后,病情多可好转。严重患者、体重减轻 5%~10%,完全不能进食,可选择鼻饲管或中心静脉全胃肠外营养。经过治疗呕吐停止后,孕妇可试进食少量流质饮食,并逐步增加进食量,同时调整补液量。

经治疗后多数患者病情好转可继续妊娠,出现以下情况会危及孕妇生命,需终止妊娠:①体温升高,持续高于 38℃;②卧床休息时心率>120 次/分;③持续黄疸;④持续蛋白尿;⑤出现多发性神经炎及神经性体征;⑥有颅内或眼底出血,经治疗不好转者;⑦伴发 Wernicke-Korsakoff 综合征。

第四节　过期妊娠

过期妊娠是指核实孕周后,妊娠达到或超过 42 周(≥294 天)尚未分娩者。其发生率占妊娠总数的 3%~15%。近年来由于对妊娠超过 41 周孕妇的积极引产,过期妊娠的发生率明显下降。过期妊娠的围生儿发病率和病死率增高,并随妊娠期延长而增加。

一、病因

由于分娩动因尚未阐明,故大多数过期妊娠的病因不清楚。部分过期妊娠与下列因素有关。

1.头盆不称,由于胎先露高浮,不能对宫颈内口及子宫下段产生应有的刺激,容易发生过期妊娠。

2.无脑儿,下丘脑垂体肾上腺轴不能激活,孕周可长达 45 周。

3.内源性前列腺素和雌二醇分泌不足而黄体酮水平增高,抑制前列腺素和缩宫素,使子宫不收缩,延迟分娩发动。

二、病理生理

1.胎盘 过期妊娠的胎盘有两种类型。一种是胎盘功能正常,胎盘外观和镜检均与足月妊娠胎盘相似,仅重量略有增加,可引起胎儿过大,巨大胎儿比例增高;另一种是胎盘功能减退,胎盘老化,合体滋养细胞结节增加,绒毛间隙减小,部分绒毛血管闭塞引起胎盘梗死,使物质交换与转运能力下降,可引起胎儿宫内缺氧、过熟儿综合征。

2.羊水 妊娠38周以后,随着妊娠期增加,羊水量逐渐减少。过期妊娠时羊水量明显减少,约30%的孕妇可减少至300mL以下,与胎盘功能不良、胎儿宫内缺氧、血液重新分布有关;羊水粪染率明显增高,主要与成熟胎儿肠蠕动增加,排便有关。与足月妊娠相比,过期妊娠羊水粪染率可增高2~3倍,若同时伴有羊水过少,羊水粪染率可高达71%。

3.胎儿生长模式 与胎盘功能有关,可分为以下3种。

(1)正常生长及巨大胎儿:过期妊娠的胎盘功能正常,胎儿继续生长,体重增加成为巨大胎儿,颅骨钙化明显、骨缝变窄,胎头可塑性减小,导致经阴道分娩困难,使剖宫产率及新生儿病率相应增加。

(2)成熟障碍:由于胎盘老化,氧及营养成分供应不足,胎儿不易继续生长发育,表现为过熟综合征。典型表现为:胎脂消失,皮下脂肪减少,皮肤干燥松弛多皱褶,容貌似"小老人",头发浓密,指(趾)甲长,身体瘦长。因羊水过少及羊水粪染,胎儿皮肤黄染,脐带和胎膜呈黄绿色。

(3)胎儿生长受限:小样儿可与过期妊娠共存,后者更增加胎儿的危险性,约1/3过期妊娠死产儿为生长受限小样儿。

三、诊断

准确核实孕周,确定胎盘功能是否正常是关键。

1.核实孕周有以下方法

(1)超声检查确定孕周:早孕期以测量胎儿顶臀径来推算孕周最为准确(标准差在1周内);如果缺乏早孕期顶臀径值,可在妊娠12~20周以胎儿双顶径、股骨长度估算孕周,但准确性不及顶臀径(标准差1~2周)。

(2)根据妊娠初期血、尿hCG增高的时间推算孕周:因很难抓住hCG开始增高的时间,故该方法难以准确估计孕周。

(3)病史及临床表现:①以末次月经第1天计算,平时月经规则、周期为28~30天的孕妇停经≥42周尚未分娩,可诊断为过期妊娠;②根据排卵日计算;③根据性交日期推算预产期;④根据胚胎移植日计算孕周是最准确的方法。根据早孕反应出现时间、胎动开始时间可推算预产期,一般初次感到胎动约在20周。

2.判断胎盘功能及胎儿宫内安危

(1)胎动计数:一般认为12小时内胎动累计数不得少于10次,故12小时内少于10次或逐天下降超过50%而又不能恢复,应怀疑胎儿缺氧、胎盘功能不良,应进一步检查。

(2)电子胎心监护:NST有反应型提示胎儿无宫内缺氧,NST无反应型可行催产素激惹试验,在规则宫缩下观察胎心变化,若催产素激惹试验中反复出现胎心晚期减速者,提示胎盘功能减退。

(3)羊水量评估:超声测量最大羊水池垂直径线<3cm,提示羊水量减少,胎盘功能不全

可能。

（4）胎儿生物物理评分：超声监测胎动、胎儿肌张力、胎儿呼吸样运动及羊水量，结合NST；每项参数获 2 分，总分为 10 分，若≤6 分，提示胎儿宫内缺氧、胎盘功能不良。

四、处理

妊娠 40 周以后胎盘功能逐渐下降，42 周以后明显下降，因此，在妊娠 41 周以后即应考虑终止妊娠，尽量避免过期妊娠。应根据胎儿宫内状况、大小、宫颈成熟度综合评估，选择恰当的分娩方式。

经阴道分娩（引产）适应证：妊娠已达 41 周或过期妊娠的孕妇，初步评估胎盘功能尚好，胎儿能耐受宫缩、无明显头盆不称及产科其他剖宫产指征者，应予以引产。

1.促宫颈成熟　在宫颈不成熟的情况下直接引产，引产失败率较高，反而增加剖宫产率。故决定引产前，应先评价宫颈成熟度。主要方法是 Bishop 评分。如果 Bishop 评分≥6 分者，可直接引产；Bishop 评分<6 分者，引产前先促宫颈成熟。目前常用的促宫颈成熟方法主要有可控释地诺前列酮栓阴道放置、小剂量米索前列醇、宫颈扩张球囊。

（1）可控释地诺前列酮栓：是一种可控制释放的前列腺素 E_2（PGE_2）栓剂，含有 10mg 地诺前列酮，以 0.3mg/h 的速度缓慢释放，需低温保存。

1）应用方法：外阴消毒后将可控释地诺前列酮栓置于阴道后穹隆深处，并旋转 90°，使栓剂横置于阴道后穹隆，易于保持原位。在阴道口外保留 2~3cm 终止带以便于取出。在药物置入后，嘱孕妇平卧 20~30 分钟以利栓剂吸水膨胀；2 小时后复查，栓剂仍在原位后孕妇可下地活动。

2）禁忌证：包括哮喘、青光眼、严重肝肾功能不全等；有急产史或有 3 次以上足月产史的经产妇；瘢痕子宫妊娠；有子宫颈手术史或子宫颈裂伤史；已临产；Bishop 评分≥6 分；急性盆腔炎；前置胎盘或不明原因阴道流血；胎先露异常；可疑胎儿窘迫；正在使用缩宫素；对地诺前列酮或任何赋形剂成分过敏者。

3）出现以下情况时应及时取出：①出现规律宫缩（1 次/3 分钟的宫缩）并同时伴随有宫颈成熟度的改善，宫颈 Bishop 评分≥6 分；②自然破膜或行人工破膜术；③子宫收缩过频（5 次/10 分钟及以上的宫缩）；④置药 24 小时；⑤有胎儿出现不良状况的证据：胎动减少或消失、胎动过频、电子胎心监护结果分级为Ⅱ类或Ⅲ类；⑥出现不能用其他原因解释的母体不良反应，如恶心、呕吐、腹泻、发热、低血压、心动过速或者阴道流血增多。取出至少 30 分钟后方可静脉滴注缩宫素。

（2）米索前列醇：是一种人工合成的前列腺素 E_1（PGE_1）制剂，有 100μg 和 200μg 两种片剂。

1）应用方法：每次阴道放药剂量为 25μg，放药时不要将药物压成碎片。如 6 小时后仍无宫缩，在重复使用米索前列醇前应行阴道检查，再评价宫颈成熟度，了解原放置的药物是否溶化吸收，如未溶化吸收则不宜再放。每天总量不超过 50μg。

2）禁忌证与取出指征：应用米索前列醇促宫颈成熟的禁忌证及药物取出指征与可控释地诺前列酮栓相同。

（3）宫颈扩张球囊：包括低位水囊、Foley 导管、海藻棒等，需要在阴道清洁度正常及胎膜完整时才可使用。主要是通过机械刺激宫颈管，促进宫颈局部内源性前列腺素合成与释放，从而促进宫颈软化、成熟。

2.引产术　宫颈已成熟即可行引产术,常用静脉滴注小剂量缩宫素,诱发宫缩直至临产。方法:应先用乳酸钠林格注射液500mL静脉滴注,按8滴/分调好滴速,然后再向输液瓶中加入2.5U缩宫素,将其摇匀后继续滴入,专人观察根据宫缩、胎心情况并调整滴速,一般每隔20分钟调整1次,每次增加4滴,直至出现有效宫缩。有效宫缩的判定标准为10分钟内出现3次宫缩,每次宫缩持续30~60秒,伴有宫颈的缩短和宫口扩张。最大滴速不得超过40滴/分(13.2mU/min),如达到最大滴速仍不出现有效宫缩时可增加缩宫素浓度至1%,从低滴速开始。最大增至40滴/分后,原则上不再增加滴数和缩宫素浓度。胎头已衔接者可先行人工破膜,1~2小时后开始滴注缩宫素引产。人工破膜既可诱发内源性前列腺素的释放,增加引产效果,又可观察羊水性状,排除胎儿窘迫。

3.产程处理　进入产程后,应鼓励产妇左侧卧位、吸氧。产程中最好连续监测胎心,注意羊水性状,及早发现胎儿窘迫并及时处理。过期妊娠时,常伴有胎儿窘迫、羊水粪染,分娩时应做好新生儿窒息复苏准备。

4.剖宫产　指征:引产失败、胎儿窘迫、头盆不称、胎位异常、巨大胎儿、孕妇存在严重的合并疾病和并发症等。过期妊娠时,胎盘功能减退,胎儿储备能力下降,需适当放宽剖宫产指征。

第二章 胎儿异常

第一节 胎儿生长受限

胎儿生长受限(fetal growth restriction,FGR)指受母体、胎儿、胎盘等病理因素影响,胎儿生长未达到其应有生长潜能,多表现为胎儿超声估测体重或腹围低于相应胎龄第10百分位数。国内发生率为4%~7%,病死率高,占围生儿死亡总数的42.3%,新生儿近期或远期并发症明显增多。低出生体重儿被定义为胎儿分娩时的体重<2500g。

小于胎龄儿(small for gestational age infant,SGA)是指超声估测体重和腹围低于相应胎龄体重第10百分位数以下的胎儿,或出生体重低于同胎龄应有体重第10百分位数以下或低于其平均体重2个标准差的新生儿。并非所有SGA胎儿均为病理性生长受限。新生儿病死率为1%,较同孕龄出生的正常体重儿病死率高0.2%。SGA可分为3种情况。①正常的SGA:胎儿结构及多普勒血流评估均未发现异常;②异常的SGA:存在结构异常或者遗传性疾病的胎儿;③FGR。

一、病因

FGR的具体病因复杂,目前尚未完全清楚。目前普遍认同的影响胎儿生长的高危因素如下。

1.母体因素

(1)营养因素:孕妇营养不良、偏食、妊娠剧吐、过度控制饮食,以及摄入蛋白质、维生素及微量元素不足。

(2)遗传因素:胎儿体重差异40%来自双亲的遗传因素,母亲身材矮小,FGR发生率增高。

(3)各种妊娠合并疾病和并发症:如贫血、心脏病、肾脏病、糖尿病、甲状腺功能亢进症、自身免疫性疾病及蛋白和能量供应不足。另外,妊娠期高血压疾病、妊娠肝内胆汁淤积症、抗磷脂抗体综合征、多胎妊娠、前置胎盘等原因可使胎盘血流量减少,进而出现FGR。

(4)其他:孕妇年龄、地区差异、经济条件;母体子宫发育畸形;吸烟、吸毒、酗酒、滥用药物等不良病史;母体放射线或有毒物质暴露史,胎儿感染病毒、细菌、原虫及螺旋体等。

2.胎儿因素

(1)胎儿畸形:主要包括染色体畸形及胎儿结构畸形。一般畸形越严重,越易出现胎儿生长受限,尤其是存在染色体异常或严重循环系统畸形的胎儿。如Turner综合征、唐氏综合征、18-三体综合征或13-三体综合征等。

(2)生长激素、胰岛素样生长因子、瘦素等调节胎儿生长的物质在脐血中降低,可能会影响胎儿内分泌和代谢。

(3)多胎妊娠、宫内感染(风疹、巨细胞病毒、弓形虫、疟疾、梅毒等)。

3.子宫、胎盘、脐带因素 这些原因大多可导致子宫胎盘血流量减少,胎儿供血不足进而发生 FGR。如先天子宫发育异常；帆状胎盘、轮廓胎盘、副胎盘、小胎盘、胎盘嵌合体、胎盘梗死、胎盘肿瘤（如绒毛膜血管瘤）、胎盘帆状或边缘附着；脐带水肿、单脐动脉、脐带过细（尤其近脐带根部过细）、脐带过长、脐带扭转、脐带打结及脐带胎盘出入部异常等。另外，单绒毛膜双胎的一些特有疾病也会出现其中一胎生长受限，例如双胎输血综合征、选择性宫内生长受限等。

二、临床表现

1.内因性匀称型 FGR　属于原发性 FGR，少见。因胎儿在体重、头围和身长三方面生长均受限，故称均称型。病因包括基因或染色体异常、病毒感染、接触放射性物质及其他有毒物质。这些高危因素作用于妊娠 17 周之前的胎儿，使胎儿此时期细胞增生和细胞数目较少，脑重量减轻。新生儿特点是头围与腹围均小于该孕龄正常值，常伴有脑神经发育障碍和小儿智力障碍。胎儿畸形发生率和围生儿病死率高，预后不良。

2.外因性不匀称型 FGR　属于继发性 FGR，常见。妊娠早期胚胎发育正常，高危因素主要作用于妊娠中晚期。多由妊娠期高血压疾病、糖尿病等所致的慢性胎盘功能不全。胎儿各器官细胞数目正常，但体积小。新生儿特点为发育不均称，头大、低体重，营养不良，胎儿常有宫内慢性缺氧及代谢障碍，胎盘功能下降，使胎儿在分娩期对缺氧的耐受力下降，易导致新生儿脑神经受损和低血糖。

3.外因性匀称型 FGR　为上述两型之混合型。高危因素作用于整个妊娠期，常因缺乏重要生长因素，如叶酸、氨基酸、微量元素或有害药物影响所致。病因有母儿双方因素。新生儿特点是体重、身长、头围均较小，有营养不良表现。各器官体积均小，尤以肝、脾为著，常有生长及智力障碍。

三、诊断

1.病史　母体或胎儿具有 FGR 的高危因素，例如孕妇体重、宫高、腹围增长慢等。

2.体征　通过测量孕妇体重、宫高、腹围的变化，推测胎儿大小，初步筛查 FGR。

（1）宫高、腹围值连续 3 周测量均在第 10 百分位数以下者，以此为筛选 FGR 指标，预测准确率达 85% 以上。

（2）计算胎儿发育指数：胎儿发育指数 = 子宫长度（cm）$-3\times$（月份$+1$），指数在 -3 和 $+3$ 之间为正常，<-3 提示可能为 FGR。

（3）妊娠晚期孕妇每周增加体重 0.5kg。若体重增长停滞或增长缓慢时，可能发生 FGR。

3.辅助检查

（1）超声监测胎儿生长：对有高危因素的孕妇要从妊娠早期开始定期行超声检查，监测胎儿生长发育指标。①测量胎儿头围、腹围及股骨，依据胎儿生长曲线（图 2-1）估测胎儿体重。估计体重低于相应孕周胎儿体重的 10% 以下或胎儿腹围小于对应孕周腹围的 10% 以下，需考虑 FGR，应至少间隔 2 周复查 1 次，减少 FGR 诊断的假阳性；②胎儿头围与腹围比值：比值小于正常同孕周平均值的第 10 百分位数，即应考虑可能为 FGR（不匀称型）；③测量胎儿双顶径：每周动态测量观察其变化，每周增长 <2.0mm，或每 3 周增长 <4.0mm，或每 4 周增长 <6.0mm，或妊娠晚期双顶径每周增长 <1.7mm，均应考虑有 FGR 的可能；④胎盘成熟度与羊水量：需注意胎盘形态、脐带插入点，多数 FGR 出现胎盘老化和羊水过少。

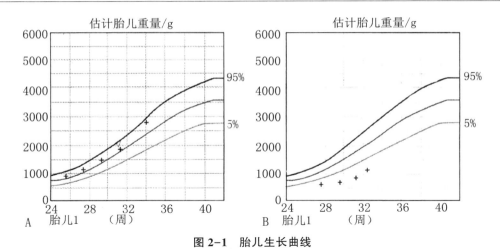

图 2-1 胎儿生长曲线

A.正常胎儿的生长曲线;B.FGR 胎儿的生长曲线。

（2）彩色多普勒超声检查:多普勒血流异常是严重胎儿生长受限的特征,特点是脐动脉舒张末期血流缺失或反流。妊娠晚期脐动脉 S/D 值通常≤3 为正常值,若升高应考虑有 FGR 的可能。因胎盘原因而生长受限的胎儿早期变化发生在周围血管如脐动脉和大脑中动脉,晚期变化以静脉导管、主动脉和肺动脉流出道的异常血流,以及脐动脉反流为特征。静脉导管血流评估对新生儿酸中毒和不良结局有一定预测价值。有学者提出测量子宫动脉的血流可以预测 FGR,尤其以子宫动脉的 PI 值及切迹的意义更大。

（3）实验室检查:胎盘功能的检测,尿 E_3、E/C 值、胎盘催乳素、妊娠特异性 β-糖蛋白等。羊膜腔穿刺用于胎儿的非整倍体诊断(核型分析)和病毒感染诊断(TORCH 感染),尤其是早发型的严重 FGR。抗心磷脂抗体的测定研究表明抗心磷脂抗体与 FGR 的发生有关。

四、治疗

1.寻找病因 尽可能寻找致病原因,及早发现、监测有无妊娠期高血压疾病、糖尿病及其他妊娠期合并疾病。行 TORCH 感染、代谢综合征(抗磷脂抗体测定)等相关检查,超声检查排除胎儿先天畸形,必要时采用介入性产前诊断技术进行胎儿染色体核型分析,检测非整倍体胎儿及遗传咨询,对于<24 孕周或体重<500g 的胎儿,如果存在明确生长受限的表现,应建议到当地的产前诊断中心接受专业咨询和评估,排除胎儿遗传疾病。

2.妊娠期治疗 现无足够证据表明卧床休息、静脉营养等治疗的有效性。对于远离足月的生长受限,目前没有能改善胎儿生长受限的有效治疗方法。

（1）一般治疗:建议孕妇左侧卧位以增加母体心排血量的同时,可能会增加胎盘血流量。

（2）静脉营养:静脉给予 10% 葡萄糖液 500mL 加维生素 C 或能量合剂及氨基酸 500mL,7~10 天为 1 个疗程。也可口服氨基酸、铁剂、维生素类及微量元素。

（3）药物治疗:低分子量肝素、阿司匹林用于抗磷脂抗体综合征的 FGR 治疗,可能改善胎盘的血流灌注。丹参能促进细胞代谢,改善微循环,降低毛细血管通透性,有利于维持胎盘功能。

（4）胎儿宫内安危的监测:①胎动监测、电子胎心监护、胎儿生物物理评分;②多普勒血流监测:胎儿血流监测如脐动脉彩色多普勒;脐静脉血流是否搏动;大脑中动脉血流;静脉导管血流等。母体子宫动脉血流监测评估供血情况。如出现脐血流舒张期倒置、静脉导管 a 波反向均提示围生儿预后不良;通过多普勒超声来测量胎儿大脑中动脉收缩期流速峰值以评价胎儿贫血情况。血流评估可以为终止妊娠时机提供参考,而且多普勒血流监测改变往往早于无应激试验和胎儿生物物理评分,如出现多普勒血流异常,建议每周至少行 2 次无应激试验和胎儿生物物理评分检查。

(5)如为双胎妊娠其中一胎出现 FGR,则需要根据不同病因制订监测和治疗方案。如双胎输血综合征可能需要胎儿镜治疗等。

3.产科处理　应根据孕周、母体状况、胎心监护、生化检查结果、多普勒血流监测等综合评估后决定继续妊娠、转诊和分娩时机,结合宫颈成熟度选择分娩方式。

(1)继续妊娠:妊娠未足月,胎儿状况良好,胎盘功能正常,孕妇无妊娠并发症及合并疾病者,可以在密切监护下妊娠至足月,但不宜超过预产期。

(2)终止妊娠指征:孕妇自觉胎动减少、胎儿血流异常,<24 周和 24～28 周者建议转诊到有救治能力的医学中心;28～32 周者建议尽快完成糖皮质激素促胎肺成熟后再终止妊娠。FGR 经治疗无好转;妊娠合并疾病或并发症病情重或经治疗后病情无好转者;无应激试验、胎儿生物物理评分及胎儿血流测定等提示胎儿缺氧,一般在妊娠 34 周左右考虑终止妊娠,若孕周未达 34 周者,应促胎肺成熟后再终止妊娠。

(3)产时处理:①产时监测。FGR 通常是胎盘功能不良的结果,这种状况可能因临产而加剧。疑诊 FGR 的孕妇应按"高危孕妇"进行产时监测;②新生儿复苏。分娩时缺氧和胎粪吸入的风险增加,应尽快清理呼吸道并进行通气。严重生长受限新生儿对低体温特别敏感,也可能发展为其他代谢异常,如低血糖、红细胞增多症和血液黏稠,要及时处理。此外,低出生体重儿发生多动症及其他神经障碍的风险增加,出生体重越低风险越高。

(4)阴道分娩:FGR 孕妇临产后,应持续电子胎心监护。胎儿宫内情况良好、胎儿成熟、Bishop 宫颈成熟度评分≥7 分,无产科禁忌证者可经阴道分娩;畸形或难以存活胎儿经阴道分娩。

(5)剖宫产:单纯的 FGR 并不是剖宫产的绝对指征。若 FGR 合并胎儿窘迫、脐动脉舒张末期血流消失或反向,胎位异常,产道异常,孕妇病情严重,均应剖宫产分娩。

第二节　巨大胎儿

巨大胎儿是指胎儿或新生儿体重达到或超过 4000g。也有学者以大于胎龄儿来定义巨大胎儿,即胎儿体重大于同胎龄胎儿体重的 90%。近年因营养增加、糖尿病发病率增加而致巨大胎儿的发生率逐渐增加。其发生率与种族、地域及定义等具有相关性,国内发生率约为 7%,国外发生率约为 15.1%。

一、病因

1.母体因素

(1)糖代谢异常:糖尿病孕妇的巨大胎儿发生率约为 12.5%,显著高于非糖尿病孕妇巨大胎儿发生率(5%～8%)。

(2)孕妇体重:孕前体重及营养过剩与巨大胎儿有关。

（3）过期妊娠：巨大胎儿是最常被忽略的过期妊娠并发症。胎盘功能正常，子宫胎盘血供良好，使胎儿不断生长发育，胎儿体重随孕期延长而增加，导致巨大胎儿。

2.胎盘因素　胎盘血管阻力改变、胎盘转运葡萄糖能力增加及胎盘分泌的生长因子和各种激素增多等。

3.胎儿疾病　Beckwith-Wiedemann 综合征、Simpson-Golabi-Behmel 综合征、Sotos 综合征、胰岛细胞增生症及高胰岛素血症等。

4.其他　遗传因素、环境因素，不同民族、不同人种、不同居住地区的巨大胎儿发生率各不相同。巨大胎儿分娩史的经产妇，其巨大胎儿的发生率更高。

二、对母儿影响

1.对母体的影响　头盆不称发生率升高，增加剖宫产率；经阴道分娩易发生肩难产，处理不当可发生严重的软产道损伤甚至子宫破裂；子宫过度扩张、子宫收缩乏力、产程延长，易导致产后出血及感染。

2.对胎儿的影响　胎儿大，常需手术助产。经阴道分娩可引起颅内出血、锁骨骨折、臂丛神经损伤及麻痹、新生儿窒息甚至死亡。

三、诊断

迄今为止，尚无在宫内准确估计胎儿体重的方法。通过临床估计和超声测量可初步判断，大多数巨大胎儿在出生后确诊。

1.病史及临床表现　多有巨大胎儿分娩史、糖尿病史及过期妊娠史。孕妇多肥胖或身材高大，孕期体重增长迅速，常在孕晚期出现呼吸困难、腹部沉重及两肋部胀痛等症状。

2.腹部检查　突出的悬垂腹，宫高>35cm，宫高+腹围>140cm 常提示胎儿体重较大。触诊胎体大，先露部高浮，若为头先露，多数跨耻征阳性。听诊胎心清晰，但位置较高。

3.胎儿体重的超声预测　胎体大，双顶径>10cm，股骨长≥7.5cm，腹围≥37cm，应考虑巨大胎儿可能。近年来有学者提出测量胎儿肱骨皮下软组织厚度预测胎儿体重。当其≥11mm 时，预测巨大胎儿的敏感性为 91.3%，特异性为 95.59%。

四、处理

1.妊娠期　详细询问病史，定期孕期检查及营养指导，对巨大胎儿分娩史及孕期发现胎儿大或羊水过多者，检查有无糖尿病及糖耐量异常。若有，应积极控制血糖，于足月后根据胎盘功能、胎儿成熟度及血糖控制情况，择期终止妊娠。

2.分娩期

（1）估计胎儿体重>4000g 但无糖尿病者，可阴道试产，但需放宽剖宫产指征，若有头盆不称，应及时手术。

（2）产时充分评估，必要时产钳助产，同时做好处理肩难产的准备。分娩后应行宫颈及阴道检查，了解有无软产道损伤，并预防产后出血。

（3）做好新生儿复苏准备，请新生儿科医师到分娩室进行新生儿处理。减少新生儿不良预后的发生。

3.新生儿处理　预防新生儿低血糖，出生后 30 分钟监测血糖。出生后 1~2 小时开始喂糖水，及早开奶。

五、预防

1.糖尿病筛查 推荐对所有孕妇在 24~28 周时进行糖尿病筛查,对诊断的妊娠期糖尿病及糖耐量异常孕妇进行血糖监测、饮食控制和适当运动。

2.孕妇营养指导 通过对孕妇进行营养咨询和指导,依据孕前体重限制孕期增重,开展孕期保健操和适当体力活动,有效降低巨大胎儿发生率。

第三节 胎儿窘迫

胎儿窘迫是指胎儿在子宫内因急性或慢性缺氧危及其健康和生命的症状。急性胎儿窘迫多发生在分娩期;慢性胎儿窘迫常发生在妊娠晚期,但在临产后常表现为急性胎儿窘迫。其发病率为 2.7%~35.8%。胎儿窘迫是围生儿死亡的主要原因,同时也是胎儿智力低下的主要原因。

一、病因

母体血液含氧量不足、母胎间血氧运输及交换障碍、胎儿自身因素异常,均可导致胎儿窘迫。

1.母体因素 孕妇血液含氧量降低和子宫胎盘局部血氧含量降低是两种重要因素。一般轻度缺氧时,母体通过机体代偿多无明显症状,但胎儿长期处于低氧环境,则可能发生胎儿窘迫。

(1)微小动脉供血不足:子宫胎盘血管硬化、狭窄、梗死,使绒毛间隙血液灌注不足,如妊娠期高血压疾病、慢性肾炎、糖尿病和过期妊娠等。

(2)红细胞携氧量不足:如重度贫血、心脏病、心力衰竭和肺源性心脏病等。

(3)急性失血:如产前出血性疾病和创伤等。

(4)各种原因引起的休克和感染发热。

2.胎儿因素 一些会导致胎儿运输及利用氧能力下降的疾病均会导致胎儿窘迫的发生。①胎儿心肺功能障碍,如严重的先天性心血管疾病、呼吸系统疾病等;②胎儿畸形;③母儿血型不合;④胎儿感染、颅内出血及颅脑损伤等。

3.脐带、胎盘因素 脐带和胎盘功能障碍导致胎儿窘迫。

(1)脐带血供受阻:如脐带缠绕、脐带真结、脐带脱垂、脐带血肿、脐带过长或过短、脐带附着于胎膜等均可致脐带血供受阻。

(2)胎盘功能低下:如过期妊娠、胎盘形态异常(膜状胎盘、轮状胎盘、帆状胎盘、球拍样胎盘等)、胎盘发育障碍(过小或过大)和胎盘感染等;胎盘早剥、前置胎盘等均可导致胎盘功能低下,供血不足。

(3)子宫胎盘血供受阻:多发生于分娩期,如产程异常、宫缩过强、分娩过程受阻等,子宫腔压力长时间超过母血进入绒毛间隙的平均动脉压,导致胎儿缺氧。

二、病理生理

子宫胎盘单位提供胎儿氧气及营养,同时排出二氧化碳和胎儿代谢产物。胎儿对宫内缺氧有一定的代偿能力:①胎儿血细胞比容及血红蛋白含量显著升高;②胎儿每单位体重的心排血量比成人高 3 倍,心率为成人的 2 倍;③胎儿血红蛋白较成人血红蛋白与氧有更高的亲和力,其所携带的氧更易释放;④胎儿可在无氧状态下通过糖酵解作用进行新陈代谢,产生丙酮酸和乳酸而释放出能量;⑤胎儿循环的特点也能保证心、脑重要器官的氧供应。

轻、中度或一过性缺氧时,胎儿可通过以上途径代偿,不产生严重代谢障碍及气管损害,但长时间重度缺氧则可引起严重并发症。

1.胎儿血液酸碱度改变 因母体低氧血症引起的胎儿缺氧,胎儿脐静脉血氧分压降低,但二氧化碳分压往往正常。若胎盘功能正常,胎儿排出酸性代谢产物多无障碍,不发生呼吸性及代谢性酸中毒,胎儿可通过红细胞生成代偿低氧血症。而胎盘功能不良引起的胎儿缺氧,因胎盘血管阻力增高,脐静脉血液回流继发性减少,使胎儿下腔静脉中来自肢体远端含氧较少的血液比例增加,胎儿可利用氧减少,无氧糖酵解占优势,乳酸形成增加;又因胎盘功能障碍,二氧化碳通过胎盘弥散减少,致碳酸堆积,故胎盘功能不良所致的胎儿缺氧,常较早地出现呼吸性及代谢性酸中毒。

2.心血管系统变化 因母体缺氧引起低氧血症时,由于胎儿肾上腺髓质直接分泌或通过化学感受器、压力感受器的反射作用,使血中儿茶酚胺浓度增加,心血管系统产生 3 个主要变化:血压增高、心率减慢、血液重新分布。胎盘血流量及胎儿心排血量多无改变。因胎盘功能不良引起的胎儿缺氧,首先表现为胎动、胎儿呼吸样运动及其他活动受抑制,使胎儿耗氧量下降,同样可观察到血液重新分配:心、脑、肾上腺血管扩张,血流量增加,其他器官血管收缩,血流量减少。而血压变化则取决于两个相反因素的作用结果:一是胎盘血管阻力增高及儿茶酚胺分泌增加使血压增高;二是酸中毒时,心肌收缩力减弱使心排血量减少,引起血压下降。通常,缺氧早期血压轻度增高或维持正常水平,晚期则血压下降。心率变化取决于儿茶酚胺浓度及心脏局部因素相互作用的结果,前者使心率加快,而心肌细胞缺氧,局部氢离子浓度增高时,心率减慢。

3.泌尿系统变化 缺氧使胎肾血管收缩,血流量减少,肾小球滤过率降低,胎儿尿形成减少,从而使羊水量减少。

4.消化系统变化 缺氧使胃肠道血管收缩,肠蠕动亢进,肛门括约肌松弛,胎粪排出,污染羊水。

5.呼吸系统变化 缺氧初期深呼吸增加,并出现不规则喘气,使粪染的羊水吸入呼吸道深处,继之呼吸暂停直至消失。

6.中枢神经系统变化 缺氧初期通过血液重新分布维持中枢神经系统供氧。但长期严重缺氧、酸中毒使心肌收缩力下降,当心排血量减少引起血压下降时,则脑血流灌注减少,血管壁损害,致脑水肿及出血;又因脑细胞缺氧,代谢障碍,细胞变性坏死,可能产生神经系统损伤后遗症。

三、临床表现及诊断

1.急性胎儿窘迫 主要发生于分娩期,多因脐带因素(如脱垂、绕颈、打结等)、胎盘早剥、宫缩过强且持续时间过长及产妇处于低血压、休克等而引起。

(1)胎动异常:胎动是唯一能被孕妇感知的,胎动的改变能反映胎儿宫内状态。胎动异常有两种情况。①胎动频繁:多是脐带受压、胎盘早剥等胎儿急性缺氧造成胎动增强、频繁;②胎动减少:多由于妊娠期高血压疾病、胎儿生长受限、胎盘功能不全、胎盘早剥等,使胎儿长期处于慢性缺氧状态。另外,在急性缺氧初期,先表现为胎动过频,继而转弱及次数减少,进而消失。

(2)胎心率变化:胎心率改变是胎儿窘迫的重要征象。若孕妇体温正常,下列情况考虑胎儿宫内窘迫:①胎心率>160次/分,尤其是>180次/分,为胎儿缺氧的初期表现(孕妇心率正常);②胎心率<110次/分,尤其是<100次/分,基线变异≤5次/分,伴频繁晚期减速、重度变异减速时提示胎儿缺氧严重,常出现不良胎儿结局,可随时胎死宫内。胎心率异常时需详细检查原因。胎心改变不能只凭一次听诊而确定,应多次检查并改变体位为侧卧位后再持续检查数分钟,有条件时最好行连续电子胎心监护。

(3)羊水量急剧下降或胎粪污染:①当胎盘功能不全导致胎儿缺氧时,胎儿全身血液重新分布,可使胎尿减少,导致羊水过少;②胎儿缺氧引起迷走神经兴奋,肠蠕动亢进,肛门括约肌松弛,使胎粪排入羊水中。影响胎粪排出的最主要因素是孕周,孕周越大羊水胎粪污染的概率越高。胎膜未破者通过羊膜镜观察,破膜后凭肉眼观察判断羊水性状及粪染程度,羊水呈绿色、黄绿色,进而呈浑浊的棕黄色,即羊水Ⅰ度、Ⅱ度、Ⅲ度污染。若胎先露部已固定,前羊水囊所反映的可以不同于胎先露部以上的后羊水情况。前羊水囊清而胎心率不正常时,视情况若能行破膜者,可经消毒铺巾后稍向上推移胎先露部,其上方的羊水流出即可了解羊膜腔上部的后羊水性状。

10%~20%的分娩中会出现羊水胎粪污染,羊水中胎粪污染不是胎儿窘迫的征象。出现羊水胎粪污染时,如果胎心监护正常,不需要进行特殊处理;如果胎心监护异常,存在宫内缺氧情况,会引起胎粪吸入综合征,造成不良胎儿结局。

(4)酸中毒:头皮血气测定应在电子胎心监护异常的基础上进行。采集胎儿头皮血进行血气分析,若pH<7.2(正常值为7.25~7.35),氧分压<10mmHg(正常值为15~30mmHg),二氧化碳分压>60mmHg(正常值为35~55mmHg),可诊断为胎儿酸中毒。

2.慢性胎儿窘迫 多发生在妊娠晚期,往往延续至临产并加重。其多因孕妇全身性疾病或妊娠期疾病引起胎盘功能不全或胎儿因素所致,如严重心肺疾病、晚期糖尿病、妊娠高血压综合征、过期妊娠、胎儿宫内生长迟缓等。

(1)胎动减少或消失:胎动减少是胎儿缺氧的重要表现。胎动消失后,胎心在12~24小时也会消失,故应重视胎动情况。若胎动计数<10次/2小时或减少50%者则提示胎儿缺氧可能。

(2)产前电子胎心监护异常:无应激试验无反应型提示可能存在胎儿缺氧,需进一步行宫缩应激试验或催产素激惹试验,宫缩应激试验或催产素激惹试验阳性高度提示存在胎儿宫内窘迫,50%的患儿可出现围生期死亡、产时胎儿窘迫低Apgar评分,应结合胎动计数、尿E_3及胎儿肺成熟度,考虑终止妊娠。

(3)胎儿生物物理评分低:包括胎心监护、胎动、胎儿呼吸样运动、胎儿肌张力及羊水量,综合评分了解胎儿在宫内的安危状况。现多采用Manning评分方法。10分为正常;≤8分可能有缺氧;≤6分可疑缺氧;≤4分提示胎儿窘迫。

(4)胎儿多普勒超声血流异常:宫内生长受限的胎儿出现进行性舒张期血流降低、脐血流指数升高提示有胎盘灌注不足。严重病例可出现舒张末期血流缺失或倒置,提示随时有胎死宫内的危险。当脐动脉血流异常时,需监测胎儿静脉导管血流、脐静脉血流及大脑中动脉血流评估胎儿宫内安危情况,结合临床表现及检查决定分娩时机。

四、处理

1.急性胎儿窘迫　应采取果断措施,改善胎儿缺氧状态。

(1)一般处理:左侧卧位、吸氧,停用催产素,阴道检查除外脐带脱垂并评估产程进展。纠正脱水、酸中毒、低血压及电解质紊乱。对于可疑胎儿窘迫者行连续胎心监护或胎儿头皮血 pH 测定。

(2)病因治疗:若为不协调子宫收缩过强,或因缩宫素使用不当引起宫缩过频过强,应给予特布他林、硫酸镁或其他 β 受体兴奋剂抑制宫缩。若为羊水过少,有脐带受压征象,可经腹羊膜腔输液。

(3)尽快终止妊娠:如无法即刻阴道分娩,且有进行性胎儿缺氧和酸中毒的证据,一般干预后无法纠正者,均应尽快手术终止妊娠。

1)宫口未开全或预计短期内无法阴道分娩:应立即行剖宫产。指征有胎心基线变异消失伴胎心基线<110 次/分,或伴频繁晚期减速,或伴重度频繁变异减速;正弦波;胎儿头皮血 pH<7.20。

2)宫口开全:胎头双顶径已达坐骨棘平面以下,应尽快经阴道助娩。

无论阴道分娩或剖宫产均需做好新生儿复苏准备,稠厚胎粪污染者需在胎头娩出后立即清洗上呼吸道,如胎儿活力差则要立即气管插管洗净气道后再行正压通气。

2.慢性胎儿窘迫　应针对病因,根据孕周、胎儿成熟度及胎儿缺氧程度决定处理。

(1)一般处理:主诉胎动减少者,应进行全面检查以评估母儿状况,包括无应激试验和(或)胎儿生物物理评分。左侧卧位、吸氧、积极治疗妊娠合并疾病及并发症。加强胎儿监护,注意胎动变化。

(2)期待疗法:孕周小,估计胎儿娩出后存活可能性小,尽量保守治疗延长胎龄,同时促胎肺成熟,争取胎儿成熟后终止妊娠。

(3)终止妊娠:妊娠近足月或胎儿已成熟,胎动减少,胎盘功能进行性减退,胎心监护出现胎心率异常伴基线波动异常、催产素激惹试验出现频繁晚期减速或重度变异减速、胎儿生物物理评分<4 分者,均应行剖宫产术终止妊娠。

第三章　妊娠合并疾病

第一节　妊娠合并甲状腺疾病

一、胎儿甲状腺发育

胎儿甲状腺自妊娠 17 天形成,至妊娠 10~13 周开始具有浓集碘功能,若此时接触 ^{131}I 或暴露于抗甲状腺药物,胎儿可能会受到伤害。妊娠 18~20 周,胎儿下丘脑–垂体–甲状腺轴系统形成,血清 TSH 水平迅速增加,妊娠 20~24 周达峰值,此后少许下降。胎儿 T_4 与 T_3 随 TSH 水平上升而逐渐增加,约 20 周开始增加,直到足月。T_3 由妊娠 30 周开始增加,足月时可达 50ng/dL。胎儿血清中反 T_3(reverse T_3,rT_3)在妊娠 3 周时约为 250ng/dL,此后不断下降,足月时约为 150ng/mL。胎儿血清中 T_4、T_3、rT_3 的变化反映了胎儿酶系统的成熟,即由 T_4 脱碘形成 3,3′,5′三碘甲状腺素或 rT_3,rT_3 较 T_3 活性较低。随着分娩新生儿 TSH 浓度于产后可突然升高,由于 TSH 升高,刺激 T_3、T_4 也升高,产后第 2 天 T_4 达峰值,产后 1 周回到正常成人水平。进行新生儿甲低筛查时应考虑以上变化。

二、妊娠期碘缺乏与碘摄取

自 1990 年以来,世界范围内食用碘盐人数由不足 20% 提高至大于 70%,但碘缺乏仍影响全球超过 22 亿人口,特别是在南亚、亚太地区、非洲东部和南部地区。碘摄入不足仍然是妊娠期碘缺乏的主要原因之一。

由于妊娠期的生理变化,10%~20% 妊娠早期甲状腺正常的孕妇若碘摄入不足可导致妊娠晚期甲减。由于孕妇和胎儿甲状腺激素合成不足,低甲状腺素水平可刺激垂体,使 TSH 生成增加,过高的 TSH 刺激甲状腺生长,导致孕妇和胎儿甲状腺肿。已有研究证实妊娠期严重碘缺乏与流产、死产、围生期病死率增加及出生后婴儿病死率增加密切相关。正常水平的甲状腺激素对胎儿神经迁移及大脑髓鞘的形成至关重要,尤其是妊娠第 3~5 个月。妊娠期间碘缺乏对后代的认知功能有不利影响,严重碘缺乏其后代可表现为呆小症,以智力低下、聋哑症及动作僵硬为主要临床表现。碘缺乏已被认为是世界范围内可预防的智力障碍的首要因素。

目前仍采用实验室尿碘中位数来评估人群碘的水平,当尿碘中位数在 51~150μg/L 时定义为妊娠期轻中度碘缺乏,这类人群出现甲状腺肿的危险性相对增加,可能对后代认知能力产生不利影响,同时与后代注意力不集中及多动症相关。在碘严重缺乏地区,孕前或妊娠初期补充碘可减少死产率,以及新生儿和婴儿病死率,改善儿童的认知能力,减少呆小症和其他严重神经系统异常的发生率。

碘是甲状腺激素合成的必要物质,可从日常饮食、维生素、矿物质中获得,碘盐仍然是世界范围内根除碘缺乏的主要手段。由于饮食碘的来源因地区而异,且碘的饮食来源难以识别,目前临床上缺乏准确评估碘摄入不足的方法,难以发现高危人群。美国甲状腺学会(American Thyroid Association,ATA）已常规推荐北美地区所有妊娠及哺乳期妇女在保证每天食物碘摄入量的基础上每天补碘 150μg，这一目标旨在进一步补充体内碘。而 WHO 推荐的妊娠女性和哺乳期女性的碘摄入总量为 250μg/d。在我国，自 1996 年实施普遍食盐碘化政策以来，碘盐普及率较美国高，但目前对孕期妇女是否能够通过食用碘盐达到足够的碘营养状态，缺乏研究数据。

补碘的时间选择非常关键，如果妊娠 10～20 周后开始补碘，碘对子代发育的益处会大大减低。碘中度缺乏的孕妇补碘后，可使孕妇和胎儿甲状腺体积变小并降低甲状腺球蛋白水平，但对母亲甲状腺功能的影响尚无统一结论。对哺乳期补碘的效果至今尚无定论。因此，目前只能推荐所有准备妊娠、已经妊娠和哺乳期女性每天至少摄取 250μg 碘，上述方案可以根据区域饮食结构及碘盐的普及情况来调整。

世界卫生组织提出，妊娠期每天碘摄入>500μg 为过量，但目前提供的数据有限。当碘过量时，机体出现 Wolff-Chaikoff 效应，即碘阻滞效应，为应对碘过量摄入，机体暂时性减少甲状腺激素合成与释放，故多数人对慢性饮食中碘过量摄入能够耐受。若持续高碘摄入，机体将从 Wolff-Chaikoff 效应中"逃逸"，甲状腺激素合成恢复正常。若机体不能及时从 Wolff-Chaikoff 效应中逃逸，高碘摄入状态反而易患甲减。由于胎儿的逃逸机制至妊娠 36 周后方可成熟，因此碘过量摄入更易发生胎儿甲减。美国医学研究院制定的碘最大摄入量为 1100μg/d，包括从食物、水及补充制品所摄入的总量。

对于个体而言，碘过量摄入多来源于药物。胺碘酮是常见抗心律失常药物，每 200mg 片剂中含碘 75mg，含碘造影剂每毫升碘含量高达 380mg，一些常用杀菌剂含碘。除严重烧伤患者外，普通人对外用杀菌剂碘的吸收并不显著。临床上某些抗哮喘药和祛痰药含碘，一些补品中可能含大量的碘，妊娠期应该尽量避免药源性碘摄入（Grave 病行甲状腺手术者除外），应谨慎评估药物的作用机制及诊断方法的应用，避免导致高碘摄入，应避免长期饮食碘摄入及补充量在 500～1100μg/d。

三、妊娠期甲状腺功能减退症

1.诊断 妊娠期临床甲减的诊断标准是：TSH>妊娠期特异正常参考值上限，FT_4<妊娠期特异正常参考值下限。ATA 指南还提出：若妊娠早期 TSH>10mIU/L，无论有否 FT_4 降低，都应诊断为临床甲减。但这一结论尚未取得学术界一致意见。

2.危害 临床甲减对母婴的危害已得到证实，妊娠期持续的临床甲减将增加妊娠并发症的风险，对胎儿神经智力发育有不良影响。与妊娠期临床甲减相关的不良结局包括流产、早产、低出生体重儿、胎盘早剥、妊娠期高血压等。一项研究表明，若妊娠期临床甲减未及时诊断和治疗，发生流产的风险增加 60%。研究发现发生妊娠期高血压的风险增加 22%。还有研究发现死胎风险也明显升高。临床甲减接受有效治疗后，发生产科并发症的风险与正常孕妇相似。

3.治疗与预防 妊娠期机体对甲状腺素的需求量因孕周不同而稍有不同，下丘脑-垂体-甲状腺轴调节自身甲状腺素供给。妊娠早期绒毛膜促性腺激素（hCG）对刺激母体甲状腺激素产生起主要作用，胎盘分泌的 hCG 及垂体分泌的 TSH 共同刺激内源性 T_4（及 T_3）的产生。妊娠期总 T_4 水平升高 20%～50%，以维持正常的甲状腺功能。然而，对于甲减女性，血清中 hCG 及 TSH 不能促进 T_4 的生成。若外源性左甲状腺素量补充不足，加之妊娠生理需求增加,一旦需要量超过供给量,可导致母体甲减发生。自妊娠 4~6 周起机体对甲状腺素需要量增加,至妊娠 16~20 周达稳定状态直至分娩。该数据为甲减女性妊娠后调整甲状腺素剂量及确定随访监测 TSH 时间点提供了参考依据。

(1)治疗目标:ATA 指出,妊娠期临床甲减应给予治疗。如 TSH 水平高于妊娠特异性参考值上限,同时 FT_4 水平低于正常值下限的孕妇,以及无论 FT_4 水平如何,TSH 水平高于 10.0mIU/L 的孕妇。但对后者存有争议。目前尚无任何前瞻性试验表明应该把 TSH 水平高于 10.0mIU/L 而 FT_4 水平正常的孕妇视为临床甲减,也不能说明她们接受左旋 T_4 治疗的益处。所以,大部分研究支持只有同时符合 TSH 和 FT_4 诊断标准的临床甲减孕妇才应该接受治疗。

ATA 提出的对妊娠期甲减治疗 TSH 目标为:T_1 期(妊娠早期)0.1~2.5mIU/L,T_2 期(妊娠中期)0.2~3.0mIU/L,T_3 期(妊娠晚期)0.3~3.0mIU/L。

(2)药物与剂量:ATA 推荐妊娠期甲减治疗首选口服左甲状腺素(L-T_4),不建议使用其他甲状腺制剂,如三碘甲腺原氨酸(T_3)或干甲状腺片。临床甲减诊断一经确定应尽快开始治疗,并尽早达到上述治疗目标。LT_4 起始剂量为 50~100μg/d。非孕期临床甲减的完全替代剂量为 1.7~2.0μg/(kg·d),妊娠期临床甲减的完全替代剂量为 2.0~2.4μg/(kg·d)。合并心脏疾病者需缓慢增加剂量。对于严重的临床甲减患者,在开始治疗的数天内建议给予 2 倍替代剂量,使甲状腺外的 T_4 水平尽快恢复正常。

对于正在接受治疗的甲减妇女,50%~85% 患者妊娠期间需增加外源性左甲状腺素摄入量。甲减病因是影响需要量增加的因素之一:与桥本甲状腺炎相比,放射性碘治疗、手术等原因失去甲状腺功能及组织的患者往往需要更大剂量的补给。而对于正在接受 L-T_4 治疗的甲减妇女,妊娠后 L-T_4 治疗剂量通常需增加 30%~50%。简单的计算方法为每周(7 天)量的基础上再增加 2 天的剂量(29%)。该计算方法可快速提高妊娠早期甲状腺激素水平,以防对早孕胚胎的不利影响。

(3)监测频度:在妊娠的前半期,对于正在接受治疗的甲减孕妇,应每 4 周检测母体血清 TSH,根据检测结果调整用药剂量。每 4 周的检测频率可检出 92% 的异常数值,而每 6 周 1 次仅能检出 73% 的异常值。妊娠晚期 26~32 周建议进行一次甲状腺功能检测。

(4)产后调整:由于 LT_4 需求量增加是妊娠期特有改变,因此,产后用量应下降至妊娠前水平,并在产后 6 周测定血清 TSH 水平。50% 的桥本甲状腺炎女性产后甲状腺激素治疗量比孕前有所增加,可能由于产后自身免疫造成甲状腺功能进一步恶化所致。

(5)远期预测:有研究提示未予治疗或治疗不足的甲减妇女发生妊娠期并发症的风险增加,但对于得到充分治疗的亚临床甲减或临床甲减孕妇产科并发症风险是否降低,缺乏大样本的研究资料。因此,已得到充分治疗及甲状腺功能严密监测的亚临床甲减或临床甲减孕妇,不推荐其他附加检查和监测。得到充分治疗的桥本甲状腺炎的女性除监测母体甲状腺功能外,除产科特殊需要,不推荐进行其他母体或胎儿检查[如连续胎儿超声检查、出生前的甲状腺功能测试和(或)脐带血样本检测]。

(6)计划怀孕:对于正在接受左甲状腺素治疗的甲减女性,一旦确定妊娠,应及时调整剂量,避免发展为临床甲减。调整目标为使妊娠期间 TSH 水平正常化。ATA 指南推荐:对于正在接受 LT_4 治疗的甲状腺功能检测正常的女性(不管量是多少),推荐原基础量每周增加 29%;例如:基础量为每周 7 片,现改为每周 9 片,以有效预防早孕期甲减的发生。剂量的调整可从停经或疑似受孕开始,可降低妊娠早期 TSH 升高对胚胎造成的风险,生化监测应同时进行。另一种方案为在 L-T$_4$ 原用量的基础上,每天再增加 25%~30%。此外,为了保证患者妊娠后 TSH 水平尽快正常化,妊娠前就应关注 TSH 水平。所有孕前接受 LT$_4$ 治疗的甲减女性,应在孕前使其甲状腺功能达到最佳状态,血清 TSH<2.5mIU/L 是治疗的目标值。当 TSH<1.5mIU/L 时,可进一步降低早孕期甲减发生的风险。但上述两种目标值对妊娠结局的影响无统计学差异。除妊娠前的 TSH 值外,为维持妊娠期间的正常甲状腺功能状态,一些因素也能够对 LT$_4$ 的需求量产生影响,如妊娠期间母体的雌激素水平及其变化。总之,LT$_4$ 剂量的调整因人而异,孕前甲减的病因及妊娠前 TSH 的水平,可作为孕期剂量调整的参考依据。应注意相关病史收集,对患者进行整体评估。

四、亚临床甲状腺功能减退症

1.诊断　妊娠期亚临床甲减诊断标准是,TSH>妊娠期特异正常值上限;FT$_4$>妊娠特异性正常值的第 2.5 个百分位。

2.危害　妊娠期亚临床甲减可增加妊娠期并发症的发生率,增加胎儿出现神经智力发育障碍的风险。与临床甲减相比,针对亚临床甲减的研究结论尚存争议。研究表明甲状腺过氧化物酶(TPO)抗体阳性的亚临床甲减孕妇发生妊娠并发症的风险增加;一项前瞻性随机试验表明,与 TSH 水平低于 2.5mIU/L 的相比,TPO 抗体阴性的孕妇,TSH 水平在 2.5~5.0mIU/L 时发生流产的风险增高(分别是 3.6% 和 6.1%,$P=0.006$)。TPO 抗体阳性且未经治疗的亚临床甲减孕妇发生不良妊娠结局的风险升高 2~3 倍;左甲状腺素片可降低其风险。目前大多数权威研究结果支持妊娠期亚临床甲减会增加不良妊娠结局发生的风险。

然而,一些研究得出相反的结论。一项对 10 990 名孕妇进行的研究,结果表明妊娠早、中期的亚临床甲减对妊娠结局没有不良影响。一项对 9247 名孕妇进行的研究,则分析了其中 5805 名孕妇妊娠 12 周时甲状腺功能检测的结果和他们妊娠结局之间的关系,结果发现对围生期病死率没有影响。但纳入分析的人数只占到研究总人数的 61%(5805/9247),限制了其结果的意义。

妊娠期亚临床甲减对胎儿神经智力发育的不良影响也存在争议。与甲状腺功能正常的孕妇相比,未经治疗的亚临床甲减孕妇后代 IQ 评分较低。2010 年,国际甲状腺大会(ITC)有关产前甲状腺筛查(CATS)阶段性研究结果对以往的研究结论提出质疑,认为接受治疗的亚临床甲减或单纯性低甲状腺素血症孕妇与未接受治疗的对照组相比,其后代在 3.5 岁时的 IQ 均数及 IQ<85 的儿童比例差异均无统计学意义。但非治疗组 IQ 低于 85 的儿童比例却高于治疗组(15.6% vs. 9.2%)。因此,CATS 的结果也未完全否定之前对妊娠亚临床甲减或单纯低甲状腺素血症的研究。总之,孕妇并发亚临床甲减导致后代神经智力发育障碍有其生物学可能,但须进行进一步深入细致的研究。

3.筛查　在对妊娠女性进行普遍筛查的证据还不充分的情况下,有人主张对高危人群进行甲状腺功能筛查。ATA 指南提出筛查范围如下。

(1)有甲状腺功能异常病史和(或)甲状腺手术史的女性:甲状腺叶切除术所致的甲减发生率高达 33%。

(2)有甲状腺疾病家族史的女性。

(3)患甲状腺肿的女性。

(4)甲状腺抗体升高的女性:全国健康和营养检查调查数据显示,TPO 抗体升高者患临床甲减的风险是 TPO 抗体阴性女性的近 40 倍。

(5)有甲减的症状或体征的女性:临床甲减患者的症状不是一成不变的。一项病例对照研究显示,尽管临床甲减患者比甲状腺功能正常的对照组更易出现甲减的临床症状,但仅30%的甲减患者有症状,而对照组 17%也有类似症状。

(6)1 型糖尿病患者:据报道,16%的 1 型糖尿病女性在妊娠过程中发生甲减。

(7)有流产或早产史的女性。

(8)有其他自身免疫病的女性:包括白癜风、肾上腺功能减退症、甲状旁腺功能减退、萎缩性胃炎、恶性贫血、系统性硬化症、系统性红斑狼疮、干燥综合征,该人群容易合并自身免疫性甲状腺病。

(9)不孕女性:一项研究显示,2%的不孕症女性患有甲亢,而不孕女性中临床甲减和亚临床甲减的患病率为 1%~43%。

(10)曾行头颈部放射治疗的女性:行头颈部体外放射者 8 年甲减发病率升至 67%。

(11)患病态肥胖症的女性:体质指数≥40kg/m^{2}者与甲减发生相关,两项近期对肥胖症女性的队列研究显示临床甲减和亚临床甲减的发生率分别为 13.7%和 19.5%。

(12)30 岁以上女性:随着年龄增长,甲减患病风险增加。4%的 18~24 岁女性、近 7%的35~44 岁女性血清 TSH 升高(>5mIU/L)。

(13)曾用胺碘酮的女性:碘缺乏和碘充足地区的女性胺碘酮所致的甲状腺功能异常有不同特点,但 14%~18%服用胺碘酮者发生甲亢或甲减。

(14)曾用过锂治疗的女性:锂治疗后甲减的发生率波动于 6%~52%。

(15)近期(6 周内)暴露于碘放射造影剂的女性:此时碘致甲状腺功能障碍的发生率可高达 20%。

目前,没有充分的证据支持或反对对甲减的高危人群在孕前行 TSH 检测;对既往有甲状腺功能异常史或正在使用甲状腺激素治疗或使用 ATD 的妇女应在初次产检时进行甲状腺功能检查,以便于病情的监测及治疗。

4.治疗　亚临床甲减已经被认为与不良母婴结局密切相关。由于缺乏随机对照临床实验,尚无足够的证据显示对 TPOAb 阴性的亚临床甲减孕妇应给予左甲状腺素治疗,但应意识到与母体亚临床甲减增加的潜在风险。对于 TPOAb 阳性的亚临床甲减孕妇应给予左甲状腺素治疗。妊娠早期给予 L-T$_4$干预,可减少流产和早产的发生。而 TPOAb 阴性者可不予治疗。

亚临床甲减的治疗方法、治疗目标和监测频度与临床甲减相同。L-T$_4$的治疗剂量可能小于临床甲减。可以根据 TSH 的升高程度给予不同剂量 L-T$_4$补充。TSH 2.5~5.0mIU/L,50μg/d;TSH 5.1~8.0mIU/L,75μg/d;TSH>8.0mIU/L,L-T$_4$ 100μg/d。

五、低甲状腺素血症

1.定义与诊断　单纯低甲状腺素血症是指孕妇血清 TSH 水平正常,而 FT$_4$水平低于正常值范围的第 5 或第 10 个百分位。正常值为妊娠期特异 FT$_4$正常参考值。而低于参考范围的第 5 个百分位称为重度低甲状腺素血症。

2.危害　关于单纯低甲状腺素血症是否对胎儿发育有不良影响存在争论。据报道,TSH

水平正常、FT_4 水平处于第 10 百分位点以下的孕妇,其后代进行染色体检测的评分较低。其他研究也发现妊娠早期患亚临床甲减或单纯低甲状腺素血症的孕妇,其后代 IQ 较低。但以上研究由于在设计上的问题使其结论的可靠性常被质疑。然而,近期在荷兰进行的一项关于单纯低甲状腺素血症孕妇对其后代交流能力发育影响的前瞻、非随机的研究,即"Generation R 研究",研究结果显示血清 FT_4 水平低于 5 或者 10% 孕妇的后代 3 岁时出现不良影响的风险升高 1.5~2 倍。而在 CATS 研究中,还未报道纠正孕妇低甲状腺素血症对孩子在 3.5 岁时的 IQ 值的影响。

3.治疗　迄今为止,尚无对单纯低甲状腺素血症随机干预试验的报告。所以,对妊娠期单纯低甲状腺素血症治疗尚缺乏循证医学的证据。

六、甲状腺功能亢进

1.病因与发病特点　妊娠期甲亢的患病率为 1%,其中临床甲亢占 0.4%,亚临床甲亢占 0.6%。Graves 病是妊娠期间自身免疫性甲亢的常见原因,约占所有妊娠期甲亢的 85%,在所有妊娠女性中发生率为 0.1%~1%（0.4% 临床型,0.6% 亚临床型）。它可于妊娠中首发,也可为既往有甲亢病史而在妊娠期复发。非自身免疫甲状腺毒症不常见,病因包括毒性多发结节性甲状腺肿、毒性腺瘤及假性甲状腺毒症。亚急性痛性或无痛性甲状腺炎,或甲状腺肿样卵巢瘤是妊娠甲状腺毒症的少见病因。比 Graves 病更常见的、可导致妊娠甲状腺毒症的原因是妊娠甲亢综合征（也称妊娠一过性甲亢,GH）,特点包括:妊娠前半期发生的暂时性甲亢,FT_4 升高,TT_4 正常或降低,血清 TSH 降低或测不到,血清甲状腺自身免疫标志物阴性。GH 在妊娠女性中的诊断率为 1%~3%,不同地区诊断率有所差异,可能与 hCG 水平升高、妊娠剧吐有关。后者定义为妊娠早期强烈的恶心呕吐及 5% 以上的体重下降,伴有脱水及酮症。妊娠剧吐的发生率为（0.5~10）/1000。

其他与 hCG 诱导的甲状腺毒症相关的因素包括多次妊娠、葡萄胎或者绒毛膜癌,大部分病例中伴有明显的血清 hCG 升高。TSH 受体突变导致对 hCG 敏感性升高也是妊娠甲亢综合征的罕见原因之一。

2.诊断与鉴别诊断　GH 发生在妊娠前半期,与 hCG 过度产生、刺激甲状腺激素产生有关。临床特点包括妊娠 8~10 周发病,心悸、焦虑、多汗等高代谢症状,血清 FT_4 和 TT_4 升高,血清 TSH 降低或者不能测及,甲状腺抗体阴性。GH 需与 Graves 病甲亢相鉴别。其共同的临床症状包括心悸、焦虑、手颤及怕热。既往无甲状腺疾病史、无 Graves 病临床特征（结节、内分泌眼病等）者更倾向于诊断 GH。当临床诊断有异议时,需要检测 TSH 受体抗体（TRAb）,若 TRAb 阳性,更倾向于诊断 Graves 病甲亢。对有结节性甲状腺肿者,血清 TT_3 的检测有助于评估"T_3 甲亢"的可能性。TT_3 的检测也有利于诊断由 Graves 病导致的 T_3 甲状腺毒症。因此,妊娠前 3 个月出现血清 TSH 降低（TSH<0.1mIU/L）时,要询问病史及进行体格检查。所有患者都应检测 FT_4,总 T_3 和 TSH 受体抗体检测有助于甲亢的诊断。目前还没有足够证据推荐或反对应用甲状腺超声区分妊娠过程中甲亢的病因。妊娠期禁忌做 [131]I 摄取率和放射碘扫描。

3.治疗

（1）妊娠一过性甲亢治疗原则:取决于症状的严重程度。对有妊娠剧吐的女性,控制呕吐及静脉注射治疗脱水是常规方案。有严重剧吐的女性需要经常治疗脱水及电解质紊乱,必要时住院治疗。此时通常不需要抗甲状腺药物治疗，因为血清 T_4 在妊娠 14～18 周会恢复正常。有研究显示，妊娠一过性甲亢病例应用抗甲状腺药物治疗并没有改善产科结果。若难以与 Graves 病甲亢鉴别时，可以暂时应用抗甲状腺药物，如停用抗甲状腺药物后甲亢再次发生，诊断 Graves 病甲亢可能性更大，因而需要继续治疗。

（2）妊娠期 Graves 甲亢的治疗原则与方法：产科临床并发症的产生与甲亢治疗及妊娠期间甲状腺功能正常的维持时间直接相关。甲状腺毒症控制不良与流产、妊娠期高血压、早产、低体重儿、生长受限、死产、甲状腺危象及母亲充血性心力衰竭相关。抗甲状腺药物（ATD）是妊娠期间最主要治疗手段，它可降低碘耦联单碘酪氨酸和二碘酪氨酸，因此抑制甲状腺激素合成。有 3%～5% 的患者在应用硫酰胺类药物后发生不良反应，大部分为过敏反应，如皮疹。在妊娠期应用 ATD 的最大担忧是致胎儿畸形发生。应用甲巯咪唑可导致先天畸形，主要是皮肤发育不全及"甲巯咪唑致胚胎病"（包括鼻后孔和食管的闭锁、颜面畸形）。在为数不多的 ATD 致畸病例中，没有应用丙硫氧嘧啶致畸的报告。因此，妊娠期间抗甲药物首选丙硫氧嘧啶。但近期美国食品药品管理局不良反应报告系统指出应用丙硫氧嘧啶会造成孕妇肝脏毒性损害，因此推荐丙硫氧嘧啶仅限于妊娠早期内应用，妊娠中期后建议将丙硫氧嘧啶改换为甲巯咪唑，但这一做法在国内尚未得到公认。由于肝毒性可发生在丙硫氧嘧啶治疗的任何时间，因此在应用丙硫氧嘧啶时孕妇应定期检测肝酶活性。然而，现存数据不能表明监测肝酶活性可阻止丙硫氧嘧啶造成的暴发性肝毒性。

ATD 起始剂量取决于症状的严重程度及高甲状腺素血症水平，根据症状改善和甲状腺功能的监测结果调整用量。目前没有发现 LT_4 与 ATD 联合应用可以降低产后 Graves 病复发率。而且，联合应用往往需要使用大剂量的 ATD 以维持 FT_4 的正常水平，因此很可能导致胎儿甲减。ATD 与 LT_4 联合的唯一指征是对胎儿甲亢的治疗。不推荐 LT_4 与 ATD 联合治疗妊娠甲亢，除发生罕见的胎儿甲亢。

β 肾上腺素阻滞药（如普萘洛尔等）对控制甲状腺毒症的高代谢症状是有帮助的。但 β-受体阻滞药长期治疗与生长受限、胎儿心动过缓和新生儿低血糖症相关。一项研究表明它与甲巯咪唑联用比单用甲巯咪唑自发流产率更高，但这种差别是由药物治疗引起还是有潜在因素目前尚不确定。

（3）妊娠期 Graves 甲亢应用 ATD 治疗注意事项与 FT_4 控制目标：甲巯咪唑、丙硫氧嘧啶、卡比马唑均可通过胎盘屏障，因此为了避免对胚胎的不良影响，应以使用最小剂量的抗甲状腺药物使 FT_4 值保持在正常上限或略超出正常上限为治疗目标。应在治疗起始后每 2～4 周检测 FT_4、TSH，治疗达到目标值后每 4～6 周检测一次。若没有妊娠阶段特异性 FT_4 值，推荐使用非妊娠患者的参考范围。应避免过度治疗，以免造成胎儿甲状腺肿及甲减。在 Grave 病甲亢治疗期间不推荐测定血清 TT_3，因为此时将母体 TT_3 控制正常可能使婴儿出生时 TSH 升高，但伴有 T_3 型甲状腺毒症（如存在结节性甲状腺肿）的孕妇除外。患有 Graves 病的孕妇，在妊娠早期症状可能改善不明显甚至加重；在妊娠中后期，Graves 病症状会逐渐改善，这时应注意减少 ATD 的剂量。妊娠晚期有 20%～30% 的患者可以停用 ATD 治疗。但体内有高水平 TRAb 的孕妇应该继续使用 ATD 直到分娩。分娩后部分患者甲亢病情可能出现反跳。总之，妊娠期间应用抗甲状腺药物治疗的女性，建议每 2～6 周监测一次 FT_4 和 TSH。首要目标是血清 FT_4 在正常上限或轻度高出正常参考范围。

（4）妊娠期 Graves 甲亢应用手术治疗时机选择：对两类抗甲状腺药物均过敏、存在抗甲状腺药物禁忌证、需大剂量应用抗甲状腺药物或药物治疗依从性差的患者,应考虑行甲状腺切除术。如果手术指征明确,妊娠第 4~6 个月是最佳手术时间。为评价胎儿甲亢的潜在危险,应当在手术时测定血清 TRAb 滴度,术前推荐应用 β 受体阻滞药和短期碘化钾溶液（50~100mg/d）进行准备。

（5）妊娠期 Graves 甲亢且血清 TRAb 阳性的潜在风险与治疗:患有活动性 Graves 病甲亢的女性及甲状腺被清除（经放射性碘治疗或手术切除）的 Graves 病孕妇,其胎儿的潜在风险包括:①胎儿甲亢;②新生儿甲亢;③胎儿甲减;④新生儿甲减;⑤中枢性甲减。上述潜在并发症受多种因素影响:①妊娠期间甲亢控制不佳可能诱发短暂的中枢性甲减;②过量的抗甲状腺药物与胎儿及新生儿甲减有关;③在妊娠 22~26 周时,高滴度 TRAb 是胎儿或新生儿甲亢的危险因素。超过 95% 的活动性 Graves 甲亢患者的 TRAb 阳性,即使甲状腺切除后抗体滴度依然维持在高水平。妊娠期间,下述患者需要测定 TRAb:①活动性甲亢;②放射性碘治疗病史;③曾分娩甲亢婴儿;④妊娠期间因甲亢行甲状腺切除术治疗。活动性甲亢或曾有 Graves 甲亢病史的女性中,胎儿及新生儿甲亢的发病率分别为 1% 和 5%,如果未得到诊断及治疗,会增加胎儿或新生儿的发病率及病死率。

妊娠 24~28 周时,测定血清 TRAb 有助于发现高危妊娠。TRAb 明显升高者,建议终止妊娠。也有研究推荐妊娠早期检测 TRAb,若升高可在妊娠 22~26 周复测;也有研究主张妊娠 24~28 周时检测一次,因抗体浓度通常在妊娠 20 周时开始降低。对患有甲亢未控制和（或）高 TRAb 水平（高于正常上限 3 倍）的妊娠妇女,推荐定期进行胎儿超声监测,包括监测胎儿心率、生长情况、羊水量、胎儿甲状腺肿等。如果母亲 TRAb 阳性且应用抗甲状腺药物治疗时,胎儿出现甲状腺肿,建议检测脐血以了解胎儿的甲状腺功能。但应注意:单纯 TRAb 阳性并不是脐血检测的指征。

（6）哺乳期妇女 Graves 病甲亢的治疗:哺乳期可适量应用 ATD,丙硫氧嘧啶<300mg/d 或甲巯咪唑<20~30mg/d 是安全的。但建议对服用 ATD 者所母乳喂养的婴儿进行甲状腺功能筛查,并建议母亲分次服用 ATD（每次哺乳后立即服药）。由于对严重肝毒性的关注,丙硫氧嘧啶作为二线用药应低于 300mg/d。

（7）孕前 Graves 病甲亢者的计划怀孕:甲状腺功能正常是受孕的最佳时机。对所有甲亢或有甲亢病史的女性,应进行妊娠前指导。强烈推荐疾病得到控制前需要采取避孕措施;受孕前甲亢患者应接受局部治疗（^{131}I 或者手术）或药物治疗。

1）局部治疗:应给予以下建议:①当 TRAb 滴度升高而患者计划 2 年内妊娠时,手术是合理的选择。TRAb 滴度会增加^{131}I 治疗量并持续升高数月;②妊娠试验应在^{131}I 局部治疗前 48 小时内完成,以避免对胎儿的放射暴露;③局部治疗后应延迟 6 个月受孕,以留出充分时间使 LT$_4$ 调整到适合妊娠剂量（使血清 TSH 在 0.3~2.5mIU/L）。

2）抗甲状腺药物:若患者选择 ATD 治疗,建议:①讨论应用丙硫氧嘧啶和甲巯咪唑的风险性;②在妊娠早期应用丙硫氧嘧啶,因为甲巯咪唑有导致胎儿致畸的风险;③早孕期过后可考虑停用丙硫氧嘧啶改用甲巯咪唑以降低肝脏疾病发生率。

七、孕期单纯甲状腺自身抗体阳性

1.危害　除引起甲减以外,已经发现 Tab 阳性还可导致流产、早产、围生期病死率增加、产后甲状腺功能异常,以及后代运动迟缓和低 IQ 的发生率增加。一些研究发现,硒可以减低 TPOAb 的滴度，与非妊娠女性相比，孕妇在妊娠全程硒水平偏低，但目前得到的研究数据不一致。

一项前瞻性研究对 87 例甲状腺功能正常、甲状腺抗体阳性（TAb+）的女性在孕前及妊娠早期进行了评估。研究表明这些女性仍有近 20% 在妊娠期间 TSH>4mIU/L。尽管在妊娠时甲状腺抗体的滴度下降，TSH>4mIU/L 这一现象仍然发生。在甲状腺功能正常的甲状腺抗体阳性女性中，TSH 水平随着妊娠的进展而逐渐增高，在妊娠的第 12 周时均值为 1.7mIU/L，产前更是升高到 3.5mIU/L，同时有 19% 的妇女在分娩时 TSH 水平异常升高。这些研究证实了在妊娠期对甲状腺激素的需求是逐渐增加的。TAb+ 的女性在妊娠这一应激因素下，由于甲状腺生产甲状腺激素的能力下降及胎儿对甲状腺素的需求，导致甲状腺激素量不能满足机体所需，TSH 水平增高。总体来说，由于 TAb+ 的患者在妊娠的前 3 个月，残留的甲状腺功能仍然可以代偿一部分甲状腺素，所以在妊娠晚期更容易患甲减。

2.诊断与治疗　ATA 指出对甲状腺功能正常的甲状腺抗体阳性妇女应加强监测。每 4~6 周对上述人群进行监测是合理的。TSH 升高幅度超过对应妊娠期参考范围时应给予治疗。由于在妊娠前半期对甲状腺激素的需求逐渐增高，在妊娠 26~32 周应至少检测一次血清 TSH。对于甲状腺功能正常的自发性流产、习惯性流产，接受人工辅助生殖的妇女，是否筛查她们的甲状腺抗体，是否给予她们 L-T_4 治疗，目前支持或反对的证据均不足。

国外学者最近观察到，与非治疗组孕妇相比，治疗组的孕妇每天接受 200μg 硒，不仅可以使产后甲状腺功能异常的患病率明显降低，同时也可以降低 TPOAb 的水平。然而，补硒治疗的患者发生 2 型糖尿病的风险可能增高。目前，鉴于以上补硒所带来的风险与获益，尚未支持给妊娠女性常规补硒。

八、产后甲状腺炎

1.定义与病因　产后甲状腺炎是自身免疫甲状腺炎的一个类型。一般在产后发病，持续 6~12 个月。产后甲状腺炎（postpartum thyroiditis，PPT）的患病率为 8.1%（1.1%~16.7%）。患有其他免疫性疾病（如 1 型糖尿病、系统性红斑狼疮等）的妇女，PPT 的患病风险也有所增加。70% 的 PPT 患者会于第二次分娩后再次患 PPT。正在接受 L-T_4 治疗的桥本甲状腺炎妇女，若甲状腺未完全萎缩，一旦怀孕，患 PPT 的风险增加。

2.临床分期、诊断与鉴别诊断　典型病例临床经历三期，即甲状腺毒症期、甲减期和恢复期。非典型病例可以仅表现为甲状腺毒症期或者甲减期。实验室检查大多数患者 TPO-Ab、TGAb 阳性。TT_4、FT_4 先升高后降低，[131]I 摄取率先降低后升高，PPT 的甲亢期需要与产后 Graves 病鉴别。PPT 的甲状腺毒症是由于甲状腺组织破坏、甲状腺激素漏出所致，而 Graves 病甲状腺毒症是由于甲状腺功能亢进所致。Graves 病甲亢病情较重，伴有眼症，TRAb 阳性。

3.治疗与随访　产后甲状腺炎甲状腺毒症期的症状往往比较温和，不需要干预。对症状较重的妇女可选用 β-受体阻滞药治疗，例如普萘洛尔，尽可能采取小剂量。产后甲状腺炎甲减期症状严重者可予 L-T_4 治疗。随访频度：每 4~8 周 1 次。在治疗 6~12 个月后可尝试逐渐减小剂量。但对有意愿再次妊娠、已妊娠或在哺乳期妇女不应减小 L-T_4 的治疗剂量。

4.预后　10%~20% 的 PPT 患者产后 1~2 年会进展为永久性甲减。约有 50% 的妇女在产后5~8年发展为永久性甲减。发生永久性甲减的危险因素包括:甲减的程度、TPOAb滴度、产妇的年龄及流产史等。所以,PPT患者在发病后的8年内,应当每年复查TSH,尽早发现甲减,尽早治疗。

九、甲状腺危象

1.诱因与临床表现 甲状腺危象也称为甲亢危象,表现为所有甲亢症状的急骤加重和恶化,多发生于较重甲亢未予治疗或治疗不充分的患者。常见诱因有感染、手术、创伤、精神刺激等。剖宫产手术、临产分娩的应激、疼痛刺激和精神心理压力均可能诱发甲状腺危象。临床表现有高热或过高热、大汗、心动过速(140次/分以上)、烦躁、焦虑不安、谵妄、恶心、呕吐、腹泻,严重患者可有心力衰竭、休克及昏迷。甲亢危象的诊断主要靠临床表现综合判断。临床高度疑似本症及有危象前兆者应按甲亢危象处理。甲亢危象的病死率在20%以上。

2.诊断 甲状腺危象的诊断根据病史、症状和体征及化验检查三方面。甲状腺危象多发生在有甲亢病史的患者中,临床表现可有高热(体温超过39℃)、皮肤潮红、大汗淋漓、心动过速、心率增加与体温升高不成比例,心率增加可达≥160次/分。严重者可出现心律失常,如室性期前收缩、室上性心动过速、窦性心动过速等,甚至出现心力衰竭;血压不升高,但脉压大,血压下降;精神烦躁不安、嗜睡,甚至昏迷;胃肠道表现有食欲缺乏、恶心、呕吐、腹泻、腹痛、体重迅速下降。甲状腺危象时实验室检查 DT_3、FT_4 明显升高,但因病情严重,常常根据病史、临床表现可以做出诊断,不能等待甲状腺功能检查结果。

3.治疗 去除诱因是预防危象发生的关键。尤其要注意积极防治感染和做好充分的术前准备。一旦发生危象则需积极抢救。

(1)抑制TH合成:确诊后立即进行。首选丙硫氧嘧啶,首次剂量600mg口服或经胃管注入。如无丙硫氧嘧啶时,可用等量甲基硫氧嘧啶60mg。继用丙硫氧嘧啶(或甲基硫氧嘧啶)200mg,每天3次口服,待症状减轻后改用一般治疗剂量。

(2)抑制TH释放:服丙硫氧嘧啶后1~2小时再加用复方碘溶液,首剂30~60滴,以后每6~8小时5~10滴。或用碘化钠0.5~1.0g加入5%葡萄糖盐水中静脉滴注12~24小时,以后视病情逐渐减量,一般使用3~7天停药。

(3)抑制组织中 T_4 转换为 T_3 和(或)抑制 T_3 与细胞受体结合:丙硫氧嘧啶、碘剂、β-受体阻滞药和糖皮质激素均可抑制组织中 T_4 转换为 T_3。如甲亢危象是由于甲状腺炎或应用过量TH制剂所致,用碘剂迅速抑制 T_4 转换为 T_3 比抑制TH合成更重要。而且,大剂量碘剂还可抑制 T_3 与细胞受体结合。如无哮喘或心功能不全,应加用普萘洛尔30~50mg,每6~8小时口服1次,或1mg经稀释后缓慢静脉注射,视需要可间歇3~5次;氢化可的松100mg加入5%~10%葡萄糖盐水中静脉滴注,每6~8小时1次,氢化可的松除抑制 T_4 转换为 T_3、阻滞TH释放、降低周围组织对TH的反应外,还可增强机体的应激能力。

(4)降低血TH浓度:在上述常规治疗效果不满意时,可选用血液透析、腹膜透析或血浆置换等措施迅速降低血TH浓度。

(5)支持治疗:应监护心、肾、脑功能,迅速纠正水、电解质和酸碱平衡紊乱,补充足够的葡萄糖、热量和多种维生素等。

(6)对症治疗:包括供氧、防治感染,高热者给予物理降温,积极治疗各种并发症。

(7)防止复发:待危象控制后,应根据具体病情,选择适当的甲亢治疗方案,并防止危象再次发生的可能。

第二节　妊娠合并糖尿病

一、概述

糖尿病(Diabetes Mellitus,DM)是由遗传和环境等多种因素相互作用而引起的一组代谢综合征。其机制是胰岛素合成或分泌总量不足、分泌的活性不足、胰岛素受体数目或受体结构异常、胰岛素与胰岛素受体结合异常和(或)胰岛素受体后生化反应异常等因素引起的碳水化合物、蛋白质、水和电解质的代谢紊乱,长期慢性高血糖为其主要临床特征。长期高血糖状态导致的全身微血管病变(眼底病变和肾病)、大血管病变(心脑血管和周围血管病变)和神经病变(周围神经病变)等慢性进行性病变,成为患者致残和病死的主要原因。

妊娠合并糖尿病是妊娠期最常见的内科并发症之一,包括两种不同类型的糖代谢异常,一种是糖尿病合并妊娠(pregestational diabetes mellitus,PGDM),指孕前已经被诊断的糖尿病患者妊娠或孕前未被诊断但孕早期经过检查血糖已经达到非孕期糖尿病诊断标准的妊娠妇女,约占妊娠合并糖尿病的10%;另一种是妊娠期糖尿病(gestational diabetes mellitus,GDM),它是由于妊娠中、后期妇女由于机体代谢发生一系列的变化而导致的糖代谢异常,占妊娠合并糖尿病的90%以上,由于近年来诊断标准的变化,其发生率明显增加。

1.糖尿病　患者孕前有多饮、多食、多尿、消瘦等症状,且血糖明显升高,根据其特征分为1型糖尿病(type 1diabetes,T1DM)、2型糖尿病(type 2 diabetes,T2DM)及其他特殊类型糖尿病。

(1)1型糖尿病:胰岛β细胞破坏导致胰岛素绝对缺乏。起病较急,典型病例见于儿童及青少年,但任何年龄均可发病,血浆中胰岛素及C肽水平低,口服葡萄糖刺激后分泌呈低平曲线,必须依赖胰岛素治疗为主,一旦骤停即发生酮症酸中毒威胁生命。胰岛细胞抗体往往阳性,尤其是在发病初期。

(2)2型糖尿病:主要以胰岛素抵抗为主伴相对胰岛素不足。起病较慢,典型病例见于成人、中老年,偶见于幼儿,血浆胰岛素水平按体重计算仅相对性降低,且在葡萄糖刺激后呈延迟释放。有时肥胖患者空腹血浆胰岛素基值可偏高,葡萄糖刺激后胰岛素也高于正常人,但胰岛细胞抗体不增高,胰岛素受体敏感性降低。

糖尿病患者血糖经过控制维持在接近正常水平可以妊娠,妊娠后仍应严密监测血糖及并发症,大多数母、儿结局可达到与正常孕妇相近。

2.妊娠期糖尿病　1964年,O'Sullivan等首次提出了妊娠期糖尿病(GDM)这一概念,以往GDM是指妊娠期间首次发生或发现的不同程度的糖代谢异常,1997年,世界卫生组织(WHO)将之列为一种特殊类型的糖尿病。随着健康与疾病的发育起源学说研究的不断深入,孕期高血糖对胎儿近远期的影响越来越受到关注。美国国立卫生院支持进行了全球多中心前瞻性研究,即高血糖与妊娠结局的关系(hyperglycemia and adverse pregnancy outcome,HAPO)的研究,该研究包括了亚洲在内的9个国家、15个医学中心25 505例孕妇。所有孕妇均于妊娠24~32周进行75g口服葡萄糖耐量试验(oral glucose tolerance test,OGTT),该研究结果为全球GDM诊断标准的制定提供了科学依据,在HAPO研究的基础上,经过全球专家几次讨论,2010 年国际妊娠合并糖尿病研究组(International Association of Diabetes and Pregnancy Study Group,IADPSC)制定出了新的 GDM 诊断标准,即 75g OGTT 空腹、服糖后 1 小时和 2 小时血糖诊断界值分别为 5.1mmol/L、10.0mmol/L 和 8.5mmol/L,3 项中任何一项达到或超过上述标准即可诊断为 GDM。2011 年,美国糖尿病学会公布的"糖尿病诊疗指南"中采用了上述诊断标准。2010 年 11 月末,WHO 召开全球专家讨论会,大家一致认为"GDM 筛查和诊断的关键问题在于确定合理的血糖诊断界值,即可导致围生期母儿不良结局的风险阈值",经过讨论,与会专家达成共识,孕期首次产检时应进行血糖检查,以便筛查出孕前未被诊断的糖尿病患者,GDM 诊断标准应采用 IADPSC 推荐的 OGTT 界值。2011 年 7 月,我国公布"中华人民共和国卫生部行业标准——GDM 诊断标准"。我国 GDM 诊断标准强调妊娠中、晚期 75g OGTT 采用 IADPSC 的推荐标准。GDM 新诊断标准的采用,对了解我国不同地区 GDM 的发病状况及更好地和国际接轨,起到一定推动作用。

在 HAPO 研究结果发表之前,由于各国学者对 GDM 采用的诊断方法和标准尚未完全统一,以及由于 GDM 发生与种族差异和地区差异有关,所以各国报道的 GDM 发生率相差悬殊,为 1.5%～14%。新的诊断标准实施以后,GDM 发病率明显增高,在国际糖尿病基金项目研究中,中国妊娠合并糖尿病协作组 2012 年进行的多中心初步研究结果显示,GDM 的发病率高达 15% 以上,当然,此结果是基于参与调查医院的发病情况而非基于人群资料。

二、妊娠期糖代谢的变化

1.妊娠期糖代谢的特点 妊娠期糖代谢发生明显的变化,主要表现在以下几个方面。

(1)妊娠期血葡萄糖水平下降:妊娠导致血糖下降的原因包括:①孕妇除本身需要能量外,尚需供应胎儿生长所需的全部能量,而且胎儿本身无法直接利用脂肪和蛋白质作为能源,孕妇血中葡萄糖是胎儿生长发育的主要能源,持续通过胎盘运送到胎儿体内。随着孕周增加,胎儿对葡萄糖的需求量增多,妊娠晚期达高峰,导致妊娠期血糖水平的下降。母体葡萄糖通过胎盘依靠绒毛细胞膜上载体,以易化扩散的方式进入胎儿体内。妊娠合并糖尿病孕妇血糖持续升高,转运到胎儿体内的葡萄糖将增加,导致胎儿高血糖状态;②妊娠期肾血流量及肾小球滤过率均增加,而肾小管对葡萄糖的再吸收率不能相应增加,孕妇尿中葡萄糖排出量增加,引起孕妇血糖下降。另外,空腹时孕妇胰岛素清除葡萄糖的能力较非妊娠期增加,所以,孕妇空腹血糖下降最为明显,妊娠期孕妇长时间空腹极易发生低血糖。

国内有学者曾经测定正常孕妇早、中、晚孕期空腹血糖水平,结果表明三个阶段空腹血糖均明显低于正常未孕妇女,孕期空腹血糖正常范围为 3.1～5.6mmol/L,且中、晚孕期空腹血糖明显低于早孕期血糖。其他研究也提示,自妊娠早期 4～6 周至妊娠 24 周,空腹血糖呈现持续下降。

(2)妊娠期糖负荷后反应:给予非孕妇女糖负荷后,大约 30 分钟后血糖达峰值,1～2 小时后恢复正常,而妊娠期妇女口服葡萄糖或进食碳水化合物后,血糖峰值高于非孕期并延迟到达,恢复正常水平也缓慢,胰岛素分泌也呈类似变化。正常孕妇口服 75g 葡萄糖后,血胰岛素释放较非孕期同样负荷下胰岛素释放更为活跃,提示正常妊娠对胰岛素敏感性低于非孕期,这主要与妊娠期存在着许多特有的拮抗胰岛素因素有关,而且随妊娠周数增加,这些因素作用日益加强,为了维持正常糖代谢状态,胰岛素分泌量就需逐渐增加。对于胰岛素分泌受限的孕妇而言,妊娠晚期不能维持这一生理性代偿变化而导致糖代谢紊乱,引起血糖升高,呈现出 GDM。

2.妊娠期胰岛素拮抗因素　妊娠期对抗胰岛素的主要因素为胎盘分泌的系列激素所致,主要为人类胎盘催乳素、黄体酮、催乳素及雌激素等,随着孕期进展,这些激素产生量也逐渐增加,导致周围组织对胰岛素反应的敏感性下降而抗胰岛素作用逐渐增加,分娩后该对抗作用数小时至数天内即消除。

(1)人类胎盘催乳素:随着孕周的增加,人类胎盘催乳素分泌量逐渐增加,足月时达高峰。人类胎盘催乳素具有促进脂肪分解、导致游离脂肪酸增加、抑制周围组织摄取葡萄糖及糖异生作用,致使血糖升高,糖耐量下降。

(2)雌激素与孕激素:对糖代谢有直接作用,大量使用可使葡萄糖与胰岛素比值下降,提示有外周性对抗胰岛素的作用。雌激素具有糖原异生作用,其抗胰岛素作用较弱。

(3)胎盘胰岛素酶:是胎盘本身分泌的一种胰岛素酶,该酶为一种溶蛋白酶,可使胰岛素降解为氨基酸及肽而失去活性。

最近一些研究提示,正常妊娠期孕妇体内 TNF-α 水平逐渐升高,TNF-α 也具有降低胰岛素敏感性的作用。另外,在妊娠期,肾上腺皮质激素明显增加,尤其是在妊娠后期,导致内源性葡萄糖产生、糖原储备增加及利用减少,因而明显降低胰岛素的效应。

3.妊娠期脂肪代谢变化　正常妊娠时,尤其长时间饥饿后,脂肪分解代谢加速使血中游离脂肪酸升高并产生酮体,这一现象主要与人类胎盘催乳素具有较强促进脂肪分解及酮体形成作用有关。自妊娠中期开始,脂肪贮量增加而利用减少,妊娠晚期脂肪量较非孕期增加。另外,正常妊娠期吸收胆固醇的有效度增加导致高脂血症。

三、妊娠期糖尿病的发病病因

近年来,研究发现 GDM 常发生于 2 型糖尿病的高危人群,且其产后发展为 2 型 DM 的概率明显高于非 GDM 病史妇女,推测 GDM 与 2 型 DM 的发病机制相似,除 IR 存在外,还有胰岛素分泌异常、胰岛素敏感性下降等原因。

1.妊娠期胰岛素抵抗(IR)　正常妊娠时,胰岛素敏感性较孕前下降 50%～60%,胰岛素糖处理能力下降约 50%,同时胰岛素分泌代偿性增加 2～2.5 倍,以维持正常血糖水平,故妊娠是一种生理性 IR 状态,可能与胎盘分泌的系列激素有关,主要为人胎盘生长因子、胎盘催乳素、黄体酮、催乳素及雌激素等,这些激素除直接导致 IR 作用外,其促进脂肪分解作用使游离脂肪酸增加及妊娠期肥胖也可能促进妊娠期 IR 的发生。

GDM 存在更严重的 IR。研究发现,GDM 患者在妊娠前期、早期、晚期的胰岛素敏感性都明显低于正常妊娠妇女,GDM 患者的 IR 在分娩后仍然存在;体外试验证明,GDM 胰岛素受体自身磷酸化和胰岛素受体底物 1 磷酸化水平明显下降。可见,GDM 与正常妊娠相比,胰岛素信号传递过程中多环节出现了问题,当机体不能分泌足够的胰岛素来代偿异常加重的 IR 时,即发生 GDM。在某种意义上,妊娠是检验女性将来是否会发生 2 型 DM 的一次应激试验。

2.遗传及自身免疫　有 GDM 病史的妇女不但将来发生 2 型 DM 的危险性增加,而且发生 1 型 DM 的风险也会增加。GDM 的遗传背景尚不清楚,推测 GDM 的病因可能是多基因遗传性或是环境因素起作用而非常染色体显性遗传。通常探讨 1 型 DM 与免疫方面有某些相关性时用胰岛素抗体、胰岛素自身抗体以预测 1 型 DM 的发生,多数研究表明 GDM 患者中胰岛细胞抗体阳性发生率较低,这同样支持 GDM 患者多数将来发展形成 2 型 DM 而非 1 型 DM,但胰岛细胞抗体阳性的 GDM 者,多数不久发展为 1 型 DM,并且发展过程较短。所以,从 GDM 患者产后转归方面推测其发病原因既存在遗传的因素,也可能存在免疫因素。

3.胰岛素分泌异常　　无论是正常妊娠还是 GDM,胰岛素的分泌量随着孕周增加而增加,但 GDM 的增加幅度明显低于正常妊娠者,并且静脉滴注葡萄糖负荷试验后发现 GDM 孕妇第一时相胰岛素反应明显低于正常孕妇,而第二时相胰岛素反应相似于正常孕妇,这反映出 GDM 者 OGTT 时胰岛素分泌峰有后移,可见孕期胰岛素分泌潜能的下降是 GDM 发病的原因之一。

4.胰岛素敏感性下降　　所有孕妇在妊娠期都处于胰岛素分泌增加、胰岛素抵抗状态,但研究发现 GDM 孕妇的胰岛素敏感性明显下降,而正常孕妇只是稍有下降,可以认为 GDM 的 OGTT 异常可能是因为胰岛素敏感性下降的同时存在胰岛素分泌增加能力的下降的双重因素。

5.炎症与 GDM 的发生　　很多研究提示孕早期或中期血中 TNF-α、C-反应蛋白及白细胞计数的升高可以预测孕中期是否发生 GDM,提示炎症在妊娠期糖代谢异常的发生中起一定的作用。因为 TNF-α 可以影响胰岛素受体信号的传导、降低胰岛素的敏感性,可以使血游离脂肪酸和瘦素升高,还可以升高循环中糖皮质激素及肾上腺皮质激素等应激激素的水平,所以 TNF-α 增加 IR,而 GDM 血清中 TNF-α 高于正常孕妇,GDM 时糖调节能力下降,血糖升高,组织产生 TNF-α 增多,加重 IR 和高脂血症,进一步使血糖升高,加重 GDM。妊娠组织来源的 TNF-α 可能在 GDM 的 IR 发生中起重要作用。C-反应蛋白与孕前 BMI 明显相关,C-反应蛋白有可能是通过肥胖间接导致 IR,所以不能确定 C-反应蛋白升高是 GDM 的一个独立致病因子。

6.脂肪细胞因子与 GDM 的发生　　现在有许多研究发现瘦素、脂联素等脂肪细胞因子在 GDM 发病中的作用,GDM 孕妇血中瘦素水平明显升高,脂联素水平显著下降,增加了 IR 状态,导致 GDM 的发生。

四、妊娠期糖尿病的高危因素

国内外研究表明,具有糖尿病危险因素的人群 GDM 发生率明显增高,因此,将 GDM 发病的危险因素与种族和地域特征相结合,对设计更具地域和人群特异性的经济实用的筛查方案、提升诊断的准确性具有重要的临床价值。经典的 GDM 危险因素归纳起来有母亲因素、产科因素、家族因素及本次妊娠因素,除经典的危险因素外,目前的研究不断发现一些以前不被人们所知的 GDM 危险因素(表 3-1)。

表 3-1　GDM 的高危因素

母亲因素	家族史或既往孕产史	本次妊娠因素
年龄≥35 岁	糖尿病家族史	妊娠期高血压疾病
超重或肥胖(孕前 BMI≥ 24kg/m²)	糖尿病母系遗传(外祖母及母亲)	妊娠早期高血红蛋白
多产次	不良孕产史	铁储备增加
孕期体重增加过多	不明原因宫内死胎	反复尿糖阳性

（续表）

母亲因素	家族史或既往孕产史	本次妊娠因素
身材矮小	先天畸形分娩史	羊水过多
孕妇本人为低出生体重儿	巨大儿分娩史	大于胎龄儿
多囊卵巢综合征	前次 GDM 史	多胎妊娠
饱和脂肪酸摄入过高		反复外阴阴道假丝酵母病
α-地中海贫血基因携带者		
乙肝病毒携带状态		

五、妊娠对糖尿病的影响

由于糖尿病者孕期病情常加重,孕前无糖尿病者妊娠期可能发展为 GDM,产后糖代谢又恢复正常,所以,妊娠本身具有促进糖尿病形成的作用,而且,妊娠不同时期对糖尿病患者的影响也不同。

1.妊娠对糖尿病治疗的影响　妊娠期不同阶段代谢变化将影响到糖尿病患者的治疗,主要表现如下:①妊娠早期。由于恶心、呕吐的存在,应用胰岛素治疗的糖尿病孕妇如果未及时调整胰岛素用量,部分患者可出现低血糖,严重者甚至导致饥饿性酮症、酸中毒、低血糖性昏迷。与非孕期相比,早孕期胰岛素用量减少及增加者各占 1/3,提示早孕期糖尿病孕妇的胰岛素需要量要根据个体血糖特点进行调整;②妊娠中期。随着妊娠进展,机体胰岛素抵抗作用增强,胰岛素用量须不断地增加,否则孕妇血糖会不断地升高。另外,糖尿病孕妇血糖控制不满意或妊娠期合并感染,上述情况下均可能诱发酮症酸中毒的发生;③产程中。进入产程孕妇体力消耗较大,同时进食减少,如不减少胰岛素的用量容易发生低血糖;孕妇临产时情绪紧张及疼痛均可引起血糖的波动,因此,产程中胰岛素具体用量不易掌握,应严密监测血糖,及时调整胰岛素的用量;④产褥期:产后胎盘排出体外,胎盘所分泌的胰岛素抵抗激素迅速消失,胰岛素用量也应立即减少,否则产后易出现低血糖性昏迷。

2.妊娠对糖尿病微血管病变的影响　糖尿病合并微血管病变者,糖尿病肾病、糖尿病视网膜病变等,妊娠是否促进其病情的恶化,争议较多。以往多数学者不主张妊娠,近年来许多研究资料表明:①糖尿病肾病。糖尿病肾病肾功能正常者,妊娠期经过严格的控制血糖,加强监护,母儿预后较好,认为不再是妊娠的禁忌证。国外学者对 46 例糖尿病合并肾脏微血管病变时妊娠结局及产后病情追踪表明,妊娠 20 周以前若肌酐清除率>90mL/min,24 小时尿蛋白小于 1g,妊娠期和产后远期肾功能受影响较小,妊娠结局比较好。但是,随着妊娠的进展,尿蛋白排出量不断增加,产后追踪显示 24 小时尿蛋白定量平均比妊娠晚期减少1.9g;另有资料表明产后 6 个月至 5 年,尿蛋白定量及肌酐清除率均已恢复到怀孕前水平。故而认为妊娠对糖尿病肾病的预后无明显影响。至今未见妊娠加剧糖尿病肾病病情恶化的资料报道。如果糖尿病肾病患者怀孕前血肌酐 ≥176.8μmol/L(2mg),不经过透析及肾移植,糖尿病患者 5 年存活率极低,应尽量避免妊娠;②糖尿病合并视网膜病变。糖尿病并发非增生期者妊娠期眼底变化小,大多数能顺利度过妊娠期,仅少数病情发展视网膜增生期病变而且产后常能恢复;增生期视网膜病变者妊娠期病情变化主要与怀孕前是否接受治疗有关,文献报道:21 例在孕前接受激光治疗,仅 1 例孕期眼底病变加重,26 例未行治疗者,23 例病情加重。由此可见,增生期视网膜病变的糖尿病患者如接受激光治疗后仍可妊娠,在妊娠期加强血糖和眼底的监测,早、中、晚孕期分别进行眼底检查。总之,糖尿病眼底病变主要与糖尿病病程及血糖控制情况有关,持续高血糖及快速血糖正常化均能加速病情发展。孕期血糖控制满意者眼底变化较小,妊娠期并发高血压时将加重眼底病变。

六、妊娠合并糖尿病对母、儿的影响

妊娠合并糖尿病对孕妇和胎儿造成的影响与糖尿病病情程度、孕妇血糖升高出现的时间及孕期血糖控制水平密切相关。GDM 孕妇血糖升高主要发生在妊娠中、晚期,此时胎儿组织、器官已分化形成,所以,GDM 孕妇胎儿畸形及自然流产发生率并不增加。GDM 孕妇高血糖主要是导致胎儿高胰岛素血症、巨大胎儿发生、新生儿低血糖和红细胞增多症等发生率增加。妊娠前患有糖尿病者,糖尿病病程较长,病情程度相对较重。孕前或妊娠早期血糖控制不满意的孕妇,其自然流产和胎儿畸形发生率明显增加,孕期未能进行严格血糖控制和孕期监测,母、儿其他并发症也将明显增加。产后随诊提示,曾患妊娠期糖尿病女性将来罹患 2 型糖尿病风险增加。糖尿病孕妇后代远期患有肥胖、糖尿病等代谢综合征发生率增高。

1.对孕妇的影响　妊娠合并糖尿病孕产妇病死率已明显减少,但孕期血糖控制不满意者,孕产妇并发症较高,主要表现在以下几个方面。

(1)自然流产:发生率增加,多发生在早孕期,主要见于怀孕前患有糖尿病者,血糖未控制正常情况下妊娠,孕前及妊娠早期高血糖,将会影响胚胎的正常发育,导致胎儿畸形发生,严重者胎儿发育停止,最终发生流产。研究表明自然流产主要与受孕前后血糖水平相关而与流产时血糖水平关系不大,所以将糖尿病患者血糖控制正常后再怀孕,自然流产可明显减少。早孕期糖化血红蛋白(glycohemoglobin,HbA1)水平与自然流产发生密切相关。进一步的研究指出早孕期 HbA1c>8%或者平均空腹血糖大于 6.7mmol/L,自然流产率明显增加。

(2)妊娠期高血压疾病:由于妊娠期高血压疾病与糖尿病有诸多相似的发病机制(如 IR 和高胰岛素血症)和相同的高危人群(如高龄、肥胖、体重增长过快等),所以,糖尿病孕妇易并发高血压、子痫前期等。尤其常见于糖尿病病程长伴微血管病变者,糖尿病合并肾病时,妊娠期高血压疾病发生率高达50%以上。北京大学第一医院23年的资料显示:1202 例妊娠合并糖尿病孕妇子痫前期发生率为 12.6%,PGDM、GDM 子痫前期的发生率分别为 34.9%、11.8%,前两者比同期糖代谢正常孕妇子痫前期的发生率(8.09%)明显增高。糖尿病孕妇一旦并发高血压,治疗上非常棘手,所以,加强孕期保健,对糖尿病孕妇及早进行饮食指导、适当运动及心理疏导,有利于降低和减少高血压的发生。

(3)早产:发生率为 9.5%~25%,明显高于非糖尿病孕妇。羊水过多是引起早产原因之一,大部分早产为医源性所致,如并发妊娠期高血压疾病、胎儿窘迫及其他严重并发症出现,常需要提前终止妊娠。糖尿病肾病孕妇,早产率高达50%以上。有研究显示,即使孕期轻微的孕妇血糖升高,早产发生率也将增加。

(4)感染:糖尿病患者抵抗力下降易合并感染,妊娠引起的一系列生理变化,使孕妇易发生无症状菌尿,再加上糖尿病患者容易感染,所以,妊娠合并糖尿病孕妇泌尿系感染机会进一步增加,有文献报道发病率高达 7%~18.2%,糖尿病孕妇肾盂肾炎发生率为非糖尿病者的5 倍。血糖控制正常孕妇,感染发生无明显增加。肾盂肾炎得不到及时正确治疗将引起早产,严重者可引起感染性休克,部分患者还会发展成慢性肾盂肾炎,糖尿病患者一旦并发感

染将加重妊娠期胰岛素抵抗，严重者引起酮症酸中毒。糖尿病孕妇由于阴道糖原的升高，破坏了阴道内环境，有利于念珠菌的生长，研究表明妊娠期合并糖尿病孕妇会出现反复发作的外阴阴道念珠菌病。

（5）羊水过多：研究报道妊娠合并糖尿病羊水过多的发病率较正常孕妇增加 7 倍。有专家报道血糖控制不理想的孕妇羊水过多的发生率高达 17%。糖尿病孕妇羊水过多的发病机制尚不清楚，与下列因素相关：①胎儿畸形，常见的有神经管畸形、消化道畸形、腹壁缺陷等；②胎盘体积增加：糖尿病孕妇常伴有胎盘的增大和肿胀，绒毛水肿，影响羊水交换，出现羊水过多；③母亲高血糖，引起胎儿高血糖，导致胎儿渗透性利尿；母亲葡萄糖通过胎盘胎膜转运到羊膜腔，渗透性地产生过多的羊膜腔液；④糖尿病胎儿的过度发育和肾小球滤过率的增加，可导致胎儿尿量的增加；⑤妊娠晚期，羊水循环通过尿液的排出和羊水的吞噬及肺的吸收来平衡，糖尿病胎儿可能存在这三条途径的不平衡而出现羊水过多。

（6）酮症酸中毒：酮症酸中毒是糖尿病的一种严重急性并发症。糖尿病孕妇并发酮症的主要原因在于高血糖及胰岛素相对或绝对缺乏，导致体内血糖不能被利用，体内脂肪分解增加，酮体产生增多。少数因为早孕期恶心呕吐，进食量少，而胰岛素用量未减少，引起饥饿性酮症。由于孕期代谢变化特点使糖尿病孕妇更易并发酮症酸中毒，有时糖尿病孕妇血糖仅轻度升高 [8.3～16.7mmol/L（150～300mg/dL ）] 就能出现酮症酸中毒。

糖尿病酮症酸中毒对母儿危害较大。孕妇因脱水导致低血容量及电解质紊乱，严重时诱导昏迷甚至死亡，是糖尿病孕妇死亡的主要原因之一。酮症酸中毒发生在早孕期具有致畸作用，中、晚孕期将加重胎儿慢性缺氧、酸中毒，并且还可导致胎儿水电解质紊乱，严重时引起胎死宫内。胎儿缺氧程度与代谢紊乱程度有关，随着酸中毒纠正，胎儿缺氧得以缓解。另外，可危害胎儿神经系统发育。酮症酸中毒孕妇早期临床表现主要为四肢无力、疲乏、极度口渴、多饮多尿，常伴有食欲缺乏、恶心、呕吐、腹痛、伴血压下降等。当 pH<7.2 时常有呼吸深大，中枢神经受抑制而出现倦怠、嗜睡、头痛、全身痛、意识模糊、昏迷，化验检查血尿酮体阳性伴血糖升高，严重者电解质紊乱。

（7）分娩期的并发症：①宫缩乏力、产程延长，剖宫产率的增加；②孕期应用胰岛素治疗的孕妇，由于临产后停用皮下注射胰岛素及孕妇不能规律进食，再加上产程中能量的消耗，使血糖很难控制在理想范围，反而易出现酮症或低血糖；③由于巨大胎儿的增多及糖尿病胎儿皮下脂肪增厚，使得肩难产及臂丛神经损伤的发生率明显增加；④由于产程的延长、胎儿的偏大及产妇精神方面等原因容易导致产后出血。

2.对胎婴儿的影响　近年来，由于妊娠合并糖尿病得到及时诊断和处理，加之孕期胎儿监测方法提高，围生儿病死率已明显下降，妊娠晚期不明原因的胎死宫内极少发生。孕期漏诊及未接受治疗的糖尿病孕妇，妊娠晚期仍易并发胎儿窘迫，严重者出现胎死宫内。妊娠合并糖尿病孕期血糖水平与围生儿死亡密切相关：孕妇高血糖本身可降低胎盘对胎儿血氧供给，并且胎儿高血糖及高胰岛素血症使机体耗氧量增多，导致胎儿宫内缺氧，严重时发生胎死宫内。糖尿病孕妇并发酮症时，孕妇血中酮体可通过胎盘达胎儿体内，减少血红蛋白与氧结合，进而加重胎儿宫内缺氧，同时可导致胎儿酸中毒加重。孕妇并发酮症酸中毒时，胎儿病死率明显增加，达 30%～90%。总结发现，妊娠期血糖控制组 50 例无围生儿死亡，而 28 例未治疗组围生儿死亡达 10.7%。美国糖尿病协会建议将糖尿病孕妇血糖控制在正常范围（如空腹血糖，少于 5.6mmol/L，餐后血糖低于 6.7mmol/L），胎死宫内发生率可降低至正常妊娠水平。但新生儿畸形仍是目前造成糖尿病合并妊娠者围生儿死亡的主要原因之一。

根据胎儿暴露于高糖环境的阶段不同,胎儿累积受损程度也是不同的(图3-1)。

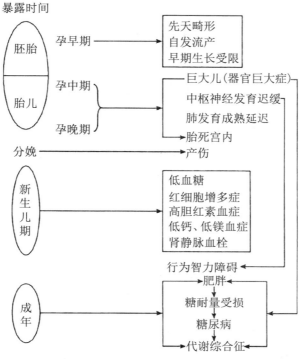

图3-1　母亲糖尿病对其胎儿、新生儿及成年期影响示意

(1)妊娠早期高血糖对胚胎的影响:主要见于糖尿病合并妊娠的妇女,由于早孕反应、胰岛素应用的不合理性,容易出现血糖水平较大波动及并发酮症,影响胚胎的早期发育。

1)胎停育:孕前或孕早期高血糖将会影响胚胎的正常发育,严重者引起胎停育,最终发生流产。

2)胎儿畸形:糖尿病妇女妊娠后胎儿畸形率比正常高2~3倍,糖尿病的严重程度与胎儿畸形率成正比,胎儿常见的畸形有:神经管畸形、心脏畸形(室间隔缺损、大血管错位、主动脉缩窄)、肾脏畸形(肾积水、肾发育不全)、消化道畸形(十二指肠闭锁、肛门直肠闭锁)及唇、腭裂等。

(2)妊娠中、晚期高血糖对胎儿的影响:GDM孕妇血糖升高主要发生在妊娠中、晚期,对胎儿发育的影响主要包括胎儿发育过度(巨大儿)和胎儿肺发育成熟受累。早在1960年,Perdesson提出糖尿病孕妇致新生儿一系列并发症(除畸形外)均因胎儿高胰岛素血症存在的缘故。妊娠合并糖尿病时,孕妇高血糖持续经胎盘达胎儿体内,相继刺激胎儿胰岛细胞增生、肥大、胰岛素分泌增多,继而发生高胰岛素血症。胎儿胰岛素升高可以促进胎儿细胞摄取氨基酸,加快组织蛋白质合成,降低脂肪分解,使脂肪及糖原在胎儿各组织中沉积增加,导致巨大胎儿形成。胰岛素在调节胎儿发育方面起着重要作用,尤其在妊娠最后10周。胎儿高胰岛素血症在促使代谢增加的同时,机体氧的消耗也在增加,致胎儿宫内慢性缺氧、酸中毒。胎儿慢性缺氧诱导红细胞生成素产生增加,刺激胎儿骨髓外造血进而引起红细胞生成增多,导致新生儿红细胞增多症发生。高胰岛素血症具有拮抗糖皮质激素促进肺Ⅱ型细胞表面活性物质合成及诱导释放的作用,使胎儿肺表面活性物质产生分泌减少,导致胎儿肺成熟延迟,故新生儿呼吸窘迫综合征(RDS)发生增多。新生儿脱离母体高血糖环境,由于胎儿高胰岛素血症存在,易并发新生儿低血糖。所以,妊娠合并糖尿病时,大多数新生儿并发症与胎儿高胰岛素血症有关,所以,积极控制孕妇高血糖减少胎儿发生高胰岛素血症,对降低围生儿并发症有密切关系。孕期血糖控制正常可明显降低新生儿一系列并发症,防止巨大儿出现;羊水胰岛素及C肽测定表明羊水胰岛素及C肽水平与新生儿并发症密切相关。进一步证实了上述学说。

1)巨大胎儿:主要见于糖尿病未得到很好控制,孕妇提供给胎儿过多的葡萄糖,致使胎儿过度生长,胎儿呈现不成比例的异常发育,表现为胸围和腹围相对比头围大,被认为是病态性巨大胎儿,典型的外形特征如下:肥胖,脸色红润似满月脸,皮肤呈深红色,皮肤光泽弹性好,全身皮下脂肪丰富,尤以有明显的脂肪垫为特征,毛发重,耳郭边缘有不同程度的毳毛,两腿多呈屈曲和外展位,出生后通常是软绵状与缺乏生机的不易激惹状态。孕妇高血糖引发的巨大儿最大的危害在于:胎死宫内、难产及产伤发生率的增加。巨大胎儿发生率与妊娠中、晚期孕妇血糖水平呈正相关,国外学者报道OGTT 2小时血糖在8.9~11.1mmol/L(160~200mg/dL)及大于11.1mmol/L(200mg/dL)两组孕妇中,大于胎龄儿发生率分别为2小时血糖小于6.7mmol/L(120mg/dL)组的2倍及4倍,提示即使轻型糖代谢异常也可导致巨大胎儿发生率显著增多。尽早控制孕期血糖能将巨大胎儿发生降至正常妊娠水平,但也有极少数学者报道,即使将血糖控制至正常范围,糖尿病孕妇巨大胎儿发生率仍高于正常孕妇,并推测可能与以下三种因素有关:①除血糖外,其他物质(如氨基酸、脂肪)均可刺激胎儿胰岛细胞,引起胰岛素过度分泌,进而促进胎儿宫内增长发育,而发生巨大胎儿;②目前所制定的所谓正常血糖的界值偏高;③血糖监测次数少,未能及时发现孕妇高血糖。另外,近年研究提示:孕妇胰岛素样生长因子和瘦素水平与巨大胎儿发生相关。

2)新生儿呼吸窘迫综合征:孕妇高血糖通过胎盘到达胎儿体内,引起胎儿血糖升高并刺激胎儿胰岛β细胞,使之增生、肥大,胰岛素产生过多,发生高胰岛素血症,胎儿的高血糖和高胰岛素血症能降低可的松分泌并拮抗可的松在妊娠晚期促肺表面物质合成及诱导其分泌的作用,推迟胎儿肺成熟,出生后比正常同胎龄的新生儿易发生新生儿呼吸窘迫综合征,但妊娠期血糖控制满意者胎儿肺成熟不受影响,所以新生儿呼吸窘迫综合征最主要的影响因素是孕龄和血糖控制情况。20世纪80年代后,国内外许多研究显示,孕妇血糖控制满意者,未见胎儿肺发育受累,而且足月分娩者,新生儿呼吸窘迫综合征已极少发生。

3)胎儿生长受限:一般见于PGDM孕妇,由于血糖控制不理想,长期存在的高血糖影响胎盘功能,导致胎儿生长受限,尤其常见于糖尿病合并微血管病变者。另外,由于孕期不合理的饮食控制,使孕妇营养不良,也会导致胎儿生长受限发生。

(3)分娩期高血糖对胎儿的影响:分娩期容易出现羊水粪染、胎儿宫内窘迫,有以下几方面的因素:①分娩期由于进食的随意性、能量的消耗,使血糖极不好控制,血糖水平或高或低,影响胎儿的能量摄取;②产程的延长或宫缩的不协调,增加了胎儿在缺氧环境中的时间;③糖尿病孕妇的巨大胎儿,或者胎儿生长受限,胎儿在产程中对宫缩的耐受能力较差,易出现宫内缺氧。

(4)对新生儿的影响:胎儿的高胰岛素血症诱发了新生儿出生后一系列的代谢异常及与

之相关的疾病。

1）新生儿窒息：由于妊娠合并糖尿病孕妇胎儿宫内慢性缺氧、产程中胎儿宫内窘迫，以及产程延长、难产存在的可能性较正常孕妇的胎儿发生率高，使得糖尿病母儿出生后新生儿窒息率明显增加。

2）新生儿低血糖：新生儿断脐后，来自母亲的葡萄糖供应中断，胎儿的高胰岛素血症并未完结，故极易发生新生儿低血糖，严重时可导致脑损伤。新生儿低血糖是指新生儿在出生24小时血糖<2.2mmol/L，24小时后血糖在2.2~2.8mmol/L。

3）新生儿红细胞增多症：新生儿高胰岛素血症促进胎儿摄取氨基酸，加快组织蛋白质合成，机体耗氧量加大，致胎儿宫内慢性缺氧、酸中毒，慢性缺氧诱发红细胞生成素产生增多，刺激胎儿骨髓外造血而引起红细胞生成增多，导致新生儿红细胞增多症，其发生率高达30%。本症伴发高血黏度，可降低胎儿大脑血容量，严重者造成新生儿神经系统发育阻滞和缺陷的危险。

4）新生儿高胆红素血症：红细胞增多症的新生儿出生后大量红细胞被破坏，胆红素产生增多，造成新生儿高胆红素血症，如难产、新生儿窒息、早产发生率更高，如得不到及时治疗会造成胆红素脑病，影响智力。

5）新生儿肥厚性心脏病：病因尚不清楚，可能是高胰岛素血症引起胎儿心肌细胞核、细胞数及纤维增多。研究资料显示：10%~20%的糖尿病母儿有不同程度的心脏扩大，主要见于血糖控制不理想孕妇分娩的巨大儿。超声心动检查显示心脏扩大患儿中75%室间隔肥厚、心肌肥厚。部分新生儿表现有呼吸困难，仅少数严重者将会发生心力衰竭。多数新生儿的心脏扩大产后6个月内能够恢复正常。

6）新生儿低钙血症、低镁血症：其发生程度与母亲血糖有关，糖尿病孕妇常伴有低镁血症而至新生儿低镁血症，30%~50%存在低血钙，主要发生在产后24~72小时。

7）新生儿脑损伤及脑发育异常：由于母亲妊娠期糖代谢紊乱，有碍于脑的正常发育，新生儿脑成熟程度落后于同龄儿，由于早产儿发生率多，易发生颅内出血，糖尿病母儿如出现低血糖、胆红素脑病，则会进一步加重脑损伤。

3.远期并发症

（1）GDM孕妇远期转归：曾患GDM病史的妇女是2型DM的高危人群，大量研究提示，产后6周~28年，有2.6%~70%的GDM患者将发生糖尿病。患有GDM史的妇女再次妊娠GDM的再发率为35.6%~69%，GDM的再发率与下列因素有关：肥胖、多产、巨大儿分娩史、前次GDM诊断较早（孕24周前）或前次GDM需要用胰岛素诊疗者。

（2）对子代的远期影响：母亲妊娠合并糖尿病可导致胎儿及新生儿的异常，而且很多问题会延续至婴幼儿、青春期的发育，也可诱发一些成年疾病的发生。

1）神经精神发育问题：大量研究表明，妊娠期糖尿病可以引起小儿在以后的神经发育过程中出现一系列的问题，学者认为这种后果归因于小儿在孕期暴露于糖代谢紊乱的环境而导致的脑发育异常及脑损伤，大多表现为：运动落后、肌张力异常、语言和动眼功能障碍、社会适应能力差、注意力不集中、记忆障碍等，但有待进一步研究证实。

2）小儿肥胖及糖尿病问题：糖尿病母亲的后代在儿童期、青春期、成年期容易发生肥胖几乎成为公认的事实。如果胎儿暴露在高糖环境中，其成年后发生糖尿病的概率是1%~9%。发生肥胖和糖尿病的原因可能是：孕妇糖代谢紊乱，母胎间的物质交换发生变化，胎儿胰岛细胞的增生,胰岛素水平升高,C肽升高使胎儿脂肪细胞的大小和数量甚至与能量代谢有关的器官结构与功能发生了改变,在其成长过程中,发生肥胖、糖尿病的概率明显增高。

七、妊娠合并糖尿病的诊断

1.糖尿病合并妊娠(PGDM)的诊断

(1)孕前确诊的糖尿病患者。

(2)妊娠期确诊的糖尿病合并妊娠:①妊娠早期,有糖尿病高危因素的孕妇,在首次产检时要进行血糖监测,筛选出孕前患有糖尿病但未被诊断的糖尿病患者;②孕早期未做过血糖检测,妊娠中、晚期行75g葡萄糖耐量试验(75g OGTT)时,筛选出被漏诊的孕前糖尿病患者。

符合下列条件者妊娠期可诊断为糖尿病合并妊娠:①空腹血糖≥7.0mmol/L(126mg/dL);②糖化血红蛋白(HbA1c)≥6.5%(采用DCCT、UKPDS标化的方法);③OGTT 2小时血糖≥11.1mmol/L(200mg/dL);④随机血糖≥11.1mmol/L(200mg/dL)并且有糖尿病典型症状,如多饮、多食、多尿、体重不增或消瘦者。妊娠期间满足以上①~③三个条件中任何一条,须次日重复测试后可以诊断为糖尿病合并妊娠。

2.妊娠期糖尿病的筛查和诊断　半个世纪以来,国内外对GDM的定义、诊断方法、诊断标准存在争议。自HAPO研究结果出台以后,全球对GDM的诊断方法及诊断标准基本达成共识。我国的GDM诊治参见2011年7月公布的《中华人民共和国卫生行业标准——妊娠合并糖尿病》进行,具体方法如下。

(1)妊娠早期首次产前检查时,对具有糖尿病危险因素者进行空腹血糖检查,排除孕前患有的糖尿病。

(2)有条件的医疗机构应对所有孕妇在妊娠24~28周直接行75g OGTT检查,并采用IADPSG推荐的75g OGTT标准。

(3)在医疗资源缺乏地区,妊娠24~28周可以先进行空腹血糖检查:①空腹血糖≥5.1mmol/L即可诊断为GDM,不需要进一步行75g OGTT检查;②由于HAPO等研究结果提示妊娠中、晚期空腹血糖<4.4mmol/L,对母儿结局影响小,患有GDM的概率小,可以暂不进行OGTT检查;③4.4mmol/L≤空腹血糖<5.1mmol/L的孕妇,行75g OGTT检查。

(4)GDM诊断标准:空腹血糖、服糖后1小时、2小时的血糖界值分别为5.1mmol/L、10.0mmol/L、8.5mmol/L,三项指标中只要有一项达到或超过上述标准时即可诊断。

(5)葡萄糖耐量试验(75g OGTT):进行OGTT前一天,晚餐后禁食8~14小时至次日晨(最迟不超过上午9时);实验前连续3天正常体力活动、正常饮食,即每天进食碳水化合物不小于150g,检查期间禁食、静坐、禁烟;检查方法:先测定空腹血糖,然后口服75g无水葡萄糖(将葡萄糖溶于300~400mL水中,5分钟内喝完),自开始服糖水计时,1小时、2小时分别抽取静脉血;采用葡萄糖氧化酶法测血浆葡萄糖值;由于糖皮质激素、β肾上腺受体兴奋剂对血糖有影响,所以在做OGTT前3天停药;孕妇发热及体内存在感染可能者,待炎症消退后,再化验。

八、妊娠合并糖尿病分级

为反映糖尿病病情的严重程度,可将妊娠合并糖尿病进行分级(表3-2)。

表 3-2 妊娠合并糖尿病的分级

分级	诊断标准
A 级	GDM
GDMA$_1$	只需单纯饮食治疗即可把血糖控制在正常范围
GDMA$_2$	需要用胰岛素治疗才能把血糖控制在正常范围
B 级	糖尿病发病年龄≥20 岁,病程<10 年
C 级	发病年龄在 10~19 岁,或病程达 10~19 年
D 级	发病年龄<10 岁,或者病程≥20 年,或眼底有背景性视网膜病变
F 级	糖尿病肾病
R 级	眼底有增生性视网膜病变或玻璃体积血
H 级	冠状动脉粥样硬化性心脏病
T 级	肾移植史

九、妊娠前咨询

糖尿病患者孕前咨询是非常必要的,应注意以下几点。

1.首先进行下列的检查 糖化血红蛋白(HbA1c)、尿常规、24 小时尿蛋白、血脂、肌酐清除率、眼底检查、心电图,因 1 型糖尿病很可能合并甲状腺疾病,故通常要测定甲状腺功能。

2.明确糖尿病妇女是否能够妊娠 White B、White C、White D 可以妊娠;White F 的糖尿病肾病妇女,孕前尿蛋白<1g/24h,不伴有肾功能损害者,肌酐清除率>90mmol/min,在严密监测下可以妊娠;妊娠前经过控制血压>150/100mmHg 或肾功能异常者不宜妊娠;White R 者,孕前或孕早期接受过激光凝固治疗的增生性视网膜病是可以妊娠的;未经治疗的 White R 患者不宜妊娠。

3.妊娠的最佳时机 HbA1c≤6.5%,孕前 3 个月及早孕期 3 个月内口服小剂量叶酸 400~800μg/d 或含叶酸的多种维生素,将口服降糖药改为皮下注射胰岛素控制血糖。

4.糖尿病的教育 解除糖尿病患者及家属的思想顾虑,告知孕期严格控制血糖的重要性,学会低血糖的识别,使其配合治疗做好孕期保健。

十、妊娠期治疗

由于妊娠期糖代谢发生一定变化,所以,妊娠期血糖控制方法及标准与非孕期糖尿病不完全相同,妊娠合并糖尿病患者的血糖应由糖尿病专家、产科医师、营养师和从事教育的糖尿病专科护士共同管理。基本治疗方案也应遵循"五驾马车"的原则,即糖尿病教育、医学营养治疗、运动治疗、药物治疗及糖尿病监测。目的是孕妇在妊娠期无明显饥饿感的情况下,血糖控制达到下述血糖目标(表 3-3),同时,HbA1c<6%,尿酮体(-)。

表 3-3 妊娠期血糖控制标准

时间	血糖(mmol/L)	时间	血糖(mmol/L)
空腹	3.3~5.3	餐后 2 小时	4.4~6.7
餐前 30 分钟	3.3~5.3	睡前	4.4~6.7
餐后 1 小时	5.6~7.8	凌晨 2:00~4:00	4.4~5.6

1.糖尿病教育　糖尿病孕妇的教育应贯穿于孕前、孕期及产后随诊的全过程。内容包括：①糖尿病患者妊娠前的基础教育、孕前评估及孕前准备；②妊娠期自我监测的重要性、监测的方法、监测的目标；③告知血糖增高对孕妇及胎婴儿的危害，做好孕期保健；④产后指导及产后随访教育。

2.医学营养治疗　医学营养治疗是糖尿病的基础治疗措施，80%以上的 GDM 通过合理饮食指导及适量运动疗法，血糖可以达到理想状态。

（1）医学营养治疗的目的：①维持孕妇体重合理增长；②保证母体的营养需要、胎儿的生长发育；③糖尿病孕妇的饮食控制不能过分严格，在血糖保持平稳的基础上，避免出现低血糖和反复尿酮体；④配合其他治疗，预防并发症的发生。医学营养治疗是妊娠合并糖尿病治疗的重要手段之一，合理碳水化合物的摄入在避免体重过度增长方面起重要作用，营养师应针对不同孕妇制订个体化的营养方案。本节将重点且详细讲解。

（2）妊娠期各种营养素的需要量

1）能量摄入：妊娠期能量摄入应基于妊娠妇女孕前体重和合适的体重增长率，以达到相对满意的孕妇体重增长。对于理想体重的妇女，孕期能量需求在前 3 个月为 126～147kJ/（kg·d）；低于标准体重 80% 以下的孕妇适当增加热量摄入，每天需要 126～167kJ/kg；而达到标准体重 120% 以上的孕妇应控制热量摄入，每天需要 100kJ/kg；所有孕妇妊娠 4～9 个月可逐渐增加能量到 151～159U/（kg·d），但仍需避免能量过度限制（<5021kJ/d），尤其是碳水化合物摄入不足可能导致酮症的发生。鼓励孕妇记录饮食摄入情况，监测体重增长（表3-4）。

表 3-4　能量摄入及体重增加指导

体重情况	BMI（kg/m²）	能量摄入 kJ/（kg·d）	体重增加（kg）	整个孕期	平均每周
低体重	<19.8	167	前 3 个月	12.5～18	0.5
正常	19.8～24.9	126	2	11.5～16	0.5
超重	25～29.9	105	1.5	7～11.5	0.3
肥胖	≥30	105	1	4.5～7	0.3

2）碳水化合物：是能量代谢的主要来源，糖尿病患者每天 50%～60% 的能量来自碳水化合物，并且每天碳水化合物摄入不建议低于 150g，但是，孕前糖尿病孕妇碳水化合物摄入应占总热量的 40%～50%，可能对维持孕期血糖更为合适。碳水化合物是全天能量的主要来源，以五谷、根茎及豆类为主，要粗细搭配，除米、面外，宜多吃玉米面、荞麦面、燕麦片、小米等粗杂粮。

3）蛋白质：膳食中蛋白质的需要量是 80g/d 或大于 1.0g/（kg·d）或饮食中蛋白质占总热量的 15%～20%，可满足孕妇的生理需要和胎盘及胎儿生长发育的需要。

4）脂肪：膳食中脂肪总量占能量的 30%～35%，其中，摄入动物油脂、肉类、奶制品中的饱和脂肪酸供热应小于 1/3，而橄榄油或花生油中的不饱和脂肪酸供热占 1/3 以上，其余能量由部分坚果类和鱼中富含的多不饱和脂肪酸提供。

5）膳食纤维：一种不产生热量的多糖，它可缓解食物在胃肠道的消化吸收，建议 20～35g/d，膳食纤维的供给方式以天然食品为佳，并与含高碳水化合物的食物同时食用，多选燕麦片、苦荞麦面等杂粮，以及海带和新鲜蔬菜等。

6)维生素及矿物质:妊娠时对铁、叶酸、维生素 D 的需要量增加了 1 倍,钙、磷维生素的需要量增加了 33%~50%,蛋白质、锌、维生素 B_2 的需要量增加了 20%~25%,维生素 A、维生素 B_{12}、维生素 C、硒、钾、生物素、烟酸的需要量增加 18%,因此,建议在妊娠期有计划地增加富含维生素及矿物质的食品,如瘦肉、家禽、海鲜、奶制品、新鲜水果和蔬菜等。

(3)计划合理的餐次:一般来讲,PGDM 和 GDM 孕妇的营养需要是相似的,但在餐次方面的安排存在一定的差异,所以,膳食计划需要个体化对于需要用胰岛素治疗的患者,碳水化合物的摄入量要与胰岛素剂量保持一致;对于肥胖的 GDM 孕妇,除三餐外可仅在晚上加餐 1 次或每餐少吃,但每餐之间都有加餐。对于孕前较瘦的 GDM 孕妇,要 3 次正餐、3 次小餐。应根据孕妇的生活方式、活动、社会习惯来调整个人的餐次安排。此外,每餐的能量构成对于保持糖尿病患者餐后血糖水平也是至关重要的,有专家证明,对于维持血糖水平来说,早、中、晚三餐的碳水化合物的含量应控制在 33%、45%、40%。包括加餐,全天碳水化合物所提供能量可占总热量的 45%~60%。

3.运动疗法　妊娠期的运动疗法是配合饮食疗法治疗妊娠合并糖尿病的另一种措施,运动改善胰岛素抵抗,运动可以利用碳水化合物和产生乳酸的能力,使血糖下降。20 世纪 90 年代以来,随着人们对运动疗法的不断研究,发现运动疗法对于大多数患者是一种安全、有效的方法,并在某种程度上可以取代部分胰岛素治疗。

(1)常见的运动疗法:运动一般分为耐力锻炼和阻力锻炼。耐力锻炼是指较长时间的保持中、低强度的运动方式,如慢跑、游泳、骑自行车等,属于有氧运动。而阻力锻炼是指短时间内的负重锻炼,如举重,多属无氧运动。研究发现,耐力锻炼可以提高胰岛素的作用,促进糖原的产生,降低空腹血糖浓度,但运动停止,这种作用就会消失,胰岛素的敏感性也明显降低,其中步行是目前推荐的并能够让孕妇接受的妊娠期最常用的、最安全的方法。美国运动医学会建议糖尿病患者要保持高质量和高效能的运动,要达到既安全又有效,推荐有氧运动为主,每周运动 3~5 天,达到 40%~85% 的最大耗氧量,或者 60%~90% 的最大心率,每天运动持续时间为 20~60 分钟。

(2)运动疗法的禁忌证:心脏病、视网膜病变、双胎妊娠、宫颈功能不全、先兆早产或流产、胎儿生长受限、前置胎盘、妊娠期高血压疾病、1 型糖尿病孕妇。

(3)运动方法及注意事项:运动疗法在医师指导下进行,在整个妊娠期间都可进行,坚持每周 3~5 次。孕妇三餐应休息,同时监测胎儿健康状况,进餐 30 分钟后开始运动,运动时间控制在 30~45 分钟,运动后注意有无宫缩,并监测血糖。在运动治疗期间特别注意:若血糖<3.3mmol/L、血糖>13.9mmol/L 或常出现低血糖症状、宫缩、阴道出血、不正常的气促、头晕眼花、严重头痛、胸痛、肌无力等要停止治疗。

4.药物治疗

(1)胰岛素治疗:胰岛素是大分子蛋白,不通过胎盘,不会对胎儿造成不良影响,而且妊娠期应用胰岛素对孕妇内源性胰岛素分泌无远期影响,所以经饮食控制和运动疗法,血糖仍达不到理想状态时,应及时加用胰岛素。

1)应用胰岛素治疗的指征:①糖尿病患者妊娠前将口服降糖药改为皮下注射胰岛素;②妊娠早期发现血糖明显增高者;③GDM 被确诊后经饮食及运动治疗 5~7 天,孕妇空腹血糖≥5.3mmol/L 或餐后 2 小时血糖≥6.7mmol/L,尤其是控制饮食后出现饥饿性酮症,增加热量摄入血糖又超标者;④GDM 治疗较晚(如孕 32 周),胎儿体重明显大于同龄胎儿者。

2）妊娠期胰岛素治疗的原则：①尽可能模拟生理状态。全天的基础胰岛素分泌及餐后胰岛素峰；②剂量必须个体化。孕期胰岛素治疗剂量的个体差异极大，每个人自身胰岛素抵抗不同，没有具体公式可供参考，即使同一患者在不同的妊娠期剂量也在变化，所以根据孕妇的状态调整剂量，以免发生低血糖；③必须在饮食治疗的基础上进行。在胰岛素治疗期间要有相对恒定进食热量、稳定运动量，同时保持情绪的相对稳定性，在此基础上了解全天血糖波动的规律性，调整胰岛素的剂量，孕妇无饥饿感也无尿酮体，而使血糖控制理想。

3）妊娠期应用的胰岛素制剂（表3-5）：表中是常用皮下注射的胰岛素，但如果出现酮症、不能进食或产程中不宜应用皮下注射的胰岛素时，可选用胰岛素（R）小剂量静脉给药。

表3-5　妊娠期常用的胰岛素制剂（规格每支300U）

种类	特点
超短效胰岛素类似物（IA）	1.起效快，药物维持时间短，控制餐后血糖效果好 2.餐前皮下注射，5～15分钟起效，达峰快，30～60分钟达药物高峰，持续2～4小时
短效胰岛素（胰岛素，R）	1.起效快，作用持续时间短，剂量易于调整 2.餐前30分钟皮下注射，2～4小时达高峰，持续6～8小时
中效胰岛素（NPH）	起效慢，皮下注射后2～4小时起效，6～10小时作用高峰，持续时间达16～20小时，降血糖的强度弱于短效胰岛素

4）妊娠期胰岛素治疗方案及选择：在胰岛素替代治疗的过程中，除了注意三餐前胰岛素的补充，基础胰岛素的替代也是非常重要的。理想的"基础/餐前大剂量胰岛素替代治疗"的模式应该符合：基础胰岛素的替代作用能够达24小时，而餐前胰岛素的替代希望"快起快落"，即胰岛素注射后能快吸收、快达峰，当将餐后血糖控制满意后，则应很快回落到基础状态水平，这样一种替代模式是最符合生理要求的。下面有几种选择方式供参考，但应用胰岛素必须有内科医师的指导。

三次注射法（R-R-R）：早、中、晚餐前皮下注射短效（餐前30分钟）或超短效胰岛素（餐前注射），适用于空腹血糖正常、餐后血糖增高者。

四次注射法（R-R-R-N）：三餐前30分钟注射短效或超短效胰岛素，睡前注射中效胰岛素，该方案为目前胰岛素强化治疗最常用的一种方法。餐前注射短效或超短效胰岛素可提供随进餐所需的胰岛素高峰浓度，控制餐后血糖，睡前注射NPH旨在提供夜间及次日清晨基础状态下的胰岛素血浓度。优点：餐后及空腹血糖都得到控制，容易达到血糖的控制标准；容易调整剂量，根据上次餐后血糖或进餐的量随时调整R的用量；若使用得当，不易发生低血糖。缺点：需要进餐时间的相对固定，且注射次数多，依从性较差。

五次注射法（N+R-R-R+N）：该种方案是目前强化治疗模拟生物性胰岛素分泌模式的最理想方案。两次NPH注射，分别在早晨8点及晚上10点左右，用以补充全天的基础胰岛素；三次注射短效胰岛素或超短效胰岛素，用来补充餐后胰岛素峰。优点是这种方法与生理性胰岛素分泌模式最接近；缺点是注射次数多，患者难以坚持。具体方法：一般两次NPH的量占全天胰岛素替代治疗用量的30%～50%；其余50%～70%的胰岛素由三餐前R合理分配，具体根据三餐用餐及餐后血糖值适当调整。

持续皮下胰岛素输注法（CSII）（胰岛素泵）：采用可调程序的微型电子计算机控制胰岛

素输注,模拟胰岛素的持续基础分泌和进餐时间的脉冲式释放。采用 CSII 治疗前一般必须通过多次皮下注射胰岛素法摸索出患者一天所需的适当剂量后,才能改用此法。胰岛素泵使用的是短效胰岛素或超短效胰岛素类似物,它在体内发挥作用快,更接近生理状态,必须经过内科医师的调整。

5)妊娠期胰岛素使用剂量及注意事项:血糖控制的成功与否与很多因素有关,其中主要是患者的进食量、活动量及胰岛素用量三者间的平衡此外,与注射部位深度的不同、胰岛素剂型的差异等有关。

胰岛素初始剂量及调整:①胰岛素必须遵循个体化的原则,从小剂量开始。多数患者初始剂量在孕早、中期为 0.3~0.5U/(kg·d),孕晚期为 0.5~0.8U/(kg·d),先用总计算量的 1/3~1/2 作为试探量,一般情况下胰岛素用量按照:早餐前>晚餐前>午餐前,即早、晚、午餐前胰岛素分配为:2/5、<2/5、>1/5;②空腹血糖增高者,应用中效胰岛素补充基础胰岛素分泌,每晚以 6~8U 开始,逐渐加量,直至空腹血糖正常。如晚餐前血糖仍高者,可在早晨 8 点注射中效胰岛素 6~8U;③调整胰岛素用量不能太频繁,每次调整后应观察 2~3 天判断疗效,胰岛素剂量调整的依据是血糖的趋势,而不单独是某点血糖的数值;④胰岛素每次增减剂量为 2~4U,不宜过多,否则会导致低血糖或血糖波动范围过大而引起不良反应。

胰岛素治疗时清晨或空腹高血糖的处理:糖尿病患者在应用胰岛素强化治疗过程中,餐后血糖比较理想,但早晨常表现为高血糖,原因有三方面。①夜间胰岛素作用不足:睡前或夜间血糖控制不好,导致清晨高血糖,可以用增加夜间中性胰岛素的量来纠正;②"黎明现象":夜间血糖控制良好,由于人体在清晨多种升糖激素(糖皮质激素、生长激素等胰岛素拮抗激素)分泌增加,肝糖产生增加,胰岛素敏感性下降,使胰岛素相对不足,而致黎明一段时间出现高血糖状态。发生机会少,常见于糖尿病患者。应将晚餐分餐后,适当增加胰岛素剂量;③Somogyi 现象:当外源性胰岛素过量导致低血糖后,胰高血糖素和肾上腺素立即释放,细胞内糖原分解成葡萄糖很快释放入血液,血糖于几分钟内升高,并出现肾上腺素的其他作用,如饥饿感、心悸、出汗、颤抖,即胰岛素过量引起的低血糖后的高血糖反应——Somogyi 现象。应适当减少夜间中效胰岛素的用量,如果次晨空腹血糖下降了,证明是 Somogyi 现象;如果减少胰岛素用量后,空腹血糖仍高,考虑是夜间基础胰岛素剂量不足所致。

6)分娩期和剖宫产围术期胰岛素的应用原则:严格控制分娩期及剖宫产围术期孕妇血糖、尿糖和尿酮体,保持孕妇血糖正常,预防发生 DKA 和新生儿低血糖。ACOC 建议:①产前需胰岛素控制血糖者计划分娩时,引产或手术前一天睡前的中效胰岛素正常使用;②引产当天停用三餐前胰岛素;③给予静脉内滴注生理盐水;④血糖水平降低至 3.9mmol/L 以下时,将滴注的生理盐水改为 5% 葡萄糖液 100~150mL/h 的速度给予,以维持血糖水平在 5.6mmol/L 左右;⑤若血糖>5.6mmol/L,采用每小时 5% 葡萄糖液 250mL+RI 1.25U,每小时监测一次血糖,根据血糖调整胰岛素或葡萄糖输注的速度。在引产过程中也可参考表 3-6 进行输液和调整胰岛素用量。

表 3-6 产时静脉胰岛素用量及输液量

血糖(mmol/L)	胰岛素(U/h)		液体(mL)
<5.6	0	5%GS	125
5.6~7.8	1.0	5%GS-NS	125

（续表）

血糖（mmol/L）	胰岛素（U/h）		液体（mL）
7.8~10	1.5	NS	125
10~12.2	2.0	NS	125
12.2~13.9	2.5	NS	125
>13.9	4.0	NS	125

7）产褥期胰岛素的应用：分娩后随着胎盘的娩出，体内拮抗胰岛素的激素急剧减少，胰岛素需要量明显减少，大部分 GDM 孕妇在分娩后血糖恢复正常，仅少数产妇仍需要胰岛素控制血糖，方法如下：①完全禁食期间需要补液，每天葡萄糖总需要量在 150~200g，按照血糖水平决定液体中胰岛素的加入量，术后尽早进食；②当产妇进流食时，按照表3-6中继续给予小剂量胰岛素输注，及时监测餐后血糖，决定餐前注射胰岛素的剂量（针对餐后血糖）；③孕妇正常饮食时，监测血糖大轮廓，若产后血糖仍然增高者，应皮下注射胰岛素，但剂量减到孕前的 1/3~1/2，随着产后的康复和母乳喂养，大部分 GDM 无须继续胰岛素的治疗。

（2）口服降糖药在妊娠合并糖尿病中的应用：长期以来，人们反对口服降糖药在孕期应用，主要担心这些药物会通过胎盘，刺激胎儿胰岛而引起胎儿或新生儿低血糖。胰岛素不通过胎盘，对胎儿没有影响，所以胰岛素成为治疗妊娠合并糖尿病的一线药物，但价格较贵，使用不方便，长期忍受注射之苦，导致患者的依从性差；另外还有不便于注射胰岛素的妇女，以及在无胰岛素供应和医疗紧缺地区的妇女是否考虑选择合适的口服药物来替代胰岛素治疗。近 10 年来研究提出少数口服降糖药，可以满意控制血糖而不增加母儿不良预后。美国食品与药物管理局妊娠期药物安全性分级系统中提出，在口服降糖药中，格列本脲、二甲双胍、阿卡波糖为 B 级药物，其余都为 C 级药物。

1）格列本脲：是目前研究最为成熟的治疗妊娠合并糖尿病的口服降糖药，格列本脲属于磺酰脲类的第二代降糖药，作用于胰岛 β 细胞刺激胰岛素分泌。研究发现它几乎不通过胎盘，与胰岛素治疗相比较，血糖控制效果一致，围生儿结局无明显差异。服用格列本脲后偶有恶心、轻微头痛、低血糖等不良反应，至于该药是否会增加胎儿畸形的研究报道极少。使用格列本脲的主要优点是方便、经济、依从性好。加拿大和美国糖尿病协会认为在孕中、晚期格列本脲可协助治疗妊娠期糖尿病。

2）二甲双胍：是双胍类降糖药，作用靶器官为肝脏、肌肉和脂肪组织，其降糖作用机制可能是：增加周围组织对胰岛素的敏感性，促进组织细胞（肌肉等）对葡萄糖的利用；抑制肝糖原的异生作用，降低肝糖输出；抑制肠壁细胞摄取葡萄糖，与胰岛素作用不同，无促使脂肪合成的作用，对正常人无明显降糖作用。二甲双胍分子量低，可以通过胎盘，研究证实二甲双胍并不增加胎盘葡萄糖转运速率、胎儿血糖水平和胎盘的葡萄糖吸收。美国食品与药物管理局将它列为 B 类药，但临床研究较少，目前有关二甲双胍在妊娠期使用安全性资料大多来自治疗合并多囊卵巢综合征孕妇的研究。一项小样本非随机研究中，多囊卵巢综合征患者孕期持续服用二甲双胍，孕早期自然流产率下降。动物实验发现二甲双胍无致畸性，目前仍没有临床数据提示二甲双胍有致畸性。有人提出存在严重的胰岛素抵抗，需要大剂量胰岛素治疗的糖尿病孕妇，应用二甲双胍可能会增加这些孕妇的胰岛素敏感性，以减少胰岛素的用量，然而这种方法的安全性至今没有得到证实，有待进一步的研究。

3）阿卡波糖（拜糖平）：属于 α-葡萄糖苷酶抑制剂，在小肠内竞争性抑制 α-葡萄糖苷酶，使糖的吸收减慢或减少，降低餐后血糖，可引起胃肠道不适。有研究提出阿卡波糖可能是治疗 GDM 另一可供的口服降糖药。

随着口服降糖药在妊娠期的不断应用，在患者知情的情况下，孕期可适当选择口服降糖药。

十一、妊娠期监护

1.孕妇监护　除一般的产前检查内容外，孕前糖尿病患者在妊娠早、中孕期应 2~3 周产检 1 次，妊娠 28 周后每 1~2 周进行一次产检，GDM 孕妇根据病情程度，每 1~2 周产前检查一次，还需进行下列监测。

（1）孕妇一般情况的监测

1）肾功能检查：糖尿病患者妊娠后，每 1~2 个月复查一次，包括血尿素氮、肌酐、尿酸、肌酐清除率、24 小时尿蛋白定量、尿培养，以及时了解肾功能的损害、泌尿系感染，每次检查时应行尿常规检查。GDM 被诊断后，每 1~2 周进行一次尿常规检查，必要时检测血尿素氮、肌酐、尿酸等。

2）眼底检查：PGDM 初诊时行眼底检查，若有增生新生血管或伴玻璃体积血应及早激光治疗，定期随访观察。GDM 孕妇，高血糖时间短一般不会引起眼底的改变，可酌情进行眼底检查。

3）监测血压：首先了解基础血压，及早发现妊娠期高血压疾病。

4）严密观察宫底高度变化结合 B 超及时发现巨大胎儿或者羊水过多。

（2）妊娠期血糖的监测：妊娠合并糖尿病确诊后，一定要进行血糖的检测，一方面了解孕妇血糖的情况，另一方面要根据血糖水平，进行合理的治疗，并能够评估治疗的满意程度。从下列几方面进行监测。

1）血糖轮廓试验：为了监测孕妇血糖控制情况，可以应用 24 小时末梢微量血糖的测定法，方法简便可行，孕妇可以自己进行，在监测血糖初期或血糖不稳定的情况下采用血糖大轮廓试验（七点法）：包括 0 点、三餐前 30 分钟和三餐后 2 小时的血糖值。如果血糖控制稳定，可以减少监测次数将血糖大轮廓试验改为血糖小轮廓试验（四点法）：包括早餐前 30 分钟和三餐后 2 小时血糖。血糖轮廓试验的次数根据情况而定，在调整血糖初期，每天 1 次血糖大轮廓直到血糖水平维持并稳定在正常范围后可改为血糖小轮廓，每周 1~2 次直至分娩。血糖轮廓的正常值即妊娠合并糖尿病孕妇的理想血糖值为：0 点血糖 4.4~6.7mmol/L；三餐前（30 分钟）血糖 3.3~5.3mmol/L；三餐后（2 小时）血糖 4.4~6.7mmol/L。

2）动态血糖监测：主要适用于血糖波动比较大、血糖不易调控至正常的孕妇。

3）尿酮体的测定：自妊娠 4 个月后肾糖阈下降，另外非葡萄糖（如乳糖）排出不断增多，许多孕妇血糖正常时尿糖呈现阳性，所以妊娠期血糖与尿糖水平不一致，不能借助尿糖判断孕期血糖控制情况。由于糖尿病孕妇血糖控制不理想时易并发酮症，故在监测血糖时应同时测定尿酮体。

4）糖化血红蛋白测定：正常血红蛋白 A 经糖化后生成 HbA1，其中 HbA1c 是葡萄糖与血红蛋白发生反应形成的主要产物，它在体内缓慢连续生成而且不需要酶的作用，HbA1c 水平反映近 2~3 个月平均血糖水平，可作为糖尿病长期控制的良好指标。HbA1c 正常值为 4%~

6%，孕早期 HbA1c 的升高标志着胚胎长期受高糖环境的影响，胎儿畸形和自然流产的可能性增大；如在孕中、晚期，HbA1c 的增高反映治疗效果不理想。需要胰岛素治疗的糖尿病患者应 2 个月左右检查一次，最好将 HbA1c 控制在 6% 以下。

5）糖化蛋白测定：是测定糖化血清蛋白的一种方法，能反映近 2~3 周血糖控制情况。

（3）产程中的监测：除一般产程监测外，妊娠合并糖尿病产程中还需要有血糖监测，每 1~2 小时监测末梢微量血糖 1 次，根据血糖值，小剂量胰岛素静脉点滴，及时调整血糖并适当补充能量，维持孕妇血糖在 4.4~6.7mmol/L。

2. 胎儿的监测

（1）B 超的监测：在怀孕 6~8 周及妊娠 14~16 周分别做 B 超一次，了解胚胎发育状况，核对孕周，提早发现严重的胎儿畸形；妊娠 20~24 周做彩色超声监测，对胎儿进行全面的评估，排除胎儿心脏畸形；孕 30 周后，每 3~4 周复查一次 B 超，及时发现羊水过多和胎儿的过度发育等。

（2）胎儿超声心动图检查：孕前及孕早期血糖控制不理想的糖尿病孕妇其胎儿畸形发生率高且以先天性心脏病占首位，所以，建议对这部分孕妇进行胎儿超声心动图检查，及时发现胎儿的先天性心脏病。研究报道超声心动图检查对先天性心脏病的产前诊断率为 80%。

（3）胎儿宫内状态的监测

1）胎心监护：自妊娠 32 周开始每周一次无激惹试验，孕 36 周后每周 2 次无激惹试验，若无激惹试验无反应型，应进一步做 OCT/CST。如合并高血压疾病、肾脏疾病或可疑胎儿生长受限时，开始监护的时间适当提前。

2）胎儿生物物理评分：妊娠晚期胎儿生物物理评分可作为胎儿监护的一线手段，也可作为 CST 的替代手段，至少 30 分钟完成，借助超声和胎心监护完成。胎儿生物物理评分包括五项内容：无激惹试验、胎儿呼吸运动、胎儿张力、胎动、羊水量，每项 2 分，满分 10 分，8 分以上提示胎儿宫内状况良好，低于 6 分则提示可能发生胎儿窘迫。因为胎儿生物物理评分是综合因素的判断，优于单纯无激惹试验，可以避免不必要的干预。

3）多普勒血流测定：常用的方法是检测胎儿脐动脉 S/D（收缩期波速的高峰值比舒张期血流速度）的比值。在有血管病变的孕妇中，胎盘阻力升高（脐动脉 S/D 比值升高）与胎儿生长受限有关，孕晚期利用多普勒测定胎儿脐动脉血流速度，可反映胎儿宫内安危状况，如 S/D≥3 时，提示胎盘血管阻力增大，胎儿宫内处于危险状态。

4）胎儿肺成熟度的评价：糖尿病孕妇易导致肺成熟延缓，新生儿可出现新生儿呼吸窘迫综合征，是否进行肺成熟度的评价，可根据以下几点：血糖控制理想，孕周准确，孕 38 周后终止妊娠者，胎儿肺已经发育成熟，不必进行肺成熟度的评估和促肺成熟治疗；如血糖控制不满意或孕周<38 周有终止妊娠指征者，必须进行胎肺成熟评估和促肺成熟治疗。具体方法和步骤如下：在计划终止妊娠前 48 小时行羊膜腔穿刺，测定胎儿肺成熟，抽取 10mL 羊水进行羊水泡沫试验，检测鞘磷脂和卵磷脂比值（L/S），如 L/S≥2 时，新生儿呼吸窘迫综合征的发生率很低。但是，在通常情况下，不管检验结果如何，穿刺的同时在羊膜腔内注射地塞米松 10mg，24~48 小时后终止妊娠，可预防新生儿呼吸窘迫综合征的发生。对于胎膜早破者或其他原因而不能进行羊膜腔穿刺的孕妇，在严密监测血糖的情况下，可以肌内注射倍他米松，每次 10mg，每 24 小时 1 次，共 2 次；或地塞米松，每次 6mg，每天 2 次，共 4 次。

十二、分娩时机及方式

1.分娩时机　原则上,严格控制孕期血糖的同时,加强胎心监护,尽量推迟终止妊娠的时机。血糖控制满意的孕前糖尿病或需要胰岛素治疗的 GDM 者,一般于妊娠 38 周后终止妊娠;不需要胰岛素治疗的 GDM 者,一般应等待近预产期终止妊娠。糖尿病病情严重尤其合并有微血管病变者,妊娠中、晚期母儿并发症较多,通常需要提早终止妊娠。若糖尿病孕妇血糖一直控制不满意,并且伴血管病变或合并妊娠期高血压疾病,应及早行羊膜腔穿刺,了解胎肺成熟情况并注入地塞米松促进胎儿肺成熟,胎儿肺成熟后及早终止妊娠。一旦发现胎盘功能不良、胎儿窘迫应立即终止妊娠。

2.分娩方式　妊娠合并糖尿病本身不是剖宫产手术指征,但是糖尿病孕期血糖控制不够满意时,胎儿常大于孕周,为避免产伤使剖宫产机会增多;糖尿病伴血管病变等因提前终止妊娠,常需剖宫产,使得糖尿病孕妇剖宫产率进一步增加。若胎儿发育正常且宫颈成熟较好时应尽量阴道分娩,如果产程中需要加强胎儿监护,则产程不宜太长。国外报道糖尿病孕妇剖宫产率高达 50%～81%,北京大学第一医院近十几年资料表明,GDM 组剖宫产达 41%,而显性糖尿病组高达 66.7%,糖尿病 D、R 级组达到 85.7%。

十三、糖尿病合并酮症酸中毒的处理

一旦尿酮体阳性应急查血糖、电解质、血 pH 及二氧化碳结合力,以除外饥饿性酮症,糖尿病合并酮症酸中毒的治疗原则:①补液。常用生理盐水及 5% 葡萄糖纠正低血容量;②小剂量胰岛素持续静脉点滴。一般来讲,若血糖>13.9mmol/L,应将胰岛素加入生理盐水,每小时滴入 4～6U 胰岛素,严密监测血糖及酮体变化,每小时应测血糖,若血糖≤13.9mmol/L,开始用 5% 葡萄糖盐水加入胰岛素,酮体转阴后,可改为皮下注射胰岛素调整血糖。小剂量胰岛素静脉点滴的优点能防止灭酮时低血糖及低钾的发生,而且能有效抑制脂解,防止酮体继续产生;③积极纠正电解质紊乱;④持续胎儿监测。直至代谢紊乱纠正,通过吸氧、左侧卧位,纠正孕妇代谢紊乱,及时改善胎儿宫内缺氧的情况。由于酮症酸中毒所致胎儿窘迫随酸中毒纠正,胎儿窘迫可恢复,所以出现胎儿窘迫并非是立即终止妊娠的指征。当酸中毒不能及时纠正或灭酮纠酸后胎儿窘迫持续存在应尽早结束分娩,以防导致胎死宫内的发生。

十四、新生儿的监护和处理

在未开展 GDM 筛查的医院,产后可根据糖尿病新生儿的外貌特征,对这些孕妇进行产后 24 小时血糖检查,以防糖尿病患者漏诊。新生儿出生后处理如下。

1.新生儿出生时应留脐血查血糖及脐血胰岛素或 C 肽,所有新生儿均按高危儿处理,仔细进行新生儿查体;及时发现新生儿畸形,如先天性心脏病、消化道畸形等。

2.新生儿出生后 30 分钟复查血糖,12 小时内每 2～4 小时查一次血糖,防止新生儿发生低血糖。足月新生儿血糖小于 2.2mmol/L(40mg/dL),可诊断新生儿低血糖,糖尿病母亲的新生儿有低血糖的症状时,经常不是易激惹状态,而是呈现安静和昏睡状,其他症状有呼吸暂停、呼吸急促、呼吸窘迫、休克、发绀和抽搐。

3.新生儿出生后 1 小时和 24 小时作血细胞比容、血红蛋白的测定。

4.常规检查新生儿血钙及镁、胆红素。

5.新生儿 RDS 的预防和治疗　目前,糖尿病母亲新生儿 RDS,主要见于早产儿及孕期血糖控制不理想者。所以，对于早产儿及孕期血糖未控制者，终止妊娠前，应用糖皮质激素促胎儿肺成熟，新生儿出生后密切监护。对于胎肺不成熟而必须立即终止妊娠者，新生儿娩出后预防性给予肺表面活性物质，以防止新生儿 RDS 发生。新生儿发生 RDS 后，立即应用肺表面活性物质治疗。

6.新生儿低血糖的预防和治疗　新生儿出生后 30 分钟，喂 10% 葡萄糖液 5～10mL/（kg·h），同时早开奶。不能口饲者或口服葡萄糖后低血糖不能纠正者，新生儿缓慢静脉点滴 10%葡萄糖液，3～5mL/（kg·h），为防止发生反应性低血糖，不可突然中断静脉点滴，停用前先逐渐减量，也不可间歇注射高渗葡萄糖液，以免再度发生高胰岛素血症。症状性低血糖者，应用 25% 葡萄糖液，3～4mL/kg 静脉推注（1mL/min），然后维持 10% 的葡萄糖静脉点滴，持续监测新生儿血糖的变化。

十五、妊娠期糖尿病的产后随访

GDM 患者将来发生肥胖和糖尿病的机会明显增加，再次妊娠时 GDM 复发机会多，GDM 的诊断提供了一次检出 2 型糖尿病高危人群的机会。通过产后定期检查可以及时发现其糖尿病并进行治疗；同时，通过产后健康生活方式的干预可使患 GDM 史妇女将来糖尿病发病减少或推迟发病。另外，可根据对 GDM 患者远期追访中糖尿病发生率来评价 GDM 诊断标准的可行性。

胎盘娩出后，胎盘所分泌的各种拮抗胰岛素很快自体内排出，因妊娠期生理变化而导致的 GDM 在产后 6 周应完全恢复正常。有专家报道产后 2 个月 OGTT 异常与下列因素密切相关：反复 GDM、孕期血糖控制不理想、孕期 50g 糖筛查≥11.1mmol/L、需用胰岛素治疗者。并指出孕期胰岛素需要量大于 100U/d，产后 2 个月复查 OGTT 均表现出异常；孕期仅需单纯饮食控制而血糖能保持正常者，产后 2 个月无 OGTT 异常。

许多追访资料表明，GDM 将来是否发展成为显性糖尿病主要与种族有关，黑种人较白种人更易成为显性糖尿病；确诊 GDM 时的空腹血糖水平 5.8～7.2mmol/L（105～130mg/dL），43% 发展为显性糖尿病，而空腹血糖＞7.2mmol/L，86% 将成为糖尿病患者。年龄、肥胖和孕期是否需接受胰岛素治疗，以及随访时间均与糖尿病发病密切相关。通过产后控制饮食、改变饮食结构、减少碳水化合物及脂肪摄入、保持体重在正常范围并增加锻炼，可减少或推迟糖尿病发病。据报道，通过上述干预，GDM 患者 10 年后仅有 6.4% 发展为糖尿病。有人进行实验发现，对有 GDM 史的非糖尿病患者输入葡萄糖后，胰岛素释放减少，可能与该组人群将来发生糖尿病机会增加有关。

根据上述研究，一般 GDM 产后 1 周内查空腹血糖以判定产后是否需要胰岛素治疗。产后 6～12 周复查 OGTT，产后血糖正常者定期每 3 年至少检查一次血糖，若有症状提前检查。OGTT 确诊糖尿病应转内科治疗，随访时发现糖耐量降低应每年随访。在每次随访时应对以往 GDM 妇女进行饮食、运动等方面教育，并告知其将来患糖尿病机会逐年增加以取得患者配合。

母亲妊娠合并糖尿病会影响子代的生长发育，所以对妊娠合并糖尿病孕妇所生的子代应该在医院建立档案，定期随访，以达到及早发现、及早干预疾病的目的，如神经系统异常、肥胖及糖尿病等的问题。

1.早期发现并干预神经系统的异常　胎儿期暴露于母亲宫内的高糖环境，对婴幼儿期神经发育会有一定的影响;另外,糖尿病母亲的早产新生儿及产程中胎儿的缺氧等因素均会影响到新生儿神经系统的正常发育。所以,早期随访,定期监测婴幼儿的神经系统发育状况,尽早进行功能锻炼,可以得到改善。

2.肥胖、糖尿病的风险增加　糖尿病孕妇后代肥胖、糖尿病风险增加,为减少糖尿病后代的风险,除孕期积极控制血糖外,应鼓励母乳喂养,定期进行随访,指导其合理饮食、加强锻炼,维持理想体重,可延缓或减轻后代糖尿病等代谢性疾病的发生。

第三节　妊娠合并贫血

贫血是临床上常见的由多种不同原因或疾病引起的一种症状,不是一种独立的疾病。是指外周血中单位容积内血红蛋白(Hb)、红细胞计数(RBC)和(或)血细胞比容(HCT)低于相同年龄、性别和地区的正常标准值。WHO近期资料表明,50%以上孕妇合并贫血,在发展中国家更为严重。我国孕晚期妇女约有60%患贫血,其中缺铁性贫血最常见,另外有巨幼细胞贫血和再生障碍性贫血等。

一、缺铁性贫血

铁缺乏是指体内储存的铁不能满足正常组织细胞需要的一种状态。缺铁性贫血是指体内用于合成血红蛋白的储存铁耗尽,血红蛋白生成障碍而导致的贫血,是妊娠期最常见的贫血,约占妊娠期贫血的95%。临床上兼有贫血和缺铁的症状,化验呈现小细胞低色素性贫血常规、血清铁和铁蛋白浓度及运铁蛋白饱和度降低、骨髓细胞内外铁均减少或消失等特点。缺铁性贫血发生地区差异大,与经济发展状况、受教育程度等密切相关,常和贫困、营养不良相伴随,发展中国家患病率明显高于发达国家。

1.病因　妊娠期贫血多因造血原料缺乏而发生。

(1)妊娠期铁的需求量增加:是孕妇缺铁的主要原因。妊娠期血容量增加1500mL,如果以每毫升血液含铁0.5mg计算,因血容量增加所需的铁是750mg。此外,胎儿生长发育需铁250~350mg,故孕期需铁1000mg左右,妊娠中期需铁3~4mg/d,妊娠晚期需铁6~7mg/d,而在双胎妊娠时需求增加更为显著。

(2)妇女体内铁储备不足:妇女由于非妊娠期月经过多、食物中铁摄入不足、多次妊娠和哺乳等因素的影响,体内铁的储备已明显不足。

(3)食物中铁的摄入和吸收不足:每天饮食中含铁10~15mg,吸收率仅为10%(1~1.5mg),虽然到妊娠晚期铁的吸收率最高达40%,但仍不能满足对铁的需求。此外,孕早期的恶心、呕吐、胃肠功能紊乱、胃酸缺乏等都可能影响肠道铁的吸收。

2.临床表现　轻者多无明显症状;重者可有疲乏、困倦、软弱无力、心悸、气短、食欲缺乏、腹胀、腹泻、皮肤干燥、毛发枯干、指甲脆薄、口腔炎及舌炎等。

3.诊断　实验室检查是确立缺铁性贫血精确的可靠方法。

(1)血常规:血涂片为典型小细胞低色素性贫血,Hb<100g/L,MCV<80fl,MCH<26pg,MCHC<30%,网织红细胞正常或减少,白细胞和血小板一般无变化。血红蛋白值的降低幅度相对较红细胞值的降低幅度大。

(2)缺铁的其他化验指标:血清铁(转运铁蛋白)浓度能够灵敏地反映缺铁状况,血清铁<10.7μmol/L;总铁结合力>64.4μmol/L;运铁蛋白饱和度<15%;血清铁蛋白<14μg/L,可诊断为缺铁性贫血。

(3)骨髓象表现:小细胞低色素性贫血骨髓象。红系造血呈轻度或中度活跃,以中幼红细胞和晚幼红细胞增生为主,骨髓铁染色可见细胞内外铁均减少,尤以细胞外铁减少明显。铁粒幼红细胞<15%。

4.鉴别诊断　临床上主要与巨幼红细胞贫血、再生障碍性贫血和地中海性贫血相鉴别。巨幼红细胞贫血主要是大细胞低色素性贫血,同时伴有叶酸和(或)维生素 B_{12} 降低,骨髓象呈巨幼细胞增多,占骨髓总数的30%～50%。再生障碍性贫血呈正常细胞型,全血细胞减少,骨髓象见多部位增生减低或重度减低,有核细胞甚少,幼粒细胞、幼红细胞、巨核细胞均减少。

5.治疗　妊娠期缺铁性贫血的治疗原则是补充铁剂和去除导致缺铁加重的因素。

(1)一般治疗:包括增加营养和食用含铁丰富的饮食,如黑木耳、海带、紫菜、猪(牛)肝、豆类等。对胃肠道功能紊乱和消化不良给予对症处理。

(2)药物治疗:主要是补充铁剂。

1)口服给药:一般均主张口服给药,其安全有效、简单易行且价格低廉。硫酸亚铁0.3g,每天3次,同时口服维生素C 0.3g及10%稀盐酸0.5～2mL促进铁的吸收。多糖铁复合物是有机复合物,不含游离铁离子,不良反应较少,每次150mg,每天1～2次。服用硫酸亚铁10天后,孕妇网织红细胞计数开始升高,随后血 Hb 值上升,服铁剂药物1个月时即可见到明显效果。

2)注射用药:多用于妊娠后期重度缺铁性贫血或因严重胃肠道反应不能口服铁剂者。使用后吸收快,缺点是注射局部疼痛,有约5%的患者可有全身不良反应,如头痛、头晕等,偶可发生致命的过敏性反应。常用的有右旋糖酐铁或山梨醇铁。两种制剂分别含铁50mg/mL,给药途径为深部肌内注射,首次注射50mg,如无不良反应,第二天可增至100mg,每天或隔天1次,肌内注射,15～20天为1个疗程。一般每注射300mg可提高 Hb 10g/L。

(3)输血:当血红蛋白<60g/L、接近预产期或短期内需行剖宫产手术者,应少量多次输浓缩红细胞,避免加重心脏负担诱发急性左心衰竭。

(4)产时及产后的处理:中重度贫血者临产后应配新鲜血备用,酌情给维生素 K_1、维生素C,严密监护产程,防止产程过长,可阴道助产缩短第二产程,但应避免产伤的发生。积极预防产后出血,胎儿娩出后仔细检查软产道并认真缝合会阴伤口,严格无菌操作技术。产后使用广谱抗生素预防产后感染。如需剖宫产,术中尽量减少出血,掌握好输液或输血的总量和速度。

6.预防　妊娠前积极治疗失血性疾病(如月经过多等)以增加铁的储备。孕期加强营养,鼓励进食含铁丰富的食物,如猪肝、鸡血、豆类等。妊娠4个月应开始常规补充铁剂,每天口服硫酸亚铁0.3g至孕足月,同时每天加服维生素C 300mg及10%稀盐酸溶液1mL促进铁的吸收。在行常规的产前检查时,早、中、晚孕期至少应各查血常规一次,做到早发现、早诊断、早治疗。

二、巨幼细胞贫血

巨幼细胞贫血又称营养性巨幼红细胞贫血,是由于叶酸和(或)维生素 B_{12} 缺乏引起细胞核 DNA 合成障碍所致的贫血。在临床上较为少见,占所有贫血的 7%~8%。其发病率国外报道为 0.5%~2.6%,国内报道为 0.7%,以山西、陕西、河南、山东多发。

1.病因 妊娠期本病多因叶酸缺乏所致(约 95%),少数孕妇因缺乏维生素 B_{12} 而发病。人体需要维生素 B_{12} 量很少而储存量较多,单纯因维生素 B_{12} 缺乏而发病者较少。

(1)叶酸缺乏的病因

1)摄入量不足:食物中缺少新鲜蔬菜,过度烹煮或腌制食物可使叶酸丢失。乙醇可干扰叶酸的代谢,酗酒者常会有叶酸缺乏。小肠炎症、肿瘤、手术切除后均可导致叶酸的吸收不足。

2)妊娠期需求量增加:正常成年妇女每天需叶酸 50~100μg,而孕妇每天需 300~400μg,多胎孕妇需要量更多,补充不足可造成孕期发病或病情加重。

3)排泄增多:孕妇肾血流量增加,叶酸在肾内廓清加速,肾小管再吸收减少,叶酸从尿中排泄增多。

(2)维生素 B_{12} 缺乏的病因:维生素 B_{12} 又称氰钴胺,也属水溶性 B 族维生素。维生素 B_{12} 的缺乏多与胃肠道疾病或功能紊乱有关。

1)摄入减少。

2)内因子缺乏:主要见于恶性贫血患者和全胃切除术后。人体维生素 B_{12} 的来源也靠食物,如动物的肝、肾、心、肌肉组织及蛋白类,乳制品中的维生素 B_{12} 含量丰富。食物中的维生素 B_{12} 在胃内先与 R2 蛋白结合,到十二指肠后在胰蛋白酶的参与下与胃壁细胞分泌的内因子结合成维生素 B_{12} 内因子复合体,在回肠末端进入肠内上皮细胞,继而转送至全身,并将其大部分储存在肝脏内。成年人储存 4~5mg 维生素 B_{12},每天需维生素 B_{12} 2~5μg,且内因子在肠内还可再吸收维生素 B_{12}。故除非绝对素食者或维生素 B_{12} 吸收障碍者,一般不易发生维生素 B_{12} 缺乏。而孕期胃壁黏膜细胞分泌的内因子减少,导致维生素 B_{12} 吸收障碍,加之胎儿的大量需要,可使维生素 B_{12} 缺乏。另有回肠疾病、外科手术后的盲袢综合征均可影响维生素 B_{12} 的吸收;长期接触氧化亚氮也可影响维生素 B_{12} 的血浆转运和细胞内的转变、利用。

2.临床表现

(1)贫血:本病多发生于中晚孕期,起病较急,贫血多为中度、重度。表现为乏力、头晕、心悸、气短、皮肤黏膜苍白等。

(2)消化道症状:食欲缺乏、恶心、呕吐、腹泻、腹胀、舌炎、舌乳头萎缩而致表面光滑(牛肉舌)。

(3)神经系统:维生素 B_{12} 缺乏患者可出现神经系统症状。主要是由于周围神经、脊髓后侧束联合变性或脑神经受损,表现为手足对称性麻木、深感觉障碍、共济失调、部分腱反射消失及锥体束征阳性;精神异常、无欲、抑郁,有时神经系统症状在贫血前即出现。

(4)其他症状:皮肤干燥、毛发干枯、伤口愈合慢、视网膜出血等。尿浓缩功能减退、夜尿增多、轻度蛋白尿等。

3.诊断 根据病史和临床表现,血常规呈大细胞性贫血,血细胞比容降低,红细胞平均体积(MCV)>100fl,红细胞平均血红蛋白含量(MCH)>32pg,大卵圆形红细胞增多,中性粒细胞核分叶过多(5 叶者占 5%,或有 6 叶者),考虑有巨幼细胞贫血的可能;如骨髓呈典型的"巨幼变"及巨幼细胞系列占骨髓细胞总数的 30%~50%可肯定诊断。可伴有网织红细胞和血小板减少。

为进一步明确是叶酸还是维生素 B_{12} 缺乏,应测血清叶酸。血清叶酸值<6.8mmol/L、红细胞叶酸值<227nmol/L 提示叶酸缺乏。若叶酸值正常,应测孕妇血清维生素 B_{12} 值,若<74pmol/L 提示维生素 B_{12} 缺乏。叶酸和(或)维生素 B_{12} 缺乏的临床症状、骨髓象及血常规的改变均相似,但维生素 B_{12} 缺乏时有神经系统症状,而叶酸缺乏时无神经系统症状。

4.鉴别诊断　临床上有部分疾病的骨髓中也会出现巨幼型细胞,如急性红白血病、骨髓增生异常综合征等。这些疾病与巨幼细胞贫血不同的是:除巨幼细胞外,还会有过多的原始粒细胞和病态造血的表现,血清叶酸和维生素 B_{12} 水平均不降低。

5.防治

(1)加强孕期营养指导:纠正偏食,多进食新鲜蔬菜、水果、动物肝、肾及肉类、蛋类、奶类食品。改变不良烹调习惯,在加热过程中尽可能保存维生素活性。

(2)补充叶酸:妊娠后半期,服叶酸 5~10mg,每天 3 次,有胃肠反应者可肌内注射四氢叶酸钙 5~10mg,每天 1 次,至红细胞恢复正常。

(3)若有维生素 B_{12} 缺乏,单用叶酸可使神经系统症状加重,应每天肌内注射维生素 B_{12} 100μg,2 周后改为每周 2 次。

(4)在补充叶酸和维生素 B_{12} 后,往往贫血症状得到明显改善。若效果不佳时应注意混合性贫血的存在,需同时补充铁剂。

(5)血红蛋白<60g/L,在近期内可能分娩者应输新鲜血或浓缩红细胞以尽快纠正贫血。巨幼细胞贫血者,补充叶酸48~72 小时后,骨髓中巨幼红细胞系可迅速转化为正常幼红细胞系列,故短期内不分娩者,即使是重度贫血也可应口服叶酸,使 Hb 快速增高。

(6)分娩时由于贫血,体内相对缺氧,产程进展快,组织水肿、脆弱,易发生产道撕裂,应注意预防产后出血、产褥感染。

(7)贫血严重时可合并贫血性心脏病、妊娠期高血压疾病、胎盘早剥、急产、胎儿宫内窘迫、胎儿生长受限、死胎等,应注意防治。

三、再生障碍性贫血

再生障碍性贫血是由多种原因引起的造血干细胞异常,导致全血细胞减少和骨髓增生低下的一组疾患。临床以贫血、出血、感染和骨髓造血衰竭为主要表现,严重者可致死亡。妊娠合并再生障碍性贫血较少见,发生率为 0.029%~0.080%,孕妇可在妊娠及分娩期发生致命性出血或败血症,是严重的妊娠并发症。

1.病因　再生障碍性贫血根据病因可分为遗传性再生障碍性贫血和获得性再生障碍性贫血。

(1)遗传性再生障碍性贫血:为一组异质性疾病,其中以范科尼贫血最常见,后者为常染色体隐性遗传疾病,临床表现除全血细胞减少外,伴有智力低下及显著的多发畸形,易发展为骨髓增生异常综合征或急性白血病或实体肿瘤,丝裂霉素 C 引起染色体多发断裂是确诊本病的依据。

(2)获得性再生障碍性贫血:目前的研究认为主要与免疫系统功能异常导致造血干细胞损伤,骨髓造血功能衰竭有关。除少数由于药物、毒素、病毒感染等触发异常免疫反应外,大部分触发原因不明,属特发性。免疫学方面表现为 TH1/TC1 细胞比例失调、细胞毒 T 细胞活化及产生大量的干扰素、肿瘤坏死因子、白细胞介素-2 等,诱导靶细胞即造血干细胞通过

Fas途径发生程序性死亡,结果相当高比例的造血前体细胞数目显著减少。此外,某些组织相容性抗原(如HLA-DR2)可能与再障的易感性相关。

部分女性再生障碍性贫血患者是在妊娠期发病及确诊,约1/3患者在妊娠终止后病情改善,少数甚至得到缓解,再次妊娠时再发。多数学者认为,妊娠不是再生障碍性贫血的病因,妊娠期间发生再生障碍性贫血往往是妊娠与再障的巧合,并不构成因果关系。

2.对母儿的影响　研究认为,再生障碍性贫血不影响患者的受孕率。经过骨髓移植或免疫抑制剂治疗的再障患者,仍然可以获得成功的妊娠。有专家报道重型再障患者的妊娠率为3%~6%,接近总人口期望妊娠率的4.4%。但再生障碍性贫血可增加妊娠期各种并发症的发生,特别是妊娠期高血压疾病,其发生率高且发病早、病情重,容易发生心力衰竭和胎盘早剥。再障患者若长期严重贫血,在妊娠期间可影响胎盘的血氧运输,胎儿可能出现生长受限、胎儿窘迫甚至胎死宫内。

妊娠可使多数患者的再障病情加重,出血和感染的危险增加,甚至发生致命性出血(如消化道出血、颅内出血),以及严重感染、脓毒血症、感染中毒性休克等。如合并有阵发性睡眠性血红蛋白尿,可能发生重要器官严重的血栓栓塞。

3.分类　国内根据再生障碍性贫血发病的急缓及病情严重程度进行分类。

(1)急性再生障碍性贫血或重型再障Ⅰ型

1)发病急,贫血进行性加剧,常伴有严重感染和内脏出血。

2)除血红蛋白下降较快外,应具备以下3项中的2项:①网织红细胞<0.01,绝对值<15×10^9/L;②白细胞明显减少,中性粒细胞绝对值<0.5×10^9/L;③血小板<20×10^9/L。

3)骨髓象:①多部位增生降低,三系造血细胞明显减少,非造血细胞增多,如增生活跃,应有淋巴细胞增多;②骨髓小粒非造血细胞及脂肪细胞增多。

(2)慢性再障(包括病情进展后的重型再障Ⅱ型)

1)发病缓慢,贫血、感染和出血均较轻。

2)血红蛋白、白细胞和血小板数值均较急性再障为高。

3)骨髓象:①三系或两系减少,至少1个部位增生不良,如增生良好,红系中应有晚幼红比例增加,巨核细胞明显减少;②骨髓小粒非造血细胞及脂肪细胞增多。当慢性再障病程中病情恶化,临床表现、血常规及骨髓象同急性再障时,诊为重型再障Ⅱ型。

国外根据骨髓造血细胞减少程度及全血细胞减少程度,将再生障碍性贫血分为重型再障、极重型再障和非重型再障。重型再障指骨髓细胞容量<25%,或25%~50%伴造血细胞数<30%,外周血改变至少符合下列3项中的2项:①中性粒细胞计数<0.5×10^9/L;②PLT<20×10^9/L;③网织红细胞绝对值<60×10^9/L(也有研究提出网织红细胞绝对值<20×10^9/L)。若满足上述标准且中性粒细胞计数<0.2×10^9/L称为极重型再障。未达到上述标准的再障患者称为非重型再障。

4.临床表现　与多数自身免疫性疾病相似,再生障碍性贫血的临床表现从轻型到重型不等,与其外周全血细胞减少程度相关。妊娠合并再障以贫血为主要表现,多为中重度贫血,可伴有皮肤黏膜出血及感染。由于贫血的发生,一方面可导致孕妇内脏器官相对缺血,特别是影响心脏功能,加上妊娠负荷而发生贫血性心脏病;另一方面可导致胎儿宫内慢性缺氧,常合并胎儿生长受限甚至胎死宫内。此外,严重血小板减少可发生致命性内脏出血如消化道出血、颅内出血等。中性粒细胞显著降低可致妊娠期和产褥期严重的全身感染、败血症等,是孕产妇死亡的主要原因。

5.诊断与鉴别诊断

(1)诊断:主要结合临床表现及实验室检查(包括全血细胞计数及白细胞分类、网织红细胞计数、骨髓穿刺及活检),并排除其他引起全血细胞减少的疾病。我国现行的再障诊断标准具体内容包括:①全血细胞减少,网织红细胞绝对值减少;②一般无脾大;③骨髓检查至少一个部位增生减低或重度减低;④除外引起全血细胞减少的其他疾病,如阵发性睡眠性血红蛋白尿、骨髓增生异常综合征、骨髓纤维化、急性白血病等;⑤一般抗贫血药物治疗无效。

Snyder 提出妊娠相关再生障碍性贫血的诊断标准:①妊娠期首次发现;②没有证据显示再障的发生是前述已知的经典原因(如药物、病毒感染等)造成;③全血细胞减少,包括WBC$<5\times10^9$/L;Hb<10.5g/dL;PLT$<100\times10^9$/L;④骨髓活检显示增生低下。

(2)鉴别诊断

1)阵发性睡眠性血红蛋白尿:不发作型阵发性睡眠性血红蛋白尿与再障的鉴别较困难,前者的出血、感染均较轻,但可发生重要器官的血栓栓塞如门静脉系统血栓。网织红细胞绝对值大于正常,骨髓多增生活跃,酸化血清溶血试验及尿含铁血黄素试验阳性,流式细胞仪检测外周血 CD59、CD55 阴性细胞比例增高。

2)骨髓增生异常综合征:特别是低增生性骨髓增生异常综合征与再障的鉴别诊断非常困难。前者以病态造血为特征,外周血易见巨大红细胞或有核红细胞及畸形血小板。骨髓检查可能有原始细胞增多,病态造血除红系外,可能累及粒系和巨核系。骨髓活检、染色体核型分析及流式细胞仪检测 CD34 阳性细胞比例有助于鉴别诊断。

此外,还应与骨髓纤维化、急性白血病(低增生性)等鉴别。对有阳性家族史者,要注意除外遗传性再障。

6.治疗

(1)慢性再障或非重型再障:如患者病情稳定可以妊娠。孕期需要产科及血液科医师的密切协作,共同参与围生期保健和管理。动态监测血常规,给予积极的支持治疗。

(2)急性再障或重型再障合并妊娠:孕早期应建议充分准备下行治疗性终止。如已到妊娠中、晚期,原则上积极支持治疗、缓解病情并防治妊娠并发症,尽可能维持妊娠。因此时终止妊娠出血和感染的风险与足月分娩相似甚至更高,且不能降低孕产妇的病死率。但若发生严重的妊娠并发症,危及母儿生命,必要时仍需终止妊娠。积极的支持治疗方法如下。

1)增加营养,改善一般状况,提高免疫功能,积极预防出血和感染。注意监测妊娠期高血压疾病等妊娠并发症。注意监测胎儿生长发育及宫内状况。孕期是否可用补肾中药治疗尚需进一步研究。

2)输血治疗:主要用于纠正严重贫血和防治出血。再障患者由于长期贫血,对血红蛋白降低的耐受性较强。但孕期涉及胎儿的血氧供应及生长发育,一般应维持 Hb>70g/L,分娩前应提高至 80g/L 以上,以增加对产后出血的耐受力。主张成分输血如浓缩红细胞,避免血容量过多加重心脏负担。血小板极低或有出血倾向时,可输注血小板。由于血小板输入可增加体内血小板抗体的产生,加速血小板的破坏,使之在体内维持时间变短,因此不主张预防输注。只在血小板极低(如血小板$<10\times10^9$/L,有可能发生重要脏器出血)或有出血倾向时应用。为减少血小板抗体产生,可采用单一供者血小板或辐照血小板输入。

3)在白细胞极低的情况下,应做好防治感染的工作:口腔清洁护理、病房限制探视、空气消毒、分娩的无菌操作等。不主张预防性应用抗生素,一旦发生感染时,则应用强有力的抗生素。可考虑短期应用粒细胞集落刺激因子,以提高白细胞和中性粒细胞数目。

（3）分娩期处理

1）妊娠至足月后实行计划分娩,积极改善血常规[建议血红蛋白>80g/L,血小板在(20~30)×10^9/L],减少分娩并发症。

2）若无产科剖宫产指征,可尽量阴道分娩,避免剖宫产;产程中准备足够新鲜血,严格无菌操作,预防性应用强宫缩剂,减少产后出血;认真检查和缝合伤口,避免产道血肿。

3）有剖宫产指征时,根据血小板数量选择适宜麻醉。术中一旦发生不可控制的子宫出血时,可考虑行子宫切除术,并注意弥散性血管内凝血的积极预防。

4）产程中或手术中输入成分血。

5）产后继续支持疗法,预防产后出血,应用广谱抗生素防止产褥感染。

（4）产后随访及治疗:再障患者产后仍需严密随访。部分患者产后血常规得到改善,甚至完全缓解。对产后病情仍不能缓解的重型再障患者,可考虑异基因骨髓移植,若配型失败,也可考虑免疫抑制剂如抗胸腺免疫球蛋白联合环孢素 A 治疗。对非重型再障,若无血细胞减少的相应临床症状,国外学者一般不主张治疗,因治疗对其生存时间的影响尚不确定,国内则一般给予补肾中药或雄激素治疗。

四、地中海贫血

地中海贫血(简称地贫)是最常见的遗传性溶血性疾病,是由于调控珠蛋白合成的基因缺陷[发生突变和(或)缺失]引起相应珠蛋白的合成减少或丧失,导致构成血红蛋白的 α 珠蛋白和 β 珠蛋白的合成比例失衡、红细胞寿命缩短,进而发生慢性溶血性、小细胞性贫血。因该病首先在地中海地区发现因而得名。

1.分类　根据基因缺陷的分类,临床上主要分为 α 珠蛋白基因的缺失或突变所致的 α 地贫及 β 珠蛋白基因突变所致的 β 地贫。前者基因位于 16 号染色体短臂 13 区 3 带(16P13.3),后者基因位于 11 号染色体短臂 1 区 2 带(11P1.2)。

α 地贫主要由于 α 珠蛋白基因缺失所致,根据基因缺失的数量,临床上分为 α 地中海贫血静止型($^-$α/αα)、标准型($^{--}$/αα)或($α^-$/$α^-$)、HbH 病($^{--}$/$^-$α)及 HbBart's 胎儿水肿($^-$/$^-$),少数为非缺失型 α 地贫。其中静止型 α 地贫通常没有临床表现,新生儿发生 Bart 胎儿水肿的可能性为 2%;标准型表现为轻度贫血,新生儿发生 Bart 胎儿水肿的可能性为 3%~5%;HbH 病往往表现为中至重度溶血性贫血,且常伴有肝脾大、鼻梁塌陷、眼距增大等特殊贫血外貌;而 HbBart's 胎儿水肿则与胎死宫内及子痫前期关系密切,患儿往往在出生前窒息死亡或出生后不久死亡。

β 地贫主要由于 β 珠蛋白基因突变导致 β 珠蛋白肽链缺如($β^0$)或合成不足($β^+$)而引起的遗传性溶血性贫血病。β 地贫的分子病理具有高度的异质性,主要为 β 珠蛋白基因点突变、小的缺失或插入。通常分为单杂合子($β^0$ 或 $β^+$/β)地贫及双重杂合子或纯合子地贫($β^0$/$β^+$ 或 $β^0$/$β^0$)及 αβ 复合型地贫。①轻型 β 地贫:单杂合子地贫,通常无贫血症状或轻度贫血,但血液学表型检查表现为典型的小细胞低色素性改变[红细胞平均体积(MCV)<82fl 和(或)红细胞平均血红蛋白(MCH)<27pg,血红蛋白电泳分析 HbA$_2$ 含量增高(HbA$_2$>3.5%)];②重型 β 地贫:双重杂合子或纯合子地贫,往往表现为严重贫血、髓外造血所致特殊面容、性发育延迟和生长发育不良。若不及时治疗(长期输血和去铁治疗)来维持生命,往往在 10 岁前死亡;③中间型 β 地贫:分子基础的异质性很大,临床表型变化范围较宽,与基因型关系较复杂,该型患者贫血程度不一,部分患者靠定期输血来维持生命,可存活至成年。此外,由于正常成人血红蛋白合成严重不足,胎儿型血红蛋白 HbF 增加,后者不易与氧分子分离从而造成组织缺氧。

我国长江以南各省是地贫的高发区,而广东、广西、海南、台湾和香港等地该病的发生率尤为高,各地报道的地贫基因缺陷率为 2.5%~20%,特别是广东及广西两省地贫基因缺陷发生率分别高达 10% 及 20%。

α 静止型与标准型及 β 地贫杂合子由于无或仅有轻度贫血,一般称之为 α 或 β 地贫基因携带者,而对出现明显贫血症状者称之为地贫患者。目前,对地中海贫血尚无根本有效的治疗方法,只有通过遗传筛查和产前诊断,淘汰重型地中海贫血胎儿的出生是控制该病发生的唯一途径。

2.筛查　　地贫为常染色体隐性遗传病,男女发病比例相等。轻型地贫携带者同正常人婚配,其后代有 50% 的机会成为轻型地贫携带者;静止型 α 地贫与轻型 α 地贫婚配,有 1/4 机会娩出 HbH 病患儿;男女双方均为轻型 α 地贫,携带者则有 1/4 机会妊娠 HbBart´s 水肿胎;如同为轻型 β 地贫携带者,则也有 1/4 机会分娩重症或中间型 β 地贫患儿。

(1)血液学表型筛查

1)全血细胞分析:主要指标为 MCV 和 MCH。若 MCV<82fl、MCH<27pg,则筛查阳性,需要进一步检查。但在静止型 α 地贫和 αβ 复合型地贫的检测中,这两项指标可能完全正常。

2)红细胞脆性一管定量法:正常值为溶血>60%,如果<60%可判定为地贫(轻型,携带者)。此法诊断轻型地贫的敏感度为 88.6%,特异度为 76.2%,需要的实验室条件简单,适合基层医院采用。

3)血红蛋白电泳:正常成人的 HbA_2 为 2.5%~3.5%,HbF 为 0~2.5%。静止型和轻型仅地贫 HbA_2 和 HbF 含量往往正常或稍低,轻型 β 地贫 HbA_2>3.5%,HbF 含量正常或增高。

此外,有学者通过高效液相色谱法定量分析 HbA_2 用于 β 地贫的筛查,通过酶联免疫吸附试验产前筛查东南亚缺失型 α 地贫。

(2)基因诊断:由于血液学表型筛查对静止型和复合型地贫患者有相当的漏诊率,因此往往需要基因诊断进行确诊。如夫妇双方同时携带地贫基因,则应在医师指导下做好产前诊断,并在严格遵循知情选择原则的前提下,给予生育指导,以避免重型地贫患儿的出生。

α 地贫的基因诊断方法有 Southern blot 杂交、限制性内切酶谱分析法及聚合酶链反应技术;β 地贫的基因诊断有聚合酶链反应结合等位基因特异寡核苷酸探针斑点杂交技术和反向点杂交等。

产前诊断宜在妊娠 24 周前进行,可以采集绒毛或羊水提取 DNA 后,进行基于完整家系分析的基因诊断和产前诊断。在条件允许的情况下,产后尽可能采集到胎儿血样或组织,以进一步验证产前诊断结果。

此外,还有部分学者开展了超声筛查技术、胚胎种植前的基因诊断,以及利用孕妇外周血中胎儿细胞或直接分离胎儿 DNA 进行产前诊断。

由于 αβ 复合地贫患者进行血红蛋白电泳检测时,仅表现出 β 地贫的特征,若不进行基因检测,目前尚无其他实验方法发现是否合并 α 地贫,因此很容易导致 αβ 复合地贫的基因携带者被漏诊。研究显示,我国广东及广西β地贫患者人群中有14%~19%的人同时携带α地贫基因。若夫妇一方为α地贫,另一方为β地贫,则应对地贫筛查疑为β地贫的一方进行常规α地贫基因的检测;若系α复合地贫,应进行产前诊断,以防Bart胎儿水肿的出生。

3.孕期处理　除了前述提到的孕期筛查及产前诊断外,对地贫患者的孕前及孕期保健强调以下几点。

(1)对于重型β地贫患者(重型α地贫往往不会存活),建议那些能够通过输血维持血红蛋白在10g/dL且心脏功能正常并接受去铁治疗者方可考虑妊娠。

(2)妊娠期间地贫的处理主要是监测血红蛋白水平及心脏功能,通过输血维持Hb达到或接近10g/dL,暂停去铁胺等药物治疗(其孕期使用的安全性尚未得到确认)。

(3)通过超声及胎心监护等手段对胎儿的生长发育及宫内状况进行监测。

(4)分娩方式根据患者具体情况确定,剖宫产通常适用于有产科指征者。

(5)有研究认为轻型β地贫妊娠期间胎儿生长受限及羊水过少的发生率高于一般孕妇,但胎儿畸形及围生儿病死率没有增加。

第四节　妊娠合并血小板减少性疾病

妊娠期血小板减少的总发生率为7%~10%,各种原因引起血小板生成减少、消耗增多、破坏过多的疾病,均可导致血小板减少。首先最常见的病因为妊娠期血小板减少症或称妊娠期偶发性血小板减少,约占总发病人数的75%;其次为妊娠期高血压疾病,特别是子痫、子痫前期、HELLP综合征,约占21%;再次为特发性血小板减少性紫癜,占3%~4%。其他较为少见的原因包括血栓性血小板减少性紫癜、系统性红斑狼疮(SLE)、抗磷脂抗体综合征(APS)等免疫系统疾病;再生障碍性贫血、骨髓异常增生综合征(骨髓增生异常综合征)、白血病等血液系统疾病;弥散性血管内凝血、HIV等感染性疾病;药物导致的血小板减少等。在以上病因中,多数研究认为子痫前期、特发性血小板减少性紫癜、血栓性血小板减少性紫癜、SLE等免疫疾病和弥散性血管内凝血所致的血小板减少与母体和胎儿的患病率及病死率相关,而妊娠期血小板减少症对母体和胎儿预后无明显影响。

一、妊娠期血小板减少症

1.病因　发病机制目前尚不明确。多数学者认为CT是妊娠的一种正常生理性变化,与妊娠期血容量增加、血液稀释、高凝状态血小板损耗增加、胎盘循环中血小板收集和利用增多等原因有关,导致血小板相对减少、非血小板破坏增加所致。没有血小板质的改变及凝血系统紊乱,为良性自限性经过。

2.临床表现及诊断　常具有以下特征:①妊娠前无血小板减少的病史,孕前检查及孕早期血小板计数正常;多于妊娠中晚期首次出现;②血小板降低程度较轻,一般大于$(50\sim70)\times10^9/L$,一般不随妊娠进展而加重;③大多无出血症状;④无高血压、蛋白尿,肝、肾功能及凝血功能正常。抗血小板抗体一般为阴性,免疫系统相关抗体检测阴性。骨髓检查无异常;⑤分娩后多在2~12周血小板恢复正常;但再次妊娠时CT可再次发生;⑥一般不引起胎儿血小板减少。CT为排除性诊断,无特异性检查方法,需排除其他疾病及药物等所致血小板减少。

3.治疗与母儿预后　孕期以严密监测为主，一般不需要干预治疗。与正常人群比较，产后出血等妊娠并发症发生率及新生儿预后无明显差异。

二、特发性血小板减少性紫癜

特发性血小板减少性紫癜（idiopathic thrombocytopenia purpura，ITP）是以外周血中血小板减少、骨髓巨核细胞数正常或增多并伴有成熟障碍、无明显脾大、临床伴有皮肤黏膜出血等特征的自身免疫性疾病。ITP国际工作组与中华医学会血液学分会分别于2007年、2009年将ITP重新命名为免疫性血小板减少症，缩写仍为ITP，之前可冠以原发性，以区别于其他基础疾病引起的继发性ITP。ITP女性多见且不影响生育，因此是妊娠期较常见的血小板减少病因。

1.病因　妊娠合并ITP多属于原发性ITP，与免疫异常相关，其中体液免疫是中心环节。其发病机制主要是：由于脾脏产生抗血小板膜糖蛋白的自身抗体，当与血小板相关抗原结合后，抗体分子的Fc段暴露，并与巨噬细胞的Fc受体结合，导致血小板被吞噬、破坏增加。这些自身抗体类型以IgG为主（PA-IgG），部分为IgM、IgA；针对的抗原主要位于血小板膜糖蛋白GPII_b/III_a分子上，少数位于I_b/IX、I_a/II、IV和V分子上。同时，患者体内巨核细胞相关IgG（MA-IgG）明显升高，可能抑制骨髓巨核细胞造血，使得血小板生成减少。

近年研究发现，ITP患者同时存在细胞免疫异常，如抑制性T细胞增加、T_h/T_s比率降低、T细胞功能缺陷、对多克隆有丝分裂原诱导的增生反应不良等，但细胞免疫在ITP发病中的确切作用机制尚待进一步探究。此外，由于雌激素可抑制血小板生成及刺激单核-巨噬细胞对血小板的清除，多数研究认为ITP在妊娠期易加重。

2.临床表现　妊娠期ITP表现为两种情况：①多数患者为妊娠合并ITP，即有孕前存在血小板减少或明确诊断的ITP病史；已缓解的ITP妇女在妊娠时，增加了疾病复发的危险，活动性ITP妇女在妊娠后可使病情加重；②约1/3患者孕前没有ITP的病史，孕期常规检查反复出现血小板计数<100×10^9/L，孕早期即可出现，血小板减少程度常随妊娠进展而加重，孕晚期常<50×10^9/L。部分患者因临床出血表现而首次诊断，以黏膜、皮下出血为主，四肢远端瘀点、瘀斑多见，皮肤自发性紫癜或搔抓后出现紫癜是特征性表现，以及牙龈出血、鼻出血、便血等，极少数可发生颅内出血。出血症状常呈持续性或反复发作，并与血小板减少程度相关，一般来说，常发生在血小板计数<30×10^9/L者。

妊娠期ITP临床表现与非妊娠妇女的临床表现无明显差异。脾脏通常无明显肿大或仅轻度增大。骨髓检查典型表现为巨核细胞增多或正常，有成熟障碍，产板巨核细胞减少。但临床病例表现常不典型，因此，骨穿不能作为ITP的确诊依据。血清血小板抗体多为阳性。由于免疫性或非免疫性血小板减少均可有血小板相关免疫球蛋白PA-IgG升高，故不能以此作为诊断依据，也不能作为ITP患者妊娠结局的预测。血小板膜糖蛋白GPII_b/III_a及I_b/IX特异性自身抗体检测的特异性高（约90%），可以鉴别免疫性与非免疫性血小板减少。20%~25%的患者伴甲状腺功能异常，因此应同时筛查促甲状腺激素。

PA-IgG在妊娠期可主动通过胎盘，因此可引起胎儿或新生儿血小板减少，甚至增加新生儿颅内出血的危险。文献报道严重新生儿血小板减少的发生率为9%~15%，与其相关的颅内出血的发生率为0~1.5%。

3.诊断　妊娠期ITP没有特异的症状、体征和诊断性实验，需通过病史、查体、实验室检查排除其他引起血小板减少的疾病。

（1）重要的病史：是否存在家族血小板减少史（提示遗传性非免疫性血小板减少）、孕前血小板减少病史；特殊用药史、输血史（输血后紫癜）；反复自然流产、血栓形成病史等；HIV或其他病毒感染史；皮疹、关节肿痛等症状；发热、神经系统相关症状等。

（2）体格检查：是否存在血压升高、脾大、淋巴结肿大（提示淋巴系统增生性疾病）；出血的类型、范围、严重度（ITP多为黏膜出血，而凝血因子障碍者多为血肿）；有无遗传性血小板减少相关的骨骼及其他异常。

（3）实验室检查：全血细胞计数、血小板计数，外周血涂片（除外因血小板聚集引起的假性血小板减少，并可初步排除部分非免疫性血小板减少，如急慢性白血病、骨髓增生异常综合征、微血管病性溶血等），自身免疫性抗体的筛查（除外自身免疫病如系统性红斑狼疮、抗磷脂抗体综合征等）。

如果病史、查体及以上实验室检查均符合ITP的诊断，则无须进一步检查即可诊断。如任何一项有不典型发现，则须行骨髓穿刺。其他进一步检查包括：抗血小板抗体检测（PA-IgG及CP）；血小板生成素，仅在诊断困难时帮助鉴别血小板生成减少（血小板生成素升高）和破坏增加（血小板生成素正常），以鉴别ITP与不典型再生障碍性贫血或低增生性骨髓增生异常综合征；幽门螺旋杆菌（HP），部分难治性ITP患者进行HP根除治疗后血小板计数上升，因此可必要时检测是否存在HP感染。试用激素或丙种球蛋白治疗有效、切脾有效，或血小板寿命测定缩短也可帮助诊断。

妊娠期诊断ITP较为困难。CT和ITP均为排除性诊断，而慢性ITP中30%~40%在诊断时无任何症状，所以在缺乏孕前患者血小板计数资料时，两者的鉴别诊断常很困难。孕前血小板减少的病史、孕早期血小板降低、孕期重度血小板减少或出血症状、随妊娠进展加重、产后持续存在，常提示ITP。此外，妊娠期ITP还应与各种继发性血小板减少相鉴别，如自身免疫性疾病、骨髓增生异常综合征、慢性弥散性血管内凝血、药物及HIV感染等。

4.治疗　妊娠期ITP的治疗目标是预防严重血小板减少引起的出血并发症，血小板计数达到预防和终止严重出血的安全值即可，不需纠正至正常。在治疗的方法上，目前仍以激素及丙种球蛋白为一线治疗方案。除支持疗法、纠正贫血、监测出血征象外，可根据病情进行以下治疗。

（1）肾上腺皮质激素：治疗ITP的首选药物，对妊娠患者的有效率可达70%~80%。泼尼松可抑制血小板抗体的合成，抑制抗原抗体反应，减少血小板的破坏；阻断单核-吞噬细胞系统破坏已被抗体结合的血小板，延长血小板的寿命；降低血管壁通透性而减少出血。推荐剂量为1~2mg/（kg·d），治疗反应在3~7天，2~3周达高峰，在血小板计数达到可接受水平时，每周减药量10%~20%，直至维持最小有效治疗量。剂量减少时复发很常见，治疗4周仍无反应的患者应尽快减量并停药。此外，也可应用大剂量脉冲式皮质类固醇如甲泼尼龙或地塞米松。

激素的应用可加重妊娠期糖尿病、骨质疏松、妊娠期高血压疾病的发生，与胎膜早破、胎盘早剥和精神病的增加也有相关性。应用时需注意治疗孕周（如孕早期治疗者）、治疗周期（如长期用药者）、患者特殊性（如合并妊娠期高血压疾病者）等情况，予以综合考虑。

（2）免疫球蛋白：能抑制自身抗体的产生，阻断巨噬细胞表面的Fc受体而降低血小板清除率，减少血小板的破坏。安全性好，起效快，优于皮质激素。常用剂量为400mg/（kg·d），连续 5 天；也有使用剂量 1g/（kg·d）连续 2 天，两者疗效相似，治疗有效率可达 80%。但 IVIg 疗效较短，维持 2~4 周后血小板计数可降至治疗前水平。免疫球蛋白不良反应较少，如一过性头痛、恶心、肝功能异常等，极少数发生过敏、肾功能损害等。由于是血液制品，有潜在的感染风险，另外药物价格较高，限制了临床应用。

（3）输注血小板：血小板消耗快速、作用短暂，且血小板输入能刺激体内产生抗血小板抗体，加快血小板的破坏。因此，只有在血小板 $<10\times10^9$/L，并有出血倾向时，为防止脑等重要器官出血或分娩时（宫口开大或剖宫产术中）应用。

（4）对于一线治疗失败的难治性患者，可应用大剂量甲泼尼龙联合免疫球蛋白或硫唑嘌呤进行治疗，后者为慢作用药物，小剂量应用对孕妇及胎儿影响较少。新的共识认为环孢素 A 在妊娠期也是安全的。对于没有进行脾切除且 Rh（D）血型阳性的妊娠中晚期的患者，可用静脉注射 anti-D 进行治疗，有限证据表明 anti-D 对于母婴都是相对安全的。既往脾切除曾作为难治性 ITP 的最后手段，在血小板 $<10\times10^9$/L 并有严重出血倾向时，可考虑应用，但目前临床已较少应用。如果必须进行，最好选择在妊娠 4~6 个月间，手术并发症有腹腔内出血、腹腔脓肿等。

（5）免疫抑制剂：可抑制单核-吞噬细胞系统吞噬血小板并刺激骨髓产生血小板，考虑到可能会有致畸作用，不推荐使用长春新碱、雄激素和大多数免疫抑制剂。对于近年出现的一些新药如利妥昔单抗和血小板生成素受体激动剂，虽在非妊娠期的慢性 ITP 治疗中应用越加广泛，但由于在妊娠期间尚无安全应用的证据，目前也不推荐使用。

5.产科处理原则

（1）孕前咨询及孕早期管理：既往认为血小板 $<50\times10^9$/L 的 ITP 患者不宜妊娠，孕早期发现者应考虑终止妊娠，但有部分孕早期血小板严重减少的患者［如（20~50）$\times10^9$/L］，在严密监护下能够维持妊娠近足月，未发生严重的母儿并发症，因此对此类患者应采取个体化原则，即对血小板计数无进行性降低、无出血倾向者，在充分告知风险及严密监护下可维持妊娠。对妊娠前 ITP 病情严重或孕早期发现 ITP，需用皮质激素治疗或孕早期血小板即快速降低并有出血征象者，应考虑暂缓妊娠或孕早期终止。

（2）妊娠中晚期管理：以积极支持治疗为主，改善病情，严密监测血生化指标，并注意胎儿生长发育，警惕妊娠并发症。

（3）分娩管理：分娩前将血小板计数尽可能提高至 50×10^9/L，如伴贫血需积极纠正。既往对于血小板计数 $<50\times10^9$/L 不伴有临床出血症状的孕妇采用经阴道分娩或剖宫产存在争议，目前已获得共识：分娩方式主要取决于产科指征；血小板计数 $<30\times10^9$/L 并有出血倾向，或有脾切除史者建议剖宫产。既往曾认为胎儿血小板计数 $<50\times10^9$/L 也为剖宫产指征，可于产妇宫口开大 2cm、破膜后采胎儿头皮血，或行脐带穿刺采集脐血检验。近年来，多项研究表明，新生儿颅内出血发生率远小于原有认识，而采血所致感染、出血、早产等并发症的发病率及病死率更高，因而不再采用。

ITP 产妇的最大危险是产时出血，分娩前应制订好分娩计划，产时及剖宫产术前可应用大剂量皮质激素，并需备新鲜血及血小板。避免产程延长及复杂的阴道助产，避免胎头负压吸引。对于麻醉方式的选择，应根据分娩前患者的血小板水平决定。虽缺乏充足的循证医学资料支持，2010 年 ITP 指南推荐，硬膜外麻醉的安全血小板计数阈值为 75×10^9/L。

（4）产后管理：孕期应用激素治疗者，产后需继续应用，并根据疗效反应逐渐减量。ITP不是母乳喂养的禁忌证，但母乳中含有血小板抗体，应视母体病情及新生儿血小板计数酌情选择。此外，应重视产后随访，特别是妊娠前血小板计数不详，于妊娠期发现血小板减少者，若产后 2~3 个月血小板仍未恢复正常，则支持 ITP 的诊断。

（5）新生儿管理：分娩后应立即检测新生儿脐血血小板，并动态观察新生儿血小板以便及时处理。新生儿被动免疫性血小板减少症一般病程较短，不需特殊治疗，表现为皮肤出血点、黄疸，极少出现颅内出血，出生后 2~3 个月可自愈。目前认为根据母体血小板计数、血小板抗体水平及脾切除史预测 PIT 并不可靠，既往分娩过血小板减少患儿是预测胎儿或新生儿发生血小板减少的重要独立因素。

新生儿血小板一般在出生第 2~5 天降至最低，颅内出血多发生在分娩后 24~48 小时，血小板计数 $<50×10^9/L$ 的新生儿应行头颅 B 超或 CT 检查。如血小板降低明显、有出血倾向，可给予免疫球蛋白 1g/kg、输注浓缩血小板或给予糖皮质激素治疗。

三、血栓性血小板减少性紫癜

血栓性血小板减少性紫癜（thrombotic thrombocytopenia purpura, TTP）是一种以溶血和血栓为主要特征的微血管病，涉及多系统疾病。TTP 在女性易患，妊娠又是发病相关因素之一，10%~20% 的 TTP 与妊娠相关。一旦发生预后不良，常危及母儿生命，病死率可达 90%，复发率为 20%~60%。

1.病因与发病机制　TTP 可由药物、病毒或细菌感染、自身免疫病、恶性肿瘤、妊娠雌激素、口服避孕药、遗传性等多种病因引起，发生微血管内皮细胞损害，而临床 90% 以上的病例无明确原因或潜在疾患。本病主要病理变化为全身多处小动脉和毛细血管中广泛出现透明样血栓，血栓部位血管闭塞，内皮细胞肿胀、增生，引起局灶性坏死和出血。一般无炎细胞浸润和血管坏死现象。特征性血栓栓塞常累及心、脑、肾、胰、肝、脾、肾上腺等。

目前研究的发病机制为：①ADAMTS13 活性缺乏。金属蛋白酶 ADAMTS13 又称血管性血友病因子裂解酶 vWF-cp。10% 左右的 ADAMTS13 活性缺乏为先天性，由 ADAMTS13 基因突变引起活性缺乏；70%~90% 为后天获得性，由循环产生的抗体所致，多为抗 ADAMTS13IgG 在妊娠中后期，vWF-cp 活性下降，可能为妊娠触发 TTP 的原因；②超大 vWF 多聚体形成。vWF 在止血中的活性随多聚体增大而增高，由于 TTP 患者 ADAMTS13 活性缺乏，不能裂解超大 vWF 多聚体，多聚体使血小板大量聚集，形成微血管血栓；③血管内皮细胞损害和（或）功能障碍，释放的多种细胞因子变化，使血管收缩增加，血小板聚集，黏附和血液凝固性增加及纤溶活性减弱。妊娠期 TTP 发病率增高的机制尚不明确，有研究认为可能与 ADAMTS13 在孕期出现生理性下降有关。

2.临床特点及诊断　TTP 的典型五联征包括微血管病性溶血性贫血、血小板减少、中枢神经系统症状、发热和肾脏损害。约 40% 的患者具有全部五联征，75% 的患者具有前三联征，96%~100% 的患者具有血小板减少。贫血多为中重度，可伴黄疸和血红蛋白尿。出血可表现为皮下瘀点、瘀斑、内脏及脑出血。神经系统症状以头痛和意识模糊最为常见，多为一过性，反复多变。肾脏损害可出现肉眼血尿。

重要的实验室诊断指标包括：严重血小板减少[$(1~50)×10^9/L$]、血涂片发现破碎红细胞、网织红细胞数增多(平均 15%~19%)、高胆红素血症(>15mg/dL)、血清乳酸脱氢酶升高;血尿素氮、肌酐升高;Coomb 试验阴性;蛋白尿、血尿及管型尿;出血时间延长而凝血功能检查大多在正常范围;皮肤、齿龈及病理检查发现微血管内透明样血小板血栓形成;骨髓细胞学可见红系增生,巨核细胞正常或增多,伴成熟障碍。

溶血性尿毒症综合征(hemolytic uremic syndrome,HUS)是以急性微血管病性溶血性贫血、血小板减少及急性肾衰竭三大特征为主的综合征。TTP 和 HUS 均属于血栓性微血管病,两者的病理变化基本相同,区别只是 TTP 常表现较严重的神经系统异常,而 HUS 则有较严重的肾功能损害,并多发生于产后。目前越来越多的研究认为可将两者统称为血栓性血小板减少性紫癜-溶血性尿毒症综合征,具有三联征(微血管病性溶血性贫血、血小板减少、神经症状)即可诊断为血栓性血小板减少性紫癜-溶血性尿毒症综合征。

妊娠相关血栓性微血管病的鉴别诊断:血栓性微血管病是一类以全身小动脉或肾内血小板聚集、减少及红细胞机械性受损为特征的微血管阻塞性疾病。常见妊娠相关微血管病主要包括子痫前期-子痫、HELLP 综合征、TTP、HUS、SLE 等,鉴别诊断详见表 3-7。

表 3-7 妊娠相关微血管病的鉴别诊断

病种	溶血	血小板减少	凝血功能异常	高血压	肝酶升高	肌酐升高	神经系统异常	发病时间
子痫前期-子痫	+	+	±	+++	+	+	+	孕中晚期
HELLP	++	+++	+	±	+++	±	±	孕中晚期
TTP	+++	+++	±	±	+	±/+	+++	孕中期,产时
HUS	++	++	±	±	±	+++	±	产后
AFLP	+	±	+++	±	±	±	+	孕晚期
SLE	+	+	±	±	±	+/++	+	妊娠无关
APS	+	±	±	±	±	±	±	妊娠无关

注:±,罕见;+,轻度;++,中度;+++,重度。

3.治疗 与非妊娠期治疗大体相同。终止妊娠对缓解疾病无效。

(1)血浆置换:是急性患者首选的治疗方法,有效率近 80%。血浆置换可以去除体内促血小板聚集物如 UL-vWF、vWF-cp 抗体等不利因子,补充 vWF-cp 酶等正常抗聚集物与血浆因子,从而使患者的预后大为改观,整体生存率提高到 50%~85%。

(2)血浆输注:初始治疗量为 8mg/(kg·d),连续 7 天;第 2 周改为每周 3 次;第 3 周改为每周 2 次。48~72 小时血小板升高,缓解可达 60%~70%。

(3)肾上腺皮质激素:能稳定血小板和内皮细胞膜,抑制 vWF-cp 抗体的产生。可应用泼尼松 60mg/d,视病情可加至 100~200mg/d,常在 48~72 小时见效,好转后可减量。

(4)抗血小板凝集药物或抗凝:双嘧达莫 0.4g/d;阿司匹林 0.6~1.2g/d;低分子右旋糖酐 500mL,每 12 小时 1 次。

(5)脾切除:联合应用以上方法无效时,可考虑脾切除。能消除抗体产生部位,避免早期死亡。

（6）透析疗法：一旦确定为肾衰竭，宜尽早进行透析治疗。HUS 自早期应用透析疗法以来，病死率明显下降，所以应把透析疗法作为治疗 HUS 的常规手段。

4.产科处理原则　本病不引起流产，但孕早期胎儿病死率高。因此，孕早期一旦确诊应考虑终止妊娠。孕中晚期确诊者应积极治疗改善病情，待胎儿可以成活后适时终止妊娠。分娩方式根据病情及产科情况酌情选择。

第四章 异常分娩

第一节 产力异常

产力异常主要指子宫收缩力异常,即子宫收缩失去了节律性、极性和对称性;或者其收缩的强度或频率过强或过弱等。

根据子宫收缩的强度或频率,临床上分为子宫收缩乏力和子宫收缩过强两类,每类又根据子宫收缩有无对称性和极性,分为协调性子宫收缩乏力或过强和不协调性子宫收缩乏力与过强(图4-1)。

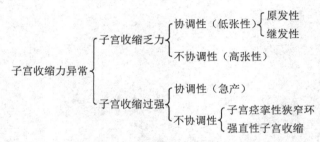

图4-1 子宫收缩力异常的分类

一、子宫收缩乏力

1.病因

(1)头盆不称或胎位异常:骨盆大小和形态的异常,导致产道狭窄;胎儿过大或胎位异常,形成头盆不称,胎儿先露部下降受阻,不能紧贴子宫下段及宫颈而刺激局部神经节,因而不能引起反射性子宫收缩,导致继发性子宫收缩乏力。

(2)子宫因素:子宫发育不良、子宫畸形(如双角子宫等)、宫壁过度膨胀(如双胎、巨大胎儿、羊水过多等)使肌纤维过度伸展、经产妇子宫肌纤维变性及结缔组织增生、子宫肌瘤等,均能引起子宫收缩乏力。

(3)精神因素:产妇怕痛或对妊娠及分娩生理认识不足,过早兴奋与疲劳及对胎儿预后过分担心等,尤其是35岁以上高龄初产妇,精神过度紧张使大脑皮质功能紊乱、睡眠少,临产后往往不能进食甚至呕吐、体力消耗较大,可导致子宫收缩乏力。

(4)内分泌、电解质失调:临产后,产妇体内雌激素、催产素、前列腺素、乙酰胆碱等分泌不足,子宫对乙酰胆碱的敏感性降低等,均可影响子宫肌兴奋阈,致使子宫收缩乏力。产程延长后引起的电解质紊乱(如钾、钠、钙、镁等)可加重子宫收缩乏力。

(5)药物影响:临产后不适当地使用大剂量镇静药与镇痛药,如吗啡、氯丙嗪、哌替啶、苯巴比妥等,可以使子宫收缩受到抑制。

另外由于膀胱充盈时能阻碍胎先露下降,产妇尿潴留也是影响子宫收缩不可忽略的重要因素之一。

2.对母儿影响

（1）对产妇的影响：由于子宫收缩乏力，产程延长，产妇休息不好，进食少，精神与体力消耗，可出现疲乏无力、肠胀气、排尿困难等，影响子宫收缩，严重时可引起脱水、酸中毒、低钙血症。由于第二产程异常，膀胱被压迫于胎先露部与耻骨联合之间，可导致组织缺血、水肿、坏死，形成膀胱阴道瘘或尿道阴道瘘。多次肛诊或阴道检查会增加感染机会。产后宫缩乏力容易引起产后出血。

（2）对胎儿的影响：协调性宫缩乏力容易造成胎头在盆腔内旋转异常，使产程延长，增加胎头及脐带受压机会，手术助产率增加，使新生儿窒息、颅内出血及吸入性肺炎等发病率增加。不协调性宫缩乏力不能使子宫壁完全放松，对子宫胎盘血液循环影响大，容易发生胎儿窘迫。

3.临床表现及诊断

（1）协调性宫缩乏力（低张性宫缩乏力）：最为常见。子宫收缩具有正常的节律性、对称性和极性，但收缩力弱，宫腔内压力低，<15mmHg，持续时间短，间歇期长且不规律，宫缩<2次/10分钟。宫缩高峰时，宫体隆起不明显，用手指按压宫底部肌壁仍可出现凹陷，此种宫缩乏力多属继发性宫缩乏力。常见于中骨盆与骨盆出口平面狭窄、胎先露部下降受阻、持续性枕横位或枕后位等头盆不称时。由于宫腔内压力低，对胎儿影响不大。但如产程拖延时间久，对母儿仍有不良影响。

（2）不协调性宫缩乏力（高张性宫缩乏力）：表现为宫缩失去正常的节律性、对称性，尤其是极性，宫缩的兴奋点来自子宫下段一处或多处，节律不协调、高频率的宫缩波自下而上扩散，不能产生向下的合力，致使宫缩时宫底部较子宫下段弱，宫缩间歇期子宫不能很好地松弛，使宫口扩张受限，胎先露不能如期下降，为无效宫缩。这些产妇往往有头盆不称和胎位异常，使胎头无法衔接，不能紧贴子宫下段及宫颈内口，不能引起反射性子宫收缩。产妇自觉下腹部持续疼痛，拒按，烦躁不安，严重者出现脱水、电解质紊乱、肠胀气、尿潴留；胎儿胎盘循环障碍，出现胎儿宫内窘迫。

4.处理

（1）协调性宫缩乏力：一旦出现协调性宫缩乏力，无论是原发性还是继发性，首先应寻找原因，检查有无头盆不称及胎位异常，阴道检查宫颈扩张和胎先露下降情况。发现有头盆不称，估计不能经阴道分娩者，应及时行剖宫产术；若判断无头盆不称和胎位异常，估计能经阴道分娩者，应采取加强宫缩的措施。

1）第一产程

一般处理：消除产妇紧张情绪，指导其休息、进食及大小便，注意营养和水分的补充。不能进食者静脉补充营养。产妇过度疲劳，缓慢静脉推注地西泮10mg。排尿困难者先行诱导法，无效时导尿，因排空膀胱能增宽产道，且有促进宫缩的作用。破膜12小时以上者给予抗生素预防感染。

加强子宫收缩：①人工破膜。宫颈扩张3cm或以上，无头盆不称，胎头已衔接者，可行人工破膜。破膜后先露下降紧贴子宫下段和宫颈内口，引起反射性宫缩，加速宫口扩张。现有学者主张胎头未衔接、无明显头盆不称者也可行人工破膜，认为破膜后可促进胎头下降入盆。破膜前必须检查有无脐带先露，破膜应在宫缩间歇、下次宫缩将开始时进行。破膜后术者手指应停留在阴道内，经过1~2次宫缩待胎头入盆后，术者再将手指取出；②缩宫素静脉滴注。适用于协调性宫缩乏力、宫口扩张 3cm、胎心良好、胎位正常、头盆相称者,先用 5% 葡萄糖液 500mL 静脉滴注,调节为 8~10 滴/分,然后加入缩宫素 2.5~5U,摇匀,每隔 15 分钟观察一次子宫收缩、胎心、血压和脉搏,并予记录。如子宫收缩不强,可逐渐加快滴速,一般不宜超过每分钟 40 滴,以子宫收缩达到持续 40~60 秒,间隔 2~4 分钟为好。评估宫缩强度的方法有 3 种:触诊子宫;电子监护;应用 Montevideo 单位(MU)表示宫缩强度,具体是将压力导管置于羊水中测子宫收缩强度 mmHg×10 分钟内宫缩次数,比如 10 分钟内有 3 次宫缩,每次压力为 50mmHg,就等于 150mU。一般临产时子宫收缩强度为 80~120mU,活跃期宫缩强度为 200~250mU,应用缩宫素促进宫缩时必须达到 250~300mU 时,才能引起有效宫缩。若 10 分钟内宫缩超过 5 次、宫缩持续 1 分钟以上或听胎心率有变化,应立即停滴。外源性缩宫素在母体血中的半衰期为 1~6 分钟,故停药后能迅速好转,必要时加用镇静药。若发现血压升高,应减慢滴注速度。由于缩宫素有抗利尿作用,水的重吸收增加,可出现尿少,需警惕水中毒的发生;③地西泮静脉推注。地西泮能使宫颈平滑肌松弛,软化宫颈,促进宫口扩张,适用于宫口扩张缓慢及宫颈水肿时。常用剂量为 10mg,间隔 4~6 小时可重复使用,与缩宫素联合应用效果更佳。

2)第二产程:对于第二产程发生的宫缩乏力应予重视。宫口开全 1 小时产程无进展,应再次评估骨盆情况、胎方位、胎头变形及有无产瘤、先露骨质部分高低及宫缩时先露下降情况,判断可否经阴道分娩。若胎头仍未衔接或伴有胎儿窘迫征象,应行剖宫产术;胎头双顶径尚未越过中骨盆平面,无头盆不称者,可静脉滴注缩宫素加强宫缩,同时指导产妇在宫缩时屏气用力,争取经阴道分娩机会;胎先露若达+3 水平或以下,可等待自然分娩或行阴道助产分娩;若处理后胎头下降无进展,胎头位置在+2 水平以上,应及时行剖宫产术。

3)第三产程:积极处理第三产程,以预防产后出血。胎儿前肩娩出后预防性应用缩宫素,使用方法为缩宫素 10U 肌内注射或 5U 稀释后静脉滴注,也可 10U 加入 500mL 液体中,以 100~150mL/h 静脉滴注;胎儿娩出后及时钳夹并剪断脐带,有控制地牵拉脐带协助胎盘娩出;胎盘娩出后按摩子宫。产后 2 小时是发生产后出血的高危时段,应密切观察子宫收缩情况和出血量变化,并应及时排空膀胱。若产程长、破膜时间长,应给予抗生素预防感染。

(2)不协调性宫缩乏力:处理原则是调节子宫收缩,恢复其极性,可给予强效镇静药。常用的有哌替啶 100mg 或吗啡 10~15mg 肌内注射、地西泮 10mg 静脉推注,使产妇充分休息,醒后不协调性宫缩多能恢复为协调性宫缩。在宫缩恢复为协调性之前,严禁应用缩宫素。若伴有胎儿窘迫征象或头盆不称,或经上述处理不协调性宫缩未能得到纠正者,均应行剖宫产术。若不协调性宫缩已被控制但宫缩仍弱时,可用协调性宫缩乏力时加强宫缩的各种方法处理。

二、子宫收缩过强

(一)协调性子宫收缩过强

子宫收缩的节律性、对称性和极性均正常,仅子宫收缩力过强、过频。宫缩过强定义为 10 分钟超过 5 次宫缩,收缩持续 2 分钟或更长,或收缩的持续时间正常,但宫缩间隔在 1 分钟内,有或没有胎心的异常。如产道无阻力,宫口迅速开全,分娩在短时间内结束,总产程不足 3 小时者,称为急产,对母儿产生不良影响。若存在产道梗阻或瘢痕子宫,可发生病理性缩复环或子宫破裂。

1.对母儿的影响

（1）对产妇的影响：宫缩过强过频，产程过快，可导致初产妇宫颈、阴道及会阴撕裂伤。宫缩过强使宫腔内压力增强，增加羊水栓塞的风险。接产时来不及消毒可导致产褥感染。胎儿娩出后子宫肌纤维缩复不良，易发生胎盘滞留或产后出血。

（2）对胎儿及新生儿的影响：宫缩过强过频，影响子宫胎盘血液循环，易发生胎儿窘迫、新生儿窒息甚至死亡。胎儿娩出过快，胎头在产道内受到的压力突然解除，可致新生儿颅内出血。接产时来不及消毒，新生儿易发生感染。坠地可致骨折、外伤。

2.处理　对于子宫收缩力过强、过频者应及早做好接生准备，勿使产妇向下屏气。若急产来不及消毒及新生儿坠地者，新生儿应肌内注射维生素 K_1 10mg 预防颅内出血，并尽早肌内注射精制破伤风抗毒素 1500U。产后仔细检查宫颈、阴道、外阴，若有撕裂应及时缝合。若属未消毒的接产，应给予抗生素预防感染。

对于有急产史的经产妇，在预产期前 1~2 周不应外出远走，以免发生意外，有条件者应提前住院待产。临产后慎用缩宫药物及其他促进宫缩的处理方法，如灌肠、人工破膜等。

（二）非协调性子宫收缩过强

1.强直性子宫收缩过强　强直性子宫收缩过强通常不是子宫肌组织功能异常，几乎均是外界因素异常造成，例如临产后产道发生梗死，或不适当地应用缩宫药物，或胎盘早剥血液浸润子宫肌层，均可引起宫颈内口以上部位的子宫肌层出现强直性痉挛性收缩，失去节律性，宫缩间歇期短或无间歇。

产妇表现为烦躁不安，持续性腹痛，拒按。胎位触不清，胎心听不清。有时可出现病理性缩复环、血尿等先兆子宫破裂征象。

一旦确诊为强直性宫缩，应及时给予宫缩抑制剂，如 25% 硫酸镁 20mL 加于 5% 葡萄糖液 20mL 内缓慢静脉推注（不少于 5 分钟），或肾上腺素 1mg 加于 5% 葡萄糖液 250mL 内静脉滴注。若属于梗阻性原因，应立即行剖宫产术。若胎死宫内可用乙醚吸入麻醉，若仍不能缓解强直性宫缩，应行剖宫产术。

2.子宫痉挛性狭窄环　子宫壁局部肌肉呈痉挛性不协调性收缩形成的环状狭窄，持续不放松，称子宫痉挛性狭窄环。狭窄环可发生在宫颈、宫体的任何部分，多在子宫上下段交界处，也可在胎体某一狭窄部，以胎颈、胎腰处常见（图 4-2）。

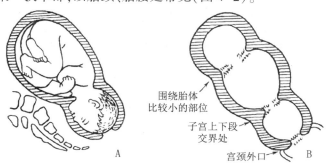

图 4-2　子宫痉挛性狭窄环

A.狭窄环围绕胎颈；B.狭窄环容易发生的部位

多因精神紧张、过度疲劳及不适当应用宫缩剂或粗暴地进行阴道内操作所致。产妇出现持续性腹痛,烦躁不安,宫颈扩张缓慢,胎先露部下降停滞,胎心时快时慢,阴道检查时在宫腔内触及较硬而无弹性的狭窄环,此环与病理性缩复环不同,特点是不增加宫腔压力,不随宫缩上升,不引起子宫破裂,但可导致产程进展缓慢或停滞。

应认真寻找导致子宫痉挛性狭窄环的原因,及时纠正。停止一切刺激,如禁止阴道内操作,停用宫缩素等。若无胎儿窘迫征象,给予镇静药如哌替啶 100mg、吗啡 10mg 肌内注射,也可给予宫缩抑制剂如利托君 10mg 口服,或 25%硫酸镁 20mL 加于 25%葡萄糖液 20mL 内缓慢静脉滴注,一般可消除异常宫缩。当宫缩恢复正常时,可行阴道助产或等待自然分娩。若经上述处理,子宫痉挛性狭窄环不能缓解,宫口未开全,胎先露部高,或伴有胎儿窘迫征象,均应立即行剖宫产术。

第二节　产道异常

产道异常包括骨产道(骨盆腔)异常及软产道(子宫下段、宫颈、阴道、外阴)异常,产道异常可使胎儿娩出受阻,临床上以骨产道异常多见。

一、骨产道异常

骨盆径线过短或形态异常,致使骨盆腔小于胎先露可通过的限度,阻碍胎先露下降,影响产程顺利进展,称狭窄骨盆。狭窄骨盆可以为一个径线过短或多个径线过短,也可以一个平面狭窄或多个平面狭窄,当一个径线狭窄时,要观察同一平面其他径线的大小,再结合整个骨盆腔大小与形态进行综合分析,做出正确判断。狭窄骨盆的分类如下。

1.骨盆入口平面狭窄　分 3 级:Ⅰ级为临界性狭窄,骶耻外径 18cm,入口前后径 10cm,绝大多数可经阴道自然分娩;Ⅱ级为相对性狭窄,骶耻外径 16.5~17.5cm,入口前后径 8.5~9.5cm,须经试产后才能决定是否可以经阴道分娩;Ⅲ级为绝对性狭窄,骶耻外径≤16.0cm,入口前后径≤8cm,必须以剖宫产结束分娩。扁平骨盆常见有两种类型。

(1)单纯扁平骨盆:骨盆入口呈横扁圆形,骶岬向前下突出,使骨盆入口前后径缩短而横径正常。

(2)佝偻病性扁平骨盆:骨盆入口呈横的肾形,骶岬向前突,骨盆入口前后径短。骶骨变直向后翘。尾骨呈钩状突向骨盆出口平面。

2.中骨盆及骨盆出口平面狭窄　分 3 级:Ⅰ级为临界性狭窄,坐骨棘间径 10cm,坐骨结节间径 7.5cm;Ⅱ级为相对性狭窄,坐骨棘间径 8.5~9.5cm,坐骨结节间径 6.0~7.0cm;Ⅲ级为绝对性狭窄,坐骨棘间径≤8.0cm,坐骨结节间径≤5.5cm。我国妇女常见以下两种类型。

(1)漏斗骨盆:骨盆入口平面各径线正常,两侧骨盆壁向内倾斜,状似漏斗。其特点是中骨盆及出口平面明显狭窄,坐骨棘间径<10cm,坐骨结节间径<8cm,耻骨弓角度<90°。坐骨结节间径与出口后矢状径之和<15cm,常见于男型骨盆。

(2)横径狭窄骨盆:与类人猿型骨盆类似。骨盆入口、中骨盆及骨盆出口的横径均缩短,前后径稍长,坐骨切迹宽。测量骶耻外径值正常,但髂棘间径及髂嵴间径均缩短。临产后先露入盆不困难,但胎头下降至中骨盆和出口平面时,常不能顺利转为枕前位,形成持续性枕横位或枕后位,产程进入活跃晚期及第二产程后进展缓慢,甚至停滞。

3.骨盆 3 个平面狭窄　骨盆外形属女性骨盆,但骨盆每个平面的径线均小于正常值 2cm

或更多,称均小骨盆。多见于身材矮小、体形匀称的妇女。

4.畸形骨盆　骨盆失去正常形态称畸形骨盆。仅介绍下列两种。

(1)骨软化症骨盆:现已罕见。因缺钙、磷、维生素D及紫外线照射不足,使成年人期骨质矿化障碍,被类骨组织代替,骨质脱钙、疏松、软化。由于受躯干重力及两股骨向内上方挤压,使骶岬突向前,耻骨联合向前突出,骨盆入口平面呈凹三角形,粗隆间径及坐骨结节间径明显缩短,严重者阴道不能容纳2指。一般不能经阴道分娩。

(2)偏斜骨盆:是一侧髂翼与髋骨发育不良所致骶髂关节固定,以及下肢和髋关节疾病,引起骨盆一侧斜径缩短的偏斜骨盆。

二、软产道异常

软产道包括子宫下段、宫颈、阴道及外阴。软产道异常所致的难产少见,容易被忽视。应在妊娠早期了解软产道有无异常。

1.外阴异常

(1)会阴坚韧:多见于初产妇,尤其35岁以上高龄初产妇更多见。由于组织坚韧,缺乏弹性,会阴伸展性差,使阴道口狭窄,在第二产程常出现胎先露部下降受阻,且可于胎头娩出时造成会阴严重裂伤。分娩时,应预防会阴后一侧切开。

(2)外阴水肿:妊娠期高血压疾病、重度贫血、心脏病及慢性肾炎孕妇在全身水肿的同时,可有重度外阴水肿,分娩时妨碍胎先露部下降,造成组织损伤、感染和愈合不良等。在临产前,可局部应用50%硫酸镁液湿敷;临产后,仍有严重水肿者,可在严格消毒下进行多点针刺皮肤放液。分娩时,可做会阴后一侧切开。若瘢痕过大,扩张困难者,应行剖宫产术。

2.阴道异常

(1)阴道横隔:横膈较坚韧,多位于阴道上、中段。在横隔中央或稍偏一侧常有一小孔,易被误认为宫颈外口。若仔细检查,在小孔上方可触及逐渐开大的宫口边缘,而该小孔的直径并不变大。阴道横隔影响胎先露部下降,当横隔被撑薄,此时可在直视下自小孔处将膈做X形切开。待分娩结束再切除剩余的横隔,用可吸收线间断或连续锁边缝合残端。若横隔高而坚厚,阻碍胎先露部下降,则需行剖宫产术结束分娩。

(2)阴道纵隔:阴道纵隔若伴有双子宫、双宫颈,位于一侧子宫内的胎儿下降,通过该侧阴道分娩时,纵隔被推向对侧,分娩多无阻碍。当阴道纵隔发生于单宫颈时,有时纵隔位于胎先露部的前方,胎先露部继续下降,若隔膜较薄可因先露扩张和压迫自行断裂,隔膜过厚可影响胎儿娩出。阴道瘢痕性狭窄轻者因妊娠后组织变软,不影响分娩。若瘢痕广泛、部位高者可影响先露下降。此外,阴道尖锐湿疣于妊娠期生长迅速,患者于分娩时容易发生阴道裂伤、血肿及感染。

(3)阴道囊肿和肿瘤:阴道壁囊肿较大时,阻碍胎先露部下降,此时可行囊肿穿刺抽出其内容物,待产后再选择时机进行处理。阴道内肿瘤阻碍胎先露部下降而又不能经阴道切除者,均应行剖宫产术,原有病变待产后再行处理。

3.宫颈异常

(1)宫颈外口黏合:多在分娩受阻时发现。当宫颈管已消失而宫口却不扩张,仍为一很小的孔,通常用手指稍加压力分离黏合的小孔,宫口即可在短时间内开全。但有时为使宫口开大,需行宫颈切开术。

（2）宫颈水肿：多见于扁平骨盆、持续性枕后位或滞产，宫口未开全过早使用腹压，致使宫颈前唇长时间被压于胎头与耻骨联合之间，血液回流受阻引起水肿，影响宫颈扩张。轻者可抬高产妇臀部，减轻胎头对宫颈的压力，也可于宫颈两侧各注入 0.5% 利多卡因 5～10mL 或地西泮 10mg 静脉推注，待宫口近开全，用手将水肿的宫颈前唇上推，使其逐渐越过胎头，即可经阴道分娩。若经上述处理无明显效果，宫口不继续扩张，可行剖宫产术。

（3）宫颈坚韧：常见于高龄初产妇，宫颈缺乏弹性或精神过度紧张使宫颈挛缩，宫颈不易扩张。此时可静脉推注地西泮 10mg。也可于宫颈两侧各注入 0.5% 利多卡因 5～10mL，若不见缓解，应行剖宫产术。

（4）宫颈瘢痕：宫颈锥形切除术后、宫颈裂伤修补术后感染、宫颈深部电烙术后等所致的宫颈瘢痕，虽于妊娠后软化，若宫缩很强，宫口仍不扩张，不宜久等，应行剖宫产术。

（5）宫颈癌：此时宫颈硬而脆，缺乏伸展性，临产后影响宫口扩张，若经阴道分娩，有发生大出血、裂伤、感染及癌扩散等危险，故不应经阴道分娩，应行剖宫产术，术后放疗。若为早期浸润癌，可先行剖宫产术，随即行广泛性子宫切除术及盆腔淋巴结清扫术。

（6）宫颈肌瘤：生长在子宫下段及宫颈部位的较大肌瘤，占据盆腔或阻塞于骨盆入口时，影响胎先露部进入骨盆入口，应行剖宫产术。若肌瘤在骨盆入口以上而胎头已入盆，肌瘤不阻塞产道则可经阴道分娩，肌瘤待产后再行处理。

（7）子宫下段异常：随着剖宫产率的增加，剖宫产术后并发症发生率也随之升高，子宫下段切口感染，瘢痕较大，血管闭塞，血供障碍，子宫下段组织硬韧，遇到梗阻性难产可发生子宫下段破裂。分娩时要严密观察有无病理缩复环出现及血尿等，有异常及时处理。

三、诊断检查

1.病史　询问孕妇有无佝偻病、脊髓灰质炎、脊柱和髋关节结核及外伤史。若为经产妇，应了解有无难产史及新生儿有无产伤等。

2.一般检查　观察产妇的体型、步态有无跛足，有无脊柱及髋关节畸形，米氏菱形窝是否对称，有无尖腹及悬垂腹等体征。身高 <145cm 者，应警惕均小骨盆。

3.腹部检查

（1）腹部形态：注意观察腹型，尺测耻上子宫长度及腹围，B 超观察胎先露与骨盆的关系，还须测量胎头双顶径、胸径、腹径、股骨长度，预测胎儿体重，判断能否顺利通过骨产道。

（2）胎位异常：骨盆入口狭窄往往因头盆不称，胎头不易入盆导致胎位异常，如臀先露、肩先露。中骨盆狭窄影响已入盆的胎头内旋转，导致持续性枕横位、枕后位。

（3）估计头盆关系：正常情况下，部分初孕妇在预产期前 2 周，经产妇于临产后，胎头应入盆。若已临产，胎头仍未入盆，则应充分估计头盆关系。检查头盆是否相称的具体方法：孕妇排空膀胱，仰卧，两腿伸直。检查者将手放在耻骨联合上方，将浮动的胎头向骨盆腔方向推压。若胎头低于耻骨联合平面，表示胎头可以入盆，头盆相称，称为跨耻征阴性；若胎头与耻骨联合在同一平面，表示可疑头盆不称，称为跨耻征可疑阳性；若胎头高于耻骨联合平面，表示头盆明显不称，称为跨耻征阳性。对出现跨耻征阳性的孕妇，应让其取两腿屈曲半卧位，再次检查胎头跨耻征，若转为阴性，提示为骨盆倾斜度异常，而不是头盆不称。

4.骨盆测量

（1）骨盆外测量：骨盆外测量的结果，可以间接反映出真骨盆的大小。骨盆外测量各径线<正常值 2cm 或以上为均小骨盆;骶耻外径<18cm 为扁平骨盆。坐骨结节间径<8cm,耻骨弓角度<90°,为漏斗型骨盆。骨盆两侧斜径(以一侧髂前上棘至对侧髂后上棘间的距离)及同侧直径(从髂前上棘至同侧髂后上棘间的距离),两者相差>1cm 为偏斜骨盆。

(2)骨盆内测量:骨盆外测量发现异常,应进行骨盆内测量。对角径<11.5cm,骶岬突出为骨盆入口平面狭窄,属扁平骨盆。中骨盆平面狭窄及骨盆出口平面狭窄往往同时存在。应测量骶骨前面弯度、坐骨棘间径、坐骨切迹宽度(即骶棘韧带宽度)。若坐骨棘间径<10cm,坐骨切迹宽度<2 横指,为中骨盆平面狭窄。若坐骨结节间径<8cm,应测量出口后矢状径及检查骶尾关节活动度,估计骨盆出口平面的狭窄程度。若坐骨结节间径与出口后矢状径之和<15cm,为骨盆出口平面狭窄。

5.B 超检查 观察胎先露与骨盆的关系,测量胎头双顶径、胸径、腹径、股骨长度,预测胎儿体重,判断能否顺利通过骨产道。

四、对母儿的影响

1.对母体的影响 若为骨盆入口平面狭窄,影响胎先露部衔接,容易发生胎位异常,引起继发性子宫收缩乏力,导致产程延长或停滞。若中骨盆平面狭窄,影响胎头内旋转,容易发生持续性枕横位或枕后位。胎头长时间嵌顿于产道内,压迫软组织引起局部缺血、水肿、坏死、脱落,于产后形成生殖道瘘;胎膜早破及手术助产增加感染概率。严重梗阻性难产若不及时处理,可导致先兆子宫破裂,甚至子宫破裂,危及产妇生命。

2.对胎儿的影响 头盆不相称容易发生胎膜早破、脐带脱垂,导致胎儿窘迫,甚至胎儿死亡;产程延长,胎头受压,缺血缺氧容易发生颅内出血;产道狭窄,手术助产概率增大,易发生新生儿产伤及感染。

五、治疗

1.骨产道异常 明确狭窄骨盆的类别和程度,了解胎位、胎儿大小、胎心、宫缩强弱、宫颈扩张程度、破膜与否,结合年龄、产次、既往分娩史,综合判断,选择合理的分娩方式。

(1)轻度头盆不称:在严密监护下可以试产,试产过程一般不用镇静、镇痛药,少肛查,禁灌肠。密切观察胎儿情况及产程进展。勤听胎心音,破膜后立即听胎心音,观察羊水性状,必要时行阴道检查,了解产程进展,有无脐带脱垂。若胎头未衔接,胎位异常已破膜的产妇应抬高床尾。试产 2~4 小时,如果胎头仍未入盆,并伴胎儿窘迫者,则应停止试产,及时行剖宫产术结束分娩。

(2)中骨盆狭窄:主要影响胎头俯屈,使内旋转受阻,易发生持续性枕横位或枕后位。若宫口已开全,胎头双顶径达坐骨棘水平或更低,可用胎头吸引、产钳等阴道助产术,并做好抢救新生儿的准备;若胎头未达坐骨棘水平,或出现胎儿窘迫征象,应行剖宫产术结束分娩。

(3)骨盆出口狭窄:出口平面是产道最低部位,应在临产前对胎儿大小、头盆关系作充分估计,决定分娩方式,出口平面狭窄者不宜试产。若出口横径与后矢状径之和>15cm,多数可经阴道分娩;两者之和为 13~15cm 者,多数需阴道助产;两径之和<13cm,足月胎儿不易经阴道分娩,应行剖宫产术结束分娩。

(4)胎儿娩出:胎儿娩出后,及时注射宫缩药,使用抗生素预防产后出血和感染。

2.软产道异常 应根据局部组织的病变程度及对阴道分娩的影响,选择局部手术治疗处理,或行剖宫产术结束分娩。

第三节　胎位异常

胎位是影响分娩及决定分娩难易程度的重要因素之一。常见的胎位异常包括头先露、臀先露,还有肩先露和复合先露。

一、持续性枕后位、枕横位

在分娩过程中,胎头以枕后位或枕横位衔接,在下降过程中,胎头枕部因强有力的宫缩,绝大多数能向前转135°或90°,转成枕前位而自然分娩。若胎头枕骨持续不能转向前方,直至分娩后期仍然位于母体骨盆的后方或侧方,致使分娩发生困难者,称为持续性枕后位或持续性枕横位。临产早期15%的胎儿是枕后位,5%于分娩中仍然是枕后位。

1.原因

(1)骨盆异常:常发生于男型骨盆或类人猿型骨盆。这两类骨盆的特点是入口平面前半部较狭窄,不适合胎头枕部衔接,后半部较宽,胎头容易以枕后位或枕横位衔接。这类骨盆常伴有中骨盆狭窄,影响胎头在中骨盆平面向前旋转而成为持续性枕后位或持续性枕横位。此外,扁平骨盆和均小骨盆均可因骨盆径线短而使胎头枕横位嵌顿在中骨盆形成持续性枕横位。

(2)胎头俯屈不良:持续性枕后(横)位胎头俯屈不良,以较枕下前囟(9.5cm)增加1.8cm的枕额径(11.3cm)通过产道,影响胎头在骨盆腔内旋转。若以枕后位衔接,胎儿脊柱与母体脊柱接近,不利于胎头俯屈,胎头前囟成为胎头下降的最低部位,而最低点又常转向骨盆前方,当前囟转至前方或侧方时,胎头枕部转至后方或侧方,形成持续性枕后位或枕横位。

(3)子宫收缩乏力:影响胎头下降、俯屈及内旋转,容易造成持续性枕后位或枕横位。反过来,持续性枕后(横)位使胎头下降受阻,也容易导致宫缩乏力,两者互为因果关系。

(4)其他:前置胎盘、膀胱充盈、宫颈肌瘤、头盆不称、胎儿发育异常等均可影响胎头内旋转,形成持续性枕后(横)位。

2.分娩机制　在无头盆不称的情况下,多数枕后位及枕横位在强有力的宫缩作用下,可使胎头枕部向前旋转90°~135°成为枕前位。在分娩过程中,若不能转成枕前位时,其分娩机制如下。

(1)枕后位:内旋转时向后旋转45°,使矢状缝与骨盆前后径一致。胎儿枕部朝向骶骨呈正枕后位,其分娩机制如下。①胎头俯屈较好:前囟抵达耻骨联合下时,以前囟为支点,胎头继续俯屈,先娩出顶、枕部,随后仰伸,相继娩出额、鼻、口、颏;②胎头俯屈不良:当鼻根出现在耻骨联合下时,以鼻根为支点,胎头先俯屈,前囟、顶、枕部娩出后,胎头仰伸,相继娩出鼻、口、颏。

(2)枕横位:部分枕横位于下降过程中内旋转受阻,或枕后位的胎头枕部仅向前旋转45°成为持续性枕横位时,虽能经阴道分娩,多数需要用手或胎头吸引术将胎头转成枕前位娩出。

3.对母儿影响

(1)对产程的影响:持续性枕后(横)位容易导致第二产程延缓及胎头下降停滞,若未及时处理常导致第二产程延长,甚至滞产。

（2）对产妇的影响：胎头长时间压迫软产道，可发生缺血坏死脱落，形成生殖道瘘。胎位异常导致继发性宫缩乏力，使产程延长，常需手术助产，容易发生软产道损伤，增加产后出血及感染机会。

（3）对胎儿的影响：第二产程延长和手术助产机会增多，常出现胎儿窘迫和新生儿窒息，围生儿病死率增高。

4.临床表现　临产后胎头衔接较晚及俯屈不良，由于枕后位的胎先露部不易紧贴宫颈及子宫下段，常导致协调性子宫收缩乏力及宫颈扩张缓慢。因枕骨持续位于骨盆后方压迫直肠，产妇自觉肛门坠胀及排便感，致使宫口尚未开全时过早使用腹压，容易导致宫颈前唇水肿和产妇疲劳，影响产程进展。持续性枕后位常致第二产程延长。若在阴道口虽已见到胎发，但历经多次宫缩时屏气却不见胎头继续顺利下降时，应考虑到可能是持续性枕后位。

5.辅助检查

（1）腹部体征：胎背偏向母体后方或侧方，前腹壁容易触及胎儿肢体，且在胎儿肢体侧容易听及胎心。

（2）肛门检查或阴道检查：枕后位时感到盆腔后部空虚，胎头矢状缝位于骨盆左斜径上，前囟在骨盆右前方，后囟（枕部）在骨盆左后方则为枕左后位。查明胎头矢状缝位于骨盆横径上，后囟在骨盆左侧方，则为枕左横位。若出现胎头水肿、颅骨重叠、囟门触不清，需行阴道检查，借助胎儿耳郭、耳屏位置及方向判定胎位，若耳郭朝向骨盆后方，即可诊断为枕后位；反之则为枕横位。

（3）超声检查：根据胎头眼眶及枕部位置，能准确探清胎头位置。

6.处理　若骨盆无异常、胎儿不大时，可以试产。试产时严密观察产程，注意胎头下降、宫口扩张程度、宫缩强弱及胎心有无变化。

（1）第一产程

1）潜伏期：应保证产妇充分营养和休息。若情绪紧张、睡眠不好可给予哌替啶或地西泮。让产妇向胎儿肢体方向侧卧，以利胎头枕部转向前方。若宫缩欠佳，应尽早使用缩宫素。

2）活跃期：宫口开大 3~4cm 产程停滞，除外头盆不称可行人工破膜，使胎头下降，压迫宫颈，增强宫缩，推动胎头内旋转。若产力欠佳，静脉滴注缩宫素。若宫口开大速度>1cm/h，伴胎先露部下降，多能经阴道分娩。在试产过程中出现胎儿窘迫征象，应行剖宫产术。宫口开全之前，嘱产妇勿过早屏气用力，以免引起宫颈前唇水肿，影响产程进展。

（2）第二产程：若第二产程进展缓慢，初产妇已近 2 小时，经产妇已近 1 小时，应行阴道检查。当胎头双顶径已达坐骨棘平面或以下时，可徒手将胎头枕部转向前方，使矢状缝与骨盆出口前后径一致，或自然分娩，或阴道助产（低位产钳术或胎头吸引术）。若转成枕前位有困难时，也可向后转成正枕后位，再以产钳助产。若以枕后位娩出时，须做较大的会阴侧切，以免造成会阴裂伤。若胎头位置较高，疑有头盆不称，则须行剖宫产术，中位产钳不宜使用。

（3）第三产程：因产程延长，容易发生产后子宫收缩乏力，故胎盘娩出后应立即肌内注射子宫收缩剂，以防发生产后出血。有软产道裂伤者，应及时修补。新生儿应重点监护。凡行手术助产及有产道裂伤者，产后应给予抗生素预防感染。

二、抬头高直位

胎头呈不屈不仰姿势于骨盆入口，其矢状缝与骨盆入口平面前后径相一致，称胎头高直位。包括:①高直前位:胎头枕骨向前靠近耻骨联合,又称枕耻位;②高直后位:胎头枕骨向后靠近骶岬者,又称枕骶位。约占分娩总数的1.08%。

1.原因　胎头高直位的病因尚不清楚,可能与头盆不称、腹壁松弛、腹直肌分离及胎膜早破等有关。

2.处理　高直前位时,若骨盆正常、胎儿不大、产力强,应给予阴道试产机会。加强宫缩促使胎头俯屈,胎头转为枕前位可经阴道分娩或阴道助产。若试产失败再行剖宫产术结束分娩。高直后位一经确诊,应行剖宫产术。

三、面先露

胎头以颜面为先露时,称为面先露,多于临产后发现。常由额先露继续仰伸形成,以颏骨为指示点有颏左前、颏左横、颏左后、颏右前、颏右横、颏右后6种胎位,以颏左前、颏右后多见。

1.原因　包括骨盆狭窄、头盆不称、腹壁松弛、脐带过短或脐带绕颈、胎儿畸形等。

2.处理　面先露均在临产后发生。如出现产程延长及停滞时,应及时行阴道检查。颏前位时,若无头盆不称,产力良好,有可能经阴道自然分娩。若出现继发性宫缩乏力,第二产程延长,可用产钳助娩,但会阴后侧切要开足够大。若有头盆不称或出现胎儿窘迫征象,应行剖宫产术。持续性颏后位时难以经阴道分娩,应行剖宫产分娩。颏横位若能转为颏前位,可以经阴道分娩,持续性颏横位常出现产程延长和停滞,应行剖宫产术。

四、臀先露

臀先露是最常见的异常胎位,占妊娠足月分娩总数的3%~4%。臀先露的胎儿位于母体纵轴上,胎头在宫底部,先露部为胎儿的臀、足或膝。由于小而软的胎臀先娩出,大而硬的胎头后娩出,可能导致胎头娩出困难;小而不规则的胎臀(尤其是足先露)与子宫下段结合不紧密,易发生脐带脱垂,引起的围生儿病死率是枕先露的3~8倍。臀先露以骶骨为指示点,有骶左前、骶左横、骶左后、骶右前、骶右横、骶右后6种胎位。

1.原因

(1)胎儿在宫腔内活动范围过大:羊水过多、经产妇腹壁松弛及早产儿羊水相对偏多,胎儿易在宫腔内自由活动形成臀先露。

(2)胎儿在宫腔内活动范围受限:子宫畸形(如单角子宫、双角子宫等)、胎儿畸形(如无脑儿、脑积水等)、双胎妊娠及羊水过少等,容易发生臀先露。

(3)胎头衔接受阻:狭窄骨盆、前置胎盘、肿瘤阻碍骨盆腔及巨大胎儿等,也易发生臀先露。

2.分娩机制　以骶右前位为例加以阐述。

(1)胎臀娩出:临产后,胎臀以粗隆间径(9cm)衔接于骨盆入口的右斜径上(12cm),并不断下降,前髋下降稍快,先抵骨盆,在遇盆底阻力后,臀部向母体右前方做45°内旋转,使前髋位于耻骨联合后方,而粗隆间径与母体骨盆出口前后径一致。胎体为适应产道弯曲度而侧屈,后臀先从会阴前缘娩出,胎体稍伸直,使前臀从耻骨弓下娩出。继之双腿双足娩出。当胎臀及两下肢娩出后,胎体行外旋转,使胎背转向前方或右前方。

(2)胎肩娩出:胎臀及下肢娩出后,胎体发生外旋转,使胎儿背部转向前方或侧前方,胎体的旋转使双肩径进入骨盆横径或斜径上并逐渐下降至骨盆底,双肩径适应骨盆出口前后径,前肩向前内旋转45°或90°而位于耻骨弓下,胎体侧屈先娩出后肩及其上肢,继而前肩及其上肢娩出。

(3)胎头娩出:肩的内旋转和下降使胎儿矢状缝与骨盆横径或斜径相一致,进一步下降遇盆底阻力后胎头发生内旋转45°或90°,胎头矢状缝位于出口前后径上,枕骨转至耻骨联合下并以此为支点进行俯屈,使颏、面、额部相继自会阴前缘娩出,继而整个胎头娩出。臀位的后出胎头,因娩出迅速,未受到很大挤压变形而呈圆形,头娩出较胎肩、胎臀困难,是臀产分娩的关键部分。

3.对母儿影响

(1)对母体的影响:不规则的胎臀对前羊膜囊压力不均,易导致胎膜早破;胎臀不能紧贴子宫下段及宫颈内口,扩张宫颈和刺激宫旁神经丛的张力不如头先露,故容易发生产程延长、继发性子宫收缩乏力及产后出血。

(2)对胎儿的影响:脐带脱垂、胎儿窘迫、后出胎头牵出困难、新生儿窒息、臂丛神经损伤及颅内出血的风险均大大高于头先露。

4.临床分类

(1)单臀先露:胎儿双髋关节屈曲,双膝关节直伸,以臀部为先露,又称腿直臀先露。此类最多见。

(2)完全臀先露:胎儿双髋关节及膝关节均屈曲,犹如盘膝坐,以臀部和双足为先露,又称混合先露。较多见。

(3)不完全臀先露:以一足或双足、一膝或双膝或一足一膝为先露,膝先露是暂时的,产程开始后转为足先露。此类较少见。

5.临床表现 孕妇常感肋下有圆而硬的胎头。由于胎臀不能紧贴子宫下段及宫颈,常导致子宫收缩乏力,宫颈扩张缓慢,致使产程延长。

6.辅助检查

(1)通过产科四步触诊法及胎心听诊,多数可以确诊。子宫呈纵椭圆形,胎体纵轴与母体纵轴一致。在宫底部可触到圆而硬、按压有时有浮球感的胎头;在耻骨联合上方可触到不规则、软而宽的胎臀,胎心听诊位置较高,在脐左(或右)上方听得最清楚。

(2)阴道检查:宫口扩张2cm以上且胎膜已破时,可直接触到胎臀、外生殖器及肛门,此时应注意与颜面相鉴别。若为胎臀,可触及肛门与两坐骨结节呈一直线,手指放入肛门时有环状括约肌的收缩感,指尖上有胎粪。若为颜面,口与两颧骨呈一等边三角形,手指放入口内可触及齿龈,有吸吮动作。若触及胎足时,应与胎手相鉴别,胎足趾短而平齐且有足跟,胎手指长,指端不平齐。

(3)超声检查:超声应了解以下几项内容。①诊断胎头有无仰伸(即望星式):胎头过度仰伸使胎头入盆的径线增加而下降受阻。经阴道分娩可致胎儿损伤,包括颈椎脱位和脊髓横断;②测量双顶径、胸腹围及股骨长度,估计胎儿大小;③了解胎儿有无畸形,在臀位中胎儿畸形的发生率是3%;④确定臀位类型;⑤有无脐带先露。

7.处理

(1)妊娠期

1)胸膝卧位:为最常用的方法,主要机制是使胎体受重力的影响产生移位、转动,或促使已入盆的胎儿肢体离开骨盆腔,减少转胎的障碍。在每天早晚空腹时进行,排空膀胱,松解裤带,取胸膝卧位的姿势。每天 2 次,每次 15 分钟,持续 7~10 天后若不能回转,可改用其他方法。胸膝卧位常因头低、胸部受压、面部充血而使孕妇不能坚持。

2)外倒转术:应用上述矫正方法无效者,于妊娠 32~34 周时可行外倒转术,因有发生胎盘早剥、脐带缠绕等严重并发症的可能,应用时要慎重。术前半小时口服利托君 10mg。行外倒转术时,最好在超声监测下进行。孕妇平卧,露出腹壁。查清胎位,听胎心率。步骤包括松动胎先露部(两手插入先露部下方向上提拉,使之松动)、转胎(两手把握胎儿两端,一手将胎头沿胎儿腹侧轻轻向骨盆入口推移,另一手将胎臀上推,与推胎头动作配合,直至转为头先露)。动作应轻柔,间断进行。若术中或术后发现胎动频繁而剧烈、胎心率异常,应停止转动,退回原胎位并观察半小时。

(2)分娩期

1)选择性剖宫产的指征:狭窄骨盆、软产道异常、胎儿体重>3500g、胎儿窘迫、高龄初产、有难产史、不完全臀先露、超声见胎头过度仰伸、有脐带先露或膝先露、有其他妊娠合并疾病等,均应行剖宫产术结束分娩。

2)经阴道分娩的条件:孕龄≥36 周,单臀先露,胎儿体重为 2500~3500g,无胎头仰伸,骨盆大小正常,无其他剖宫产指征。

3)决定经阴道分娩的处理

第一产程:产妇应侧卧,不宜站立走动,尽量避免胎膜破裂。一旦破膜,应立即听胎心。若有脐带脱垂,胎心尚好,宫口未开全,为抢救胎儿,需立即行剖宫产术。宫缩乏力时可应用催产素。当宫口开大 4~5cm 时,胎足即可经宫口脱出至阴道。为了使宫颈和阴道充分扩张,消毒外阴之后使用"堵"外阴方法。当宫缩时用无菌巾以手掌堵住阴道口,让胎臀下降,避免胎足先下降,待宫口及阴道充分扩张后才让胎臀娩出。此法有利于后出胎头的顺利娩出。

第二产程:接产前,应导尿排空膀胱。初产妇应做会阴侧切术。有 3 种分娩方式。①自然臀位分娩:胎儿自然娩出,不作任何牵拉。极少见,仅见于经产妇、胎儿小、宫缩强、产道正常者;②臀位助产术:当胎臀自然娩出至脐部后,胎肩及后出胎头由接产者协助娩出。脐部娩出后,一般应在 2~3 分钟娩出胎头,最长不能超过 8 分钟。后出胎头娩出有主张用单叶产钳效果佳;③臀位牵引术:胎儿全部由接产者牵拉娩出,此种手术对胎儿损伤大,不宜采用。

第三产程:产程延长易并发子宫乏力性出血。胎盘娩出后,应肌内注射催产素,防止产后出血。行手术操作及有软产道损伤者应及时缝合,并给予抗生素预防感染。

五、复合先露

先露部除头或臀之外,尚有肢体手或足共同进入骨盆,称为复合先露。最常见的是头与手的复合先露,较少见的是头与单足或双足。发现复合先露时应首先查明发生的原因,须排除头盆不称。在确定无头盆不称的情况下,使产妇卧向脱出肢体的对侧等待脱出肢体自然还纳,严密观察胎心变化,根据产程进展和先露下降情况决定分娩方式。根据脱出肢体为上肢或下肢,先进部为臀或头,以及其肢体脱出的程度,分别进行适当的处理。

1.自然分娩 多数病例可等待自然分娩,侧卧后当宫底随本身重量稍向卧侧腹部移动时,脱出的肢体常可自然回纳。及时发现脐带脱出等异常情况。脱出肢体部分较小如仅手脱出,并未阻塞于盆腔尚可活动者,可因分娩推动胎体下降,使手自动缩回。如胎臂整个脱出至胎头前且部位较低难以还纳者,可等待自然分娩或行产钳助产。

2.剖宫产术　骨盆狭小及头盆不称,或者脐带脱出的足月儿,特别是初产妇,宜行剖宫产。

3.肢体还纳术　整个肢体脱出而胎头尚高者,可于全麻下行肢体还纳。还纳肢体后应下压并固定胎头,防止肢体再次脱出,然后根据进展情况,考虑剖宫产或经阴道分娩。

第五章　分娩并发症

分娩期是决定妊娠结局的关键时期,在分娩过程中可出现一些严重威胁母胎生命安全的并发症,如产后出血、羊水栓塞、子宫破裂等,是导致孕产妇死亡的主要原因。其中,产后出血长期居于我国孕产妇死亡原因的首位;羊水栓塞则是病情凶险而又难以预测的极严重并发症,病死率极高。因此,正确处理分娩并发症对母胎安全尤为重要。

第一节　产后出血

产后出血是指胎儿娩出后 24 小时内,阴道分娩产妇出血量≥500mL 或剖宫产分娩产妇出血量≥1000mL。产后出血是分娩期严重的并发症,是我国目前孕产妇死亡的首要原因。据文献报道其发病率为 5%~10%,但由于临床上估计产后出血量一般比实际出血量低30%~50%,因此实际产后出血发病率可能更高。

一、病因

胎儿娩出后的出血主要来源于两个部位:胎盘剥离面的出血、软产道损伤所致血管破裂出血。胎盘剥离面出血与产后出血常见的病因子宫收缩乏力、胎盘因素及凝血功能障碍相关。软组织血管损伤主要与子宫下段、子宫颈、阴道、会阴体的血管破裂出血相关。但这几种原因既可合并存在,又可互为因果,如胎盘因素可影响子宫收缩,导致宫缩乏力,大量出血可消耗凝血因子,导致凝血功能障碍。

1.子宫收缩乏力　是产后出血最常见的原因,占产后出血总数的 50%~70%。妊娠足月时血流速度以平均 450~650mL/min 的速度通过胎盘,胎儿娩出后子宫肌纤维迅速收缩。子宫肌层从解剖结构上分为内、外、中 3 层,外层纵形排列,内层环形排列,中间层交叉排列,且血管穿插走行其中。子宫收缩和缩复能有效地压迫肌束间的血管,同时还能使胎盘剥离面积迅速缩小,其周围螺旋动脉得到生理性结扎,血窦关闭,出血控制。任何影响子宫肌正常收缩和缩复功能的因素都有可能导致子宫收缩乏力性产后出血,短时间就可能发生严重的失血甚至休克。常见高危因素包括:①全身因素。合并急慢性全身性疾病,体质虚弱、过度疲劳、恐惧分娩、高龄、肥胖,以及既往产后出血史;②子宫因素。包括子宫肌层损伤如剖宫产史,肌瘤挖除史,多胎多产;子宫畸形或子宫肌瘤;子宫肌纤维过度伸展如羊水过多、巨大胎儿、多胎妊娠等;③药物因素。临产后使用镇静药、麻醉药或子宫收缩抑制剂,以及缩宫素使用不当、药物催引产等;④产程因素。急产、产程延长或滞产、试产失败等;⑤其他产科因素。如妊娠合并疾病、妊娠并发症等。

2.胎盘因素　胎儿娩出后胎盘剥离,剥离面供应胎盘的动静脉随之开放,止血是由子宫肌纤维结构特点和血液凝固机制共同决定的。除子宫肌纤维收缩以外,内源性前列腺素作用下血小板大量聚集,释放血管活性物质加强血管收缩的同时形成血栓,形成的血凝块可有效堵塞胎盘剥离面暴露的血管,达到止血目的。任何影响胎盘自子宫剥离的因素均可导致产后出血,这些胎盘因素包括:①胎盘滞留。可影响胎盘剥离面血窦的关闭,引起产后出血。常见的原因有膀胱过度充盈、胎盘嵌顿、胎盘剥离不全;②胎盘胎膜残留。部分胎盘小叶、副胎盘或部分胎膜残留在宫腔内,可干扰子宫收缩而导致产后出血;③胎盘粘连、胎盘植入。子宫蜕膜减少或缺如,胎盘与子宫之间蜕膜海绵层的生理性裂缝线消失,导致一个或多个胎盘母体叶紧密粘连于蜕膜基底层甚至子宫肌层,临床上分为胎盘粘连、胎盘植入和胎盘穿透。常见原因包括多次宫腔手术操作史、子宫内膜炎、蜕膜发育不良、剖宫产史、前置胎盘、高龄产妇及多次分娩史等。

3.软产道裂伤　软产道裂伤包括会阴、阴道、宫颈裂伤,严重的裂伤可累及阴道穹隆、子宫下段,甚至盆壁,导致阔韧带内血肿、腹膜后血肿或子宫破裂。常见原因有:①会阴及阴道水肿、炎症、静脉曲张等导致组织弹性差,分娩时会阴扩张不充分,导致会阴裂伤出血;②巨大胎儿、胎先露异常、梗阻性难产、急产、产力过强;③阴道助产技术的使用,包括胎头吸引器、臀位助产、臀牵引术和产钳助产,尤其是产钳对产道的损伤较常见;④接产时会阴保护技术不规范。会阴切开指征及切开时机掌握不好,缝合时止血不彻底,宫颈或阴道穹隆的裂伤未及时发现;⑤子宫瘢痕部位发生子宫破裂出血。

4.凝血功能障碍　产妇凝血功能障碍导致的出血少见,但往往难以控制,任何原发或继发的凝血功能异常均有可能导致产后出血。常见于:①妊娠合并血液系统基础疾病。如血小板减少症、再生障碍性贫血、血友病等;②妊娠期或分娩期并发症导致凝血功能障碍或DIC。如羊水栓塞、妊娠急性脂肪肝、重症肝炎、子痫前期、子痫、胎盘早剥、死胎、严重的全身感染及不恰当的抗凝治疗。

二、临床分类

1.严重产后出血　胎儿娩出后24小时出血量≥1000mL的情况。

2.难治性产后出血　经过宫缩剂、持续性按摩或按压子宫、宫腔填塞等保守措施无法止血,需要介入治疗、外科手术甚至切除子宫的严重产后出血。

3.重症产后出血　指出血速度>150mL/min,或3小时出血量超过总血容量的50%,或24小时出血量超过全身总血容量。

三、临床表现

胎儿娩出后阴道流血是产后出血的主要表现。需要高度警惕的是,出血早期血压及心率不会有明显的改变,平时血压正常的孕妇早期可能会出现血压轻度升高,而高血压孕妇则会表现为血压正常。因此,产后出血造成的低血容量可能很晚才会被发现,从而耽误治疗,导致严重后果。产后出血根据不同的病因,表现也不尽相同。

1.子宫收缩乏力　常为分娩过程中宫缩乏力的延续。常发生产程延长、胎盘剥离缓慢,出血多为间歇性。按压宫底有大量血液或血凝块涌出。若出血速度快、量多,产妇可迅速出现休克表现,诸如面色苍白、头晕心悸、大汗淋漓、血压下降等。检查或可发现子宫轮廓不清,子宫软。

2.胎盘因素　常发生在胎儿娩出后胎盘10分钟内不能自然剥离。手取胎盘可能发现胎盘与宫壁粘连紧密并伴有不同程度的阴道流血。

3.软产道裂伤　阴道分娩的出血发生在胎儿娩出后,持续不断,色鲜红且多能自凝。裂伤较深或涉及血管时出血往往较多。阴道血肿也可表现为阴道疼痛、触痛但出血量并不多。

剖宫产时常因为胎儿先露过低，取胎困难导致下段撕裂而出血。

4.凝血功能障碍　孕前或妊娠期合并凝血系统障碍，已有易出血倾向。也可继发于分娩时羊水栓塞、胎盘早剥等。

四、诊断与鉴别诊断

诊断产后出血的关键在于准确地测量和估计出血量，错误低估将会丧失治疗和抢救的时机。诊断的同时明确产后出血的原因，尽早对因处理。突然大量的产后出血易得到重视和早期诊断，而缓慢的持续少量出血或血肿易被忽视。需要注意的是，估测的出血量往往都低于实际的失血量。如果产后阴道出血量不多，但产妇有低血容量的症状和体征时，需考虑到隐匿血肿或盆腹腔内出血，应仔细检查子宫收缩情况、软产道损伤情况及有无血肿形成。

1.准确估计出血量　方法包括目测法、称重法、容积法、面积法、休克指数及血红蛋白测定等。由于孕期血容量的增加使得产妇对失血的耐受性提高，从失血到发生失代偿性休克常无明显征兆，且失血性休克的临床表现往往滞后于出血量，容易导致诊断和处理不及时。估计出血量应多种方法综合评估，目测法估计产后出血量比实际出血量要低30%~50%；称重法、容积法和面积法较为准确；而血红蛋白的测定在产后出血早期由于血液浓缩，血红蛋白值常不能准确反映实际出血量；休克指数可以粗略估算出血量（表5-1），但产妇代偿能力较强，应注意产后出血可能迅速从代偿阶段发展为失代偿性休克。因此，失血速度也是反映产后出血病情轻重的重要指标，重症的情况包括：失血速度>150mL/min、3小时出血量超过血容量的50%、24小时出血量超过全身血容量等。

表5-1　休克指数与失血量关系[休克指数=心率/收缩压(mmHg)]

休克指数	估计失血量/mL	占血容量的比例/%
<0.9	<500	<20
1	1000	20
1.5	1500	30
2	≥2500	≥50

2.出血原因的诊断　根据阴道流血发生的时间、出血量，以及与胎儿、胎盘娩出之间的关系，可以初步判断产后出血的原因。但这些原因可合并存在或互为因果，如子宫收缩乏力可与软产道裂伤合并存在，胎盘因素可导致子宫收缩乏力，出血过多可继发凝血功能异常等。

（1）子宫收缩乏力：正常情况下胎盘娩出后，宫底平脐或位于脐下一横指，质硬、呈球形。如果扪及子宫体积大、质软或轮廓不清，结合阴道持续流血，使用强效宫缩剂增强宫缩后子宫变硬、出血减少，可做出诊断，但应排除其他原因导致的产后出血。

（2）胎盘因素：若胎儿娩出后10~15分钟胎盘仍未娩出，并出现阴道大量出血，颜色暗红，应考虑为胎盘因素所致，同时胎盘娩出后应仔细检查其完整性，若发现胎盘小叶、胎膜不完整或胎盘母面有残留的血管断端，应考虑胎盘组织残留或副胎盘的存在，须进行宫腔检查。徒手剥离胎盘时，若发现胎盘与宫壁粘连致密，难以剥离，牵拉脐带时子宫体随之移动，应怀疑胎盘植入，应立即停止剥离。

（3）软产道裂伤：如果在胎儿刚娩出后、胎盘尚未剥离时即发生持续的阴道流血，颜色鲜红,子宫收缩好,则应考虑软产道裂伤的可能,尤其是存在分娩巨大胎儿、手术助产、臀牵引等情况。若怀疑存在软产道裂伤,应立即仔细检查,包括是否存在会阴阴道裂伤、宫颈裂伤、阴道血肿、子宫内翻和子宫破裂等,尽早发现损伤的具体位置和损伤的程度,必要时应在麻醉条件下进行检查并及时处理。如有严重的会阴疼痛及突然出现张力大、有波动感、可扪及不同大小的肿物,应考虑阴道壁血肿。会阴裂伤按损伤程度分4度,Ⅰ度指会阴皮肤及阴道入口黏膜撕裂,未达肌层,一般出血不多;Ⅱ度是指裂伤已达会阴体筋膜层及肌层,累及阴道后壁黏膜,向阴道后壁两侧沟延伸并向上撕裂,裂伤多不规则,可使原解剖结构不易辨认,出血较多;Ⅲ度指裂伤向会阴深部扩展,累及肛门括约肌复合体,但肛门直肠黏膜尚完整;Ⅳ度指会阴裂伤累及肛门括约肌复合体及肛门直肠黏膜,组织损伤虽然严重,但出血量不一定多。

(4)凝血功能障碍:如原发性血小板减少、血友病等凝血功能障碍常在非孕期已诊断;妊娠并发症和合并疾病,如子痫前期、胎盘早剥、死胎、重症肝炎、妊娠急性脂肪肝等也可导致凝血功能障碍;失血过多也可引起继发性凝血功能障碍。如果产妇阴道持续流血,且血液不凝、止血困难,同时合并穿刺点渗血或全身其他部位出血,并排除因子宫收缩乏力、胎盘因素及软产道损伤引起的出血,应考虑到凝血功能障碍或 DIC 的形成,根据临床表现及血小板计数、凝血酶原时间、纤维蛋白原等实验室检查可做出诊断。

3.鉴别诊断　产后出血的鉴别诊断,主要是针对病因的鉴别。多种原因均可导致产后出血,需要注意辨别其中的关系,是并列存在或是因果关系。

五、处理

处理原则为针对原因,迅速止血;补充血容量,纠正休克;防止感染。

1.一般处理　在寻找出血原因的同时进行一般处理,包括:①求助上级产科医师、经验丰富的助产士、麻醉医师,通知血库和检验科做好准备;②建立双静脉通道,积极补充血容量;③进行呼吸管理,保持气道通畅,必要时给予吸氧;④准确监测出血量和生命体征,留置尿管,记录出入量;⑤交叉配血,合血备用;⑥进行基础的实验室检查(血常规、凝血功能、肝肾功能检查等)并动态监测;⑦足量广谱抗生素预防感染。

2.针对产后出血原因的处理　病因治疗是最根本的治疗,检查子宫收缩情况、胎盘、产道和凝血功能,针对出血原因进行积极处理,同时注意建立静脉通道(必要时多个通道),注意大量出血时的输血、输液管理。

(1)子宫收缩乏力的处理:加强宫缩,排空膀胱后采用下列方法。

1)子宫按摩及按压:简单有效,可经腹按压子宫或经腹经阴道联合按压子宫,按压时间以子宫恢复正常收缩并能保持收缩状态为止。①经腹壁按摩宫底:胎盘娩出后,术者一手置于宫底部,拇指在前,其余4指在后,压迫宫底将宫腔积血排出,按摩子宫应均匀有节律;②经腹经阴道联合按压子宫:一手握拳置于阴道前穹隆,顶住子宫前壁,另一手自腹壁按压子宫后壁使宫体前屈,双手相对,紧压子宫并作按摩。按摩时应注意无菌操作。

剖宫产时可直视下使用腹部子宫按压的手法进行按压。按压子宫时建议积极配合使用强效宫缩剂。

2)应用宫缩剂:根据患者的具体情况采用适当的宫缩剂,如没有相应禁忌证,预防及治疗产后出血时尽可能采用强有力的宫缩剂。①缩宫素:为预防和治疗产后出血的一线药物,价格便宜且容易获得,应用方法为缩宫素 10U 肌内注射或子宫肌层注射或宫颈注射,以后 10~20U 加入 500mL 晶体液中静脉滴注,给药速度根据患者的反应调整,常规速度 100~150mL/h,24 小时总量应控制在 60U 内;②卡贝缩宫素:是一种合成的具有激动剂性质的长效缩宫素九肽类似物,常用于预防剖宫产产后出血。其半衰期长,起效快,给药简便,安全性与缩宫素相似;③麦角新碱:是预防和治疗产后出血的一线药物。对子宫平滑肌有高度选择性,直接作用于子宫平滑肌,是一种强有力的子宫收缩药物,小剂量应用即可引起显著的子宫收缩,压迫肌束中的血管止血。肌内注射后 2~3 分钟起效,作用持续近 3 小时;④前列腺素制剂:A.卡前列素氨丁三醇为前列腺素 $F_{2\alpha}$ 的衍生物,是强效子宫收缩药,可引起全子宫协调有力的收缩,是治疗产后出血的二线药物。起效快,可维持 2 小时;B.卡前列甲酯栓为前列腺素 $F_{2\alpha}$,0.5~1mg 阴道后穹隆、直肠或舌下含服,给药简便,但起效慢于前述几种宫缩剂;C.米索前列醇为前列腺素 E_1 的衍生物,200~600μg 舌下含服或顿服。但该药物不良反应较大,恶心、呕吐、腹泻、寒战、发热较常见。因价廉、易于保存而仅适用于无其他促宫缩药物的边远贫困地区。

3)抗纤溶药物:氨甲环酸具有抗纤溶作用,可常规用于治疗和预防产后出血。每次 1g 静脉滴注,一天不超过 2g。

(2)胎盘因素的处理

1)胎盘滞留的处理:怀疑胎盘滞留时,若胎盘已剥离未排出,膀胱过度膨胀应导尿排空膀胱,一手按摩使子宫收缩,另一手轻轻牵拉脐带协助胎盘娩出。胎盘滞留伴出血时,对胎盘未娩出伴活动性出血者可立即行人工剥离胎盘术,并加用强效宫缩剂。对于阴道分娩者术前可用镇静药,手法要正确轻柔,勿强行撕拉,防止胎盘残留、子宫损伤或子宫内翻。

2)胎盘、胎膜残留的处理:对胎盘、胎膜残留者,应用手或器械清理,可在超声监测下操作,动作要轻柔,避免子宫穿孔。

3)胎盘植入的处理:徒手剥离胎盘时发现胎盘与宫壁粘连紧密,难以剥离,牵拉脐带时子宫壁与胎盘一起内陷,可能为胎盘植入,应立即停止剥离。若为剖宫产,可先采用保守治疗方法如盆腔血管结扎、子宫局部楔形切除、介入治疗等;若为阴道分娩,应在输液和(或)输血的前提下,进行介入治疗或其他保守手术治疗。如果保守治疗方法不能有效止血,则应考虑及时开腹手术行子宫切除。

(3)软产道裂伤的处理:及时准确、按解剖层次修补缝合裂伤可有效止血。

1)宫颈裂伤:消毒并暴露宫颈,用两把卵圆钳并排钳夹宫颈前唇并向阴道口方向牵拉,顺时针方向逐步移动卵圆钳,直视下观察宫颈情况,有活动性出血则应缝合裂伤,第一针应超过裂口顶端 0.5cm 行"8"字缝合。若裂伤累及子宫下段,缝合时应避免损伤到膀胱和输尿管,必要时开腹行裂伤修补术。

2)阴道及会阴裂伤缝合:阴道裂伤缝合第一针时应超过裂伤顶端,按解剖结构缝合各层,缝合时应注意缝至裂伤底部,避免遗留无效腔,更要避免缝合时穿透直肠,缝合要达到组织对合好及止血的效果,缝合完毕需常规行肛查确认直肠内无缝线穿透。

(4)凝血功能障碍的处理:首先应排除子宫收缩乏力、胎盘因素、软产道裂伤等原因引起的出血,一旦确诊为凝血功能障碍,尤其是 DIC,应迅速补充相应的凝血因子,包括新鲜冷冻血浆、血小板、冷沉淀、纤维蛋白原等。

3.难治性产后出血的手术治疗

(1)宫腔填塞术:包括宫腔纱条填塞术和宫腔球囊填塞术,是控制产后出血简单和快速的手术方式。主要应用于宫缩乏力或前置胎盘引起的难治性产后出血。

1)宫腔填塞止血原理:①刺激子宫感受器,诱发子宫收缩;②填塞后使宫腔压力高于动脉压,动脉出血减少或停止;③压迫胎盘剥离面暂时止血,有利于创面血栓形成止血。

2)宫腔填塞注意事项:①纱条填塞应填塞牢固,不留无效腔,主要适用于剖宫产时;②球囊填塞应合理注水,适当填充,通常注入300~500mL生理盐水,阴道分娩和剖宫产均可使用;③在24~48小时内取出填塞物,并同时配合强效宫缩剂。若压迫止血效果不佳,建议手术或其他方式止血。

(2)子宫缝合术:包括子宫压迫缝合(如B-Lynch缝合术)、局部缝扎止血(如"8"字缝合术)等。子宫压迫缝合术主要应用于子宫收缩乏力引起的难治性产后出血,局部缝扎止血主要用于前置胎盘、胎盘植入者创面出血的止血。

(3)血管结扎术:包括子宫动脉结扎术和髂内动脉结扎术。前者用于子宫收缩乏力、前置胎盘和胎盘植入导致的难治性产后出血;后者操作困难,较少用,主要用于宫颈或盆底渗血、子宫颈或阔韧带出血、腹膜后血肿等引起的难治性产后出血。术者应该根据自己所掌握的手术技术和经验来选择合理的手术方式。

(4)血管阻断术及经导管动脉栓塞术:血管阻断术通常指采用各种方法暂时性阻断供血动脉,为其他手术止血争取时间和减少术中出血,包括子宫下段捆绑术、动脉球囊阻断术、腹主动脉压迫术等。子宫下段捆绑术操作简便,止血效果明显,建议作为首选术式。动脉栓塞术是在数字减影血管造影设备引导下,利用导管和导丝等器械,选择性插管至子宫动脉或髂内动脉,行子宫动脉栓塞术或髂内动脉栓塞术控制出血,保留子宫和生育功能。

(5)子宫切除术:适用于保守治疗方法无效的难治性产后出血,包括宫缩乏力、胎盘植入、子宫破裂、严重子宫裂伤无法修补、胎盘早剥、羊水栓塞引起严重凝血功能障碍等。一般为子宫次全切除术,如前置胎盘或部分胎盘植入子宫颈时行子宫全切术。行子宫切除术时,往往已经发生了非常严重的出血甚至是失血性休克、DIC等,应重视术中、术后的监护及治疗。

4.失血性休克的处理 根据出血量判断休克程度;在积极止血的同时行抗休克治疗,包括建立多条静脉通道,快速补充血容量;监测生命体征,吸氧,纠正酸中毒,必要时需使用升压药物;注意预防感染,使用抗生素。

六、预防

产后出血的预防需从产前保健做起,分娩期的处理尤其是第三产程的积极干预是预防产后出血的关键。产后观察非常重要,产后2小时或有高危因素者产后4小时是出血发生的高峰时期。

第二节 羊水栓塞

羊水栓塞是产程中或产后短期内羊水及其有形成分进入母体血液循环而引起的肺动脉高压、过敏样反应、弥散性血管内凝血、低氧血症、休克及多器官衰竭等一系列严重症状的综合征。羊水栓塞是产科临床工作中罕见但又极其严重的分娩并发症,其发生率为(1.9～7.7)/10万,病死率为19%～86%。70%的羊水栓塞发生在产程中,11%发生在经阴道分娩后,19%发生于剖宫产术中及术后;通常在分娩过程中或产后立即发生,大多数发生在胎儿娩出前2小时及胎盘娩出后30分钟内。极少数发生在中期妊娠引产、羊膜腔穿刺术中和外伤时。

一、病因

一般认为羊水栓塞是由于羊水中的有形成分(胎儿毳毛、角化上皮、胎脂、胎粪等)进入母体血液循环引起的,羊膜腔内压力增高(子宫收缩过强)、胎膜破裂、宫颈或宫体损伤处有开放的血窦,是导致羊水栓塞发生的可能条件,其发病机制尚不明确。目前认为当母胎屏障被破坏时,羊水成分进入母体循环,母体对胎儿抗原和羊水发生免疫反应,当胎儿的异体抗原激活母体炎症介质时,发生免疫炎症级联反应,从而发生类似全身炎症反应综合征,引起肺动脉高压、肺水肿、严重低氧血症、呼吸衰竭、循环衰竭、心搏骤停及严重难以控制的产后出血、DIC、多器官衰竭等一系列表现。在这个过程中,补体系统的活化可能发挥着重要的作用。羊水栓塞发生的高危因素包括:①宫内压增高。包括宫缩过强、多胎妊娠、巨大胎儿、羊水过多等;②胎膜破裂。包括胎膜早破、自然破膜或人工破膜;③高龄产妇、经产妇;④过期妊娠;⑤死胎;⑥前置胎盘、子宫破裂、胎盘早剥;⑦手术操作。包括阴道助产、剖宫产术、羊膜腔穿刺术、妊娠中期钳刮术等。

二、临床表现及分类

羊水栓塞起病急骤,临床表现复杂是其特点。呼吸困难是最先出现的症状,但后来发现分娩前神志改变也是非常普遍的症状,还有其他不典型症状如凝血功能障碍、胎心异常等。

1.典型羊水栓塞　典型表现为羊水栓塞"三联征",即骤然出现的低氧血症、低血压(非失血导致的)和凝血功能障碍。临床经过可分为3个阶段,但由于临床表现的个体差异性,并不是每个阶段都会出现,或3个阶段的出现顺序不一。①肺动脉高压、心肺衰竭和休克:一般发生在产程中,也可发生在胎儿即将娩出或胎儿娩出后短时间内。患者突发呛咳、气紧、寒战、胸闷、烦躁不安、恶心、呕吐等前驱症状,随后出现呼吸困难、发绀、抽搐、昏迷等症状,心率增快且进行性加重,面色苍白、四肢厥冷,血压下降。如有肺水肿,可咳粉红色泡沫痰,听诊肺部出现啰音。严重者发病急骤凶险,甚至没有前驱症状,血压迅速下降或消失,呼吸、心搏骤停,于数分钟内死亡;②凝血功能障碍:心肺衰竭或休克后,进入凝血功能障碍阶段,表现为以子宫出血为主的全身性出血倾向,持续不断出血且血液不凝固,出血难以控制。同时出血部位广泛,如子宫创面出血、切口渗血、针眼渗血、全身皮肤黏膜出血,甚至出现咯血、鼻出血、血尿、消化道大出血等。也有患者并无心肺衰竭的表现,仅表现为凝血功能障碍;③多器官功能障碍:由于器官灌注不足,全身脏器缺血、缺氧导致功能障碍,出现以少尿、无尿为主要症状的急性肾衰竭;中枢神经系统缺血缺氧可致抽搐或昏迷;肝功能障碍致黄疸等临床表现。

2.不典型羊水栓塞　症状隐匿,缺乏急性呼吸、循环系统症状或症状较轻;不典型病例可仅有阴道流血、凝血功能障碍或休克。有些患者破膜时突然一阵呛咳,之后缓解;阴道分娩后或剖宫产后出现不明原因的产后出血并有血液不凝固表现,如伤口渗血、酱油色尿等,应考虑羊水栓塞的可能。钳刮术中出现的羊水栓塞常表现为一过性呼吸急促、胸闷。当其他原因不能解释时,应考虑羊水栓塞。

三、诊断与鉴别诊断

羊水栓塞应基于临床表现和诱发因素进行诊断,是临床诊断,也是排除性诊断。目前尚无国际统一的诊断标准和实验室诊断指标。常用的诊断依据如下。

1.临床表现 诊断羊水栓塞,须以下 5 条全部符合:①急性发生的低血压或心搏骤停;②急性低氧血症:呼吸困难、发绀或呼吸停止;③凝血功能障碍:有血管内凝血因子消耗或纤溶亢进的实验室检查证据,或临床上表现为严重的出血,但无法用其他原因解释;④上述症状发生在分娩、剖宫产术、刮宫术或产后短时间内(多数发生在胎盘娩出后 30 分钟内);⑤对于上述出现的症状和体征不能用其他疾病来解释。

2.其他原因不能解释的急性孕产妇心肺衰竭,并伴有以下 1 种或几种情况 低血压、心律失常、呼吸短促、抽搐、急性胎儿窘迫、心搏骤停、凝血功能障碍、孕产妇出血、前驱症状(乏力、麻木、烦躁、针刺感),可考虑为羊水栓塞。母体血液涂片或器官病理检查发现羊水有形成分已不再作为诊断羊水栓塞的必须依据;即使找到羊水成分,若临床表现不支持,也不能诊断羊水栓塞;若临床表现支持诊断,即使没有找到羊水成分的病理证据,也应诊断为羊水栓塞。血常规、凝血功能、血气分析、心肌酶学、胸部影像学、心电图、超声心动图、血栓弹力图、血流动力学监测等用于辅助羊水栓塞的诊断及监测病情发展变化。

3.鉴别诊断 应逐个排除引起心力衰竭、呼吸循环衰竭的疾病,包括肺栓塞、空气栓塞、心律失常、心肌病、心脑血管意外、药物引发的过敏反应、输血反应、麻醉并发症、子宫破裂、胎盘早剥、子痫等。尤其注意与严重产后出血引发的凝血功能障碍、休克相鉴别,临床常见将严重失血导致的凝血功能障碍、失血性休克误诊为羊水栓塞。

四、处理

一旦怀疑羊水栓塞,应立即抢救。多学科协作是抢救成功的关键,组织抢救的同时进行实验室检查,不可因等待检验结果而延误急救。处理原则:采取生命支持、对症治疗和保护器官功能,高质量的心肺复苏和纠正 DIC 至关重要。措施包括抗休克、抗过敏、纠正呼吸循环衰竭、改善低氧血症、预防 DIC 和肾衰竭的发生。

1.维持氧饱和度 保持呼吸道通畅,立即高浓度面罩吸氧,呼吸症状严重或昏迷者行气管插管、人工辅助呼吸。保证供氧,改善肺泡毛细血管缺氧状况,减轻肺水肿,改善重要器官缺氧状况。

2.抗休克 建立静脉多通道,羊水栓塞引起的休克比较复杂,与过敏、肺源性、心源性及 DIC 等多种因素相关,应综合考虑。①补充血容量:无论何种原因引起的休克都存在循环容量不足的问题,应尽快补充血容量。除常规的晶体液、胶体液之外,更需要血液制品,包括红细胞悬液及新鲜冰冻血浆。须注意液体出入量管理,避免医源性左心衰竭和肺水肿;②升压:休克症状严重,血压不稳定者,可用多巴胺或去甲肾上腺素泵入;③纠正酸中毒:常用 5%碳酸氢钠 100~200mL 静脉滴注,监测动脉血气分析决定是否重复使用;④纠正心力衰竭:多巴酚丁胺、磷酸二酯酶-3 抑制剂兼具强心和扩张肺动脉的作用,是首选药物,用法:负荷量 25~75μg/kg,5~10 分钟静脉推注,然后 1.2~3mg/h 静脉泵入。

3.纠正肺动脉高压 解痉药物用于解除支气管平滑肌及血管平滑肌痉挛,改善肺血流灌注,缓解肺动脉高压,纠正机体缺氧,是改善缺氧,防止心脏、呼吸及全身周围循环衰竭的重要步骤。推荐使用磷酸二酯酶抑制剂、一氧化氮及内皮素受体拮抗剂等特异性舒张肺血管平滑肌的药物。具体用法包括:前列环素 2mL 加入 0.9%氯化钠注射液 10mL 缓慢静脉推注;西地那非口服或管饲或鼻饲,每次 20mg,每天 3 次。也可考虑给予罂粟碱、阿托品、氨茶碱、酚妥拉明等药物。

4.防治 DIC 及时补充新鲜冰冻血浆、纤维蛋白原、血小板等,在纤溶亢进期可给予抗纤溶药物,氨基己酸、氨甲苯酸、氨甲环酸等药物抑制纤溶激活酶,抑制纤维蛋白的溶解,同时补充凝血因子防止大量出血。

5.抗过敏 立即静脉缓慢推注地塞米松 20mg,之后再加 20mg 于 5%葡萄糖液中静脉滴注;也可用氢化可的松 100~200mg 静脉推注,以后静脉滴注维持,剂量可达 500~1000mg/d。

6.全面监测与器官支持 羊水栓塞应多科联合诊治,对患者出现的状况进行全面评估及治疗,其治疗主要在 ICU 进行。全面监测血压、呼吸、心率、血氧饱和度、心电图、中心静脉压、心排血量、动脉血气和凝血功能等。器官支持治疗包括保护神经系统,稳定血流动力学,维持血氧饱和度和血糖,维护胃肠道功能,适时应用肾脏、肝脏替代治疗等。

7.预防感染 应使用对肾脏毒性较小的足量广谱抗生素预防感染。

8.产科处理 纠正产妇呼吸循环功能及凝血功能障碍的同时,尽快终止妊娠,根据患者情况决定是否切除子宫。在第一产程发病应考虑紧急剖宫产。在第二产程发病者,分娩方式根据胎先露的高低而定。对一些无法控制的产后出血,即使在休克状态下也应在抢救休克的同时行子宫全切术。对于心搏骤停者,应先实施心肺复苏。

五、预防

羊水栓塞无法完全预防,但临床工作中应注意:于宫缩间歇期行人工破膜;人工破膜时不常规行剥膜术;掌握缩宫素、前列腺素制剂的使用指征及用法用量;掌握剖宫产的指征及技巧;避免产伤、子宫破裂等;严密观察前置胎盘、胎盘早剥患者的出凝血情况等。

第三节 子宫破裂

子宫破裂是指妊娠期或分娩期发生的子宫体部或子宫下段破裂,属于直接危及母胎生命的严重产科并发症。子宫破裂的发生率随剖宫产率增加有上升趋势。

一、病因

1.瘢痕子宫 是近年来导致子宫破裂的最常见原因。如剖宫产史、子宫肌瘤切除术史、宫角手术等,此次妊娠因宫腔内压力增高使子宫瘢痕破裂。

2.梗阻性难产,胎先露部下降受阻 如骨盆狭窄、头盆不称、胎位异常、胎儿异常(如脑积水、连体儿、巨大胎儿)、子宫畸形、软产道阻塞等,强烈宫缩使子宫下段伸展变薄导致子宫破裂。

3.子宫收缩剂使用不当 使用前列腺素类制剂不规范,未正确掌握缩宫素催产、引产的适应证或剂量,或子宫对缩宫素过于敏感,均可引起子宫收缩过强,在胎先露下降受阻时,可能引发子宫破裂。

4.创伤 多发生于困难的阴道助产手术或操作不规范(如宫口未开全行产钳术等),内倒转术、毁胎术或胎盘植入强行剥离可造成子宫破裂,第二产程不恰当的腹部加压也可造成子宫破裂。

5.其他　子宫发育异常,多次宫腔操作后子宫局部肌层菲薄,胎盘植入等。

二、临床分类

1.先兆子宫破裂　子宫强制性或痉挛性过强收缩,下段肌肉变薄拉长,即将发生破裂。

2.不完全性子宫破裂　子宫肌层部分或全层破裂,但浆膜层完整,宫腔未与腹腔相通,胎儿及其附属物仍在宫腔之内。

3.完全性子宫破裂　指子宫壁全层破裂,宫腔与腹腔相通。

三、临床表现

子宫破裂多数发生于分娩期,少数发生于妊娠中期和晚期,经产妇发生率高于初产妇,破裂可发生于子宫体部或子宫下段。一般分为先兆子宫破裂和子宫破裂两个阶段。有时先兆子宫破裂阶段很短,临床表现不明显,一经发现就是子宫破裂的表现。胎儿窘迫是子宫破裂常见的临床表现,大多数子宫破裂有胎心率异常。

1.先兆子宫破裂　常见于产程长、出现梗阻性难产的产妇。产妇自觉下腹疼痛剧烈,烦躁不安,呼吸、心率增快,要求尽快结束分娩,子宫收缩呈强直性或痉挛性。胎先露部下降受阻时,强有力的宫缩使子宫下段逐渐变薄拉长,而宫体增厚变短,两者间形成明显环状凹陷,称为病理性缩复环。随产程进展,此凹陷会逐渐上升至平脐甚至脐上。宫缩过强或过频使胎儿血供受阻,出现胎心率加快或减速,发生胎儿窘迫等。膀胱受压或损伤出现排尿困难,伴或不伴有血尿。

2.子宫破裂　①完全性子宫破裂:患者突感腹部撕裂样剧痛,破裂后宫缩停止,产妇感觉腹痛骤减。但随着宫腔内容物进入腹腔,腹痛又呈持续性。患者迅速进入休克状态,查体有全腹压痛及反跳痛,在腹壁下扪及胎体、胎肢,胎心消失,阴道可能有鲜血流出,量可多可少。下降中的胎先露部消失(胎儿进入腹腔内),扩张的宫口可回缩。子宫前壁破裂时裂口可向前延伸导致膀胱破裂。穿透性胎盘植入发生子宫破裂时,可表现为持续性腹痛,并伴有失血性休克的表现、胎儿窘迫甚至胎死宫内;②不完全性子宫破裂:腹部检查在子宫不全破裂处可有明显压痛。若破口累及子宫两侧血管,可能形成阔韧带内血肿,此时在宫体一侧可扪及逐渐增大且有压痛的包块,多有胎心异常。子宫切口瘢痕部位有压痛者,应警惕不完全性子宫破裂。

四、诊断与鉴别诊断

1.诊断　典型的子宫破裂,根据病史、症状、体征,诊断并不困难。但不典型子宫破裂,如子宫切口瘢痕破裂或发生于子宫后壁的破裂,或无明显症状的不完全性子宫破裂,容易被忽略。少数瘢痕子宫病例在妊娠中晚期没有宫缩或诱因的情况也可发生自发性子宫破裂。B超检查可协助诊断子宫肌层的连续性及胎儿与子宫的关系。

2.鉴别诊断

(1)胎盘早剥:常伴有胎盘早剥的高危因素,如妊娠期高血压或外伤史,胎盘早剥患者子宫张力高,胎位不清,阴道出血与贫血程度不成正比,血性羊水,B超检查可能发现胎盘增厚或胎盘后血肿,且胎儿在子宫内。

(2)梗阻性分娩伴腹腔或宫腔感染:阴道检查时由于胎先露部仍高,子宫下段菲薄,双合诊时双手指相触犹如只隔腹壁,可能误诊为子宫破裂,但胎儿未进入腹腔。同时合并感染常有临床感染的证据,如体温升高,血常规检查白细胞及中性粒细胞计数升高等。超声提示胎儿位于宫腔内,子宫无缩小。

五、处理

1.先兆子宫破裂 应立即抑制宫缩,给予全身麻醉,建立液体通道并备血,同时应尽快行剖宫产术争取活婴,即使胎儿死亡也不宜经阴道分娩。

2.子宫破裂 抢救休克的同时,尽快剖腹探查,迅速止血,以抢救产妇生命。①子宫破裂时间短、裂口边缘整齐、无明显感染者,可缝合裂口修补子宫;②子宫裂口大、不规则且有感染者,可考虑行子宫次全切除术;裂口延伸超过宫颈口者,可考虑行子宫全切术;③手术探查时,除检查子宫外,还应仔细检查膀胱、输尿管、宫颈及阴道,如有损伤应及时处理;④围术期足量足疗程使用广谱抗生素预防、控制感染。失血性休克的治疗同产后出血。

六、预防

做好围生期保健,掌握瘢痕子宫阴道试产的指征,严格掌握缩宫素引产指征及前列腺素制剂使用的适应证及禁忌证。掌握助产术的指征及操作技巧,避免损伤较大的阴道助产及操作,如中高位产钳;人工剥离胎盘困难时切勿强行手取。

第六章　生殖内分泌疾病

第一节　女性青春期发育延迟

青春期发育延迟是青春期发育异常中的一种,青春期发育异常包括青春期发育延迟、青春期发育提前(包括性早熟)和青春期不发育三种。本节主要介绍性早熟以外的青春期发育异常,重点介绍女性青春期发育延迟。

一、病因分类与临床表现

由于青春期发育的年龄在地区和民族之间存在一定差异,故女性青春期发育延迟的具体年龄界限难以确定。一般认为青春期与性发育的开始年龄落后于一般正常儿童平均年龄的 2.5 个标准差以上即应视为女性青春期发育延迟。人群发病率为 2.5% ~ 3%。女性青春期发育延迟的病因很多,多数有强烈的家族背景,并以内分泌代谢疾病和全身性疾病常见。

1.青春期发育延迟分类　根据病因,青春期发育异常分为四种:①特发性生长和青春期发育延迟;②低促性腺激素性生长和青春期发育延迟;③高促性腺激素性生长和青春期发育延迟;④生理性和病理学青春期发育变异。KISS1R 是男性性成熟的守门因子,其配体为 kisspeptin,其在青春期性发育过渡期起了关键作用。kisspeptin 刺激 GnRH 诱导的 LH 分泌,并在下丘脑水平调节性腺类固醇激素的正反馈与负反馈作用。现已发现,KISS1R 基因失活性突变和活化性突变引起的特发性低促性腺激素性性腺功能减退症和性早熟。青春期发育时,GnRH 呈脉冲分泌,刺激 LH 分泌和性腺活动。女性因雌二醇升高而诱发乳腺发育;低促性腺激素性性腺功能减退症表现为青春期发育延迟伴生长障碍。女性青春期发育并非生殖系统的独立事件,其受全身健康状况的影响,如营养不良、过瘦或过胖。引起女性青春期发育延迟的病因很多(表 6-1)。

表 6-1　女性青春期发育延迟分类

1.特发性生长和青春期发育延迟	神经性厌食
2.低促性腺激素性生长和青春期发育延迟	神经性贪食
下丘脑疾病	囊性纤维化
先天性 GnRH 缺乏	心理性闭经
家族性或散发性先天性 GnRH 缺乏症	运动性闭经
卡尔曼综合征	4.高促性激素性生长和青春期发育延迟
Laurence-Moon-Biedl 综合征	先天性卵巢发育不全(Turner 综合征)
Prader-Willi 综合征	单纯性性腺发育不全
获得性 GnRH 缺乏	自身免疫性卵巢炎
颅内感染	卵巢抵抗
颅内肿瘤	半乳糖血症

（续表）

颅脑损伤（创伤、放射）	获得性性腺缺陷
先天性畸形/如透明隔-视神经综合征	感染（如流行性腮腺炎）
垂体疾病	机械性损伤
先天性促性腺激素缺乏	放射性损伤
特发性垂体功能减退症	药物损伤
单纯性 LH 或 FSH 缺乏症	5.青春期发育变异
中脑缺陷	青春期发育早期变异
获得性促性腺激素缺乏	病理性
颅内肿瘤	生理性
颅脑外伤或放射性垂体损伤/垂体损伤	6.青春期发育晚期变异
功能性促性腺激素缺乏	病理性
3.其他内分泌疾病	生理性
原发性甲状腺功能减退症	7.青春期不发育
糖尿病	下丘脑性
库欣综合征	垂体性
高 PRL 血症	性腺性

体质性（特发性）青春期延迟是临床病例中的主要类型，低促性腺激素性青春期延迟主要见于 GnRH 缺乏、促性腺激素缺乏、颅脑外伤或放射性垂体损伤、垂体手术及许多躯体性疾病。高促性腺激素性青春期延迟主要见于 Turner 综合征、单纯性性腺发育不全、卵巢炎等。下丘脑-垂体病变所致者多为低促性腺激素性（血 FSH 和 LH 降低），而累及生殖腺的病变所致者多为高促性腺激素性（血 FSH、LH 增高）青春期发育延迟，其中最常见的是体质性青春期发育延迟（53%）和功能性促性腺激素缺乏（19%）。儿童肥胖与青春期发育提前可能存在一定关系。月经早现者以后发生 2 型糖尿病和乳腺癌的危险性增高。

2.体质性青春期发育延迟

（1）家族史：主要原因是 GnRH 脉冲发生器的激活延迟，造成在青春期时，下丘脑没有产生足够强的 GnRH 释放脉冲，以致全身促性腺激素细胞不能有效地被刺激产生 LH 和 FSH，GnRH 水平与患者年龄相比，呈现功能性缺乏，但和其生理性发育是一致的。常有阳性家族史，患者的母亲多有月经初潮推迟或其父亲和同胞兄弟姐妹有青春期发育延迟（14~18 岁）病史。

（2）第二性征发育：患者于 13~16 岁仍缺乏任何第二性征的发育，其表型特征为身材矮小、幼稚，从外观上估计其年龄较实际年龄要小，但患儿完全健康，智力正常。大约 60% 的儿童其家族成员（尤其是父、母）有类似晚熟病史。青春期的启动落后于实际年龄，但和骨龄往往一致，女孩骨龄 11~13 岁时就会出现青春期的 LH 分泌增加，初为睡眠相关的夜间 LH 脉冲分泌，以后白天也出现 LH 分泌峰。骨龄超过 18 岁仍无青春期启动者，以后绝大部分患者不能出现青春期发育，但也有例外。

（3）体重身高和骨龄：患儿出生时，体重和身高一般是正常的，但在生后的最初几年内生长发育速度相对缓慢,并伴随骨龄成熟延迟,其身高常常相当于相应年龄儿童身高的第3个百分位点或低于此值。营养不良患儿在正常儿童出现生长发育骤长的年龄阶段,生长发育缓慢,与其同伴间的差异逐步扩大。其身高和骨龄成熟度均相应落后(1~3年),但当达到一定年龄时,则会自发地出现第二性征发育成熟和身高骤长,部分患者的最终身高和骨龄也达到正常,而另一些患者的最终身高低于正常人群,其病因还可能与维生素D受体的多态性有关。除身材矮小外,其他(包括外生殖器)均正常,营养状况良好,部分儿童可出现早期青春期发育的某些特征,如阴道黏膜改变、长出浅色毛发,有时甚至可表现出非常早期的青春期乳腺发育征象。

(4)内分泌功能:头颅X线片、CT等检查均正常,促性腺激素水平和对GnRH的反应低于实际年龄而与其骨龄相适应,血浆GH对各种刺激试验的反应正常或降低。

3.低促性腺激素性青春期发育延迟/不发育

(1)获得性促性腺激素缺乏:许多疾病如鞍内或鞍外肿瘤、头颅外伤、放射治疗和感染等可造成下丘脑-垂体损伤,性腺功能减退往往是腺垂体功能减退的表现之一。颅咽管瘤是导致下丘脑-垂体功能障碍和性幼稚的最常见肿瘤,患者表现为头痛、视觉障碍和身材矮小,常有眼底和视野异常,除性激素水平低下外,还有其他激素受累,如GH、TSH、ACTH或AVP等,有时PRL也增高。头颅创伤、炎症和特异性感染(如结核等)引起青春期延迟者很少见,表现为性腺功能减退者也往往合并其他垂体激素降低。对于合并身材矮小、手足细小及智力较差者要考虑到中枢神经系统病变致垂体多种促激素缺乏的可能。颅内病变对下丘脑-垂体功能的影响取决于其所处的部位、有无继发性脑积水及是否接受过手术治疗或放射治疗。病变既可引起下丘脑-垂体激素的缺乏,也可引起下丘脑-垂体-性腺轴激活而导致性早熟。

(2)先天性促性腺激素缺乏:主要见于卡尔曼综合征、先天性肾上腺皮质发育不全合并促性腺激素缺乏症、单纯性促性腺激素缺乏症、Prader-Willi综合征、Laurence-Moon-Biedl综合征等。

(3)功能性促性腺激素缺乏:全身代谢紊乱、营养不良、精神因素或剧烈运动均可导致促性腺激素分泌低下,无法启动性腺轴的功能活动。当上述因素去除后,下丘脑-垂体-性腺轴的功能活动会恢复正常。一般认为体重下降至正常80%以下时,常导致促性腺激素分泌功能障碍、性不发育或发育停滞。加强营养,使体重增加并保持一段时间后,下丘脑-垂体-性腺轴功能即可恢复。常见的疾病包括反复感染、免疫缺陷、慢性贫血、慢性肾功能不全、神经性厌食和糖尿病等。引起青春期发育延迟的原因是多方面的,其中营养不良为主要原因。长期营养不良导致GH、IGF-Ⅰ及GnRH下降,同时脂肪组织减少,使体内瘦素降低也起到一定作用。研究认为,瘦素作为与代谢和摄食有关的青春期启动信号,作用于下丘脑,加速青春期启动和生殖功能初现。Frasier综合征(WT1基因突变)患者在合并慢性疾病后也常引起青春期发育延迟。慢性感染及一些自身免疫性疾病患者体内IL-1、IL-6和TNF等细胞因子的升高使IGF-Ⅰ降低,也是引起青春期发育延迟的常见原因。引起功能性促性腺激素缺乏症的疾病还有慢性肾衰竭、神经性厌食、长期的剧烈运动、囊性纤维化等。如果下丘脑-垂体病变十分严重,而且发生在青春期发育之前,那么有可能导致青春期不发育(表6-2)。

表 6-2　青春期不发育的病因

1.下丘脑性青春期不发育	瘦素受体突变	下丘脑-垂体病变
GnRH 神经元移行障碍(卡尔曼综合征)	G⁻蛋白偶联受体 54 突变	颅咽管瘤
KAL1 突变	2.垂体性青春期不发育	生殖细胞瘤
FCFR1 突变	垂体发育障碍	催乳素瘤
Prokineticin 2 突变	HESX1 突变	其他肿瘤
Prokineticin 2 受体突变	PROP1 突变	3.下丘脑-垂体放疗
鼻胚胎形成 LHRH 因子突变	PIT 突变	先天性中线缺陷症
GnRH 分泌障碍(不伴嗅觉异常)	LHX3 突变	单一性颌骨中切牙缺陷综合征
GnRH 受体突变	LHX4 突变	胼胝体不发育
瘦素突变	β-LH 或 β-FSH 突变	

4.高促性腺激素性青春期发育延迟　大多数患者是遗传因素导致的性腺分化和发育异常,如 Turner 综合征(核型为 45,XO 或其变异型),呈女性外表、身材矮小、性幼稚、乳腺不发育和原发性闭经,常伴有躯体畸形。单纯性性腺发育不全也常见,核型 46,XX 或 46,XY。其他病因导致高促性腺激素性青春期延迟者较少见,青春期前女孩因其他疾病进行化疗或盆腔放疗均可引起青春期发育延迟。此外,自身免疫性卵巢炎,因卵巢功能衰竭而引起原发性闭经、月经稀少或青春期发育停止。卵巢抵抗是一种少见的原发性性腺功能减退症,患者FSH 和 LH 受体异常,血 FSH、LH 升高。17α-羟化酶缺陷和半乳糖血症也可引起性腺功能低下。青春期发育前性腺被毁或性腺发育不全/不发育也可引起性腺性青春期不发育,但很少见;因为机体具有良好的代偿功能,当卵巢的功能被毁后,肾上腺可产生一定量的性激素,促进外生殖器发育,尽管其生育能力可能是缺乏的。

5.骨代谢异常

(1)骨龄与骨密度:女性先天性肾上腺皮质增生症患者因雄激素过度或缺乏而影响骨龄,雄激素对骨龄的作用事实上是肾上腺来源的雄激素通过局部芳香化酶转换为雌激素的结果,因此本质上仍然是雌激素的作用。雌激素对短骨(指骨和掌骨)成熟的促进作用最强,其次为腕骨,影响最弱的是长骨(尺骨和桡骨)。如果雄性化 CAH 未接受及时治疗,2 岁前的骨龄不提前,但继而生长和骨成熟加速,突出的表现是指(趾)骨骨龄提前较腕骨更明显,成年时的最终身高明显降低。治疗骨龄提前的有效措施是给予足量的糖皮质激素,将 ACTH抑制在正常范围内,从而减少肾上腺雄激素的生成。

(2)骨量和骨密度评价:儿童患者的 BMD 评价应该使用 Z 值而非 T 值。但问题是,比较Z 值的参照值来源于同性别同年龄正常儿童的 BMD,可是这些"正常人群"的身高和骨龄未必真的正常。

(3)第二性征发育:患者于 13~16 岁仍缺乏任何第二性征的发育,其表型特征为身材矮小、幼稚,从外观上估计其年龄较实际年龄要小,但患儿完全健康,智力正常。大约 60%的儿童其家族成员(尤其是父、母)有类似晚熟病史。青春期的启动落后于实际年龄,但和骨龄往往一致,女孩骨龄 11~13 岁时就会出现青春期的 LH 分泌增加,初为睡眠相关的夜间 LH 脉冲分泌,以后白天也出现 LH 分泌峰。骨龄超过 18 岁仍无青春期启动者,以后绝大部分患者不能出现青春期发育,但也有例外。

(4)体重身高和骨龄:患儿出生时,体重和身高一般是正常的,但在生后的最初几年内生长发育速度相对缓慢,并伴随骨龄成熟延迟,其身高常常相当于相应年龄儿童身高的第 3 个百分位点或低于此值。在正常儿童出现生长发育骤长的年龄阶段,生长发育仍缓慢,与其同伴间的差异逐步扩大。其身高和骨龄成熟度均相应落后(1~3 年),但当达到一定年龄时,则会自发地出现第二性征发育成熟和身高骤长,部分患者的最终身高和骨龄也达到正常,而另一些患者的最终身高低于正常人群,其病因还可能与维生素 D 受体的多态性有关。除身材矮小外,其他(包括外生殖器)均正常,营养状况良好,部分儿童可出现早期青春期发育的某些特征,如阴道黏膜改变、长出浅色毛发,有时甚至可表现出非常早期的青春期乳腺发育征象。儿童肥胖引起的代谢异常除了心血管病外,还延期男性青春期发育。而女性肥胖促进青春期发育,引起高雄激素血症与多囊卵巢综合征,其发病机制主要与胰岛素抵抗和代偿性高胰岛素血症有关。

6.继发性青春期发育延迟　引起继发性青春期发育延迟的原因很多,临床上常见于体质性、家族性和慢性器质性疾病,后者主要包括低体重、消瘦过度节食、过度运动、营养不良、自身免疫性疾病和某些先天性代谢性疾病等。自身免疫性卵巢炎的临床特点是闭经和不孕,常伴有其他自身免疫性疾病(如 1 型糖尿病)或为自身免疫性多发性内分泌腺病的表现之一。早年发病者可表现为青春期发育延迟。

1 型糖尿病女性主要表现为低促性腺激素性性腺功能减退症,可为原发性或继发性闭经,血清 LH、FSH 和雌二醇降低。病因主要与胰岛素缺乏和糖代谢紊乱及高血糖症有关(图 6-1)。另外,患者又可以并发 PCOS,但其表现与经典的 PCOS 不同,特别是缺乏卵巢多囊和肥胖表现,而且游离睾酮一般正常,个别仅轻度升高,其原因主要与胰岛素抵抗仅发生于门脉系统和胰腺有关,临床上容易漏诊。

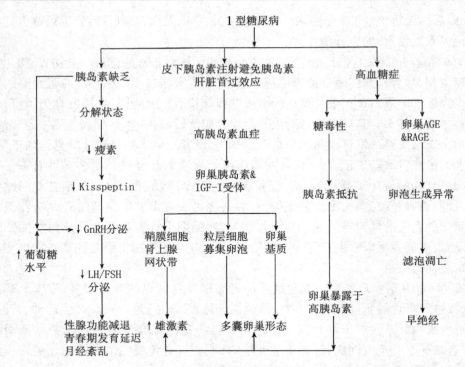

图 6-1　1型糖尿病患者生殖系统病变

二、诊断与鉴别诊断

1.诊断　通过血和尿常规,血沉,肝、肾功能等检测可了解全身情况,必要时测血糖、尿糖等。内分泌激素测定主要测定促性腺激素(FSH、LH)和性激素(雌二醇、睾酮),测定雌二醇可以了解卵巢的功能状况。当雌二醇>33pmol/L(9pg/mL)时,一般认为已有青春期功能活动。但雌二醇常有波动,不能仅以此作为诊断依据。正常青春期启动时,夜间 LH 分泌增加,因而测定夜间 LH 更有诊断价值。正常情况下,静脉注射 GnRH 后,受试者出现与年龄相适应的血浆 LH 和 FSH 反应。在原发性性功能不全和 Turner 综合征等患者,其反应增强,下丘脑和垂体功能减退反应降低,而在体质性青春期发育延迟者其反应性与其骨龄相适应。全垂体功能低下时,GH 低下,但 GH 稍低于正常水平时,不能除外体质性青春期延迟,因体质性青春期延迟者的 GH 往往稍低于正常,两者可有重叠。T_3、T_4、TSH 测定可确定有无甲状腺功能低下,必要时测定肾上腺皮质功能状况,了解有无肾上腺功能初现。

2.骨龄与病变部位诊断　手腕 X 线片测定骨龄应列为常规检查,因青春期起始与骨龄的相关性明显于其与实际年龄的相关性,颅咽管瘤患者的头颅 X 线检查大多有鞍区异常,且70%呈现钙化。CT 和 MRI 对于中枢神经系统的肿瘤具有重要的诊断价值。B 超检查可了解卵巢大小、形态及子宫发育情况,也有助于腹部其他病变的诊断。腹腔镜检及性腺活检用于疑难病例的诊断。必要时,对疑有卵巢病变(如卵巢发育不良或肿瘤)者可行腹腔镜检查及性腺活检。染色体检查为病因诊断提供重要依据,对于性腺发育不全或某些特殊面容体征者常提示需进行染色体核型分析。目前,被多数学者接受的标准为女童 13~13.5 岁,未出现乳腺发育,15 岁无阴毛生长,18 岁未见月经初潮者,可诊断为青春期发育延迟(表 6-3)。

表 6-3　女性青春期发育延迟的临床特征

疾病	身高	促性腺激素	GnRH 试验	E$_2$	脱氢异雄酮硫酸盐	其他
特发性女性青春期发育延迟						
体质性女性青春期发育延迟	矮/与骨龄相符	青春前期	青春前期	降低	与骨龄相符	-
高促性腺激素性						
单一性性腺发育不全	正常	升高	明显反应	降低	与年龄相符	XX 或 XY
Turner 综合征	矮小始于儿童	升高	明显反应	降低	与年龄相符	XO/其他异常
低促性腺激素性						
单纯促性腺激素缺乏	正常	降低	无反应	降低	与年龄相符	-
中枢神经肿瘤	生长缓慢	降低	无反应	降低	正常或稍低	-
垂体性矮小症	矮小始于儿童	降低	无反应	降低	降低	-
卡尔曼综合征	正常	降低	无反应	降低	与年龄相符	嗅觉差或无

3.体质性青春期延迟与器质性青春期发育延迟的鉴别　如患儿具备下列特征即可诊断为体质性青春期延迟:①儿童期生长发育速度基本正常,而进入青春发育期年龄后出现发育落后,骨龄成熟相应延迟;②第二性征发育晚于正常儿童性征发育平均开始时年龄的 2.0～2.5 个标准差甚至以上;③有类似家族史;④无异常病史,体格检查正常,实验室筛查试验正常;⑤当患儿骨龄接近正常青春期开始发育年龄时,自发出现性征的发育和生长突增。GnRH 刺激试验对体质性和病理性青春延迟的鉴别诊断有重要价值。

体质性青春期发育延迟必须排除各种病理性原因方能诊断,青春期发育延迟的诊断过程实际上也是一个确定病因的过程,首先应鉴别体质性与病理性青春期发育延迟。典型者根据其临床特点不难区别,但部分病例须经过严密的随访观察和一系列检查后方能鉴别。女性青春期发育延迟常需与原发性闭经进行鉴别。

4.生理性青春期发育变异与病理性青春期发育变异的鉴别　在青春期发育异常的诊断与鉴别诊断中,应首先将早期病理性青春期发育与晚期病理性青春期发育区分开来,同时还要对病理性青春期发育与青春期发育的正常变异做出鉴别;后者主要包括体质性青春期发育延迟(早期或晚期青春期发育的正常变异)、乳腺发育提前(乳腺发育早现)、阴毛发育提前(阴毛早现)和青春期男性乳腺发育(表 6-4)。乳腺发育提前、阴毛发育提前和肾上腺皮质功能早现又称为部分性性早熟。

表 6-4　青春期发育的正常变异与异常变化

早期病理性 青春期发育	早期正常青 春期发育变异	晚期正常青 春期发育变异	晚期病理性 青春期发育
真性性早熟	新生儿乳腺增生	迟发型青春期发育	高促性腺激素性性腺功能减退症
假性性早熟	乳腺发育初现提前	迟发型青春期发育	低促性腺激素性性腺功能减退症
肾上腺皮质功能初现提前	阴毛初现提前	迟发型青春期发育	–
	体质型或特发性生长加速和青春期发育	体质型或特发性生长和青春期发育延迟	–

（1）肾上腺皮质功能初现提前：是一种病因未明的临床综合征，其发生可能与肾上腺皮质对 ACTH 的反应或会阴部皮肤对雄激素的过敏反应有关。发病年龄为 3~6 岁，最早者为 6 月龄。典型表现为女孩在大阴唇处出现黑色的粗毛，阴毛逐渐增多增粗，甚至可扩展至整个会阴部，多数伴有腋毛生长，并常伴有皮肤痤疮，皮肤脂溢增多，但无乳腺发育。男孩的阴毛生长最初见于阴茎根部，以后逐渐增多，但无阴茎和睾丸发育。生长速度与年龄相符，无其他性腺发育体征。血清 DHEA、DHEAS 升高，尿 3β-雄烯二酮和 17-酮皮质类固醇升高。DXM 抑制试验阴性（可被抑制）。PMA 患者的生长发育过程正常，但身高增长速度在进入青春期发育前后分别高于和低于同龄儿童，BMD 高于同龄儿童。血清 IGF-Ⅰ和胰岛素升高伴皮下脂肪增多，这些患者的营养状况良好或有营养过剩与肥胖表现。这些患者在成年以后较正常人易发生肥胖、胰岛素抵抗、高雄激素血症、PCOS 及月经紊乱。

PMA 的表现如发生于 8 岁（女性）或 9 岁（男性）以前，一般可确定诊断，但其病因诊断要十分慎重：①首先要排除引起 PMA 的原发疾病，如特发性性早熟、Turner 综合征、单纯性促性腺激素缺乏症和卡尔曼综合征等；②男孩 PMA 同时伴有睾丸发育或阴茎发育，或女孩 PMA 者同时出现乳腺发育、阴蒂肥大、阴唇发育或月经来潮，均提示性早熟；③迟发性先天性肾上腺皮质增生伴 PMA 见于 21-羟化酶（P450C21）、3β-HSD 和 11β-羟化酶（P450C11）缺陷的患者，但这些患者血清基础 17 羟-孕烯醇酮、雄烯二酮和睾酮升高。如果这些指标正常可做 ACTH 兴奋试验进行鉴别；④特发性功能性肾上腺性高雄激素血症是指肾上腺雄激素的合成和分泌对 ACTH 反应过度的一种临床现象，表现为青春期发育前儿童出现 PMA，肾上腺皮质对 ACTH 的反应增强往往突然出现并持续存在（ACTH 兴奋后，17 羟-孕烯醇酮较正常人高 2 个标准差以上，而 DHEA、雄烯二酮和 17-羟孕酮正常）。其病因未明，也归入 PMA 中，一些资料提示与肾上腺类固醇激素生成的调节紊乱或与高胰岛素血症有关。本综合征无酶的缺陷，组织学上仅见网状带增生；⑤PMA 还必须与青春期初现、性腺发育初现、乳腺发育初现和月经初现等鉴别。较早发生者可能遗留身材矮小症。伴有肥胖和高胰岛素血症等情况者要进行早期预防和干预，减少发生胰岛素抵抗或 PCOS 的风险。

（2）青春期发育正常变异：早期或晚期青春期发育正常变异很常见。青春期发育的启动时间受遗传（主要）和环境因素（次要）的双重影响，正常人群的青春期发育启动时间存在较大变异。正常的青春期发育变异表现为青春期发育启动时间的过早、过晚或发育程序上的某些异常，但患者的最终身高能够达到正常或基本正常，性成熟可能有一定延迟，但有正常生育功能。

疾病引起的正常青春期发育变异也较常见。例如,21-羟化酶缺陷或 11β-羟化酶缺陷引起先天性肾上腺皮质增生,皮质醇合成受阻,ACTH 分泌增加,肾上腺雄激素分泌增多。未经治疗的女性患者表现为假性性早熟,而男性患儿在 LH/FSH 降低的情况下发生睾丸发育。经过适当治疗后,男/女性仍可提前启动青春期发育,引起青春期早期发育变异。

(3)青春期发育的其他变异:乳腺发育提前(乳腺发育早现)、阴毛发育提前(阴毛早现)常见于营养状况良好者,而青春期男性乳腺发育可见于正常男性或患有肝肾疾病者。青春期发育正常变异的主要临床意义是认识这些个体,追踪其青春期发育过程,并与青春期发育延迟或性早熟鉴别。

三、治疗

体质性青春期延迟因该病患儿最终会出现青春期启动,一般不需药物治疗,但要解除儿童和家长的顾虑及担心,消除自卑感。若某些患儿因发育落后于同龄人而产生精神压力,甚至出现精神心理和行为方面的异常,应给予心理治疗。同时,应对患儿性征发育进行定期评价和有关性激素检查。

1.性激素短程疗法　女性青春期发育诱导治疗方案见表 6-5。用药前必须向儿童及家属详细说明药物治疗预期达到的目的和可能出现的不良反应,尽量让儿童及家长自己选择是采用药物治疗还是继续观察。推荐使用小剂量雌激素治疗,这样既不会引起骨骺提前闭合,阻碍达到正常身高,还能诱导青春期的自发启动。女孩从 13 岁起口服炔雌醇 5~10μg/d 或妊马雌酮(结合雌激素)0.3~0.625mg/d,连续服用 3~6 个月,并定期检查患者性征和身材发育情况。体质性青春期延迟患者经治疗后,骨龄达 13~14 岁,青春期会自发启动,否则应考虑病理性原因。体质性青春期延迟的患者常有自发或刺激后 GH 分泌的下降,但当青春期性激素分泌升高时,GH 的分泌也相应增多,因此其 GH 分泌的下降被认为是暂时的,一般不推荐 GH 治疗。

表 6-5　女性青春期发育诱导治疗

17β-雌二醇日用量(每 6 个月增加 1 次剂量)	炔雌醇日用量(每 6 个月增加 1 次剂量)
5μg/kg(口服)	0.1μg/kg(口服)
10μg/kg(口服)	0.2μg/kg(口服)
15μg/kg(口服)	0.4μg/kg(口服)
20μg/kg(口服)	0.6μg/kg(口服)
成人量(约 2mg/d)	成人剂量 30μg/kg(加用避孕药)

性腺类固醇激素:女性的诱导治疗效果与自发性青春期发育差别不大,17β-雌二醇或人工合成的炔雌醇用量需要每 6 个月增加 1 次,但可能因加速骨骺融合而影响最终身高。

2.性激素替代治疗　病因能够去除者,以病因治疗为主,如手术切除肿瘤,积极治疗全身性疾病,改善营养状况等,病因一旦去除即可缓解症状。对高促性腺激素患者病因常无法去除,主要以性激素替代治疗促进性征发育、月经来潮或生长,但对染色体核型中有 Y 染色体者,应做性腺切除。功能性低促性腺激素患者,由于青春期发育延迟是继发于其他疾病,原则上是治疗原发病,加强营养、改善体重或调整运动量和方式,这部分患者不需要外源性激素治疗,上述情况改善后,会自发出现性发育。

(1)雌激素治疗:是否会加速骨骺闭合是普遍关注的问题,现已明确超生理剂量的性激素具有此作用,一般用炔雌醇 5μg/d,无促骨骺闭合作用,有轻度促长骨生长作用,长期应用可使乳腺稍发育。原发性性腺功能减退患者需长期性激素替代治疗,初始小剂量,类似于体质性青春期延迟的治疗方法,2~3 年后逐渐增加到成人替代量,以模拟正常青春期启动后的激素水平。初量为炔雌醇 5μg/d 或妊马雌酮(结合雌激素)0.3mg/d。2~3 年以后逐渐增加到炔雌醇 10~25μg/d 或妊马雌酮(结合雌激素)0.6~1.25mg/d,维持剂量应能达到撤退性出血。出现撤退性出血或开始治疗 6 个月后,于口服雌激素 12~21 天起加服孕激素(如甲羟孕酮 5mg/d)。

(2)GH 治疗:若患者 GH 缺乏,可从骨龄估计在骨骺闭合前患者身高还可增长多少,进行 GH 治疗最为理想。GH 缺乏(尤其是儿童期发病)者,在达到最终身高至重要脏器(心脏、骨骼和肌肉等)完全发育之前的一段时间(转化期)内,补充生理量的 GH 十分重要(如获得更高的峰值骨量与峰值肌量),GH 的用量一般较成人 GH 缺乏者更大。rhGH 不宜长期使用,并注意水肿、诱发心力衰竭、糖尿病、体毛增加、肿瘤复发等不良反应和风险。rhGH 疗效不佳或治疗失败的原因有 rhGH 应用不当、治疗过晚、疗程太短(<6 个月)、骨骺已经或接近融合、用量过小、抗 GH 抗体等。

(3)GnRH 脉冲泵治疗:低促性腺激素性青春期发育延迟患者可选择外源性 GnRH 脉冲泵治疗,这种方法更类似于生理性 GnRH 分泌。方法是皮下或静脉内插管。每 60~120 分钟注射 1 次 GnRH(10 肽),剂量为 25ng/kg,治疗 1~2 年绝大部分患者可完成性发育,并有排卵。由于这种方法价格昂贵,不适于长期治疗,对有生育愿望者可以采用。

GnRH 类似物的问世使中枢性性早熟的质量发生了革命性的进步,但目前仍存在诸多问题。Lawson Wilkins 儿童内分泌学会和欧洲儿童内分泌学会对 GnRH 类似物的应用提出了专家共识。特别指出,GnRH 类似物仅对早发性(<6 岁女性)中枢性性早熟患者有增加身高作用,对中枢性性早熟伴有的精神心理问题、骨密度和体重是否有效需要进一步研究。

决定使用 GnRH 类似物治疗中枢性性早熟前,必须观察青春期发育的进展状态(尤其是骨龄)3~6 个月,但如果患者已经处于或超过 Tanner 3 期则无必要。GnRH 类似物可使<6 岁的女性身高增长 9~10cm,6 岁以上的女性应个体化决定是否应用 GnRH 类似物治疗;男性身高增长的研究仍证据不足。

3.继发性青春期延迟的治疗　主要是治疗原发病。如果患者进入青春期发育年龄后 3 年以上仍无青春期发育,在无禁忌证情况下,可考虑应用药物诱导青春期发育。

第二节　女性性早熟

一般来说,性早熟即指青春期发育提前;但是,青春期发育提前并不等于性早熟,因为前者也可见于正常健康者。由于每个正常儿童青春期发育的开始时间变异较大,故很难确定正常青春期发育和早熟时间的绝对界限。一般认为,女孩 8 岁以前出现乳腺增大、阴毛生长、腋毛生长等任何一项或多项第二性征,或月经初潮开始于 10 岁以前,即为女性性早熟。也有学者主张,儿童青春期与性发育早于当地正常儿童发育平均年龄 2 个标准差以上者即为性早熟。资料显示,以前的性早熟评定标准已经过时,因为正常女性的乳腺发育已明显提前(月经初潮的年龄变化不大)。女性性早熟占全部女性的 0.2‰ 左右。

一、正常女性性发育

营养、性发育调节激素和其他环境因素以正调节或负调节方式影响 Kisspeptin 神经元(kiss-1)活动;瘦素也可以调节亲吻肽神经元功能,kiss-1 神经元或循环因素刺激 GnRH 分泌;女性青春期发育时,kiss-1 数目增多,故青春期发育早于男性,且发生中枢性性早熟的风险高于男性。性发育包括生殖器官的形态发育、功能发育和第二性征发育。性器官的形态与功能发育及第二性征初现受遗传、气候和营养等因素影响。我国女孩随着营养条件的改善,发育年龄提前,但有个体差异,其发育遵循一定顺序进行。

1.正常女性性发育　青春期女性性征和性功能发育按下列顺序进行:体型改变→骨盆增宽→乳腺发育→阴毛、腋毛出现→月经来潮→排卵。青春期前的女性性器官发育很慢,呈幼稚状态;进入青春期后,内、外生殖器官迅速发育。卵巢在 8 岁前极小,8~10 岁发育开始加快,此后呈直线上升。月经初潮时卵巢仅为成熟卵巢重量的 30%,说明月经来潮并不等于卵巢发育成熟,随后卵巢继续发育增大,皮质内出现发育程度不同的卵泡。子宫发育在 10~18 岁时逐年增加,长度约增加 1 倍,其形态和各部分的比例也发生相应变化,并逐渐接近成年女性的状态。一般从乳腺增大到月经初潮平均历时 2~3 年;在该段时间内,身高增长 25~28cm(男孩 28~30cm)。与 19 世纪中期比较,现代女性启动青春期发育的年龄是否提前仍存在争论。长期趋势研究表明,美国女孩的青春期发育启动时间已经提前,女孩的乳腺发育和月经初潮年龄提前,但性发育的其他方面似乎无明确变化;男孩的青春期发育仍无定论。女孩青春期发育提前是一种非健康现象,因而有必要进行进一步研究,并最后确定其真实性。

2.正常乳腺发育　女性第二性征伴随性器官的发育而出现,继骨盆开始增宽后乳腺迅速发育,此为最早出现的第二性征变化,然后是乳头长大(8~10 岁),继之乳腺组织增生,乳核形成,乳晕增大(9~11 岁),终至乳腺明显增大,乳晕及乳头色素沉着(11~13 岁)。乳腺发育的 Tanner 分期是:Ⅰ期,乳头突出;Ⅱ期,乳腺组织生长,其大小不超过乳晕直径(大约11 岁);Ⅲ期,乳腺组织生长并大于乳晕,乳晕扩大着色,乳头长大(12 岁);Ⅳ期,乳晕及乳头凸出;Ⅴ期,凸出的乳晕变平(15 岁)。大约在乳腺发育 1 年后出现阴毛生长,达到成熟时的倒三角形分布;而腋毛则晚于阴毛半年至 1 年出现,是肾上腺皮质功能初现的表现。

3.月经初潮　各国、各地区女性月经初潮的平均年龄均不同,多开始于乳腺发育 2~3 年后,一般波动在 10~15 岁,高峰年龄在 13~15 岁。研究表明,儿童月经初潮的平均年龄随体格发育水平的不断提高有逐渐提前倾向。影响初潮及维持排卵的因素包括体脂百分含量、瘦素/脂肪比、体重及躯体体格。肥胖女孩体重超过理想体重 20% 以上,其月经初潮比正常体重女孩要早。相反,某些运动员或芭蕾舞演员或因营养不良、消耗性疾病女孩,月经初潮延迟。在月经初潮后最初的一段时间内,月经周期不规律,大约在 1 年后才逐渐按规律来潮。月经初潮与排卵有一定间隔期,初潮早发者较晚发者稍长。青春期发育的启动时间可作为营养和生长发育的指标,最近人们用此来评价环境中雌激素和抗雄激素物质对机体的影响。除体内脂肪含量外,环境中的内分泌干扰剂,尤其是雌激素类似物和抗雄激素类物质可能是青春期发育启动时间提前的主要因素。同样,青春期发育启动后,能否正常进展并发育完全也取决于多种因素,营养、性发育调节激素和其他环境因素共同维持亲吻肽神经元活性与分泌水平。

极度营养不良儿童无发育期的躯体追赶生长,但纠正营养不良状态后可有基本正常的追赶生长,有的女孩甚至出现青春期发育提前。营养正常儿童因为慢性系统性疾病而发生营养不良症,出现生长发育延迟,纠正营养不良状态后可有躯体追赶生长,但较正常人缓慢而不完全,也不发生青春期发育提前。

二、女性性早熟分类

1.同性性早熟和异性性早熟 青春期发育提前主要分为三种类型:①GnRH 依赖性青春期发育提前;②非 GnRH 依赖性青春期发育提前;③正常青春期发育变异。此处所指的性别是个体的染色体性别,即男性 46,XY、女性 46,XX;此处所指的性征是个体的性腺性征,即男性为睾丸,女性为卵巢。提前出现的性征与性别一致时称为同性性早熟;与性别不一致时称为异性性早熟(表 6-6)。

表 6-6 女性性早熟的病因与分类

1.同性性早熟

(1)真性性早熟(真性同性性早熟):特发性(体质性或功能性);家族性,偶发性;中枢性神经系统病变,肿瘤(下丘脑结构瘤、松果体瘤、颅咽管瘤、蛛网膜囊肿);发育异常;感染;外伤;放射;先天性肾上腺皮质增生症治疗后;伴癌综合征(分泌 HCC);生殖细胞瘤(中枢神经、性腺、肝脏、纵隔);肝母细胞瘤

(2)假性性早熟(假性同性性早熟):卵巢肿瘤(颗粒细胞瘤、鞘膜细胞瘤、畸胎瘤、绒癌);肾上腺肿瘤;McCune-Albright 综合征(多骨纤维发育不良);Silver-Russel 综合征;甲状腺功能低下;外源性性激素:食物,药物,化妆品

(3)部分性早熟(性发育变异):乳腺早发育;月经初潮提前(孤立性早潮);肾上腺功能早现

2.异性性早熟

(1)卵巢肿瘤:含睾丸细胞的卵巢肿瘤

(2)肾上腺肿瘤

(3)先天性肾上腺皮质增生症

(4)雄激素药物

2.真性同性性早熟和假性同性性早熟 真性同性性早熟(简称真性性早熟)指下丘脑分泌 GnRH 促使垂体促性腺激素分泌,从而启动下丘脑-垂体性腺轴功能,性发育提前开始,此种性早熟与正常性成熟过程相仿,有排卵性月经周期,故又称为中枢性性早熟或 GnRH 依赖性性早熟,约占性早熟的 80%;假性同性性早熟(简称假性性早熟)指垂体以外部位分泌促性腺激素或性激素,促进性征发育,但并不依赖于 GnRH 的分泌,此种性早熟并非下丘脑-垂体-性腺轴的正常活动所致,故又称为周围性性早熟或非 GnRH 依赖性性早熟,约占性早熟的 20%。女性性早熟的病因与分类见表 6-6,其中 GnRH 依赖性青春期发育提前的病因见表 6-7。

表6-7　GnRH 依赖性青春期发育提前的病因

非中枢神经病变	中枢神经病变	后天性疾病
特发性	下丘脑错构瘤	脑炎、脑膜炎
遗传因素(kiss-1 突变)	中枢神经肿瘤	基底部脑膜炎
既往类固醇激素慢性作用	松果体瘤、畸胎瘤、颅咽瘤	肉芽肿、结节病、结核病
肾上腺皮质增生症治疗过晚	神经节瘤、成髓母细胞瘤	放疗、化疗
性类固醇激素分泌瘤切除后	组织细胞增生症	脑创伤后
睾酮中毒症*	先天性畸形	精神障碍
McCune-Albright 综合征*	动脉瘤、动静脉畸形	
内分泌分裂剂	囊肿	
	脑水肿	

注：＊睾酮中毒症与 McCune-Albright 综合征的发病机制兼有非 GnRH 依赖性和 GnRH 依赖性性早熟特点。

　　继发性中枢性青春期发育提前引起躯体发育和骨龄提前，又称为混合性继发性中枢性青春期发育提前，这种情况主要见于先天性肾上腺皮质增生症、长期摄入大量类固醇性激素、睾酮中毒症(LH 受体活化性突变所致)和 McCune-Albright 综合征患者治疗后，其原因未明，可能是下丘脑在长期的过量性类固醇激素的刺激下，起到了促进 GnRH 分泌和启动正常青春期发育的作用。例如，女性先天性肾上腺皮质增生症患儿在糖皮质激素治疗后，其本身的假性性早熟已经被抑制，但正常中枢性青春期发育提前。引起女性外周性青春期发育提前的主要原因是卵巢滤泡囊肿，其次为粒层细胞瘤，而男性患者的肿瘤主要来源于肝脏、松果体脑组织或纵隔，与睾丸本身的肿瘤(如 Leydig 细胞瘤)鉴别的要点是前者表现为双侧睾丸增大，后者表现为单侧睾丸肿大；而男性肾上腺皮质增生症引起的青春期发育提前表现为睾丸细小，体积小于 4mL。

三、真性性早熟的发病机制与临床表现

　　胎儿出生后，睾丸在组织上已具备了完整的结构，但并不具备完整的功能。一般到 12~13 岁出现青春期发育。如果下丘脑-性腺调节中枢的敏感性下降或中枢神经系统的"内源性"抑制被解除，即可发生真性性早熟。瘦素抑制下丘脑神经肽 Y(NPY)的基因表达，调节性成熟前中枢神经系统 NPY 的水平和其他神经递质分泌，启动 GnRH 神经元活动；在下丘脑，瘦素与其受体结合后通过 NYP 神经元调控 GnRH 神经元功能。瘦素以开通"代谢闸门"的方式打开能量平衡和生殖功能之间的"联系通道"，容许启动青春期发育。青春期发育启动的早期征象是出现与睡眠相关的 LH 脉冲，以后白天也出现 LH 分泌峰。FSH 较 LH 升高早，青春前期 FSH/LH 值增高，青春末期两者比值下降，月经期 FSU/LH 值>1。FSH 促进卵泡发育，雌激素分泌增多，加速生长，刺激女性第二性征发育(乳腺发育、生殖道成熟及女性体型发育)。在女性青春期，血清抑制素随 FSH 的平行而增加，直至达到成人水平。此后，抑制素-FSH 负反馈关系建立。除性激素外，青春期发育还与甲状腺素、生长激素和 IGF-Ⅰ有关。

1.特发性性早熟　也称体质性或功能性性早熟,是小儿真性性早熟的常见原因,占女孩性早熟的80%~90%。家族发病者为常染色体隐性遗传,性腺提前发育、青春期过早来临,性成熟过程按正常青春期顺序进行,下丘脑-垂体-性腺轴功能建立后有排卵性月经周期和生育力。

(1)发病机制:尚未完全明了,可能由于某些尚未明确的原因(某些调节基因突变或雌激素受体多态性等)使中枢神经系统生理发动点或下丘脑对性腺发育的抑制失去控制,下丘脑 GnRH 或垂体促性腺激素过早分泌所致。经仔细检查未发现患儿有任何病理变化,但约半数患儿的脑电图有异常表现,促性腺激素及性激素基础水平增高。LH 脉冲频率及幅度和对 GnRH 刺激反应均在正常的青春期范围内。

(2)临床表现:临床表现的差异较大。多数在4~8岁发病。15%~20%患儿在2.5岁前出现性征发育。据报道,女孩起病年龄最早可在出生后1个月开始有阴毛生长,3个月出现第1次月经来潮。一般先有乳腺发育,继之或同时出现阴毛生长,多数情况下阴毛随同外生殖器的发育而出现。随着外生殖器发育,腋毛和月经随之出现,月经周期开始不规则,不排卵。当卵巢完全成熟后出现排卵,此时女孩有可能妊娠(曾有5.5岁女孩怀孕的报道)。在性发育过程中,患者的身高、体重增长和骨骼成熟相应加速。这种快速生长主要是由于性腺类固醇激素刺激 GH 和 IGF-Ⅰ升高所致,但并非所有的患者发育速度都增快,也有发育速度缓慢或时快时慢的情况。由于骨骺闭合提前,出现童年高、成年矮小的发育曲线。约1/3的患者成年身高不足150cm,牙齿和智力的发育一般与其年龄相一致。患者除身高矮于一般群体外,其余均正常,其精神心理状态与实际年龄相称。性早熟患者生长激素结合蛋白明显升高,并与体脂含量增高有关;但与身高、年龄、青春分期、IGF-Ⅰ及睾酮/雌二醇水平无关。

性早熟女孩并不出现过早闭经,但在成年期发生乳腺癌的危险性增高,性腺类固醇激素、LH 和 LH 脉冲频率与幅度如同正常青春期,6岁以上起病的女孩往往伴有肾上腺功能初现提前。青春期发育较早者易于发生肥胖、胰岛素抵抗和与肥胖相关的其他疾病。

2.真性性早熟　中枢神经系统的肿瘤或非肿瘤性病变如脑积水、感染、囊肿或创伤可引起真性性早熟,占女性性早熟的10%左右;其中半数以上为肿瘤所致。常见的肿瘤有松果体瘤、视神经胶质瘤、下丘脑错构瘤、鞍上畸胎瘤、神经纤维瘤、星形细胞瘤和室管膜瘤。

(1)发病机制:尚未明了,可能是颅内肿瘤的局部浸润、瘢痕结构和颅内压增高影响脑内抑制 GnRH 脉冲发生器的神经通路,GnRH 脉冲提前出现而启动青春期发育。错构瘤是一种非进行性生长的肿瘤,肿瘤内含有异位激素分泌性神经元、纤维束和胶质细胞,异位 GnRH 分泌细胞脉冲式释放 GnRH。肿瘤中的 GnRH 神经纤维与下丘脑正中隆起相连,但错构瘤引起的 GnRH 释放不受内在中枢神经系统的控制,错构瘤的 GnRH 神经纤维的功能相当于异位性 GnRH 脉冲发生器。错构瘤引起性早熟的发病年龄多小于3岁,可合并中枢神经系统异常(如癫痫、痴呆等)。由于 CT 和 MRI 的广泛应用,此病的诊断率逐年提高,其中约10%伴有性早熟表现。此外,蛛网膜囊肿也可引起下丘脑-垂体功能异常和真性性早熟。脑积水引起性早熟的机制尚未明了,由于脑积水引流治疗后大部分病例的生殖周期启动和维持功能正常,故认为导致生殖系统功能异常的机制可能与 GnRH 有关,也可能与机械性压迫、缺血、神经传导反馈通路的破坏有关。

(2)临床表现:中枢神经系统病变所致性早熟的性征发育与特发性性早熟相似。除性征发育外,同时伴随颅内疾病的其他相应症状,如多饮、多尿、发热、肥胖或过度消瘦、精神异常、智力发育迟缓、头痛、呕吐、惊厥、肢体瘫痪及视力障碍等。值得注意的是,有相当一部分患者的颅内肿瘤生长缓慢,而首先出现的是性早熟表现,尔后才逐渐出现颅内高压或神经组织受损的症状和体征。真性性早熟可受孕。

3.家族性真性性早熟

(1)KISS1 和 KISS1R 活化性突变:亲吻肽或其受体(KISS1/KISS1R)突变或 MKRN3 失活性突变可提前激活下丘脑 GnRH 分泌,引起中枢性性早熟(CPP)。KISS1R(GPR54)失活性突变引起低促性腺激素性性腺功能减退症,而活化性突变(如 KISS1R p.Arg386Pro 或 KISS1 p.Pro74Ser)则导致 CPP。此外,引起 CPP 的其他候选基因有 GABRA1、NPY-YIR、LIN28B、TAC3、TACR3、TTF1、EAP1 等。

(2)MKRN3 失活性突变:MKRN3 位于 15q11.2 的 Prader-Willi 综合征基因区,印记基因 MKRN3 编码的碎环指状蛋白 3 参与蛋白质的泛素化和细胞信号传递,由于母源性基因印迹,MKRN3 蛋白仅来源于父源性基因拷贝的 RNA 转录物,MKRN3 蛋白结构及其突变位点见图 6-2。MKRN3 缺陷是最常见的遗传性家族性 CPP 的病因,目前的病例主要发生于女孩,偶尔见于男性。CPP 发病率为 1∶(500~10 000)。

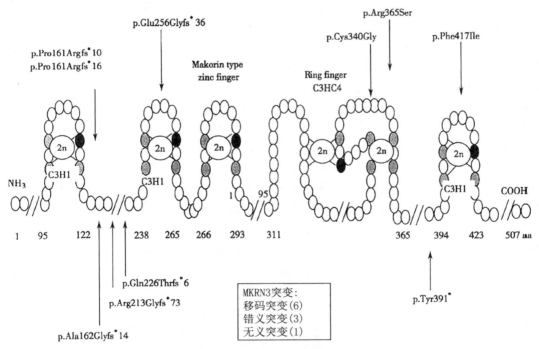

图 6-2　MKRN3 蛋白结构与突变位点

MKRN3 蛋白含 5 个锌指结构域(3C3H 基序,1 个含有泛素连接酶活性的 C3HC4 环状基序和 1 个 MKRN 特异性 Cys-His 结构域)

4.兼有真性性早熟的性发育特点

(1)青春期起病的先天性肾上腺皮质增生症:绝大多数先天性肾上腺皮质增生症(如 11-羟化酶缺陷症和 21-羟化酶缺陷症)患者可有假性性早熟甚至假两性畸形。但如果患者经糖皮质激素和盐皮质激素治疗,血浆 ACTH 受抑制,肾上腺产生的性腺类固醇减少,由于此前延误诊断和治疗，患者骨龄提前，如已达到青春期启动的骨龄界限值，患者可出现下丘脑-垂体-性腺轴功能的激活，引起真性性早熟。同样，以往曾用性腺类固醇治疗患者也可出现下丘脑 GnRH 脉冲释放并引起真性性早熟，但这些情况少见。

（2）McCune-Albright 综合征：本症以不规则皮肤咖啡色素斑、缓慢进展的多发性骨纤维发育不良和性早熟为特点。本症以女性多见，性早熟既不依赖于 GnRH 又不被过多雌激素抑制。由于 G 蛋白偶联受体的 α 亚单位突变导致腺苷酸环化酶持续激活，细胞内 cAMP 增高，受体自动激活使性腺细胞能自动分泌激素，因而被归于非 GnRH 依赖性性早熟类型中。由于卵巢自主活化，出现自主性囊状卵泡，雌激素分泌增加，无排卵；卵巢中有多个囊状卵泡，有时呈单个较大卵泡囊肿，卵巢不对称囊肿可自发性闭锁，但不被 GnRH 激动剂抑制。血 LH 处于青春期前水平，LH 对 GnRH 反应不敏感，但对芳香化酶抑制剂有反应。因此，McCune-Albright 综合征所致的性发育兼有真性性早熟的特征，称为继发性中枢性青春期发育提前，其原因未明，可能与患者在青春期发育前体内类固醇激素的慢性作用有关。

（3）原发性甲减：甲减引起 GnRH 脉冲发生器被轻度激活但无身高骤长，但其本质类似于真性性早熟。幼年和少年期甲减多表现为生长延迟、性发育迟缓和闭经；少数可出现性早熟，表现为乳腺发育、小阴唇增大、阴道黏液涂片可见雌激素影响的变化。一般无阴毛生长，部分患儿身材矮小，骨龄常落后于实际年龄。卵巢内可出现单个或多个小囊肿，可伴有阴道不规则流血。确切的发病机制尚不清楚，患儿血 FSH 稍高于正常，夜间 FSH 脉冲分泌增加，推断可能有以下两方面的原因：①下丘脑 GnRH 脉冲发生器被轻度激活，刺激垂体 FSH 分泌而不刺激 LH 分泌。垂体促性腺激素与促甲状腺激素的反馈机制有交叉反应，因此分泌促性腺激素的细胞就像 TSH 分泌细胞一样，对甲状腺激素缺乏反应；②下丘脑 TRH 释放增加，引起 FSH 分泌增多，常伴有 PRL 升高，故可出现溢乳。因 GH 下降，故骨成熟延迟而无身高骤长。

（4）雌激素样内分泌干扰剂：环境因素导致性早熟的确切机制未明，不同的因素可能作用于不同部位，分别起着促进 GnRH 分泌的作用。雌激素样内分泌干扰剂，特别是作用较强的 EEDC，如二氯二苯三氯乙烷、二噁英、聚氯乙苯、双酚 A、聚溴联苯、邻苯二甲酸酯、硫丹、阿特拉津、折仑诺可干扰体内雌激素的正常合成、代谢与作用，引起或诱发性早熟。例如，植物雌激素可能具有降低乳腺癌风险作用，如果在女性的婴幼儿期和青春发育期摄入大量植物雌激素（如长期进食大量的豆类食品）不一定有益，甚至可能导致性早熟。

（5）儿童肥胖和代谢综合征：儿童肥胖除了增加成年期的心血管病风险外，还可能是女性性早熟的重要原因。过多的脂肪组织（尤其是婴幼儿期肥胖）能促进女性青春期发育，但对男孩的青春期发育有某种抑制作用（可能与肥胖导致 kisspeptin 系统功能紊乱相关）。青春期发育前期肥胖还可引起女性高雄激素血症，与 PCOS 的关系也相当密切。发生机制未明，但临床的确存在这种现象。其中，最值得关注的是肥胖引起的胰岛素抵抗及其并发的高胰岛素血症。另外，人们观察到，体质性生长加速（即出生后突发生长）又与儿童期肥胖和青春期发育提前相关。体质性生长加速反映了个体的生长和青春期发育特征，其特点是出生后突发生长，而 1 岁内生长速度减缓，然后转为正常。引起体质性生长加速的病因未明，但与遗传性身材过高、婴儿喂养过度和宫内发育迟缓无关。几乎全部特发性青春期发育提前的女孩均伴有体质性生长加速，并容易发生儿童期肥胖。

（6）Turner 综合征与性早熟：约 1/3 的 Turner 综合征患者自发性青春期发育，15% 能发育完全并有月经来潮。性早熟极少见。发病机制未明，是否与嵌合性核型或 X 三体综合征

(triple X syndrome,47,XXX)或其变异型(如46,XX/47,XXX、47,XXX/48,XXXX、45,X/47,XXX、45,X/46,XX/47,XXX)有关未明。大约1/3的患者有自发性青春期发育,但一般不会进展至正常月经来潮,个别患者出现性早熟,这些患者的身材均较高或正常。约50%的Turner综合征患者完全缺失一条X染色体,另外半数患者为嵌合型或结构异常的X染色体,如46,X,i(Xq)、46,X,del(X)、46,X,r(X)等,这些患者的共同特点是身材矮小和性腺功能衰退。约1/3的患者有自发性青春期发育,其中少数出现月经初潮,个别(如Xp22.1)表现为青春期发育提前(性早熟),身材正常或稍矮小,可伴有Graves病。出现这些性发育和性征差异的原因与缺失基因的调节功能有关,如果保留了调节月经和躯体生长发育的主要基因,则可以有正常月经甚至性发育提前。此外,雌激素缺乏减弱其对下丘脑的负反馈抑制作用,出现FSH突发分泌的机会增加,而TSH升高也可通过与FSH受体的交互效应而诱发性早熟。

(7)营养不良与性早熟:多数营养不良女性伴有青春期发育延迟,个别在恢复期出现性早熟。

四、假性性早熟发病机制与临床表现

假性性早熟是不完全性同性性早熟,是性腺或肾上腺来源的或外源性雌激素刺激靶器官,造成第二性征发育及月经来潮。因未建立正常下丘脑-垂体-性腺轴功能,故无生育能力。非GnRH依赖性青春期发育提前的病因见表6-8。

表6-8　非GnRH依赖性青春期发育提前的病因

后天性疾病	先天性疾病
使用外源性类固醇激素	CYP21A2失活性突变
严重甲减	CY011和HSD382失活性突变
hCG分泌瘤:肝脏肿瘤、性腺绒毛膜上皮瘤、畸胎瘤	糖皮质激素受体失活性突变
肾上腺肿瘤	McCune-Albright综合征(Gsa活化性突变)
睾丸肿瘤	DAX-1突变
Leydig细胞增生或Leydig细胞瘤	LH受体活化性突变(睾酮中毒症)
卵巢肿瘤	CPY19(芳香化酶基因)活化性突变
粒层细胞瘤和门细胞瘤	
分泌雌激素的卵巢囊肿	

1.雌激素瘤/异位hCG瘤　卵泡囊肿和卵巢肿瘤(颗粒细胞瘤、鞘膜细胞瘤等)是女性假性性早熟的常见原因。"自主性"卵泡囊肿具有分泌雌激素的功能,促使性征发育和阴道流血。卵巢畸胎瘤、绒毛膜上皮癌、生殖细胞瘤、肝肿瘤仅分泌hCG时并不会引起女性性早熟(除非同时分泌雌激素),因为在缺乏FSH时,单纯的hCG与LH不能刺激卵巢合成雌激素。肾上腺女性化肿瘤可引起假性性早熟,其雌激素来源于肿瘤本身,或由雄烯二酮在肾上腺外转化而成。B超检查有助于卵泡囊肿与实质性卵巢肿瘤鉴别。卵巢囊肿可分泌雌二醇,引起乳腺发育甚至非周期性阴道出血。

家族性男性青春期发育提前称为睾酮中毒症,是由于LH受体基因的活化性突变所致,一般在2~4岁出现青春期发育的体征，其特点是LH和FSH正常（或降低），但血清睾酮在GnRH刺激后明显升高。

2.遗传综合征　Peutz-Jeghers综合征（黑斑息肉综合征）的主要病变为黏膜皮肤色素沉着、消化道息肉瘤和性索瘤。因肿瘤分泌雌激素而出现不完全性性早熟，偶尔伴支持细胞-间质细胞瘤。非对称身材矮小-性发育异常综合征罕见，病因未明，患儿有身材矮小、骨龄延迟和头颅及面骨发育异常，表现为倒三角形脸、口角向下、身材明显不对称，指、趾骨并指或第5指（趾）内弯、短小畸形。34%的患儿有性早熟，以女孩为主，智力大多正常。此外，遗传性卵鞘膜细胞增生也可引起假性性早熟。

3.雌激素　含雌激素的药物如口服避孕药及其他含雌激素的食物等均可引起假性性早熟。母亲于妊娠期间口服避孕药或雌激素可导致女性胎儿性早熟。幼女误食口服避孕药可出现乳腺发育及阴道流血及乳头、乳晕褐色色素沉着。也有幼女吮吸服用避孕药的母亲的乳汁而发生本症的报道。

4.严重甲减　严重原发性甲减患者并发性早熟和多发性或巨大的卵巢囊肿，称为Van Wyk-Grumbach综合征，其发病机制未明，可能与TSH和抑制素过度而长期分泌，交叉性激活卵巢组织的FSH受体有关，故多见于病情严重而未给予合适治疗的女性儿童。

五、青春期发育正常变异的发病机制与临床表现

正常人群的青春期发育存在一些变异，称为正常青春期发育变异，主要有三种表现形式：①单纯性乳腺发育初现；②单纯性阴毛初现；③单纯性月经初现。

1.单纯性乳腺发育提前　单纯性乳腺发育提前除乳腺发育外，没有雌激素分泌增多的其他症状和体征，骨龄和生长速度正常。多见于3岁左右的女性，数月后可自动康复，或逐渐进入青春期发育，基础血清LH及性类固醇激素相当于青春期前水平，偶尔FSH和抑制素B升高。盆腔超声有助于早期诊断，追踪观察患者是否进展为完全性性早熟（14%）。乳腺过早发育以乳腺发育优先而其他性征发育相对落后为特征。乳腺过早发育是指8岁前出现一侧或双侧乳腺发育而无其他性征发育，无骨龄提前。常见于2岁左右幼女，患者很少超过4岁。可于数月或数年后自然消退，少数可持续到青春期，有时乳腺有硬结，发育的乳腺消退迟缓，但雌激素对阴道细胞的影响不明显，子宫不增大。雌激素稍高或正常，卵巢一般不增大，可出现单个或数个小卵泡，卵泡可时而消退，时而出现，且往往与乳腺变化一致。FSH达青春期水平，对GnRH有反应，LH处于青春期前水平，对GnRH无明显反应。发病机制可能为：①暂时的FSH和（或）LH分泌促使卵泡发育，雌激素暂时性增多；②青春前期乳腺组织对低水平雌激素较敏感；③新生儿期促性腺激素的分泌未及时终止，体内的促性腺激素导致雌激素分泌，在循环中维持一定水平；④血清SHBG增高，非SHBG结合的睾酮及游离睾酮降低，生物可用性降低，可能导致乳腺雌/雄激素的比例改变。

此外，临床上还存在介于单纯性乳腺过早发育和中枢性性早熟之间的性早熟类型。国外报道了10例患儿除有乳腺过早发育外，表现有自发性促性腺激素分泌和卵巢增大，卵巢的超声形态改变介于两者之间。用GnRH-a治疗无效，提示其乳腺发育不依赖促性腺激素而周期性变化很可能是由于卵泡增生异常所致，这种情况称为变异型乳腺过早发育。据报道，儿时有过乳腺过早发育的女孩常常有高胰岛素血症、IGFBP-1和SHBG降低及游离雄激素指数增高，因而，对乳腺过早发育患儿要进行长期追踪观察。

2.单纯性青春期发育提前 单纯性青春期发育提前可能与出生低体重、肥胖有关。表现为阴毛、腋毛生长和骨龄提前,生长速度加快。但必须用 ACTH 兴奋试验排除先天性肾上腺皮质增生症可能。肾上腺功能早现(阴毛早现)是指阴毛、腋毛提早出现而无其他性征发育的一种性发育变异。常发生于 6 岁以后的儿童,也有早至数月龄者,是由于肾上腺雄酮过早分泌或毛囊对雄激素的刺激过度敏感,但也有报道是卵巢囊肿暂时性分泌雄激素所致的病例。DHEA、DHEAS、雄烯二酮和睾酮、尿 17-酮类固醇升高,升高的程度与正常性毛发育Ⅱ期的激素水平相当,促性腺激素不高,对 GnRH 反应似青春期前状况,骨龄和身长稍高于实际年龄,但无骨骼过度成熟,也无生长突增。若骨龄过高且睾酮达青春期水平,则应考虑类固醇激素合酶缺陷症可能。本症一般为自限性,无须治疗,多可正常地进入青春期。

3.单纯性月经初潮提前 单纯性月经初潮提前仅有阴道出血(8 岁前),常在冬季发病,阴道出血没有周期性特点,且缺乏性早熟的其他表现。月经初潮早现属于较少见的不完全性性早熟征象,以月经初潮优先为特征。临床表现为女童单一性月经来潮提前,而无其他性征发育。常见于 1~6 岁幼女,月经初潮早现属于一过性变化,预后较好。雌激素波动相当于青春期前雌激素水平的高值,促性腺激素不升高。可能与一过性卵巢功能活动增强或卵巢囊肿有关。

六、异性性早熟的发病机制与临床表现

1.先天性肾上腺皮质增生症和肾上腺性征综合征 糖皮质激素合成受阻,对垂体 ACTH 的抑制减少,ACTH 合成增多,刺激肾上腺皮质增生,合成的雄激素增多。另外,17-羟孕酮及黄体酮不能转变为糖皮质激素,而向雄激素转变。如发病在胚胎发育 20 周内(尿道、阴道形成期),出现外阴性别模糊,成为女性假两性畸形;发病在此以后者,出生后发生异性性早熟。此外,肾上腺腺瘤、肾上腺癌或卵巢睾丸细胞瘤可分泌过多雄激素而导致女性男性化。

2.睾丸雌激素分泌瘤 发生于儿童期的 Leydig 细胞瘤分泌雌激素,患者伴有女性化征象。发生于成人期的 Leydig 细胞瘤分泌的雌激素量多,血浆雌激素明显升高,并通过负反馈调节使 LH 和 FSH 降低,继而睾酮降低,雌激素/雄激素比值明显升高,患者出现男性乳腺发育症、性欲减退、阳痿和对侧睾丸萎缩。

七、辅助检查与诊断

病史采集时,要追问是否误服避孕药,哺乳母亲是否服用避孕药,有无摄入含性激素的营养食品等情况,1~2 个月前有无头部外伤史,以及有无产伤、抽搐、癫痫及感染等病史,是否有性早熟家族史。了解发病年龄、病程长短、进展快慢和生长情况,病程中有无头痛或视力障碍等。体格检查中要特别注意:①应记录身长(上部量与下部量的比例)、胸围、臀围、体重、脂肪的分布和体型的状态,记录性征发育的分期及外生殖器发育的情况。一般用乳腺发育相当于骨龄 11 岁、月经来潮相当于骨龄 13 岁来评价性腺发育情况;②全身检查:还应注意 McCune-Albright 综合征、甲减、Silver 综合征等所特有的体征,如皮肤色素斑、异常头颅外形,并注意有无神经系统异常的体征。检查皮肤时应注意皮肤色素改变、有无痤疮、毛发生长、皮脂分泌过多和有无男性化表现等;③腹部、盆腔检查:注意有无腹痛、腹部肿块等。在随访过程中,要特别注意早期的和进展缓慢的亚临床颅内肿瘤存在的可能,脑部器质性病变所致的性早熟患儿,其内分泌改变和骨龄特征与特发性者相似,但颅脑 CT、MRI、脑电图、脑电地形图、头颅 X 线片等特殊检查有可能发现异常征象,在出现性征发育的前后或同时有颅

内器质性疾病的相应症状和体征。

1.诊断依据 性激素和促性腺激素的分泌有明显的年龄特点。2 岁前，男、女儿童血FSH，女童血雌二醇和男童血睾酮含量皆较高，而 2 岁后明显下降，至青春期开始后再度升高。青春发育前男童血睾酮<1.75nmol/L，雌二醇<37.5pmol/L；女童睾酮<0.7nmol/L，雌二醇<75.0pmol/L。但常规的激素测定往往因误差大而误导诊断。

（1）真性性早熟：真性性早熟时，LH 和 FSH 升高，并有周期性变化。特发性性早熟患儿血清 FSH、LH、睾酮及雌二醇含量均升高，部分与正常人重叠。DHEAS 与实际年龄和骨龄的关系反映肾上腺功能初现，有助于真性性早熟的诊断。特发性真性性早熟患儿血清 FSH、LH、睾酮及雌二醇含量均较正常同龄儿升高，但由于正常高限与病理性低限有重叠，故其诊断参考价值较低。必要时应测定 DHEAS、黄体酮、17-羟孕酮和 hCG。当促性腺激素正常而雌激素升高时应考虑卵巢或肾上腺肿瘤，若雄激素明显升高应考虑异源性 hCG 分泌综合征可能；血黄体酮升高提示为黄体瘤。

（2）假性性早熟：先天性肾上腺皮质增生或肾上腺癌患者尿 17-KS 和尿 17-羟类固醇（17-OHCS）增加，肾上腺癌患者尿 17-酮增加不能被小剂量地塞米松抑制。17-羟孕酮、11-去氧皮质酮、尿 17-酮类固醇和尿 17-羟类固醇对性早熟有鉴别意义。先天性肾上腺皮质增生或肾上腺癌患者尿 17-KS 和尿 17-羟类固醇（17-OHCS）增加，肾上腺癌不能被小剂量地塞米松抑制。

（3）肾上腺功能早现与阴毛早现：属于青春期发育正常变异范畴，应与肾上腺皮质增生症及雄激素分泌瘤鉴别，前者仅表现为阴毛和腋毛早现，无其他性征发育，而后者伴有体毛增多，身高、体重迅速增长、骨龄提前、出现痤疮和嗓音变粗等。国外一项研究回顾总结了 89 例（女性 7～9 岁）阴毛早现的病因，35%伴有低体重，24%伴早熟，91%伴有体重增加，90%的阴毛早现者存在以上危险因素中的 1 个或多个。因此，性早熟和 SGA 伴阴毛早现和超重/肥胖，而与出生时的体重或孕龄无关。

2.头颅 X 线片、CT、MRI 及骨龄检查 骨龄超过实际年龄 2 岁以上者考虑为性早熟，骨龄延迟者提示甲减。蝶鞍 X 线片、眼底及视野检查等有助于了解有无颅内病变。性早熟的基本 X 线片表现为骨骺提前出现、骺板过早融合、骨龄大于年龄。因骺板过早闭合致长骨粗短、骨皮质增厚、骨密度增高。颅骨板障可增厚，鼻窦和乳突过早发育，牙齿提前出现。偶可见喉软骨和肋骨过早钙化。如性早熟是继发于其他疾病的伴随征象（如 Albright 综合征），则会出现其他相应的伴随征象或骨骼畸形。X 线检查发现鞍上钙化提示颅咽管瘤；松果体钙化并蝶鞍扩大、变形提示颅内肿瘤，颅内肿瘤可引起眼底视盘水肿，头部 CT 和 MRI 检查可了解颅内病变，对于排除继发性真性性早熟有重要价值。对于鉴别肾上腺肿瘤及卵巢肿瘤也有重要价值。有人在用 MRI 诊断中枢性性早熟时，根据垂体上部表现凹面程度进行分级（1 级：明显凹陷；2 级：轻度凹陷；3 级：扁平；4 级：轻度凸出；5 级：明显凸出），认为垂体分级对青春期前期儿童性早熟诊断有重要价值，4 级以上者应高度怀疑中枢性性早熟可能。

脑器质性病变时，脑电图和脑地形图常有异常改变。部分特发性性早熟的脑电图出现弥漫性异常，包括不正常的慢波伴阵发性活动，以及尖波、棘波等改变。腹部和盆腔 B 超检查可了解肾上腺、卵巢和子宫大小及形态。

3.GnRH 和氯米芬兴奋试验 鉴别诊断的第一步是确定青春期发育提前是否为 GnRH 依赖性。GDPP 是由于下丘脑-垂体-性腺轴提前启动而引起的性发育，2 岁以下男孩的睾丸体积>4mL 或直径>2.5cm 提示睾丸受到了促性腺激素的刺激,但 LH 受体活化性突变(睾酮中毒症)、hCG 分泌瘤、肾上腺残留睾丸组织和 DAX-1 突变也可引起轻度的睾丸增大。女性的青春期发育过程和表现与正常完全相同,只是年龄提前,最早表现是生长速度加快和乳腺发育。

(1)GnRH 兴奋试验:真性性早熟注射 GnRH 后 30 分钟即见 LH、FSH 较基础值增高 2 倍或更高,而假性性早熟和下丘脑-垂体-性腺轴功能尚未完全成熟的真性性早熟,无反应或反应低下。乳腺过早发育者,该试验的反应为 FSH 峰值明显升高,而 LH 反应不明显。一般认为中枢性性早熟,GnRH 刺激后 LH/FSH>1;而单纯性乳腺过早发育,LH/FSH<1。近年提倡应用亮丙瑞林兴奋试验诊断性早熟。注射亮丙瑞林后,如果从基础雌二醇≥37pmol/L(10ng/L),LH≥0.3U/L 升至峰值,LH≥5.0U/L,雌二醇≥184pmol/L(50ng/L),可认为属于正常反应。在临床上,如果发现女孩存在性早熟的可疑表现,而随机血清 LH 和雌二醇水平降低,应该做亮丙瑞林兴奋试验。

GnRH 依赖性青春期发育提前首先以女性常见,高于男性 3~23 倍,并以特发性多见。其次见于 kisspeptin-GPR54 系统的分子突变;再次为中枢神经系统的疾病,如下丘脑血管瘤、脑肿瘤、脑发育缺陷、严重或创伤等。而男性的 2/3 是神经系统疾病所致,尤其是脑肿瘤(50%)。如果血清的基础 LH>0.6U/L 可以确立 GnRH 依赖性青春期发育提前(GDPP)的诊断,经过 GnRH 刺激后,LH 的峰值>9.6U/L(男性)或>6.9U/L(女性)则更支持诊断;长效的 GnRH 类似物可以替代 GnRH 的作用,切点值是 2 小时的 LH 峰值>10U/L(IFMA),GnRH 刺激后的 FSH 测定对诊断无意义,但基础水平被明显抑制提示 GDPP;血清睾酮和雌二醇升高分别是男性或女性青春期发育提前的良好指标,但血清雌二醇降低不能排除女性青春期发育提前的诊断。相反,雌二醇升高而 LH 明显降低强烈支持非 GnRH 依赖性青春期发育提前;男性青春期发育提前者还应测定 hCG、TSH、FT$_4$ 和肾上腺雄激素及其代谢产物。

(2)氯米芬兴奋试验:对判断下丘脑-垂体-性腺轴成熟与否有一定价值,但目前已较少应用。试验前测定 FSH、LH 基础水平,随后服用氯米芬 100mg,连续 5 天,第 6 天复测 FSH、LH 后,若较基础值升高 50%,说明下丘脑-垂体-性腺轴成熟。有助于鉴别真性与假性性早熟。儿童的氯米芬用量酌减。

4.中枢性性早熟与乳腺过早发育及肾上腺功能早现的鉴别　女性 5~8 岁发生的乳腺发育很难与乳腺过早发育及肾上腺功能早现鉴别,GnRH 兴奋试验的帮助不大,此时应定期追踪观察,不宜过早给予药物干预。男孩出现外生殖器发育提前应特别警惕下丘脑-垂体-肾上腺或睾丸肿瘤引起的假性性早熟可能。很难对具体病例做出合适诊断时,可先给予必要的心理疏导和药物治疗。

(1)良性肾上腺功能初现提前:为一种发生于 6 岁前的自限性疾病,特点是阴毛和腋毛早现,皮脂增加和出现成年音调,但无性发育,躯体生长可能稍加速,而骨龄、中枢神经影像学检查和血清 DHEA 正常;但需要应用 ACTH 刺激试验排除迟发型先天性肾上腺皮质增生症。GnRH 试验显示为青春期发育前特征。

(2)良性乳腺发育提前:乳腺发育可能明显提前(最早为 18 月龄),但始终不能进入 Tanner Ⅲ~Ⅳ期,也无其他青春期发育表型。生产速度和骨龄与正常儿童一致,血清 LH、FSH 和雌二醇正常,卵巢超声无增大。多数患儿可自发性恢复,不需要进行治疗干预。

(3)良性月经初潮提前:少见。病因未明,可能与卵巢暂时性活动且能自动停止有关,有些患者与暴露外源性雌激素有关。

(4)良性男性青春期乳腺发育:一般发生于青春发育期的中后期,乳腺增大对称或不对称,一般持续1~2年后消退。如果睾丸无相应发育,应定期观察,排除器质性病变可能。家族性男性乳腺发育为一种X性连锁遗传或限性显性遗传性疾病,乳腺发育见于围青春发育期,患者无其他发育和躯体病变。如果伴有性腺功能减退症,则需要仔细查找器质性病因。病理性男性乳腺发育见于Klinefelter综合征、PRL分泌瘤和许多药物(大麻或吩噻嗪类制剂)。

(5)体质性和特发性性早熟:性发育(包括乳腺发育和突发生长和骨龄)时间提前,身材和骨龄高于同龄儿童,除了成年后身材矮与正常外,无其他生长发育异常。血清FSH、LH、性激素和GnRH刺激试验反应显示为青春期发育,下丘脑-垂体和性腺无病变,甲状腺和肾上腺激素正常。

(6)中枢神经和下丘脑-垂体病变:临床表现同体质性和特发性性早熟,MRI可能显示神经系统异常或视野缺损。

(7)促性腺激素分泌瘤:松果体、性腺、纵隔、肝脏或腹膜后等部位的肝细胞瘤、肝母细胞瘤、生殖细胞瘤、畸胎瘤或绒毛膜上皮细胞瘤等分泌hCG亚基(以β亚基为主),男性儿童出现不完全型性早熟表现,女性儿童无表现;偶尔也见于FSH分泌瘤或LH分泌瘤。

(8)外周性性早熟:表现为不完全型性早熟,因卵巢或肾上腺雄激素增多而出现女性雄性化,但血清FSH和LH降低。

(9)McCune-Albright综合征:性早熟伴有多发性骨纤维结构不良和皮肤咖啡斑,部分患者还伴有甲亢或库欣综合征。

(10)外源性性激素:青春期发育前儿童摄入性激素引起第二性征发育,FSH和LH水平被抑制。女孩口服雌激素或避孕药者乳头着色而无阴毛生长为其特点。口服雄激素制剂的男孩可有阴茎发育和阴毛生长,但无睾丸发育。

(11)反性发育:当女孩阴毛提前出现或过早发育时,应考虑功能性或病理性高雄激素血症可能,其中最常见的病因是先天性肾上腺皮质增生症、肾上腺功能初现提前或多囊卵巢综合征。单纯性多毛者应考虑口服避孕药、特发性或家族性多毛症可能。但是,当雄性化(阴蒂肥大、肌肉发达等)同时伴有低雌性化(女性体型不足与乳腺发育不良)时可以肯定是病理现象,促进的原因有卵巢或肾上腺肿瘤、库欣综合征、高催乳素血症、垂体GH瘤、外源性雄激素使用、雄激素主要抵抗等。男性反性发育的常见原因是肾上腺的雌激素分泌瘤。

八、治疗

青春期发育提前治疗的对象或指征由青春期进展的速度、骨龄、预计身高和心理状态等因素决定。按照经典的定义,如果女性的第二性征在8岁前或慢性的第二性征发育在9岁前达到Tanner Ⅱ期,即可诊断为青春期发育提前,但是近期的研究发现,男性和女性的正常青春期发育可以分别提前到7.7岁和7.6岁。女性在7~8岁出现乳腺发育可以称为青春期发育加速、提早的正常青春期发育或迅速进展的乳腺发育初现变异;这些女孩不需要治疗,其最终身高也基本正常。因此,在不存在其他症状或异常的情况下,青春期发育提前的诊断可能相当困难。青春期发育提前的诊断应该得到促性腺激素/性类固醇激素增加、躯体发育加速、骨龄提前的证实;另外,如果在追踪观察中,青春期发育并不再进展,则应诊断为正常变异的青春期发育提前而非青春期发育提前。

GnRH 类似物给中枢性性早熟的治疗带来了福音,但目前的应用仍存在许多问题。因此,Lawson Wilkins 儿科内分泌学会和欧洲儿科内分泌学会发表了有关 GnRH 类似物临床应用共识。该共识指出,GnRH 类似物增加成年身高的疗效是肯定的,但仅见于<6 岁的女性中枢性性早熟。该类药物对患者的精神心理有不利影响,不推荐作为增重或增加骨量的治疗。

1.病因治疗 性早熟的治疗目标是消除病因,抑制性发育直至正常青春期年龄,尽量促使身高达到最终身长,注意情绪变化,必要时进行健康教育和性教育。肿瘤能够完全切除者,治疗效果及预后良好;而肿瘤不能完全切除者的预后不佳。对肿瘤不能完全切除者,可行部分切除并辅以放疗或化疗。对病因无法去除者如脑膜炎后遗症等,可采用药物控制或阻止病情发展。甲状腺功能减退者于甲状腺激素替代后,性早熟可消退;先天性肾上腺皮质增生患者可采用皮质醇类激素治疗;性发育变异一般不需治疗,但需追踪观察。

2.心理咨询与性教育 大多数患者最终发育除身高较一般人矮小外,其他完全正常,故不需特殊处理,但应对患儿和家属做好解释,告知本病的有关知识,使他们解除顾虑,消除好奇、恐惧和害羞心理,避免遭受身心创伤。

3.GnRH 类似物或 GnRH 激动剂治疗

(1)制剂特点与药理作用:GnRH 类似物或 GnRH 激动剂(GnRH-a)的高活性是由于其与 GnRH-a 受体的结合亲和性很高和不易被酶降解。现有的 GnRH-a 制剂可用于皮下注射、肌内注射或鼻内喷射。卵泡早期对 GnRH-a 的反应最敏感,可使血 LH 和 FSH 明显升高,但长期使用导致垂体失敏和受体降调节,开始出现垂体失敏,继而引起受体降调节和低促性腺激素性性腺功能减退症。使用长效 GnRH-a1~3 周后出现下丘脑-垂体-性腺抑制。因此,GnRH-a 可用于治疗 GnRH 依赖性性早熟、子宫内膜异位症、子宫肌瘤(术前)所致的贫血和前列腺癌。也可试用于子宫出血和卵巢雄激素分泌过多所致的多毛症等。GnRH 类似物(激动剂)对 6 岁内发病者的身高增加作用明显,但对体重、精神抑郁和骨密度的影响仍无定论。GnRH 类似物对非中枢性性早熟的治疗益处也需要进一步观察。常用的缓释亮丙瑞林剂量 60μg/kg,每月肌内注射 1 次,效果更好。在治疗期间,每隔 1~3 个月复查血睾酮、雌激素、身高、骨龄和第二性征,注意卵巢和子宫发育情况。

(2)使用指征:①女孩或男孩的第二性征发育、身高增加速度和骨龄在 6 个月至 1 年增加明显者(如大于年龄的 2.5 倍标准差);②血睾酮持续升高,>2.5nmol/L(>75ng/dL)的男孩(8 岁前);③血雌二醇≥36pmol/L(10pg/mL)者;④9 岁以前女孩已有月经来潮者;⑤存在严重精神-心理压力或异常,而迫切要求治疗者;⑥中枢神经系统器质性病变引起的性早熟伴 GH 缺乏者。

(3)使用方法:GnRH-a 首剂用量为 80~100μg/kg,一般于 2 周后再注射 1 次,此后每 4 周注射一次,每次的剂量为 60~80μg/kg,但需要根据个体的反应(性征、性腺类固醇水平、骨龄和身高增长速度等)调整用量,总疗程至少 2 年或在到达 12 岁年龄时停用。如果身高增加缓慢,而骨龄仍在 13 岁以下,可加重组的人 GH 治疗,促进身高生长。但如骨龄已经成熟,GH 则不能增高。

(4)临床疗效和不良反应:GnRH-a 起效快,一般治疗一年可获稳定效果。在用药开始的第 1~2 个月出现性征进一步发育,骨生长加速,甚至偶尔月经来潮,继而性征消退,月经停止,生长速度减慢。最终身长取决于开始用药时性征发育的阶段、药物剂量是否足够和停药时的骨龄。单用 GnRH 治疗不能达到预测身高，加用 GH 更有效。如果 LH 基础分泌和对 GnRH 刺激的反应如同青春期前水平，不考虑用 GnRH-a 治疗。GnRH-a 的主要不良反应为雌激素缺乏和绝经样综合征。多数患者也因雌激素缺乏而发生低骨量，长期应用宜加用小剂量雌激素和孕激素（add-back 疗法）。个别患者有过敏反应（主要是鼻吸者）。

4.其他药物治疗

（1）芳香化酶抑制剂：男性的骨龄主要是由睾酮转换而来的雌激素促进生长板成熟的反应，因而芳香化酶抑制剂可通过延长生长板的成熟期而具有增高作用，可用于特发性矮小、体质性生长延迟、青春期发育延迟和儿童 GH 缺乏症的治疗。睾酮内酯是一种芳香化酶抑制剂，可以阻断睾酮转化为雌激素。家族性男性青春期发育提前（睾酮中毒症）的治疗较困难，一般可用酮康唑阻断睾丸和肾上腺的雄激素合成，或使用雄激素受体拮抗剂、雌激素受体拮抗剂或芳香化酶抑制剂治疗。

（2）甲羟孕酮：可抑制中枢促性腺激素的分泌，对性激素的合成也有直接抑制作用。可使发育的乳腺缩小，甚至退化到未发育状态；白带减少或消失，月经停止；但对骨骼的生长无抑制作用，骨骺提早融合。一般每天 2 次，每次 5~10mg；或肌内注射 100~200mg/m^2，每 1~2 周 1 次。

（3）醋酸氯地孕酮：具有拮抗促性腺激素分泌和拮抗雄激素作用，不良反应较甲羟孕酮少，用量 2~4mg/d，疗程依据疗效而定。

（4）环丙孕酮：具有抗雄激素、抗促性腺激素和黄体酮类作用，抑制 ACTH 分泌，使皮质醇降低。常用量每天 70~100mg/m^2，分 2 次服用，或每 2~4 周肌内注射 100~200mg/m^2。用药后可出现疲劳、乏力等不良反应。

5.假性性早熟治疗　可根据患者具体病因采用甲羟孕酮、睾酮内酯、酮康唑、螺内酯、氟他胺或法倔唑。甲羟孕酮能有效抑制睾丸或卵巢性类固醇激素的产生，使卵巢囊肿退化，患者生长速度和骨成熟速度减慢。酮康唑治疗肾上腺性腺类固醇激素过多，酮康唑能有效抑制性腺和肾上腺性腺类固醇激素产生过程中的许多步骤（主要是细胞色素 P450C17）。一般每次口服 200mg，每天 2~3 次。但由于能同时抑制皮质醇的合成，可引起暂时性肾上腺皮质功能不全，在患者骨龄已达到青春期年龄时可出现 GnRH 依赖性真性性早熟，此时可合用 GnRH-a。另外，酮康唑对肝功能有毒性作用。

九、女性原发性甲减并发性早熟

VanWyk 和 Grumbach 报道 1 例原发性甲减伴性早熟和卵巢增大与多囊病例，该甲减患者伴有乳腺发育、子宫出血和卵巢多囊（表 6-9），故女性原发性甲减并发性早熟又称为 Van Wyk-Grumbach 综合征。之后有不少零星病例报道；其共同特点是甲减女性因 FSH 升高引起的性早熟，甲减多为自身免疫性甲状腺病的后果；LHRH 兴奋试验显示 FSH 明显升高而 LH 被抑制，因此其性早熟属于非 GnRH 依赖性。

表 6-9　Van Wyk-Grumbach 综合征的临床表现

临床表现	影像结果	生化检查结果
典型甲减表现	卵巢增大伴多囊	血清 TSH 明显升高 FT$_4$ 明显降低
生长发育延迟	青春期发育子宫	

（续表）

临床表现	影像结果	生化检查结果
血清 E_2 升高月经提前	骨龄延迟	血清 FSH 升高或为正常高值
乳腺发育提前或溢乳	垂体扩大	血清 LH 降低
阴毛和腋毛缺乏		LHRH 刺激试验显示低平反应
		血清 PRL 升高

TSH、FSH 和 LH 均为糖蛋白激素,过量 TSH 可与 FSH 受体结合,诱导 FSH 介导的性腺发育,而 TRH 可诱发高 PRL 血症,进一步抑制下丘脑-垂体的 LH 分泌。TSH 刺激卵巢和乳腺 FSH 受体,引起乳腺与卵巢发育,有时伴有黏液水肿性病变,但无卵泡黄体化因缺乏 LH 和肾上腺雄激素的作用,故无阴毛和腋毛生长。Sertoli 细胞和 Leydig 细胞表达甲状腺激素受体,甲状腺激素调节睾丸的早期发育。男性儿童原发性甲减可伴有巨睾症,而无明显雄性化,睾丸组织学检查可见曲细精管成分,但 Leydig 细胞数目正常,也支持 FSH 介导的病理变化。在青春发育期 FSH 受体对 FSH 和 TSH 特别敏感,当 TSH 水平升高时,乳腺和卵巢被刺激而发育。

部分 VanWyk-Grumbach 综合征患者伴有血清 PRL 升高。在缺乏甲状腺激素负反馈抑制 TSHB 和 TRH 的情况下,垂体 FSH 细胞增生也刺激 PRL 分泌。此外,E_2 升高也减弱了其对 PRL 的抑制作用,引起 PRL 进一步增高。由于 PRL 抑制 LH,加上活化素-抑制素-卵泡抑素轴功能异常而导致 FSH 与 LH 呈分离状态。PRL 还致敏卵巢与乳腺组织,使其对 E_2 和 FSH 更敏感,故引起性腺发育。Van Wyk-Grumbach 综合征的诊断必须根据以下几点:①原发性甲减;②骨龄延迟;③表观假性性早熟,皮肤条纹状色素加深(TSH 刺激皮肤 MSH 受体所致);④血清 LH 降低而 FSH 升高;⑤乳腺发育,卵巢增大,多囊。Van Wyk-Grumbach 综合征应与卵巢肿瘤、真性性早熟、McCune Albright 综合征鉴别。

第三节　异常子宫出血

异常子宫出血(abnormal uterine bleeding, AUB)是育龄期妇女最常见的妇科问题之一。异常子宫出血习惯上包括各种各样的阴道不规则出血。阴道出血其他术语的使用(如功能失调性子宫出血、月经频繁、月经过多、月经失调等)常会使医疗服务人员感到困惑。

一、FIGO 分类

妇产科学国际联合会(FIGO)于 2011 年颁布了一项新的命名系统,国际公认的分类系统由此诞生。这个系统按照出血模式和原因对异常子宫出血进行分类,包括两大类 9 个主要类别。两大类为:器质性异常子宫出血和非器质性子宫出血。

1.正常子宫出血　大多数人的月经周期为 21~35 天。正常月经持续时间为 3~7 天,前三天失血较多。每个生理周期出血量 5~80mL,平均出血量为 30~40mL。

2.异常子宫出血　FIGO 将异常子宫出血定义为与正常月经的周期频率、规律性、经期长度和经期出血量任何一项不符的,源自子宫腔的异常出血,需排除妊娠和产褥期相关出血。

FIGO 将异常子宫出血分为两大类 9 个类型,两大类分别为"与子宫结构异常相关的出血"和"与子宫结构异常无关的出血",9个类型按照英语首字母缩写为"PALM-COEIN"。包括子宫内膜息肉所致的子宫异常出血(AUB-P)、子宫腺肌病所致子宫异常出血(AUB-A)、子宫平滑肌瘤所致子宫异常出血(AUB-L)、子宫内膜恶变和不典型增生所致子宫异常出血(AUB-M)、与全身凝血相关疾病所致子宫异常出血(AUB-C)、与排卵障碍相关的子宫异常出血(AUB-O)、子宫内膜局部异常所致子宫异常出血(AUB-E)、医源性子宫异常出血(AUB-I)和未分类的子宫异常出血(AUB-N)。

二、我国的分类标准

既往我国将 AUB 病因分为器质性疾病、功能失调和医源性病因三大类。器质性疾病即指 PALM-COEIN 系统中的 P、A、L、M、C 及部分 E、N,但 PALM-COEIN 系统未包括的器质性疾病,还有生殖道创伤、异物、甲状腺功能减退、肝病、红斑狼疮、肾透析等。功能失调强调的是排除器质性疾病,无排卵性功血即为 AUB-O,有排卵功血则涉及 AUB-O 和 AUB-E。医源性病因相当于 PALM-COEIN 系统中的 AUB-I。

三、诊断流程

AUB 患者的诊断依据病史、体格检查、适当的实验室和影像学检查,结合年龄相关因素。

1.病史　包括初潮和绝经年龄、月经出血模式、出血程度(血块或大量出血)、疼痛(严重程度及治疗情况)、医疗条件、手术史、用药史、凝血障碍的相关症状和体征。

2.体格检查　包括全身检查和盆腔检查。主要的全身检查包括超重、多囊卵巢综合征的体征(如多毛、痤疮)、甲状腺疾病的体征(如甲状腺结节)、胰岛素抵抗的体征(如黑棘皮症)。皮肤瘀点、瘀斑、苍白或关节肿胀提示凝血障碍相关的疾病。盆腔检查是十分必要的,有性生活史的患者应行阴道检查和双合诊检查。阴道窥器检查可发现阴道或子宫颈病变,必要时行巴氏涂片检查,双合诊检查可评估子宫的大小和外形。

3.实验室检查　包括妊娠试验(血或尿)、全血细胞计数、促甲状腺激素、宫颈癌筛查及沙眼衣原体检查(尤其有感染高风险因素的患者),必要时可进行性激素水平测定。全血细胞计数可以提示贫血或血小板减少性出血。初潮时月经过多常提示血管性血友病。初步检查应包括全血细胞计数、凝血酶原时间、部分凝血活酶时间,纤维蛋白原定量、凝血酶时间可选择性检查。出血时间缺乏敏感性和特异性,不推荐使用。根据初始检查结果或者患者既往史提示潜在的出血性疾病,血管性血友病或者其他凝血障碍相关的疾病需要行特殊检查,包括 vW-瑞斯托霉素辅因子活性、vWF 抗原和因子Ⅷ。甲状腺功能减退和甲状腺功能亢进与 AUB 有关,甲状腺功能减退更常见。亚临床甲状腺功能亢进可能与 AUB 相关。在一项甲状腺外观正常妇女的研究中,月经量过多的妇女与正常月经量的妇女相比,促甲状腺激素明显降低,总 T_1、游离 T_3、游离 T_4 和总 T_4 明显升高。AUB 患者通过促甲状腺激素来检查甲状腺疾病是合理而价廉的。

4.影像学检查　评估 AUB 患者子宫情况的影像学检查首选经阴道超声。如果经阴道超声图像欠清晰或需要进一步宫腔检查,则推荐行宫腔声学造影(生理盐水灌注宫腔声学造影)或宫腔镜检查(门诊检查较好)。磁共振成像(MRI)不是 AUB 的首选检查。对青少年患者,经腹部超声比经阴道超声更适宜。若需要进一步检查,可行组织学取样检查,包括子宫内膜活检(门诊)和宫腔镜引导下子宫内膜取样检查(门诊或住院)。

5.基于年龄的鉴别诊断

（1）13～18岁：在青少年期，AUB最常见的发病原因是下丘脑-垂体-卵巢轴不成熟或调节异常导致的持续无排卵，可能的病因还包括使用激素类避孕药、怀孕、盆腔感染、凝血障碍或肿瘤。多达19%的需要住院治疗的AUB青少年患者可能存在凝血功能障碍，因此相关的筛查非常重要。

（2）19～39岁：常见病因为妊娠、结构性异常（如平滑肌瘤或息肉）、排卵障碍（如多囊卵巢综合征）、使用激素类避孕药和子宫内膜增生症。子宫内膜癌少见，但有一定的发病率。

（3）40岁至绝经期：常见病因为排卵障碍，与卵巢功能下降有关。其他常见病因包括子宫内膜增生症、子宫内膜癌、子宫内膜萎缩、平滑肌瘤。

6.临床思维和建议

（1）育龄期妇女行影像学检查的时机：尚未明确。体格检查发现阳性体征，如双合诊检查发现子宫增大或呈球形，需要行经阴道超声以发现有无子宫肌瘤和子宫腺肌症。尽管盆腔检查正常，但如果症状持续存在，需要行进一步的检查，包括经阴道超声和（或）组织病理学检查。如果临床怀疑子宫内膜息肉或黏膜下子宫肌瘤，宫腔声学造影或宫腔镜检查可协助诊断。是否需要行影像学检查需结合临床诊断，并考虑患者的花费和收益。绝经前的AUB患者无须测量子宫内膜厚度。

（2）经阴道超声、宫腔声学造影和MRI三种检查方法诊断子宫疾病的比较：经阴道超声检查可用于评估宫腔情况以发现平滑肌瘤和息肉。虽然经阴道超声对评估子宫肌层十分有效，但对于宫腔内病变的敏感性和特异性只有56%和73%。大量证据表明，在检查宫腔内病变，如息肉或黏膜下肌瘤时，宫腔声学造影优于单纯经阴道超声，可区别子宫内膜病灶和结构异常。子宫内膜局部增厚不一定能通过子宫内膜活检获得足够的标本量。与经阴道超声相比，宫腔声学造影可以更好地发现宫腔病变大小和位置。在一项比较几种检查方法的研究中，宫腔声学造影和宫腔镜一样有效。在一项荟萃分析中，存在宫腔内病变的AUB患者为46.6%。有许多研究表明三维宫腔声学造影比二维宫腔声学造影诊断黏膜下肌瘤的大小和子宫肌层浸润深度准确性更高，有利于实施宫腔镜电切术。然而，没有充分证据推荐AUB患者行三维宫腔声学造影。AUB患者不推荐常规行MRI检查。MRI在指导肌瘤治疗时有帮助作用，尤其是子宫增大、多发性肌瘤或肌瘤定位的情况下。然而，在考虑使用MRI的时候应权衡患者的收益与花费。MRI敏感性高，可用于子宫肌瘤剔除术、子宫动脉栓塞术前、子宫腺肌瘤的诊断和聚焦超声治疗前。

（3）超声测量子宫内膜厚度在不同年龄组AUB患者中的作用：超声测量子宫内膜厚度在绝经前妇女良性疾病的诊断中价值有限，在绝经后妇女排除恶性疾病的诊断中价值相对更高。少量证据支持测量子宫内膜厚度以用于育龄期低风险组的AUB妇女的诊断。子宫内膜厚度受激素影响在月经周期中变化很大，导致其在绝经前妇女中的诊断价值有限。

（4）AUB患者行子宫内膜取样的时机及检查途径：AUB患者行子宫内膜组织取样检查的主要目的是诊断或除外恶性肿瘤或癌前病变。年龄超过45岁的AUB患者，子宫内膜组织取样检查是一线检查。子宫内膜组织取样检查也适用于年龄小于45岁的无孕激素拮抗病史的患者（如肥胖、多囊卵巢综合征）、治疗无效和持续性AUB。门诊行子宫内膜组织取样检查是AUB患者的一线检查。子宫内膜组织取样可通过门诊抽吸活检、门诊或住院宫腔镜检查或扩宫和刮宫等不同途径获得。当获得足够的标本量和全面的子宫内膜组织时，子宫内膜活检诊断子宫内膜癌的准确性高。如果癌症占据宫腔面积少于 50%,盲检有可能会漏诊。阳性检查结果的诊断意义大于阴性检查结果的鉴别诊断意义。这些检查为癌症或不典型复杂性增生的最后检查手段。之前病理结果良性的持续性出血,应行进一步检查以除外子宫内膜病理或结构性异常,例如息肉或肌瘤。其他检查方法,如经阴道超声、宫腔声学造影或门诊宫腔镜也有一定的诊断价值。宫腔镜检查可以直视宫腔病变并取样送组织学检查。宫腔镜检查诊断子宫内膜癌的准确性高,诊断子宫内膜增生症的价值相对较低。宫腔镜检查可以在门诊诊室或手术室进行,门诊宫腔镜检查花费少,对患者和医师更方便,患者术后恢复快,休假时间短。手术室行宫腔镜检查可以在麻醉状态下进行并且当出现并发症时可以及时行腹腔镜手术。

(5)诊断子宫腺肌病的有效检查:子宫腺肌病可以通过经阴道超声或 MRI 诊断,确诊需要组织病理学检查。超声检查支持子宫腺肌病诊断需包括子宫肌层不均匀、子宫肌层囊肿、子宫肌层厚度不对称和内膜下回声呈线性条纹。子宫腺肌病可通过 MRI T_2 加权信号显示。无症状、偶然通过影像学检查发现子宫腺肌病的概率尚未确定。在一项研究中,比较经阴道超声和 MRI 对子宫腺肌病诊断的价值,MRI 在某些方面等于或优于经阴道超声。这两种检查方法的差异取决于子宫腺肌病不同的诊断标准、超声机器的质量差异和影像科医师的临床经验。经阴道超声对子宫增大或合并肌瘤者诊断困难。当诊断未明确,或影响患者管理时,或可疑合并子宫肌瘤时,建议经阴道超声作为一线检查方法,而 MRI 作为二线检查方法。

(6)在 AUB 诊断过程中治疗时机的选择:无子宫内膜增生症、肿瘤或结构异常高危因素的患者可以给予试验性治疗。有高危因素的患者,如子宫内膜癌遗传风险、年龄大于 45 岁或无孕激素拮抗的持续无排卵患者,经检查明确诊断后应予相应的治疗。持续出血需要及时治疗。治疗方案需要根据异常出血的病因、风险、收益、花费和患者意愿综合分析后制订。非甾体抗炎药、孕激素、复方口服避孕药、左炔诺孕酮宫内节育器、氨甲环酸为常用治疗方法。结构异常导致的 AUB,如子宫肌瘤或子宫息肉,可以考虑手术治疗。子宫内膜切除术是一种可控制出血的微创手术,适用于无生育要求的 AUB 患者。

7.美国妇产科医师协会育龄期妇女 AUB 诊断建议与结论总结　大量证据表明,在检查子宫腔内病变,如息肉或黏膜下肌瘤时,宫腔声学造影优于经阴道超声。所有月经过多的青少年和伴有出血障碍阳性筛查史的成年患者,都应做实验室检查。初步检查应包括全血细胞计数、凝血酶原时间、部分凝血活酶时间,纤维蛋白原定量、凝血酶时间可选择性检查。出血时间缺乏敏感性和特异性,不推荐使用。应行衣原体检查,尤其有感染高风险因素的患者。甲减和甲亢都与 AUB 相关。因此 AUB 患者通过促甲状腺激素来检查甲状腺疾病是合理而价廉的。年龄超过 45 岁的 AUB 患者,子宫内膜组织取样检查是一线检查。美国妇产科医师协会支持 FIGO 的 PALM-COEIN 分类作为描述 AUB 的标准化术语。当诊断未明确,或影响患者管理时,或可疑合并子宫肌瘤时,建议经阴道超声作为一线检查方法,而 MRI 作为二线检查方法。MRI 在指导肌瘤治疗时有帮助作用,尤其是子宫增大、多发性肌瘤或肌瘤定位的情况下。然而,在考虑使用 MRI 的时候应权衡患者的收益与花费。之前病理结果良性的持续性出血,应行进一步检查以除外子宫内膜病理或结构性异常,例如息肉或肌瘤。

四、9 类病因的临床表现和诊断

1.息肉(AUB-P)　子宫内膜息肉是子宫内膜局部过度增生形成的带蒂或无蒂良性结节

状突起,可单发或多发。AUB病因中21%~39%为子宫内膜息肉,70%~90%的子宫内膜息肉患者临床表现为AUB,包括月经过多、经间期出血、不规则出血,部分患者还可表现为不孕、腹痛、不典型增生或恶变,部分患者可无明显症状。息肉可通过超声或宫腔镜检查或两者联合检查发现,有无组织病理学结果均可诊断。超声检查的最佳时间为月经周期第10天之前。息肉在宫腔镜下所见:一般呈柳叶状或舌状,表面光滑湿润,颜色一般与当时的子宫内膜相似,可看到规则而匀细的小血管,息肉可有蒂与子宫壁相连,导致息肉在宫腔内漂动,息肉单发或多发,直径0.3~4cm不等,有时蒂可脱落导致息肉在宫腔内游动。

子宫内膜息肉是由雌激素及炎症刺激而导致的子宫内膜增生,与细胞增生、分化障碍存在一定关系。息肉的可能危险因素包括位置、大小、数目、年龄、肥胖、高血压、糖尿病、乳腺癌及服用他莫昔芬、激素替代治疗等。直径较大的息肉发生AUB的风险较高,可能的原因为子宫内膜息肉为腺体与间质的增生,且富含新生的血管,很多息肉表面上皮下有扩张的血管,这些微血管破裂可引起AUB。且息肉增大后可压迫局部子宫内膜,导致邻近内膜对雌、孕激素反应不一致,不能随月经周期性脱落,随之发生AUB。较大的息肉可突出于宫颈口至阴道内,易因感染而出血。育龄期息肉患者发生AUB的概率较绝经期明显增高,可能与育龄期子宫内膜息肉间质中孕激素受体的表达明显减少,而腺体中孕激素受体的表达无明显改变相关,这种改变使得子宫内膜息肉在月经周期中雌激素作用下不断生长而间质不发生蜕变,发生AUB。体质指数为子宫内膜息肉发生的高危因素,当体质指数>30时,子宫内膜息肉的发生率高达52%。

尽管目前息肉的大小或数量不影响分类,仍需要排除子宫内膜息肉样改变,因为这可能是正常内膜的变异形式之一。将来可根据息肉的大小、位置、数量、形态和组织学结果进一步划分亚类,为临床和研究需要服务。目前认为不需要将宫颈管息肉排除在本分类之外。

2.子宫腺肌病(AUB-A)　　子宫腺肌病为子宫内膜腺体及间质侵入子宫肌层,分为弥散型及局限型(子宫腺肌瘤),多发生于生育年龄的妇女,常合并子宫内膜异位症和子宫肌瘤。子宫腺肌病和AUB发生的关系尚不明确。临床表现主要为经量过多、经期延长和逐渐加重的进行性痛经,部分患者表现为经间期出血、不孕或无典型症状。子宫腺肌病患者中月经过多的发生率为40%~50%,严重影响女性患者的生活质量。痛经的发生率为15%~30%,疼痛位于下腹正中,常于经前1周开始,直至月经结束。盆腔检查子宫呈均匀增大或有局限性结节隆起,质硬且有压痛,经期压痛明显。子宫腺肌病的传统诊断标准是依据子宫切除标本中子宫内膜和肌层界面浸润深度的组织病理学结果,该诊断方法在临床分类系统中的应用价值有限。目前临床诊断主要依靠超声和MRI检查,可通过子宫的影像学检查诊断子宫腺肌病。由于在世界范围内MRI的使用相对受限,推荐超声检查为诊断子宫腺肌病的首选方法。与息肉和子宫肌瘤类似,子宫腺肌病也有亚分类系统,包括影像学和组织病理学诊断方法的标准化。

子宫腺肌病发病机制尚不明确。多次妊娠及分娩、人工流产、慢性子宫内膜炎等造成子宫内膜基底层损伤,与腺肌病发病密切相关。由于内膜基底层缺乏黏膜下层,内膜直接与肌层接触,缺乏了黏膜下层的保护作用,使得在解剖结构上子宫内膜易于侵入肌层。新生血管大量生成,使异位内膜获得血供,病灶不断扩大,促进子宫腺肌病的发生、发展。子宫腺肌病常合并子宫肌瘤和子宫内膜增生,提示高水平雌孕激素刺激,也可能促进子宫内膜向肌层生长。子宫内膜功能层毛细血管数量及面积明显增加导致月经量增多,此外侵入子宫肌层的异位病灶导致子宫肌层收缩不良，且常合并子宫内膜增生，导致患者月经量过多。

3.子宫平滑肌瘤（AUB-L） 子宫平滑肌瘤是女性生殖器最常见的良性肿瘤，由平滑肌及结缔组织组成。根据生长部位，子宫平滑肌瘤可分为影响宫腔形态的黏膜下肌瘤与其他肌瘤。子宫肌瘤多无明显症状，仅在体检时偶然发现。症状与肌瘤部位、有无变性相关，而与肌瘤大小、数目关系不大。最常见的症状是月经改变，如经量增多、经期延长，此外还可表现为下腹包块、白带增多、压迫症状、腹痛，黏膜下肌瘤引起的 AUB 较严重。盆腔检查与肌瘤大小、位置、数目及有无变性相关，可扪及子宫增大，表面不规则单个或多个结节状突起。浆膜下肌瘤可扪及单个实质性球状肿块有蒂与子宫相连。黏膜下肌瘤位于宫腔内者子宫均匀增大，脱出于宫颈外口者，窥器检查即可看到宫颈口处有肿物，粉红色，表面光滑，宫颈四周边缘清楚。若合并感染，可有坏死、出血及脓性分泌物。盆腔 B 超是临床最常用的检查方法，能区分子宫肌瘤与其他盆腔肿块。MRI 可准确判断肌瘤大小、数目和位置。如有需要，还可选择宫腔镜、腹腔镜、子宫输卵管造影等检查协助诊断。确诊需通过组织病理学检查。

子宫肌瘤发病率高，促使 FIGO 月经异常工作组创立了一级、二级和三级分类系统。一级分类只反映是否存在一个或多个子宫肌瘤，可通过超声检查确定，不考虑肌瘤的位置、数量和大小。二级分类将影响子宫腔的黏膜下肌瘤与其他肌瘤区分开，因为前者更可能引起 AUB。三级分类针对的是内膜下或黏膜下子宫肌瘤，最初由 Wamsteker 等人提出，后被欧洲人类生殖和胚胎协会采纳。PALM-COEIN 系统把肌壁间和浆膜下肌瘤也作为一类，包括带蒂浆膜下肌瘤。虽然也考虑了肌瘤的大小、数目和位置，如肌瘤位于宫底、子宫下段或宫颈，但不包含在分类中。

4.子宫内膜恶变和不典型增生（AUB-M） 子宫内膜恶变和不典型增生是育龄期 AUB 患者少见而重要的原因，尤其是存在高危因素（如肥胖、长期慢性无排卵）的 AUB 患者，必须考虑该诊断。子宫内膜不典型增生属于癌前病变，形态学诊断标准为腺体增生、拥挤，结构复杂，间质细胞显著减少，腺上皮细胞增生，出现异型性，细胞极性紊乱，体积增大，核质比例增加，核深染，见核分裂象。在 10 年内发展为子宫内膜癌的概率为 20%~40%。子宫内膜癌是发生于子宫内膜的一组上皮性恶性肿瘤，以来源于子宫内膜腺体的腺癌最常见。目前病因尚未明确，临床上常见于无排卵性疾病（多囊卵巢综合征、肥胖）、分泌雌激素的卵巢肿瘤（颗粒细胞瘤、卵泡膜细胞瘤）、长期服用他莫昔芬的患者，偶见于有排卵而黄体功能不足者。其发生可能是在无孕激素拮抗的雌激素长期作用下，发生子宫内膜增生症，继而癌变。临床表现主要为 AUB，包括不规则子宫出血、月经稀发、经间期出血，还可表现为不孕、阴道排液、腹痛等。查体可无异常发现。B 超检查可了解子宫大小、宫腔形状、子宫内膜厚度、肌层有无浸润及深度，广泛应用于临床。MRI 和 CT 更多用于治疗前评估。诊断性刮宫是常用而有价值的诊断方法。宫腔镜检查可直接观察宫腔及宫颈管内有无病变、病变大小及部位，直视下取材活检，提高诊断的准确率，有条件者首选宫腔镜直视下活检。组织学检查是子宫内膜不典型增生和恶变的确诊依据。如果检查发现存在癌前病变或恶性病变，就归于 AUB-M，然后按照 WHO 或 FIGO 系统分为相应的亚类。

5.凝血障碍（AUB-C） AUB-C 包括引起 AUB 的多种凝血功能异常的系统性疾病。高质量的证据表明，约 13% 月经过多患者通过生化检查可发现凝血功能异常疾病，最常见的为血管性血友病。其中大约 90% 的患者存在家族史。这些异常什么时候会导致 AUB 的发生，什么时候没有症状或只引起生化异常而症状轻微目前尚不清楚。血管性血友病是由于血管性血友病因子基因突变引起血浆中血管性血友病因子数量减少或质量异常所导致的遗传性出血性疾病,呈常染色体遗传。研究表明血管性血友病患者可通过应用血管性血友病因子减少月经量。其他可导致 AUB 的血液系统疾病还包括白血病、骨髓增生异常综合征、再生障碍性贫血、血小板减少性紫癜等,发病机制各异,主要因凝血因子或血小板异常导致凝血功能障碍。

此外,其他系统性疾病也可导致 AUB。肝脏在凝血因子的合成及代谢中起重要作用,在严重肝病及肝衰竭时凝血因子合成减少,激素代谢降低。同时肝脏还可以合成纤溶酶原及纤溶酶原激活物的抑制物,严重肝病及肝衰竭时可发生弥散性血管内凝血及纤溶亢进。肾功能不全可引起凝血功能障碍,出血倾向是慢性肾衰竭常见的并发症,其原因复杂,可能与血管内皮细胞损伤、血小板功能障碍、凝血及纤溶亢进有关。维生素 K 在凝血过程中起重要作用,缺乏时可引起维生素 K 依赖性凝血因子缺乏,严重时可发生自发性出血。抗凝治疗可导致 AUB,目前临床常用的抗凝药物主要有三类:香豆类药物(华法林)、抗血小板类药物(阿司匹林)、肝素,通过影响凝血因子合成、抑制血小板聚集、加速凝血酶失活等不同途径影响凝血功能。

6.排卵障碍(AUB-O)　排卵障碍包括稀发排卵、无排卵及黄体功能不足,主要由下丘脑-垂体-卵巢轴功能异常引起。排卵障碍可以导致 AUB,主要临床表现为月经不规律,周期频率、规律性、经期长度、经量均可异常,有些患者可表现为大出血、贫血。其原因为一部分患者不能周期性地产生黄体酮,另一部分患者则因为黄体萎缩不全。

尽管大部分排卵障碍性疾病都有明确的病因,很多是内分泌异常的产物,如多囊卵巢综合征、甲状腺功能减退、高催乳素血症、精神压力、肥胖、厌食、减肥或过度运动。多囊卵巢综合征多表现为月经稀发或闭经,有部分患者表现为不规则子宫出血、月经过多,其临床表现还包括多毛、痤疮、肥胖、不孕等,超声检查提示卵巢多囊改变,血清雄激素升高,胰岛素抵抗。高催乳素血症影响雌激素的反馈调节,同时影响促性腺激素释放激素(gonadotro-pin-releasing hormone,GnRH)的分泌,引起暂时性月经过多直至出现月经稀发、闭经、不孕的临床表现。由于下丘脑-垂体-甲状腺轴与下丘脑-垂体-卵巢轴之间互相影响,甲状腺疾病常常影响女性月经。甲状腺功能亢进患者初期常表现为月经过多、月经过频、不规则子宫出血,晚期常表现为月经稀发、月经过少甚至闭经。甲状腺功能减退、亚临床甲状腺功能减退患者常表现为月经过多、不规则子宫出血,出血量与甲状腺病变程度无相关性。有些患者则是因为医源性因素,由应用性激素或影响多巴胺代谢的药物引起 AUB,如吩噻嗪类或三环类抗抑郁药。

诊断无排卵最常用的检查手段为基础体温测定,估计下次月经前 5~9 天(相当于黄体中期)血黄体酮水平测定。同时应在早卵泡期测定血黄体生成素、卵泡刺激素、催乳素、雌二醇(E_2)、睾酮(T)、促甲状腺素水平,以了解无排卵的病因。

7.子宫内膜局部异常(AUB-E)　如果月经周期规律且排卵正常,同时除外其他明确的病因,发生 AUB 的原因可能为子宫内膜局部异常。如果临床表现为月经过多,可能与子宫内膜局部止血机制异常有关,局部血管收缩因子(如内皮素 1 和前列腺素 $F_2\alpha$)缺乏,纤溶酶原激活物过多引起纤溶亢进、凝血功能缺陷,血管舒张因子(如前列腺素 E_2 和前列环素 I_2)含量和敏感性升高。也有一些原发性子宫内膜疾病表现为经间期出血,可能的机制为子宫内膜修复机制异常,例如子宫内膜炎症或感染、局部炎症反应异常或子宫内膜血管生成异常。目前没有特异性方法诊断该类疾病,所以育龄期排卵正常的妇女诊断 AUB-E 需要排除其他明确异常后确诊。

8.医源性疾病(AUB-I) 医源性疾病包括放置宫内节育器、使用性激素或可能含雌激素的中药保健品等。在应用外源性甾体激素时发生的非预期子宫出血称为突破性出血,是 AUB-I 的主要组成部分,其原因可能与所用的雌、孕激素比例不当有关。宫内节育器是我国育龄女性的主要避孕措施,其不良反应主要表现为 AUB,发生机制复杂,可能与局部压迫产生炎症反应、子宫内膜损伤、纤溶活性增强有关。应用左炔诺孕酮宫内缓释系统(LNG-IUS)的妇女在放置后最初 6 个月常频繁发生突破性出血。当考虑 AUB 是继发于华法林或肝素等抗凝药,或者使用干扰多巴胺代谢引起排卵障碍的药物时,分别归为 AUB-C 或 AUB-O。临床诊断依靠仔细询问用药史、分析服药与出血时间的关系。必要时可行宫腔镜检查,排除其他病因。

9.未分类(AUB-N) 对某一特定的患者来说,因为不易诊断、缺乏相应的检查和(或)极端罕见,可能存在一些导致或不导致 AUB 发生的病因,如动静脉畸形、子宫肌层肥大。另外,可能存在一些只能通过生化或分子生物学方法确诊的疾病,目前尚未被识别。目前暂将这些疾病归为 AUB-N,将来可能被新分类代替或归入已有的其他分类中。

动静脉畸形指动脉与静脉间存在的不经过毛细血管系统的异常连接,往往有血管增生伴众多瘘管形成,组织学上兼具动脉与静脉的特征。病因有先天性和获得性两种。先天性动静脉畸形由于胚胎期原始血管结构发育异常或停止发育所致。获得性子宫动静脉畸形主要与子宫创伤(如流产、剖宫产、多次妊娠分娩)、感染、肿瘤(尤其是滋养细胞肿瘤)等有关。子宫动静脉畸形的主要症状是突发、反复、大量阴道流血,包括月经过多、不规则子宫出血、产后出血等。诊断主要依靠影像学检查,包括超声、MRI 和血管造影,其中血管造影能够显示动静脉畸形病灶的供血动脉及引流静脉,是诊断的金标准。

五、治疗

(一)急性月经过多

1.评估 对急性重症出血患者的最初评估应当包括是否存在因急性快速出血导致血容量不足及潜在血流动力学不稳定的征象。初始评估后,急性 AUB 的病因应该参照 PALM-COEIN 系统进行评估和分类。

2.处理原则

(1)治疗目的:①控制目前的急性出血;②减少下次月经的出血量。

(2)处理原则:对于急性 AUB 的处理选择主要由患者出血的严重程度、临床表现、可能的病因、有无生育要求等因素决定。

(3)药物治疗:多数患者以药物治疗为首选,国外指南推荐用于急性 AUB 的药物为静脉注射的结合雌激素,各种剂量和种类的复方口服避孕药,口服孕激素和氨甲环酸。应结合患者的病史和药物治疗的禁忌证来决定药物的选择。

(4)手术治疗:对于患者病情危急不适合药物治疗,或存在药物治疗的禁忌证或药物治疗失败时,需要进行手术治疗。手术方式的选择应考虑患者的全身状况,可能存在的潜在的子宫内膜病理情况,是否有生育要求等因素决定。一旦急性出血得到控制,应过渡到长期的药物控制治疗中。

3.如果患者有血流动力学不稳定及血容量不足的征象,应当快速建立一条或两条静脉输液通道,用以输血或者凝血因子代替品。

(1)矫正凝血功能:出血严重时可补充凝血因子,如纤维蛋白原、血小板、新鲜冻干血浆或新鲜血。

(2)矫正贫血:对中-重度贫血患者在上述治疗的同时给予铁剂和叶酸治疗,必要时进行输血。

(3)抗感染治疗:出血时间长,贫血严重,抵抗力差,或有合并感染的临床征象时应及时应用抗生素。

4.药物治疗

(1)复方口服避孕药(combined oral contraceptives,COC):是含有雌激素和孕激素的用来控制生育的复合甾体激素制剂,在急性 AUB 的治疗中,COC 每天剂量由患者的出血量及血红蛋白等因素决定。用法为含炔雌醇 30~35μg 的 COC 药物一天 2 次至每 6 小时 1 次,应用 5~7 天直到月经停止,逐渐减量至每 8 小时 1 片(2~7 天),每 12 小时 1 片(2~7 天),到每天 1 片,完成 28 天治疗后停药。停药阴道出血 3~5 天后,再次服用 COC,每天 1 片。建议每月 1 盒 COC 连续应用 3~6 个月。

(2)醋酸炔诺酮:5mg/8h 至血止,5mg/12h(2~14 天),5mg/d 至 22 天,或 5mg/8h 至 22 天,防止药物减量过程中发生突破性出血。停药撤退性出血后,根据病情继续服用 5~15mg/d 3~6 个月。

(3)甲羟孕酮:10~20mg/8h,共服 7 天后减量至 22 天。

(4)氨甲环酸:能可逆性阻断纤溶酶原的赖氨酸结合位点,防止纤维蛋白降解,竞争性抑制纤溶酶原激活为纤溶酶,抑制子宫内膜纤溶酶原激活物,降低纤溶和血凝块分解,减少月经量。氨甲环酸对月经过多患者的抗纤溶活性高于月经正常者。口服有效,半衰期 2 小时,24 小时内 40%~70% 以原形经尿排泄。用法为:①静脉注射。10mg/kg 每 8 小时可重复;②口服。20~25mg/kg 每 8 小时可重复;③口服。剂量 2~4g/d,每周期 4~7 天,可减少经期失血 34%~59%,每周期平均减少月经血量 75mL。本药耐受性好,不影响其他凝血因子,不增加静脉血栓栓塞风险。常见不良反应为胃肠道不适,如恶心、呕吐、腹泻。

(5)结合雌激素:是美国 FDA 批准用于急性 AUB 的药物。用法:静脉注射,25mg,每 4~6 小时重复至血止,48 小时评估,血止后可改为 COC 治疗。

5.手术治疗 一般适用于存在药物治疗禁忌证、药物治疗失败或不能耐受药物治疗的患者。

(1)诊刮术:单纯的诊刮术只有止血、明确诊断的作用,所以"一次应用有效"。后续需要药物周期控制。

(2)子宫内膜切除术:仅用于月经过多,其他治疗方式无效,患者无生育要求且已经排除子宫内膜癌及子宫内膜不典型增生风险者,而且子宫大小<12 周,宫腔深度<14cm。

(3)子宫动脉栓塞术:如子宫动静脉瘘所致月经过多,仅用于抢救生命的年轻女性,作为二线治疗方案,虽有治疗后再次妊娠的报道,但妊娠合并疾病增加,且有卵巢早衰(即原发性卵巢功能不全)风险。

(4)子宫切除术(经腹腔、经阴道及腹腔镜下):对无生育要求、药物治疗无效者,全子宫切除术疗效确切。尤其是年龄过大、不宜随访或者病理诊断为癌前病变或癌变者。

（5）宫腔镜检查及手术：疑有子宫内膜息肉、子宫黏膜下肌瘤所致急性出血时，可行如宫腔镜下诊刮术、息肉切除术、子宫黏膜下肌瘤切除术。此外，当怀疑有子宫内膜器质性病变时可考虑行宫腔镜联合诊刮术。

（二）无排卵型月经异常（AUB-O）

AUB-O 主要发生在青春期和绝经过渡期，少数发生于生殖期、流产后或产后需要重新恢复排卵功能的时期，是月经异常就诊的常见原因。无排卵型功血的病理生理基础为卵巢中有卵泡发育，可以分泌雌激素，但无排卵，缺乏孕激素，子宫内膜受单纯雌激素长期刺激而增生，当卵泡闭锁，雌激素水平下降，子宫内膜失去雌激素支持，产生不规则脱落而出血，出血不易停止，易发生继发性贫血。AUB-O 临床表现为出血失去规律性（周期性），间隔时间时长时短，出血量不能预计，一般出血时间长，不易自止；出血频繁或出血多者可引起严重贫血或休克。AUB-O 处理主要由患者的年龄、出血的严重程度、是否需要避孕、是否存在其他的危险因素及是否有生育要求来决定。

1.治疗目的

（1）迅速止血。

（2）预防非周期性出血的再次发生。

（3）减少无排卵引起的长期并发症。

（4）改善患者的生活质量。

2.止血

（1）性激素

1）孕激素：也称"子宫内膜脱落法"或"药物刮宫"，因停药后短期即有撤退性出血，适用于血红蛋白>80g/L，生命体征稳定的患者。用法如下：①黄体酮。20~40mg，肌内注射，每天1次，共5天左右；②地屈孕酮。每次10mg，每天2次，共10~14天；③口服微粒化黄体酮：每天200~300mg，共5~7天；④醋酸甲羟孕酮。每天6~10mg，共10~14天。

2）复方短效口服避孕药：适用于长期而严重的无排卵出血。用法同急性 AUB。

3）雌激素：也称"子宫内膜修复法"，适用于出血时间长、量多致血红蛋白<80g/L的青春期患者。用法：①苯甲酸雌二醇。初剂量3~4mg/d，分2~3次肌内注射。若出血明显减少，则维持；若出血量未见减少，则加量。也可从6~8mg/d开始。出血停止3天后开始减量，通常每3天以1/3递减。每天最大量一般不超过12mg；②口服雌激素止血。疗效弱于COC，目前无标准剂量应用于临床。所有雌激素法在血红蛋白增加至 90g/L 以上后均必须加用孕激素撤退。结合雌激素每次 1.25mg，或戊酸雌二醇（补佳乐）每次 2mg，口服，每4~6小时1次，血止3天后按每3天减量1/3。

4）孕激素内膜萎缩法：高效合成孕激素连续使用，或 COC 周期或连续较长时间服用可使内膜萎缩，从而达到止血目的。如炔诺酮5~15mg/d，连续服用3~6个周期。此法不适用于青春期患者。

（2）刮宫术：分段诊刮术可迅速止血，并具有诊断价值，可了解内膜病理，除外恶性病变。对于育龄期病程长和绝经过渡期的患者应首先考虑使用，对未婚无性生活史的年轻女性，除非要除外内膜病变，否则不轻易做刮宫术。仅适于大量出血而使用药物治疗无效需立即止血或检查子宫内膜组织学者。对于 B 超提示宫腔内异常者可在宫腔镜下刮宫,以提高诊断率。

3.调节周期 采用上述方法达到止血目的后,因病因并未去除,停药后多数复发,需随后采取以孕激素或 COC 来控制周期,防止异常出血再次发生,以及由于长期缺乏孕激素导致的子宫内膜增生。目前没有随机对照研究比较口服孕激素和 COC 对 AUB-O 的治疗效果,2019 年美国妇产科学院妇产科临床指南在处理 AUB-O 指南中提出,左炔诺孕酮宫内缓释系统(the levonorgestrel intrauterine system,LNG-IUS)对各年龄组 AUB-O 的月经异常治疗均有效,可减少出血量,预防不排卵对子宫内膜增生及子宫内膜癌前病变的长期风险,对有需求的患者,尤其是肥胖、长期无排卵的患者,是一种简单、有效、可逆的长效治疗方案(证据等级 B)。

(1)口服孕激素:可于撤退性出血第 15 天起使用,连续使用 10~14 天。建议剂量如下,酌情用 3~6 个周期。后半周期孕激素调经,不能减少月经量,不适合月经多的患者。地屈孕酮 10~20mg/d;微粒化黄体酮 200~300mg/d;甲羟孕酮 4~10mg/d。

(2)COC:可很好地控制周期,尤其适用于有避孕需求的患者。一般在止血用药撤退性出血后,周期性使用 COC 3~6 个周期,病情反复者可酌情长期使用。应用口服避孕药的潜在风险应予注意,对有血栓性疾病、心脑血管疾病高危因素及 40 岁以上吸烟的女性不宜应用。

(3)LNG-IUS:基于其宫腔内局部释放左炔诺孕酮,抑制内膜生长,可有效治疗 AUB-O 及 AUB-O 合并的子宫内膜增生。特别适合病程长、病情反复发作、肥胖及围绝经期患者。

(4)雌、孕激素序贯法:如孕激素治疗后不出现撤退性出血,考虑是否内源性雌激素水平不足,可用雌、孕激素序贯法。绝经过渡期患者伴有绝经症状且单纯孕激素定期撤退不能缓解者,按《绝经过渡期和绝经后激素治疗临床应用指南》处理。

4.手术治疗 对于药物治疗疗效不佳或不宜用药、无生育要求的患者,尤其是不易随访的年龄较大者及病理为癌前期病变或癌变者,应考虑手术治疗。

(1)子宫内膜去除术:适用于激素或药物治疗无效或复发者,2016 年英国皇家妇产科医师学院英国妇科内镜学会指南-子宫内膜增生的管理中,不建议用子宫内膜切除术治疗子宫内膜增生,子宫内膜完整性和持续的破坏可能致宫腔粘连,会妨碍子宫内膜组织学监测。

(2)全子宫切除术:适合药物治疗无效,或不能耐受药物治疗,或药物治疗有禁忌证的患者。

5.2016 年英国皇家妇产科医师学院英国妇科内镜学会指南-无非典型性子宫内膜增生管理

(1)无非典型性子宫内膜增生的一线治疗

1)在无非典型性子宫内膜增生转归中,连续口服及局部宫内(LNG-IUS)孕激素治疗有效。

2)LNG-IUS 是一线药物治疗,因为相比口服孕激素具有更高的疾病转归率,更能减少出血量,降低不良反应。

3)当妇女拒绝 LNG-IUS 后应采用连续口服孕激素:甲羟孕酮 10~20mg/d;炔诺酮 10~15mg/d。

4)不应使用周期性孕激素治疗,因为它和连续口服孕激素或 LNG-IUS 相比不能有效地诱导无异型性子宫内膜增生的转归。

（2）无非典型性增生的治疗及随访

1）口服孕激素或 LNG-IUS 治疗至少 6 个月来诱导无异型性子宫内膜增生的组织学转归。

2）如果不良反应可以耐受,且无生育要求,应鼓励妇女保留 LNG-IUS 长达 5 年,可以降低复发的风险,特别是如果它能缓解子宫出血的症状。

3）当无非典型性子宫内膜增生确诊后建议子宫内膜监测结合门诊子宫内膜活检。

4）子宫内膜监测应至少间隔 6 个月,在至少有连续 2 次间隔 6 个月的组织学检查结果为阴性后,方可考虑终止随访。

5）对于存在复发高危因素的女性,如体质指数 ≥35,应每隔 6 个月进行内膜组织学评估。

6）连续 2 次获得阴性结果后,可将后续组织学评估间隔延长至 1 年。

7）在治疗完成后如果阴道异常出血复发,可能预示疾病复发,应建议妇女寻求进一步诊治。

（3）无非典型性子宫内膜增生的手术治疗

1）子宫切除术不是无非典型性子宫内膜增生的一线治疗。

2）孕激素治疗可诱导大多数患者组织学转归和症状缓解。

3）在患者无生育需求并出现下述情况时可以考虑子宫切除:①在随访期间进展为不典型增生;②经过 12 个月的治疗没有组织转归;③完成孕激素治疗后复发的子宫内膜增生;④有持久性的出血症状;⑤妇女拒绝接受子宫内膜监测或接受治疗可以考虑手术治疗。

4）对绝经前妇女决定是否切除卵巢应个体化。

5）绝经前妇女应考虑双侧输卵管切除术,这可能降低未来卵巢恶性肿瘤的风险。

6）不建议用子宫内膜切除术治疗子宫内膜增生。内膜完整性和持续的破坏可能致宫腔粘连,会妨碍子宫内膜组织学监测。

(三)有排卵型子宫内膜局部异常(AUB-E)

AUB 有周期规律可循,证明正常排卵,又无其他明确病因,可能机制是子宫内膜局部止血机制异常引起,缺乏血管收缩因子(ET_1 和 $PGF_{2\alpha}$),纤溶酶原激活物过多引起纤溶亢进,促血管扩张物质产生过多(如 PGE_2 和 PGI_2)等因素。目前无特异诊断方法,需在有排卵的基础上排除其他明确异常后确定。

1.临床表现　一类表现为月经过多,周期规律;另外一类子宫内膜修复的分子机制异常表现为经间期出血或经期延长。

2.月经过多的治疗　建议先行药物治疗,左炔诺孕酮在月经过多中的卓越疗效已越来越被广大临床医师认可。Vuokko 研究结果发布之后,英国在英国国家健康与临床优化研究所(NICE)制定的"月经过多诊疗指南"中明确建议:月经过多的药物治疗首选左炔诺孕酮(其临床证据级别为最高的 A 级),其次才考虑如口服止血药氨甲环酸或非甾体抗炎药(non-steroids Antiinflammatory agents,NSAIDs)(A)、COC(B)、口服孕激素(A)等方法。荟萃分析显示治疗 AUB-E 的疗效,各种治疗方法减少月经量 LNG-IUS 71%~95%、COC 35%~69%,黄体期使用口服孕激素 20%~67%、NSAIDs 10%~52%。

（1）激素治疗：推荐的药物治疗顺序为：①LNG-IUS：适合于近 1 年无生育要求者；②COC：每天一片，周期服用；③孕激素子宫内膜萎缩治疗：月经周期第 5~26 天每天服用，如快诺酮每天 5~15mg，分 1~3 次服用，或地屈孕酮每天 20~30mg，从周期第 5 天开始，连续服用 20~21 天，共计 3 个周期。注射长效孕激素及皮下埋植孕激素也有效。

（2）非激素治疗：在月经期使用氨甲环酸抗纤溶治疗或 NSAIDs，可用于不愿或不能使用性激素治疗或想尽快妊娠者。

1）非甾体抗炎药（NSAIDs）：子宫内膜前列腺素受体促进异常血管和新生血管形成，导致异常子宫出血；NSAIDs 抑制环氧合酶，在子宫内膜水平减少前列腺素合成，减少月经出血。Cochrane 系统评价（包括 18 项随机对照试验）报道，经 NSAIDs 治疗可减少 30% 患者月经出血量，疗效优于安慰剂，可作为治疗月经过多的一线药物，同时能缓解痛经。不同类型 NSAIDs 疗效无差异。

2）氨甲环酸：推荐口服剂量 1.0g，每天 3 次，可减少经期失血 34%~59%；耐受性好，不影响其他凝血因子，不会增加静脉血栓栓塞风险。

（3）手术治疗

1）子宫内膜去除术：加拿大指南推荐在进行子宫内膜切除术治疗前，应先考虑使用 LNG-IUS，应用 LNG-IUS 的治疗疗效，等同于子宫内膜切除术。

2）子宫切除术。

3.月经周期间出血治疗　建议先对患者进行 1~2 个周期的观察，测定基础体温，明确出血类型，排除器质性病变，再进行干预。

（1）围排卵期出血：对症止血。

（2）经前出血：出血前补充孕激素或 hCG，早卵泡期应用氯米酚改善卵泡发育及黄体功能。

（3）月经期长：周期第 5~7 天用小量雌激素助修复，或氯米酚促卵泡正常发育，或前周期黄体期用孕激素促内膜脱落。

（四）凝血异常的全身性疾病（AUB-C）

凝血异常包括引起 AUB 的系统性疾病。高质量的证据表明 13% 的月经量过多妇女存在通过生化检测可发现的凝血系统异常疾病，最常见的是血管性血友病（von Willebrand 病），其中约 90% 可通过详问病史确定。大约 90% 的这种患者存在家族史。然而，这些异常什么时候会导致 AUB 的发生，什么时候没有症状或只是引起生化异常而症状轻微还不清楚。

1.分类

（1）凝血因子缺乏：血管性血友病，纤维蛋白原失调，凝血酶原缺乏症，V 因子缺乏症，联合 V、Ⅷ因子缺乏症，Ⅶ因子缺乏症，X 因子缺乏症，Ⅺ因子缺乏症，血液病 A、B 型。

（2）血小板数目缺陷：免疫性血小板紫癜。

（3）血小板功能缺陷：血小板无力症。

2.诊断　须筛查潜在的凝血异常的线索，询问病史，以下 3 项中任何 1 项阳性的患者提示可能存在凝血异常，应咨询血液病专家。

（1）初潮起月经过多。

（2）具备下述病史中的 1 条:①既往有产后出血;②外科手术后出血;③或与牙科操作相关的出血。

（3）下述症状中具备两条或以上:①每月 1~2 次瘀伤;②每月 1~2 次鼻出血;③经常牙龈出血;④有出血倾向家族史。

3.AUB-C 治疗　治疗应与血液科和其他相关科室共同协商,原则上应以血液科治疗措施为主,妇科协助控制月经过多。

（1）药物治疗:①COC、LNG-IUS、大剂量高效合成孕激素使子宫内膜萎缩;②氨甲环酸。

（2）手术治疗:药物治疗失败或原发病无治愈可能时,或患者无生育要求,可考虑改善全身状况后行手术治疗包括子宫内膜切除术和子宫全切除术。

（五）结构异常 AUB 子宫息肉（AUB-P）

子宫内膜息肉可单发或多发,AUB 妇女中 21%~39%为子宫内膜息肉,表现为经间期出血、月经过多、不规则出血、不孕,少数(0~12.9%)会有腺体的不典型增生或恶变。

1.诊断

（1）息肉是否存在需要通过超声、宫腔镜或两者联合检查,有无组织病理均可诊断。

（2）可经盆腔 B 超(包括盐水灌注超声)检查发现,最佳检查时间为周期第 10 天之前。

（3）确诊需在宫腔镜下摘除行病理检查。

（4）必须排除子宫内膜的息肉样改变,因为那是正常子宫内膜的变异。

2.治疗

（1）观察随诊:适用于息肉直径<1cm 且无症状者,1 年内自然消失率约为 27%,恶变率低,可观察随诊。

（2）手术治疗

1)息肉体积较大有症状者,推荐宫腔镜下息肉摘除及刮宫(术后复发风险为 3.7%~10.0%),宫腔镜子宫内膜息肉切除术(TCRP)治疗 AUB-P 疗效显著,且优于传统刮宫术。

2)无生育要求,多次复发者,可建议行子宫内膜切除术。

3)恶变风险大者可考虑子宫切除术。

3.预防术后复发　已完成生育或近期不愿生育者在行宫腔镜下息肉摘除及刮宫术后可考虑使用 COC 或 LNG-IUS 降低复发风险。

（六）结构异常 AUB 子宫腺肌病（AUB-A）

子宫腺肌病可表现为弥散型及局限型(即为子宫腺肌瘤),主要表现为月经过多和经期延长,部分患者可有经间期出血、不孕。多数患者有痛经表现。

1.诊断　临床上可根据典型症状及体征、血 CA125 水平增高做出初步诊断,盆腔超声检查可辅助诊断,有条件者可行磁共振成像(MRI)检查,确诊需病理检查,传统诊断标准是依据子宫切除标本中病理检查内膜组织在内膜-肌层界面以下,但标准变异大,且临床价值有限。

2.药物治疗

（1）痛经的治疗

1)一线药物:NSAIDs、COC 及口服高效孕激素如甲羟孕酮等。

2)二线药物:GnRH-a、LNG-IUS。如依然无效,应考虑手术治疗。

（2）月经过多的治疗：症状较轻、不愿手术者可试用 NSAIDs、COC、GnRH－a 及 LNG－IUS。近期无生育要求、子宫小于孕 8 周者可放置 LNG-IUS,对子宫大于孕 8 周者可考虑 GnRH－a 2~3 个周期后放置 LNG-IUS。

1）COC：通过抑制腺肌病病灶及在位内膜中芳香酶的表达而发挥作用,可长期服用。长期服用可有效地控制腺肌病的相关症状,可延迟疾病的进展或复发,术后长期用药可明显减少腺肌病或子宫内膜异位症病灶的浸润等,阻止疾病进展,避免其复发,使用前期可能存在与激素相关的不良反应。

2）LNG-IUS：作用机制为通过在子宫内膜局部释放左炔诺孕酮,使子宫内膜萎缩。可缓解腺肌病的 AUB 相关症状如月经过多,并可缓解痛经,疗效显著。放置后,月经量及痛经在36 个月的放置观察期内均显著缓解。不良反应为放置前期的出血模式改变,点滴出血可持续 3~6 个月,临床适用于近期无生育需求者的子宫腺肌症患者。对于子宫小于 8 周的子宫腺肌病,可放置 LNG-IUS,对于子宫大于孕 8 周的子宫腺肌病,可考虑 GnRH-a 与 LNG-IUS 联合应用。

3）GnRH-a：其作用机制为形成低雌激素环境,使子宫缩小。可缓解腺肌病的 AUB 相关症状如月经过多,并可缓解痛经,甚至缩小子宫,疗效显著。使用疗程：一般治疗 3~6 个月,停药后症状就会复发,复发后可再次用药。不良反应为低雌激素相关症状：潮热多汗等,长期使用可出现骨质疏松。

有生育需求者可使用 GnRH-a 后酌情给予辅助生殖技术治疗。近期无生育需求者,对于子宫大于孕 8 周的子宫腺肌症可考虑 GnRH-a 与 LNG-IUS 联合应用。

3.手术治疗　无生育要求、症状重、年龄大或药物治疗无效者可行子宫全切除术,有生育要求,若是子宫腺肌瘤患者可考虑局部病灶切除+GnRH-a 治疗后再给予辅助生殖技术治疗。

（七）结构异常 AUB 子宫平滑肌瘤（AUB-L）

子宫平滑肌瘤可表现为黏膜下肌瘤与其他肌瘤,前者最可能引起 AUB,常表现为经期延长或月经过多,黏膜下肌瘤引起的 AUB 较严重。

1.诊断　可经盆腔 B 超、宫腔镜检查发现,确诊可通过术后病理检查。

2.药物治疗

（1）适应证

1）肌瘤致月经过多、贫血严重,希望手术治疗患者,可术前用药,纠正贫血症状,避免术中输血及由此产生的并发症,促进术后恢复。

2）较大肌瘤准备经阴式或腹腔、宫腔镜手术切除的患者,术前用药,缩小肌瘤和子宫大小,为微创手术做准备,方便手术。

3）多发肌瘤经剔除术后的患者,术后使用药物,可以避免或减少未能全部剔除的微小肌瘤的再次复发。

4）肌瘤致月经过多、贫血严重,但不愿手术的围绝经期患者,服用适当的药物可以缓解临床症状,控制肌瘤体积,待绝经后肌瘤自行萎缩,避免手术治疗。

5）肌瘤合并不孕,可以通过药物治疗,缩小肌瘤体积,创造受孕条件。

6）有特殊的医学因素（内科合并疾病：血液病、肾病）不能耐受子宫切除或子宫肌瘤切除手术的患者,药物治疗可以缓解临床症状,控制肌瘤体积。

(2)禁忌证

1)肌瘤生长较快,不能排除恶变。

2)肌瘤发生变性,不能除外恶变。

3)黏膜下肌瘤症状明显,影响受孕。

4)浆膜下肌瘤发生扭转时。

(3)药物种类:子宫肌瘤药物治疗的目的是缓解子宫肌瘤相关症状,治疗子宫肌瘤药物可以分为两大类:一类既可改善贫血又能缩小肌瘤,如米非司酮、GnRH-a 类药物;另外一类只能改善贫血症状,适合于非黏膜下肌瘤的重度月经量增多,但不能缩小肌瘤,如 COC、LNG-IUS、氨甲环酸、非类固醇消炎药等。

1)NSAIDs:控制与月经相关的贫血和疼痛的同时不影响肌瘤或子宫大小。

2)止血药(氨甲环酸):子宫肌瘤引起小静脉扩张、静脉受压和局部血管活性因子释放入血。氨甲环酸可逆性阻断纤溶酶原的赖氨酸结合位点,防止纤维蛋白降解,竞争性抑制纤溶酶原激活为纤溶酶,抑制子宫内膜纤溶酶原激活物,降低纤溶和血凝块分解,减少月经量。除促凝血作用,已被证实由于血管内血栓形成能够导致肌瘤缺血性坏死,减小肌瘤体积,2009 年获 FDA 批准,用于治疗合并或不合并子宫肌瘤的月经过多。如发生子宫肌瘤坏死,可能出现类似子宫动脉栓塞后症状,包括盆腔疼痛、恶心、乏力、低热。

3)COC:不能缩小子宫肌瘤的体积,但可以减少月经量,并且规律月经周期。临床上应用 COC 能治疗子宫肌瘤相关的点滴出血和月经过多,从而改善了临床症状。并无证据显示,低剂量 COC 促进肌瘤的生长。WHO 指出,子宫肌瘤患者无使用 COC 的限制。近期的荟萃分析提示 COC 不应成为子宫肌瘤的禁忌证。

4)LNG-IUS:通过使子宫内膜萎缩,可以有效地治疗子宫肌瘤相关的月经过多,提高血红蛋白,但没有明显减小子宫肌瘤体积的作用,LNG-IUS 不适合子宫黏膜下肌瘤,子宫体积过大容易导致环脱落。

5)米非司酮:①治疗机制。米非司酮为抗孕激素制剂,其可在受体水平拮抗孕激素,具有抗排卵、抗着床、诱导月经及促进宫颈成熟等作用。米非司酮与黄体酮受体的相对结合力是黄体酮的 5 倍,米非司酮可使肌瘤组织中 PR 数量明显降低,影响子宫肌瘤中表皮生长因子受体及血管内皮生长因子表达,减少子宫动脉血流,并且其可以使子宫肌瘤出血、缺氧变性、坏死以致肌瘤体积缩小;②临床疗效。米非司酮治疗子宫肌瘤的荟萃分析显示,米非司酮2.5~25mg/d 治疗 3~6 个月,可以有效地减小子宫和肌瘤的体积、明显改善月经过多、减轻盆腔痛、缓解盆腔压迫症状、纠正贫血和减轻痛经等肌瘤相关症状,且米非司酮治疗组与安慰剂组的非典型性内膜增生率差异没有显著性。5mg/d 和 10mg/d 米非司酮对缩小子宫肌瘤体积、改善盆腔疼痛和盆腔压迫症状的作用无明显差异。目前我国 CFDA 批准的是 10mg 米非司酮治疗子宫肌瘤,用量为 10mg/d;③不良反应。在应用米非司酮治疗期间患者会出现停经、潮热出汗、头晕、性欲减退等症状,停药后症状会逐渐消失。有文献研究发现,长期接受米非司酮治疗可能会导致内膜的增生。从国内用 10mg 米非司酮术前治疗子宫肌瘤的多中心、大样本的临床研究结果来看,治疗 3 个月,无子宫内膜非典型增生;④禁忌证。肾上腺皮质疾病,凝血机制障碍,严重肝肾功能异常。

6)GnRH-a:对于子宫肌瘤不作为首选,主要用于术前预处理、围绝经期的子宫肌瘤保守治疗。

(八)结构异常 AUB 子宫内膜恶变和不典型增生(AUB-M)

主要表现为不规则子宫出血,可与月经稀发交替发生,少数为经间期出血,患者常有不孕,常见于多囊卵巢综合征、肥胖、使用三苯氧胺的患者,偶见于有排卵而黄体功能不足者。

1.诊断　对于年龄≥45 岁、长期不规则子宫出血、有子宫内膜癌高危因素(如高血压、肥胖、糖尿病等)、B 超提示子宫内膜过度增厚回声不均匀、药物治疗效果不显著者应行诊刮并行病理检查。有条件者首选宫腔镜直视下活检。尽管在育龄女性子宫内膜非典型增生和恶性病变相对少见,但有高危因素如肥胖或长期无排卵者,必须考虑到该诊断。可按 WHO 或 FIGO 相关系统进一步分类。

2.治疗原则

(1)年龄>40 岁、无生育要求的患者建议行子宫切除术。

(2)对年轻、有生育要求的患者,可采用全周期连续高效合成孕激素行子宫内膜萎缩治疗,如甲羟孕酮每天 250mg、甲地孕酮每天 160mg 等,3~6 个月后行诊刮加吸宫。

(3)如内膜病变未逆转应继续增加剂量,3~6 个月后再复查。

(4)如内膜不典型增生消失则停用孕激素后积极给予辅助生殖技术治疗。

(5)在使用孕激素的同时,应对子宫内膜增生的高危因素,如肥胖、胰岛素抵抗同时治疗。

3.2016 年英国皇家妇产科医师学院英国妇科内镜学会指南-子宫内膜增生的管理介绍

(1)非典型增生的手术治疗

1)非典型增生的妇女应该进行子宫全切术,因为有潜在的发展为恶性肿瘤的风险。

2)腹腔镜下子宫全切术是可取的方法,住院时间较短,减少术后疼痛,恢复更快。

3)术中冰冻切片分析子宫内膜或常规淋巴结清扫无益。

(2)非典型增生的患者希望保留生育能力或不适合做手术治疗应如何应对

1)告知患者希望保留生育能力的潜在恶性肿瘤和后续发展为子宫内膜癌的风险。

2)排除浸润性子宫内膜癌或共存的卵巢癌。

3)多学科评估组织学、影像学和肿瘤标志物的结果,并制订治疗方案和正在进行的子宫内膜监测计划。

4)推荐 LNG-IUS 一线治疗,口服孕激素作为次选。

5)一旦不再需要生育功能予以子宫切除术。

(3)非典型增生不接受子宫切除术的患者应如何随访?

1)常规子宫内膜监测应包括子宫内膜活检。

2)检查安排应该个性化和符合患者的临床症状的变化。

3)每 3 个月复查一次,直到 2 次连续的活检阴性。

4)在无症状和有组织学(+)的患者,基于最少连续 2 次子宫内膜活检阴性。

5)建议每 6~12 个月长期随访及子宫内膜活检直到行子宫切除术。

第四节　闭经

女性除青春前期、妊娠期、哺乳期及绝经后期为生理性闭经期外,在青春期启动一段时间后都应有周期性月经来潮。若年满 14 周岁尚未出现第二性征发育,或已年满 16 周岁第二性征已发育但月经还未来潮,称原发性闭经;若月经曾来潮,之后出现停经达 6 个月或按自身原有月经周期停经 3 个周期以上者,称继发性闭经。

一、病因

正常月经的建立和维持必须具备以下条件:①卵巢周期性排卵;②子宫完整,子宫内膜对卵巢分泌的雌、孕激素具有正常的反应性;③下生殖道通畅,使月经血能自阴道流出。卵巢周期性排卵功能的建立和维持,又依赖于中枢下丘脑-垂体对卵巢功能的神经内分泌调节,以及卵巢分泌的性激素对下丘脑-垂体的反馈调节。因此,若下丘脑-垂体-卵巢及子宫或子宫内膜-下生殖道经血引流的任何解剖部位发生功能的或器质性病变均会引起闭经。

1.下丘脑性闭经　是指中枢神经系统及下丘脑各种功能和器质性疾病引起的闭经。此类闭经的特点是下丘脑合成和分泌 GnRH 缺陷或下降导致垂体促性腺激素(Gn),即促卵泡激素(follicle-stimulating hormone,FSH)、特别是黄体生成素(luteinizing hormone,LH)的分泌功能低下;使血 FSH 和 LH 均下降。临床上按病因可分为功能性、基因缺陷或器质性、药源性三大类。

(1)功能性下丘脑性闭经:是因各种应激因素抑制下丘脑 GnRH 分泌引起的闭经,治疗及时尚可逆。

1)应激性闭经:精神打击、环境改变等应激可引起内源性阿片类物质、多巴胺和促肾上腺皮质激素释放激素升高等应激反应,抑制了下丘脑 GnRH 的分泌。

2)运动性闭经:运动员在持续剧烈运动后可出现闭经,与患者的心理背景、应激反应程度及体脂下降有关。若体重减轻 10%~15%,或体脂丢失 30% 时将出现闭经。

3)神经性厌食:因过度节食,导致体重急剧下降,最终导致下丘脑多种神经激素分泌的降低,引起垂体前叶多种促激素包括 LH、FSH、促肾上腺皮质激素(ACTH)等分泌下降。临床表现为厌食、极度消瘦、Gn 水平低下、皮肤干燥,以及低体温、低血压、各种血细胞计数和血浆蛋白低下,重症可危及生命。

4)营养相关性闭经:慢性消耗性疾病、肠道疾病、营养不良等导致体重过度降低及消瘦,均可引起闭经。

(2)基因缺陷或器质性闭经

1)基因缺陷性闭经:因基因缺陷引起的先天性 GnRH 分泌缺陷,主要有伴嗅觉障碍的卡尔曼综合征与不伴嗅觉障碍的特发性低 Gn 性闭经。卡尔曼综合征是由于 Xp22.3 的 KAL-1 基因缺陷所致,特发性低 Gn 性闭经是由于 GnRH-受体 1 基因突变所致。

2)器质性闭经:包括下丘脑肿瘤,最常见的为颅咽管瘤;尚有炎症、创伤、化疗等原因所致。

(3)药物性闭经:长期使用一些抑制中枢或下丘脑的药物,如抗精神病药物、抗抑郁药物、口服避孕药、甲氧氯普胺、阿片等药物也可抑制 GnRH 的分泌而致闭经;但一般停药后可恢复月经。

2.垂体性闭经　是指垂体病变使垂体促性腺激素分泌降低引起的闭经。

(1)先天性垂体 Gn 缺乏症:有单一性促性腺激素分泌功能低下的疾病和垂体生长激素缺乏症;前者可能是 LH 或 FSH 分子,α、β 亚单位或其受体异常所致,后者是由于脑垂体前叶生长激素分泌不足所致。

（2）垂体肿瘤：位于蝶鞍内的腺垂体各种腺细胞均可发生肿瘤。最常见的是分泌 PRL 的腺瘤，闭经程度与 PRL 对下丘脑 GnRH 分泌的抑制程度有关。

（3）空蝶鞍综合征：由于蝶鞍隔先天性发育不全，或肿瘤及手术破坏蝶鞍隔，使充满脑脊液的蛛网膜下隙向垂体窝（蝶鞍）延伸，压迫腺垂体，使下丘脑 GnRH 和多巴胺经垂体门脉循环向垂体的转运受阻，从而导致闭经，可伴 PRL 升高和溢乳。

（4）希恩综合征：由于产后出血和休克导致腺垂体急性梗死和坏死，引起腺垂体功能低下的症状，如低血压、畏寒、嗜睡、食欲缺乏、贫血、消瘦、产后无乳、脱发及低 Gn 性闭经。

3.卵巢性闭经　是由于卵巢本身原因引起的闭经；这类闭经促性腺激素升高，属高促性腺素性闭经，有先天性性腺发育不全、酶缺陷、卵巢抵抗综合征及后天各种原因引起卵巢功能衰退。

（1）先天性性腺发育不全：患者性腺呈条索状，有染色体异常和染色体正常两种类型。

1）染色体异常型：包括染色体核型为 45,XO 及其嵌合体，如 45,XO/46,XX 或 45,XO/47,XXX，也有 45,XO/46,XY 的嵌合型。45,XO 女性除性征幼稚外，常伴面部多痣、身材矮小、蹼颈、后胸、后发际低、腭高耳低、肘外翻等临床特征，称为 Turner 综合征。

2）染色体正常型：染色体为 46,XX 或 46,XY，称为 46,XX 或 46,XY 单纯性性腺发育不全，可能与基因缺陷有关，患者女性表现型，性征幼稚。

（2）酶缺陷型：包括 17α-羟化酶或芳香化酶缺乏。患者卵巢内有许多始基卵泡及窦前期卵泡及极少数小窦腔卵泡，但由于上述酶缺陷，雌激素合成障碍，导致低雌激素血症及 FSH 反馈性升高；临床多表现为原发性闭经，性征幼稚。

（3）卵巢抵抗综合征：患者卵巢对促性腺激素不敏感，又称卵巢不敏感综合征。促性腺激素受体突变可能是发病原因之一。卵巢内多数为始基卵泡及初级卵泡，无卵泡发育和排卵；内源性促性腺激素，特别是 FSH 升高；可有女性第二性征发育。

（4）卵巢早衰：指女性 40 岁前由于卵巢功能衰退引发的闭经，伴有雌激素缺乏症状；激素特征为高促性腺激素水平，特别是 FSH 升高，FSH>40U/L，伴雌激素水平下降；与遗传因素、病毒感染、自身免疫性疾病、医源性损伤或特发性原因有关。

4.子宫性及下生殖道发育异常导致的闭经　有先天性和获得性子宫性闭经两种原因。先天性病因包括米勒管发育异常的 MRKH 综合征和雄激素不敏感综合征；获得性病因包括感染、创伤导致宫腔粘连引起的闭经。

（1）MRKH 综合征：该类患者卵巢发育、女性生殖激素及第二性征完全正常；但由于胎儿期双侧副中肾管形成子宫段未融合而导致的先天性无子宫，或双侧副中肾管融合后不久即停止发育，子宫极小，无子宫内膜，常伴有泌尿道畸形。

（2）雄激素不敏感综合征：患者染色体为 46,XY，性腺是睾丸，循环中睾酮水平为正常男性水平，但由于雄激素受体缺陷，使男性内外生殖器分化异常，分为完全性和不完全性两种。完全性雄激素不敏感综合征临床表现为外生殖器女性型发育幼稚、无性毛发育；不完全性雄激素不敏感综合征可存在腋毛、阴毛，外生殖器性别不清。

（3）宫腔粘连：一般发生在反复人工流产或刮宫、宫腔感染或放射治疗后；子宫内膜结核可使宫腔粘连变形、缩小，最后代以瘢痕组织引起闭经；宫腔粘连可因子宫内膜不应性及子宫内膜破坏双重原因引起闭经。

（4）下生殖道发育异常导致的闭经：包括宫颈闭锁、阴道横隔、阴道闭锁及处女膜闭锁等。宫颈闭锁可因先天发育异常和后天宫颈损伤后粘连所致，常引起宫腔和输卵管积血。阴道横隔是由于两侧副中肾管会合后的尾端，尿生殖窦相接处未贯通或部分贯通所致，可分为完全性横隔及不全性横隔。阴道闭锁常位于阴道下段，其上的 2/3 段为正常阴道，是由于泌尿生殖窦未形成阴道下段所致；经血积聚在阴道上段。处女膜闭锁是尿生殖窦上皮未能贯穿前庭部所致，由于处女膜闭锁而致经血无法排出。

5.其他

（1）雄激素增高的疾病：有多囊卵巢综合征、先天性肾上腺皮质增生症、分泌雄激素的肿瘤及卵泡膜细胞增生症等。

1）多囊卵巢综合征：多囊卵巢综合征的基本特征是排卵障碍及雄激素过多症；常伴有卵巢多囊改变，普遍存在胰岛素抵抗，病因尚未完全明确，目前认为是一种遗传与环境因素相互作用的疾病。临床常表现为月经稀发、闭经及雄激素过多症，育龄期妇女常伴不孕。

2）分泌雄激素的卵巢肿瘤：主要有卵巢性索间质肿瘤，包括卵巢支持-间质细胞瘤、卵巢卵泡膜细胞瘤等；临床表现为明显的高雄激素体征，呈进行性加重。

3）卵泡膜细胞增生症：卵泡膜细胞增生症是卵巢间质细胞-卵泡膜细胞增生产生雄激素，可出现男性化体征。

4）先天性肾上腺皮质增生症：属常染色体隐性遗传病，常见的有 21-羟化酶和 11β-羟化酶缺陷。由于上述酶缺乏，皮质醇的合成减少，使 ACTH 反应性增加，刺激肾上腺皮质增生和肾上腺合成雄激素增加；故严重的先天性肾上腺皮质增生症患者可导致女性出生时外生殖器男性化畸形，轻者青春期发病可表现为与 PCOS 患者相似的高雄激素体征及闭经。

（2）甲状腺疾病：常见的甲状腺疾病为桥本病及 Graves 病；常因自身免疫抗体引起甲状腺功能减退或亢进，并抑制 GnRH 的分泌引起闭经；也有发现抗体的交叉免疫破坏卵巢组织引起闭经。

二、分类

1.按病变解剖部位分类　将引起闭经的病因分为四个区域。

（1）第一区：生殖道引流障碍或子宫靶器官病变引起的闭经，称生殖道引流障碍性或子宫性闭经。

（2）第二区：卵巢病变引起的闭经，称卵巢性闭经。

（3）第三区：垂体病变引起的闭经，称垂体性闭经。

（4）第四区：中枢神经-下丘脑分泌 GnRH 缺陷或功能失调引起的闭经，称中枢神经-下丘脑性闭经。

2.按照促性腺素水平分类　有高促性腺素闭经和低促性腺素闭经，由于两者性腺功能均处低落状态，故也称高促性腺素性腺功能低落和低促性腺素性腺功能低落。

（1）高促性腺素性腺功能低落：指促性腺素 FSH>30IU/L 的性腺功能低落者，提示病变环节在卵巢。

（2）低促性腺素性腺功能低落：主要指促性腺素 FSH 和 LH 均低于 5IU/L 的性腺功能低落者，提示病变环节在中枢（下丘脑或垂体）。

3.按闭经严重程度分类　将闭经分为Ⅰ度闭经及Ⅱ度闭经。

（1）Ⅰ度闭经：卵巢具有分泌雌激素功能，体内有一定雌激素水平，给孕激素有药物撤退性月经。

（2）Ⅱ度闭经：卵巢分泌雌激素功能缺陷或停止，体内雌激素水平低落，给孕激素不出现药物撤退性月经。

三、病因诊断

引起闭经的病因错综复杂，本节按照原发性闭经和继发性闭经分述病因诊断步骤及鉴别诊断路径。

（一）原发性闭经的病因诊断

1.评估临床病史

（1）青春期征象可包括乳房发育、生长突增，腋毛和阴毛生长、月经初潮等。缺乏青春期发育征象提示卵巢或垂体功能衰竭或某种染色体异常。

（2）青春期延迟或缺乏的家族史提示可能是一种遗传性疾病。

（3）身材矮小提示 Turner 综合征或下丘脑-垂体疾病。

（4）健康状况差可能是下丘脑-垂体疾病的一种表现。下丘脑-垂体疾病的其他症状包括头痛、视野缺损、疲劳、多尿或烦渴。

（5）高雄激素体征提示多囊卵巢综合征、分泌雄激素的卵巢、肾上腺肿瘤或含有 Y 染色体成分。

（6）应激、体重下降、节制饮食、减肥和过度运动或疾病，提示可能是下丘脑性闭经。

（7）海洛因和美沙酮可以改变下丘脑促性腺激素释放。

（8）泌乳提示催乳素分泌过多；一些药物，包括甲氧氯普胺和地西泮，可使血清中催乳素浓度升高导致泌乳。

2.体格检查

（1）青春期发育和生长曲线图的评估：前者包括目前的身高、体重和臂长（正常成人的臂长与身高相差<5cm）。

（2）乳房发育参照 Tanner 分期法。

（3）生殖道检查包括阴蒂大小、阴毛发育、处女膜的完整性、阴道的长度（探针探入）及是否存在宫颈和子宫（肛诊）。可借助盆腔超声检查了解子宫和卵巢发育情况。

（4）检查皮肤有无多毛、痤疮及皮纹、色素沉着和白癜风。

（5）Turner 综合征的典型表现是肘外翻、发际偏低、蹼颈、盾状胸和乳头间距偏宽。

3.辅助检查　如果体格检查时不能明确有明显的阴道或子宫，则需行盆腔超声检查证实有无卵巢、子宫和阴道。在有周期性腹痛的患者中，超声能有效地检出宫颈和阴道通路梗阻的部位。

（1）子宫缺如

1）如果子宫缺如，检查应包括核型和血清睾酮。这些检查能区分米勒管发育异常（核型46,XX，正常血清睾酮浓度）和雄激素不敏感综合征（核型 46,XY，正常男性血清睾酮水平）。

2）5α 还原酶缺乏症也有 46,XY 核型和正常男性血清睾酮水平，但与雄激素不敏感综合征有女性表型相反，5α 还原酶缺乏症患者在青春期一开始就表现为明显的男性化征象：性毛男性分布、肌肉增粗和声音低沉。

（2）有子宫:有正常的阴道和子宫者,应测定血激素,测定 FSH、PRL 和 TSH。

1）血清 FSH 浓度升高提示卵巢功能衰竭。需行染色体核型检查明确有无 X 染色体的完全或部分缺失(Turner 综合征)或 Y 染色质存在。含 Y 染色质是性腺肿瘤的高危因素,必须切除性腺。

2）血清 LH 浓度低下或正常者提示功能性下丘脑性闭经、先天性 GnRH 缺乏,或其他下丘脑-垂体病变。低促性腺激素性性腺功能低下,需行头颅 MRI 来明确有无下丘脑或垂体疾病。

3）测定血清 PRL 和 TSH,特别是有泌乳症状时。

4）如果有多毛征象,应测定血清睾酮水平和硫酸脱氢表雄酮来评估有无分泌雄激素的肿瘤。

5）如合并高血压,应查血明确 17α-羟化酶(CYP17)缺乏症。该病特点是血清黄体酮升高(>3ng/mL)和去氧皮质酮升高,而血清 17α-羟孕酮降低(<0.2ng/mL)。

（二）继发性闭经的病因诊断

1.排除妊娠　首先应行妊娠试验,测定血清 β-hCG 是最敏感的试验。

2.评估病史

（1）应询问有无新近的应激、体重、饮食或运动习惯的改变或疾病,这些原因可导致下丘脑性闭经。

（2）询问有无使用某些引起闭经的药物,有无导致下丘脑闭经的全身性疾病,开始使用或停用口服避孕药的时间,有无服用雄激素样作用的制剂(丹那唑)或大剂量的孕激素制剂和抗精神病药物。

（3）头痛、视野缺损、疲劳、多尿及烦渴均提示下丘脑-垂体病变。

（4）激素缺乏的症状包括潮热、阴道干燥、睡眠差和性欲减退。

（5）泌乳提示高催乳血症。多毛、痤疮和不规则的月经史提示高雄激素血症。

（6）有导致子宫内膜层损伤的病史,如产科出血、宫腔操作史、刮宫术、子宫内膜炎及其特殊性炎症(子宫内膜结核),均可引起子宫内膜损伤、形成瘢痕,称为 Asherman 综合征。

3.体格检查　测量身高、体重,注意有无其他疾病的症状和恶病质的临床依据。检查皮肤、乳房和生殖器评估雌激素水平及有无溢乳。检查皮肤了解多毛、痤疮、皮纹、黑棘皮病、白癜风、增厚或菲薄,以及是否有瘀斑。

4.辅助检查　测定血清 β-hCG 排除妊娠,实验室检查还包括测定血清 PRL、促甲状腺激素和 FSH 以排除高催乳素血症、甲状腺疾病和卵巢功能衰竭(血清 FSH 升高)。如患者有多毛、痤疮或月经不规则,应测定血清硫酸脱氢表雄酮和睾酮。

（1）高催乳素血症:催乳素的分泌可因紧张或进食暂时性升高,因此,在行头颅影像学检查以前血清的 PRL 至少测定两次,尤其对于 PRL 轻度升高患者(<50ng/mL)。由于甲状腺功能减退可引起高催乳素血症,因此,应测定 TSH、FT$_4$ 筛查甲状腺疾病。

（2）证实有血清 PRL 明显升高的妇女,应行头颅 MRI 检查,除非确实已找到能明确解释的原因(如抗精神病药物的应用)。影像学检查应排除下丘脑或垂体肿瘤。

（3）血清 FSH 升高:血清 FSH 明显升高提示卵巢功能衰竭。应每月随机测定一次,共三次以确诊。25 岁以下的高促性腺激素闭经应行染色体核型检查。

（4）血清雄激素升高：血清雄激素升高提示多囊卵巢综合征或分泌雄激素的卵巢或肾上腺肿瘤。明确有无肿瘤的进一步检查包括测定 24 小时尿皮质醇、17-酮类固醇及静脉注射促肾上腺皮质激素后测 17-羟孕酮，或地塞米松抑制实验。17-酮类固醇、硫酸脱氢表雄酮或 17-羟孕酮升高提示过多雄激素属肾上腺来源。

（5）性腺激素正常或低落而其他所有试验正常：①在闭经妇女中，这是最常见的实验室结果中的一种。过度运动或减肥使体重下降大于 10%以上可引起下丘脑性闭经，患者血清 FSH 正常或低落。低促性腺激素性性腺功能低落中，有视野缺损或头痛症状者，有指征行头颅 MRI 检查。如果闭经刚发病者有能容易被解释的原因（如体重减轻、过度运动），而且没有其他疾病的症状，则没有必要行进一步检查；②血清转铁蛋白饱和度升高提示血红蛋白沉着病，血清血管紧张素转换酶活性增高提示肉样瘤病，空腹血糖升高或 HbA1c 升高提示糖尿病。

（6）血清 PRL、FSH 正常，闭经前有子宫器械操作史。①诊断 Asherman 综合征：测 BBT 双相，而无周期性月经者，可诊断为该综合征。或行孕激素撤退试验：甲羟孕酮 10mg/d，共 10 天，若有撤药流血，可排除经血流出通道的疾病；若无撤药流血，应给予雌孕激素制剂；②雌孕激素联合口服：戊酸雌二醇或 17β-雌二醇激素 2mg/d，共 35 天，甲羟孕酮 10mg/d，共 10 天（第 26～35 天），若没有撤药流血强烈提示有子宫内膜瘢痕存在，应行子宫输卵管造影检查或行宫腔镜检查来证实 Asherman 综合征。

四、处理

（一）治疗原则

闭经是多种疾病都可伴有的症状，闭经的治疗不仅应针对病因，还应针对闭经对女性生殖健康的以下几方面：①精神心理问题；②性发育幼稚及雌激素水平低落的健康问题；③对有内源性雌激素的闭经患者的子宫内膜保护；④排卵功能障碍；⑤不育问题。治疗原则上应按以下五个方面：①病因治疗；②雌激素补充或（和）孕激素治疗；③针对疾病病理生理的内分泌治疗；④药物诱发排卵治疗；⑤辅助生殖治疗。

1.病因治疗　部分患者去除病因后可恢复月经，如神经精神应激起因的患者应进行精神心理疏导；低体重或因节制饮食消瘦致闭经者应调整饮食、加强营养；运动性闭经者应适当减少运动量及训练强度。对于下丘脑（颅咽管肿瘤）、垂体肿瘤（不包括分泌催乳素的肿瘤）及卵巢肿瘤应手术去除肿瘤；含 Y 染色体的高促性腺性闭经，其性腺具恶性潜能，应尽快行性腺切除术；因生殖道畸形经血引流障碍而引起的闭经，应手术矫正使经血流出畅通。

2.雌激素补充和（或）孕激素治疗　对青春期性幼稚及成人低雌激素血症应采用雌激素治疗，用药原则：对青春期性幼稚患者，在身高尚未达到预期身高时，起始剂量应从小剂量开始，如 17β-雌二醇或戊酸雌二醇 0.5mg/d 或结合雌激素 0.3mg/d；在身高达到预期身高后，可增加剂量，如 17β-雌二醇或戊酸雌二醇 1～2mg/d 或结合雌激素 0.625～1.25mg/d 促进性征进一步发育，待子宫发育后，可根据子宫内膜增生程度定期加用孕激素或采用雌、孕激素序贯配方的制剂周期疗法。成人低雌激素血症则先采用 17β-雌二醇或戊酸雌二醇 1～2mg/d 或结合雌激素 0.625mg/d 以促进和维持全身健康和性征发育，待子宫发育后同样需根据子宫内膜增生程度定期加用孕激素或采用雌、孕激素序贯配方的制剂周期疗法。青春期女孩的周期疗法建议选用天然或接近天然的孕激素，如地屈孕酮和微粒化黄体酮，有利于生殖轴功能的恢复;有雄激素过多体征的患者可采用含抗雄激素作用的孕激素配方制剂。对有内源性雌激素水平的闭经患者则应定期采用孕激素,使子宫内膜定期脱落。

3.对疾病病理生理紊乱的内分泌治疗　根据闭经的病因及其病理生理机制,采用针对性内分泌药物治疗以纠正体内紊乱的激素水平,而达到治疗目的。如 CAH 患者应采用糖皮质激素长期治疗;对于有明显高雄激素体征的 PCOS 患者可采用雌孕激素联合的口服避孕药,合并胰岛素抵抗的 PCOS 患者可选用胰岛素增敏剂;上述治疗可使患者恢复月经,部分患者可恢复排卵。

4.诱发排卵　对于低 Gn 闭经患者,在采用雌激素治疗促进生殖器官发育,子宫内膜已获得对雌孕激素的反应后,可采用人绝经后尿促性腺激素联合人绒毛膜促性腺激素(hCG)促进卵泡发育及诱发排卵。由于可能导致卵巢过度刺激综合征,严重者可危及生命,故使用促性腺素诱发排卵必须由有经验的医师在有 B 超和激素水平监测的条件下用药。对于 FSH 和 PRL 正常的闭经患者,由于患者体内有一定内源性雌激素,可首选氯米芬作为促排卵药物。对于 FSH 升高的闭经患者,由于其卵巢功能衰竭,不建议采用促排卵药物治疗。

5.辅助生育的治疗　对于有生育要求,诱发排卵后未成功妊娠,或合并输卵管问题的闭经患者或男方因素不孕者可采用辅助生殖技术治疗。

(二)隐性闭经及子宫性闭经的治疗

隐性闭经和原发性子宫闭经的治疗依赖于病因,对于米勒系统发育不良者,患者和家庭的心理支持非常重要。手术或非手术成型阴道在有性生活需求时是必要的。

1.隐性闭经的治疗　隐性闭经是指下丘脑-垂体-卵巢轴功能正常,而子宫颈、阴道、处女膜等米勒系统发育异常导致经血外流受阻,临床表现为原发闭经伴周期性腹痛、第二性征发育正常,查体发现阴道或盆腔包块。因而,手术治疗是隐性闭经的主要治疗方法。

(1)处女膜闭锁:处女膜闭锁是隐性闭经的一种类型,偶尔在产前诊断的超声检查或出生后的阴道积水中发现,在女性第二性征发育后出现周期性腹痛而无月经来潮,通过妇科检查可以发现由于积血导致阴道包块或包块向会阴外凸呈现紫色。治疗方案是立即行处女膜十字形切开引流出积血。

(2)阴道横隔:尽管阴道横隔引起的隐性闭经并不多见,但是应通过超声或 MRI 与处女膜闭锁相鉴别。治疗根据阴道横隔的位置和厚度决定,如果阴道横隔位置低且薄,往往采取经阴道切除整个横隔而不会导致阴道缩窄,若阴道横隔位置高且厚,在切开横隔后必须阴道上模具 3~6 个月以避免阴道局部缩窄。在一些位置极高(接近阴道穹隆)的阴道横隔,需要经腹和经阴道共同手术完成阴道的重建,甚至有需要皮肤、肠管等移植物代替的可能。

(3)先天性无阴道:先天性无阴道的病因不明,治疗涉及心理疏导和阴道重建。首先要向患者及父母说明患者性别是正常女性,卵巢和第二性征发育是正常的,由于没有子宫和阴道而导致的闭经,还应该说明患者的生育问题,在目前我国国家法令未准许代孕母亲的情况下,无法完成生育。因此,该病的治疗仅仅是通过阴道重建解决性生活问题。

阴道重建可以采用 Vechietti 术、皮肤、阴唇、肠管、腹膜等移植物代替,目前腹腔镜下 Vechietti 术、腹膜代、乙状结肠/回肠代阴道成形等微创术式也证明同样有效,成功率达80%以上。但是,值得注意的是术后必须佩带模具 6~12 个月,以免阴道挛缩导致的狭窄。也有学者建议通过佩戴模具和性生活逐步形成阴道穴,深度达到 8cm 即可满足性生活需要。

（4）子宫颈闭锁：先天性子宫颈缺失非常罕见，往往与阴道发育不良同时出现，由于临床症状（痛经、经血潴留的盆腔包块）与处女膜闭锁和高位阴道横隔类似，因此应注意鉴别诊断。以往子宫颈闭锁的治疗是子宫切除或重建子宫颈管，但是后者的失败率较高，目前借助手术技术的发展，可以采用子宫阴道重建术，从而保留妇女的生育能力。

2.子宫性闭经的治疗　子宫性闭经原因复杂，包括先天性无子宫、始基子宫及宫腔粘连。前两种情况由于米勒系统发育异常，无法纠正。因此，临床上无处理措施，这些患者的生育问题只能通过代孕母亲来完成。

宫腔粘连大多与宫腔操作后内膜损伤引起宫腔粘连有关，常见于人工流产、刮宫等手术操作后。因此，疾病的预防极为重要，对于一些高危发生因素如稽留流产后、死胎引产后，以及产后2~4周的清宫手术，建议在超声引导下清宫，术后放置IUD支撑宫腔，并辅以雌激素修复内膜。

宫腔粘连的治疗策略包括宫腔镜下粘连分离、IUD放置和雌激素修复内膜。自宫腔镜临床应用后，宫腔粘连的治疗基本放弃以往的"盲式"粘连分离，而采用宫腔镜直视下分离粘连，切除瘢痕组织，保护邻近正常内膜组织，最好采用剪开而不是切除粘连带，切除会损伤基底层内膜，更不要采用刮宫方式来去除瘢痕。有时无法看到宫腔标志，甚至不能进入宫腔，此时子宫穿孔的危险较大，应结合腹腔镜或超声监测以降低子宫穿孔危险，对于以往有过穿孔史者建议在腹腔镜监测下进行，通过观察子宫光亮程度来判断穿孔的危险。也有学者采用电切或激光，但是存在电损伤基底层内膜的可能。除宫腔镜下分离粘连外，也有超声下采用连续注射盐水增加压力来破坏轻微膜性粘连的报道。

无论采用哪种方法分离粘连，由于术后创面愈合观察中可能再次形成瘢痕，因此，分离粘连后可以放置支架预防再次粘连的发生。这些支架最常用的是IUD，最好选用T形节育环或三角形的COOK球囊子宫支架。术后另一个重要的步骤是补充雌激素（例如戊酸雌二醇4~6mg）30~60天促进内膜修复，最后5天加服醋酸甲羟孕酮10mg。对于分离粘连效果的评价可通过HSG或诊断宫腔镜证实，继而在月经周期的中期超声评价内膜厚度，效果差者需要再次手术分离粘连。

（三）卵巢性闭经的治疗

由于各种原因引起卵巢发育不良或卵巢功能衰竭，导致患者生殖器官和第二性征发育障碍或萎缩，不仅出现闭经，而且对于有生育需求的妇女而言，维系生殖器官正常状况尤其是子宫的正常，对进一步采取助孕技术完成生育尤为重要。因此，激素补充治疗（hormone replacement therapy，HRT）是卵巢性闭经患者首选治疗，根据不同原因采取不同的治疗策略，对促进和维持生殖器官功能、改善生育能力、预防低雌激素导致的心血管系统和骨骼系统疾病有益。

1.性腺发育不良的治疗　对于性腺发育不良的妇女，无论是否合并染色体异常，一旦确诊后，激素补充治疗是非常必要的。女性的生殖器官发育和第二性征发育均依赖体内内源性的雌激素作用，而这些永久性缺乏雌激素的妇女，则不能提供足够的雌激素保证生殖器官和第二性征的发育，导致妇女生理和心理障碍，并丧失生育功能。

（1）染色体异常：对于原发性闭经患者，尤其是第二性征和米勒系统发育不良者，在确定染色体异常后应积极处理。Turner综合征是XX性染色体异常，可以直接进行HRT治疗，促进子宫及第二性征的发育。对于染色体为 XY 异常的患者,应首先切除性腺,然后进行 HRT 治疗。

(2)染色体正常:对于染色体正常的原发性闭经者,多是单纯性性腺发育不良或激素合成过程中酶缺乏所致。前者采用 HRT 治疗,后者应采取相应的药物治疗,如泼尼松。

由于体内缺乏内源性雌激素,不仅生殖器官发育不良,表现为闭经和生殖器官呈幼稚型,且这些患者的生长发育也受到影响。因此,激素补充治疗的另一个主要目的是促进妇女的生长发育和促进骨闭合。此时的雌激素剂量应该采用低剂量(例如戊酸雌二醇 1mg、结合雌激素 0.3mg),继而雌孕激素联合或应用复方口服避孕药,一旦出现撤退性出血,则应继续雌孕激素联合治疗。甚至有学者建议,在骨龄达到 13 岁前不加用雌激素,而仅仅采用生长激素促进身高发育。

对于原发性闭经患者,在达到月经来潮和第二性征发育的目的后,生育问题是非常棘手的。由于卵巢缺乏始基卵泡,促排卵治疗效果极差,往往需要助孕技术赠卵来达到生育目的,前提是子宫发育达到正常状况。因此,在助孕前通过 HRT 治疗达到子宫发育是非常重要和必要的。

2.卵巢早衰的治疗　卵巢早衰是指在妇女 40 岁前出现卵巢功能的衰竭,表现为月经停止、潮热盗汗、睡眠障碍、泌尿生殖道萎缩导致的性生活困难/反复泌尿道感染、情绪波动等围绝经症状,以及长期低雌激素导致的骨质疏松和心血管疾病提早出现。此外,由于绝经过早,部分妇女尚未生育,因此,在调节月经的同时,也希望完成生育的目的。因而,根据患者的生育需求,卵巢早衰妇女的治疗又分为有生育需求的治疗和无生育需求的治疗。

(1)无生育需求者:妇女卵巢功能衰竭后卵巢来源的雌激素尤其是雌二醇(E_2)分泌显著下降,而促卵泡激素(FSH)由于卵巢来源的抑制素的分泌减少而出现升高,因此,妇女除闭经症状外,常常出现潮热盗汗、情绪波动、易激惹、睡眠障碍及性生活障碍等临床症状。根据对绝经后妇女的激素治疗(HRT)的随机对照研究结果表明,对绝经后妇女补充雌激素能够缓解以上症状,而且早期应用 HRT 能够预防绝经后骨质疏松及心血管疾病的发生,甚至预防妇女的阿尔茨海默病的发生。因此,对于绝经年龄更早的妇女而言,激素补充治疗尤为重要。

卵巢早衰患者需要长期的 HRT 以缓解绝经症状(包括血管舒缩症状、性功能障碍、情绪、疲乏和皮肤改变),还要预防长期雌激素缺乏引起的健康结局如骨质疏松。雌激素治疗往往需要持续到 50 岁左右,尚无数据评价年轻的卵巢早衰患者长期进行 HRT 治疗的乳腺癌发生或心血管事件风险。有大量的 HRT 药物可以采纳应用,包括口服、经皮下和经阴道途径应用。HRT 方案应个体化,雌激素的剂量对于年轻妇女应该达到缓解绝经症状和阴道干燥的目的,年龄较大的妇女剂量稍大些,血清 E_2 监测对治疗效果评定是有帮助的,但是大多数情况下医师仅靠临床症状就足以判断。一旦雌激素选择确定,根据妇女有没有完整子宫来考虑是否使用孕激素,序贯或连续经口服、经皮或宫内应用。连续方案无撤退性出血,但年轻妇女易出现突破型出血,而年龄偏大者由于内膜萎缩出血情况较少,而每月序贯方案有规律的出血对年轻妇女的心理感受是有益的,因而,对较年轻的卵巢早衰患者序贯方案更为适合。HRT 中孕激素的选择因药而异,从较强的炔诺酮到较弱的地屈孕酮均可备选,推荐使用天然孕激素如地屈孕酮、黄体酮等,孕激素宫内节育系统(曼月乐)的优势在于避免口服孕激素。尽管充分应用雌激素,仍然有部分患者存在性欲低下问题,让这些患者适当地补充激素治疗是有益的。

关于雌激素选择,结合雌激素和17β-雌二醇对潮热功效相同,短期不良反应类似,经皮雌激素由于避免肝首关作用、非侵入性、起效快速和作用迅速终结,可增加患者的依从性,尤其是最近的文献经皮雌激素可不减少血栓发生。有学者发现一些年轻妇女应用复方口服避孕药同样有效,因为尽管雌激素不同于其他HRT的雌激素,但复方口服避孕药同样能提供雌孕激素的联合应用,并且可以停药一周或连续应用,具有更大的可变性。但是对于有心血管疾病高危因素的妇女(例如血栓性疾病病史、肥胖、吸烟者),要慎用复方口服避孕药作为HRT。

(2)有生育需求者:对于卵巢早衰尚有生育需求的妇女而言,治疗是非常困难的。尽管有报道称有5%~10%的卵巢早衰患者恢复生育,但是大多数患者只能借助赠卵来完成生育。迄今为止,其他治疗如激素补充治疗、促排卵治疗(氯米芬、促性腺激素和GnRH-a)、免疫抑制剂等均没有明显改善妇女的生育力。唯一可依赖的是赠卵,这在许多国家包括中国是合法的,活产率与其他指征的助孕技术类似,不到30%,但是,应该告知患者:这个婴儿在遗传学上与母亲没有任何关系。近年来,随着冷冻技术和干细胞研究的进展,卵巢或卵子的冷冻保存后体外生长和成熟成为可能。但是,往往卵巢早衰患者残存的卵泡质量较低,继而影响效果,要在出现卵巢衰竭前保存卵巢或卵子。目前不成熟卵子的体外成熟已成为可能,但是人类卵巢组织的体外发育和成熟尚待研究。证据提示风险/效益比值不足以提示冷冻保存卵巢组织可以市场化或提供给任何妇女,但是,对即将发生卵巢早衰的妇女,没有任何代替方法来延缓。

(3)其他治疗:卵巢早衰患者的低雌激素生活期至少较其他妇女长10年,骨质疏松和心血管疾病的危险性明显增高。因而,卵巢早衰患者应进行HRT治疗直到正常绝经年龄。若妇女未采纳雌激素补充,其骨密度需要更密切的监测,应服用双磷酸盐或其他药物来预防骨质疏松。雌激素缺乏妇女应进行一系列手段来预防骨质疏松,包括增加运动量,摄取含钙和维生素D丰富的食物,避免危险因素如吸烟、酗酒。对于卵巢早衰患者是否采用雄激素治疗存在争议,但是最近的文献支持在HRT外补充睾丸以改善性功能和幸福度。

(四)垂体-下丘脑性闭经的治疗

1.病因治疗

(1)精神因素:继发性下丘脑闭经多数为环境、精神因素导致。因此,如患者有精神刺激、减肥节食、环境改变、压力过大等因素,病情较轻者,针对具体情况进行心理疏导,耐心安慰,补充营养与维生素及钙质。对神经性厌食症,除心理治疗、补充营养外,必须使之建立治疗信心,严重者甚至可以采用肠道外高营养物质补充,逐步增加体重,纠正贫血,必要时须住院治疗。

(2)其他系统疾病:甲状腺功能减退造成的PRL升高,要补充甲状腺激素来进行治疗,如优甲乐等。肾功能不全者,主要治疗原发病。

(3)垂体、下丘脑肿瘤:应酌情施行针对性药物、手术或放疗。

2.内分泌治疗

(1)靶腺激素补充治疗:垂体功能低下可造成性腺、甲状腺与肾上腺等多种腺体功能低下时,应采用各靶腺激素补充治疗,并应定期检查靶腺激素浓度,指导调整剂量。

1）雌、孕激素补充治疗:对于原发性低促性腺激素性性腺功能低下性闭经,表现为性幼稚者,先单纯服用小剂量雌激素,如结合雌激素(倍美力)0.3mg/d,或戊酸雌二醇(补佳乐)0.5mg/d,半年甚至更久,促进第二性征的发育和生殖器官的生长。之后模拟自然月经周期序贯用雌孕激素周期治疗,选用结合雌激素0.625～1.25mg,或戊酸雌二醇1mg,每晚一次,连服21～28天,后10～14天加用安宫黄酮6～10mg,或黄体酮胶囊100mg每天2次,或地屈孕酮(达芙通)10mg,每天2次,停药后来月经撤退性出血,并于撤退性出血第5天开始重复下一周期。但闭经时间较长的患者,子宫内膜萎缩,停药后可能无撤退性出血,可适当增加雌激素剂量或在停药后第15天继续服用直至月经恢复。对严重的患者,需长期替代治疗,以预防因雌激素过低引起的生殖道过早萎缩、骨质疏松症。激素补充期间要有医师的指导及定期监测。部分继发性闭经患者停药后可能出现卵巢功能的恢复。

2）糖皮质激素:泼尼松5～10mg/d或醋酸可的松25mg/d,清晨服2/3,下午服1/3,以符合肾上腺皮质激素分泌的昼夜规律。

3）甲状腺素:甲状腺片剂量从15～30mg/d开始,逐渐增至60～120mg/d,一般应在服泼尼松1～2周后,再服甲状腺片,至少应同时服用。

（2）促排卵治疗:下丘脑及垂体性闭经患者如无其他合并不孕因素,对有生育要求者,在生殖器官恢复正常大小,全身情况改善后,可行促排卵辅助受孕。一般在促排卵前,行人工周期替代治疗3～6个周期,以提高卵巢的敏感性,使子宫及内膜有所准备。排卵后应酌情使用hCG或黄体酮维持黄体功能,已妊娠者,黄体酮应持续用至孕3个月以防止流产。希恩综合征患者妊娠后,残留的垂体组织因妊娠生理变化而增生肥大、血运丰富、功能改善,临床症状减轻,但要警惕再次发生产后大出血。促排卵的具体方法如下。

1）氯米芬:仅对体内上有一定水平雌激素的轻型下丘脑性闭经及垂体性闭经有效。其作用机制是竞争结合下丘脑垂体的雌激素受体,使之长时间保留在靶细胞核内,从而减少了负反馈抑制,释放更多的LH、FSH,以刺激卵泡发育。如下丘脑与卵巢间正反馈调节机制正常,则可促发排卵。

2）绝经期促性腺激素:是绝经后妇女尿中提取出的一种促性腺激素。每支含FSH、LH各75IU,可作为替代垂体激素治疗低促性腺激素低雌激素的闭经患者。在用雌、孕激素撤退性流血后,从月经的第3～5天开始每天肌内注射150IU,若雌激素水平不十分低,相当于Ⅰ度闭经者,可从每天75IU开始,用药期间必须利用超声及血E_2测定,观察卵泡的发育情况,随时调整剂量。当卵泡达到成熟时,应用hCG 5000～10 000IU促使排卵,令其自然受孕。若见过多卵泡发育,卵巢体积也增加,达直径4cm以上时,未见优势卵泡则宜停用尿促性腺激素,以避免过度刺激综合征的发生,有待于下次月经后再调整剂量。

3）纯促卵泡激素:每支75IU,其中含LH<0.7IU,以及95%尿杂质蛋白、高纯化的FSH。制剂每安瓿中含FSH 75IU,LH<0.001IU,尿杂质蛋白减少至<5%。重组纯化FSH是通过基因工程生产的制品,替代垂体的FSH不足,达到促使卵泡发育的目的,适用于内源性LH不低的闭经患者。

4）促性腺激素释放激素(GnRH):是下丘脑弓状核与视前区释放的一种多肽激素,现已有人工合成促性腺激素释放激素制剂(戈那瑞林),每安瓿含25μg,可应用于下丘脑功能不足、垂体功能正常的闭经患者。应模拟生理的GnRH脉冲频率给药,使垂体正常分泌促性腺激素,一般在撤退性流血后1～3天,每天经静脉或皮下给戈那瑞林每次5～20μg,每90～120

分钟 1 次,如有定量的自动微泵装置,则可节省人力。但应观察注射部位有无感染、栓塞形成。同时做宫颈黏液检查、E_2 测定、B 超监测卵泡发育,随时调整剂量。当 B 超下显示成熟卵泡时,可令患者有性生活。GnRH 脉冲治疗可诱发卵泡破裂及排卵,也可维持黄体功能。但由于脉冲用药需携带注射泵及针头,引起患者不便,故在 B 超显示排卵 2 天后停用 GnRH 脉冲,改 hCG 每次 1000IU,每周 2 次,共 3~4 次,维持黄体功能。国外报道 19 例用 GnRH 皮下注射 50 个周期,静脉注射 23 个周期,脉冲频率每 60~90 分钟 1 次,剂量为 1~40μg,结果 16 个周期有排卵,妊娠 3 例。一般报道静脉给药的效果比皮下给药好,但是静脉给药必须住院观察,皮下给药可让患者带泵回家,定时来随访。

戈那瑞林脉冲治疗时不易发生卵巢过度刺激综合征,也不常出现多个卵泡同时成熟及多胎妊娠。但对重度下丘脑性闭经患者,因其疗程很长,而且维持注射途径通畅及整日携带注射泵引起诸多不便,偶有皮肤反应或感染发生,故下丘脑性闭经者也可选用尿促性腺激素或 FSH 治疗。GnRH 脉冲治疗前最好行 GnRH 兴奋试验,以估计患者的治疗反应。

(五)高催乳素血症性闭经的治疗

高催乳素血症性闭经的治疗主要是降低 PRL 水平,使患者恢复正常月经和生育能力。对于由垂体瘤导致的高 PRL 血症,还要缩小瘤体,消除压迫症状。治疗对不同病因进行针对治疗。对于药物因素导致的高 PRL 性闭经原则上停药或换药后 PRL 可恢复正常,但停药或换药要谨慎咨询相关专业医师方可进行。如果不能停药,为预防高 PRL 导致的低雌激素并发症,可用小剂量雌孕激素周期补充治疗。

1. 药物治疗 是高催乳素血症闭经的首选治疗方法,主要是多巴胺激动剂,包括溴隐亭、卡麦角林、喹高利特、培高利特,还有非麦角碱类多巴胺 D_2 受体激动剂诺果宁等。

(1)溴隐亭:是当前高催乳素血症的首选药物,它是一种半合成麦角碱的衍生物,为多巴胺激动剂。其药理作用:①直接作用于垂体,抑制催乳素细胞的增生、PRL 的合成与分泌,使 PRL 瘤缩小;②激动中枢神经系统的多巴胺受体,降低多巴胺在体内的转化;③促进 PRL 的代谢。溴隐亭单次口服后 3~4 小时血药浓度达高峰,半衰期为 20~30 小时,服药后 2 小时血清中的 PRL 开始下降,3.3 小时降低一半,8 小时达低水平,持续 24 小时。为了减少胃肠道不良反应如恶心等,初服量为 1.25mg(半片),每天 1~2 次,与食物同时服下,如果连服 3 天无不适,可逐步加量,常用剂为量每天 5~7.5mg。也可阴道用药 2.5mg 或 5mg 放入阴道深处,每天一次。由于生殖道上皮来自副中肾管,对药物有良好的吸收作用,且阴道的酸性条件有利于吸收,所以阴道给药后 99% 进入全身血液循环,避免了直接通过肝脏代谢,能更好地发挥药物作用,也明显减轻了胃肠反应。阴道内用小剂量(2.5~7.5mg/d)溴隐亭对精子功能无明显干扰作用。

1)疗效与病理变化:溴隐亭用药后 4~8 周,70%~80% 的患者恢复月经,溢乳停止,妊娠率达 37.5%~81%(微腺瘤高于大腺瘤),妊娠大多发生在用药 6 个月内。肿瘤缩小率为 40%~80%,催乳素瘤的缩小主要由于溴隐亭能特异地抑制催乳素瘤细胞 DNA 的生成,使细胞质及核缩小,并非由于药物致细胞数下降。光镜检查:细胞核明显固缩,胞质空泡变性,部分瘤细胞坏死,瘤组织中血窦减少。电镜下:瘤细胞核仁消失,染色质边集,粗面内质网水肿、脱粒,线粒体嵴呈同圆心状,说明溴隐亭可破坏瘤细胞结构,使之发生不可逆改变。

2)不良反应:溴隐亭的主要不良反应为恶心、呕吐、头痛、眩晕、乏力、便秘及直立性低血压。不良反应大多发生在治疗初期,服药时由小剂量起逐渐增加剂量,餐中、餐后服药或加服牛奶,可减轻其反应。另外,阴道用药也可有效减轻不良反应。

3)随访:早期用药期间定期检测 PRL 浓度有利于及时调整剂量,使患者用药量及时达到有效控制 PRL 的目的,之后半年检测一次,一年后每年做一次 CT 或 MRI,但在妊娠期应严密随诊。由于垂体催乳素瘤的 PRL 分泌方式是自主的,孕期升高的 E_2 对其刺激是有限的,而高浓度的黄体酮对 PRL 分泌也可抑制,故经溴隐亭治疗后带瘤妊娠尚属安全。95%妊娠妇女在停药后较顺利度过妊娠期,少数未控制的大腺瘤者因停药可能出现瘤体迅速扩大。此时恢复用药仍可有效抑制肿瘤生长而安全足月妊娠,对婴儿无明显不良影响。但 2010 年中国高催乳素血症诊疗指南和国际内分泌学会 2011 年的临床指南一致建议,要使胚胎的药物暴露降低到最小水平。所以,微腺瘤患者一旦确定妊娠建议停用溴隐亭,巨腺瘤患者可以继续使用溴隐亭。PRL 瘤对分娩无不良影响。产后可以喂乳,但断乳后仍然有高 PRL 症,还须进行治疗。

(2)长效溴隐亭针:每 28 天肌内注射一次,每次 50~100mg,最大剂量 200mg。效果好而不良反应小,可有效地抑制 PRL 水平和减少肿瘤体积,最快在注射第 3 天,PRL 分泌被抑制,治疗 1~4 个月 PRL 下降至正常。可用于治疗对溴隐亭耐药或不能耐受的催乳素瘤患者。它能降低大腺瘤的催乳素水平,恢复正常垂体功能。

(3)卡麦角林:目前的研究表明,卡麦角林在降低 PRL 水平、缩小肿瘤体积方面的疗效较溴隐亭好,另外每周两次的应用方法较为方便,胃肠道不良反应小。因此,对于垂体瘤导致的高 PRL,如果使用溴隐亭出现不敏感、不能耐受等情况,可改用卡麦角林治疗,对溴隐亭不敏感的患者改用卡角麦林后仍有 50%患者有效。

(4)诺果宁:活性部分为盐酸八氢苄喹啉,是一种非麦角碱类多巴胺 D_2 受体激动剂,为新一代特异、高效抗 PRL 药物。用法:治疗最初的剂量为 $25\mu g/d$,第 2 天、第 3 天为 $50\mu g/d$,从第 7 天开始剂量为 $75\mu g/d$,维持量一般为 $75~150\mu g/d$,于晚餐中服或睡前与一些食物同服。该药使用安全,不良反应轻。大剂量时可出现头痛、头晕、恶心、呕吐等。

(5)生长抑素类似物:广泛用于治疗垂体 GH 瘤,但很少用于治疗垂体催乳素瘤。目前有一些研究实验性地用这类药物治疗垂体催乳素瘤。在最初的体外培养的分泌 GH 和 PRL 的垂体腺瘤细胞和分泌 PRL 的垂体腺瘤细胞中,生长抑素类似物显示了较好的对催乳素瘤细胞的抑制潜能,希望将来可以用于治疗对多巴胺激动剂耐药的患者。

需要了解的是,垂体催乳素瘤性闭经用药物治疗虽然有 80%～90%患者可以迅速降低PRL 水平,恢复正常月经和生殖功能,但药物治疗对肿瘤的消除十分困难,因此治疗需要较长的时间。一般来说,药物治疗的撤药时间最好为两年以上,当血清 PRL 水平<25μg/mL、没有 MRI 下可见的肿瘤或治疗后肿瘤体积比治疗前缩小 50%以上时,考虑谨慎减量,缓慢撤药,如果减量过程中出现 PRL 水平再度升高,则不能撤药。

2.手术治疗　溴隐亭问世前,手术为传统疗法。由于垂体腺瘤没有包膜,肿瘤组织与正常组织间界线不十分清楚,故手术不易切净瘤体,且复发率可高达 50%,术中还可能损伤垂体正常组织及其他功能,故手术不是垂体催乳素瘤的首选治疗方法。目前认为手术适用于对多巴胺激动剂耐药或不能耐受的患者,手术的其他适应证还包括大腺瘤卒中引起神经系统体征;囊性 PRL 大腺瘤引起神经系统症状(DA 治疗通常无缩小)。

垂体催乳素瘤经蝶鞍手术后,有一半以上患者可能会发生垂体功能低下或瘤体残留,术后对垂体功能的评估十分重要。

3.放射治疗　由于放疗不良反应发生率高,包括垂体功能低下、视神经损伤、神经系统功能紊乱、增加肿瘤卒中风险和继发性脑肿瘤,治疗 PRL 腺瘤很少需要外放疗。因此,放疗不作为 PRL 腺瘤的首选治疗,而用来治疗对 DA 无效的病例、手术未能治愈的病例和罕见的恶性 PRL 腺瘤。常用的方法是钴-60(^{60}Co)、质子射线、α 粒子及钇-90 和金-198(^{198}Au)放射性核素垂体植入四种。一般采用^{60}Co 常规照射,每周 4~5 次,每次放射量约为 18Gy,共 4~5 周。

4.综合治疗　对有明显神经系统症状的 PRL 大腺瘤,特别是明显向鞍上、鞍旁扩展和蝶窦受侵者,应选择综合治疗。方法有先使肿瘤缩小后手术,或术后加溴隐亭治疗,也可应用手术+放射治疗,联合治疗能有效地降低垂体瘤的复发机会。

(六)高雄激素血症性闭经的治疗

持续的高雄激素血症,一方面可导致多毛、痤疮、脱发、男性化改变等,另一方面,高雄激素的状态抑止卵泡的发育,与月经稀发或闭经有关。针对患者不同年龄段及不同的诊治诉求,应制订不同的诊疗策略。对于无生育要求的妇女或者青春期少女,其治疗目的应当以恢复月经周期,调整内分泌状态,改善多毛、痤疮症状、缓解心理压力、预防远期并发症为目的;而对于以生育为目的来诊者,则应在改善内分泌环境的基础上,施以进一步的促排卵治疗,以达到受孕的目的。主要治疗方法如下。

1.复方口服避孕药　炔雌醇环丙孕酮片应为首选,其主要作用成分为醋酸环丙孕酮(每片含 2mg)。醋酸环丙孕酮与其他合成孕激素相比表现出更佳的抗雄作用,主要通过抑制 LH 分泌减少卵巢的雄激素合成,在肝脏水平提高雄激素代谢清除率及在皮肤水平降低外周 5α-还原酶活性,以及通过与睾酮和双氢睾酮竞争性结合其核内受体而发挥其抗雄作用;另外炔雌醇增加性激素结合球蛋白进一步降低游离睾酮。

用法与常规避孕用法相仿,在 3~6 个周期治疗后,大部分患者高雄状态可以得到改善,治疗不同部位种类的痤疮也有较为良好的效果。由于人类毛发生长周期所限,使用炔雌醇环丙孕酮治疗多毛需至少 6 个周期才能显效,研究表明,炔雌醇环丙孕酮片可降低患者的 Ferriman-Gallwey 评分。

另外应该明确该药的禁忌证,其与其他口服避孕药相仿,包括肝脏功能低下、肝脏肿瘤;血栓形成或血栓形成史;甾体激素敏感的恶性肿瘤;累及血管的糖尿病;心功能不全、高血压等。常见的不良反应包括乳房胀痛、头疼、恶心呕吐等。另外,针对青春期患者应用此药对于其 H-P-O 轴的影响,应充分告知。

2.螺内酯　本药主要用于避孕药治疗无效的患者及避孕药禁忌或者不耐受的患者。螺内酯主要是通过阻断雄激素受体起作用的,另外还可以抑制卵巢及肾上腺的雄酮合成过程中的重要的酶来发挥降雄作用,服用若干周期后降低血清睾酮和雄烯二酮,而对 DHEAS 水平影响不大。其用量自起始的 25mg/d 逐渐增加,3 周后增至 100mg/d,最大用量可达 200mg/d。

由于本药的保钾作用,为防止严重并发症,老年、肾功能受损、补钾的妇女慎用。本药不良反应较小,除初期可有一过性利尿作用外,偶有不规则子宫出血、疲劳或头疼。对于无生育要求的 PCOS 患者,螺内酯治疗过程中随着雄酮的下降,可出现规律排卵,对于无生育意向的患者因此应注意避孕,临床应用中可以考虑螺内酯与口服避孕药的联合运用。有报道提示,此两种药物联合应用降雄效果更佳。

3.氟他胺 氟他胺与螺内酯作用机制相仿,建议剂量为250mg/d。因其具有肝毒性,故应监测肝脏功能的波动,加之其可能导致皮肤干燥及胃肠反应,通常情况下并非高雄治疗的上佳选择。

4.非那雄胺 非那雄胺通过抑制5α-还原酶,阻断睾酮向二氢睾酮转化起作用。常用剂量为5mg/d,其优点为无明显不良反应,但因二氢睾酮参与胎儿分化及本药的致畸作用,故用药期间应严格避孕。

5.地塞米松 可抑制ACTH,适用于治疗肾上腺来源的雄激素升高如肾上腺皮质增生症,常用剂量为0.75mg,每晚一次。

6.促排卵治疗 适用于有生育要求的患者。

(1)氯米芬:是最常用的促排卵药物。适用于有一定内源性雌激素水平的无排卵者,作用机制是通过竞争性结合下丘脑细胞内的雌激素受体,以阻断内源性雌激素对下丘脑的负反馈作用,促使下丘脑分泌更多的GnRH及垂体促性腺激素。给药方法为月经第5天始,50~100mg/d,连用5天。治疗剂量主要根据体重或BMI、年龄决定,从小剂量开始,若无效,下一周期可逐步加量。氯米芬主要的不良反应有黄体功能不足、抗雌激素作用而导致内膜生长不良和宫颈黏液变化、未破卵泡黄素化综合征及卵母细胞质颇欠佳。

(2)促性腺激素:适用于低促性腺激素闭经及氯米芬促排卵失败者,促卵泡发育的制剂有:①尿促性素,内含FSH和LH各75U;②卵泡刺激素,包括尿提取FSH、纯化FSH、基因重组FSH。促成熟卵泡排卵的制剂为人绒毛膜促性腺激素(hCG),常用尿促性素或者FSH和hCG联合用药促排卵。尿促性素和FSH一般剂量为75~150U/d,于撤药性出血第3~5天开始,连续7~12天,通过B超等监测卵泡成熟时,再使用hCG 5000~10 000U促排卵。可能的并发症为卵巢过度刺激综合征。

(3)促性腺激素释放激素(GnRH):利用其天然制品促排卵,用脉冲皮下注射或静脉给药,适用于下丘脑性闭经。

(七)医源性卵巢损伤的预防和处理

医源性卵巢功能损伤导致卵巢储备下降乃至闭经可能与卵巢手术、输卵管手术治疗、肿瘤放化疗等有关。

1.卵巢手术引起的卵巢储备下降 对于卵巢肿瘤,手术为首选治疗方法。近年来腹腔镜或开腹进行的卵巢囊肿剔除术是否对卵巢储备产生影响备受关注。有报道指出在卵巢良性囊肿剔除术中的囊壁附着有正常的卵巢皮质,提示在囊肿剔除术中很难避免会导致正常卵巢组织的丢失。

报道较多的囊肿剔除术会降低卵巢储备的是卵巢内膜异位症囊肿(巧克力囊肿)。卵巢的巧克力囊肿引起卵巢储备下降可能与以下因素有关:内膜异位囊肿生长及盆腔病变对卵巢组织的破坏;囊肿剔除手术导致部分卵巢组织丢失;手术引起局部的炎症反应、电凝止血引起卵巢热损伤及局部血管网破坏导致卵巢有效血供减少。

有专家报道126例内膜异位症行双侧卵巢囊肿剔除手术后患者,3例在术后即出现卵巢功能衰竭,发生率是2.4%(95%CI:0.5%~6.8%),而一般人群中卵巢早衰的发生率为1.1%。

但这三例患者均为 ASRM 分期Ⅳ期。在国内报道了 2 例因腹腔镜下双侧卵巢子宫内膜异位囊肿剔除术后出现卵巢功能早衰。还有人观察 105 例接受腹腔镜卵巢囊肿剔除术患者中有 3 例在术后 10~16 个月出现卵巢早衰,发生率为 2.9%。

评价卵巢储备受损除了卵巢早衰的发生率外,卵巢对超促排卵的反应性更能体现卵巢储备情况。有专家报道接受双侧巧克力囊肿剔除术的 68 例患者,在体外受精和胚胎移植(in vitro fertilization and embryo transfer,IVF-ET)/胞质内单精子注射(intracytoplasmic sperm injection,ICSI)治疗过程中获卵数、获得胚胎数明显少于对照组,临床妊娠率、着床率、活产率均明显降低。有荟萃分析评估卵巢内膜异位囊肿剔除术后卵巢储备和 IVF/ICSI 促排卵中卵巢反应,发现有手术史者基础窦卵泡数明显减少,更容易出现卵巢反应不良,但妊娠率未出现明显的降低。有专家观察卵巢巧克力囊肿手术后进行 IVF/ICSI 治疗,在超排卵过程中,曾经进行囊肿剔除手术的患侧卵巢在 hCG 日平均直径>11mm 的卵泡发育,发生率为 13%(12/93)。而且这些患者中有 6 人在接受第二周期的治疗时,患侧卵巢仍然无卵泡发育。

其他卵巢囊肿剔除术后是否出现真正的卵巢储备下降仍有争议。有学者以抗米勒管激素作为卵巢储备的指标,评价 20 例接受卵巢良性囊肿剔除术后的卵巢储备。他们的结果显示抗米勒管激素在卵巢手术后出现短暂的明显下降,但在手术后 3 个月可以恢复到术前的 65%。而其他学者的研究则出现相反的结果,同样以抗米勒管激素作为评价指标,他认为抗米勒管激素水平在术后并未出现明显的下降。还有研究也提示手术前后血清抗米勒管激素的水平并无明显的区别。但这种损害是否导致提前绝经尚无定论。

既然卵巢囊肿剔除术可能对卵巢储备产生影响,那么如何减少手术对卵巢功能的影响逐渐受到关注,许多学者从不同的手术方式与技巧的比较中谋求更好的保护卵巢功能的方法。有专家报道 45 例 18~35 岁单侧卵巢内膜异位囊肿剔除术者,比较缝合止血和电凝止血对卵巢储备的影响,结果显示囊肿剔除术后 3 个周期卵泡期窦卵泡数较术前明显减少,而电凝止血组比缝合止血组对卵巢组织的损伤更大,所以推荐使用缝合止血法以保护卵巢功能。有回顾性研究比较双极电凝法与缝合法的卵巢储备功能,在术后 3 个月、6 个月、12 个月检测卵巢储备,发现双极电凝对卵巢功能的损伤较缝合止血明显。另一项研究比较双极电凝、超声刀、手术缝合三种手术技术处理良性卵巢囊肿,双极电凝及超声刀术后引起的卵巢功能损伤均较缝合明显。

因此手术中要尽量保留和保护正常的卵巢组织,在手术剔除内异症囊肿壁时尽量保留正常的卵巢组织,在缝合重建卵巢时不要因为缝合方便而剪除囊壁外的看似多余的组织。有研究报道,卵巢门处囊肿壁的剥离会造成含有较多卵泡的卵巢组织的丢失,因此卵巢门部位囊肿壁的剥离要谨慎仔细。另外,囊肿剔除后创面的处理要避免损伤卵巢的血供和正常卵巢组织。对于卵巢内异症囊肿较大的患者,或双侧卵巢囊肿需要手术的患者,可以考虑在手术前使用 3~6 个月的 GnRH-a 预处理,可以显著减低手术难度,减少手术对卵巢功能的影响。

2.输卵管手术导致卵巢储备下降　常见的不同的输卵管手术方式如输卵管结扎术、输卵管造口术、输卵管切除术,对卵巢储备的影响不同。

卵巢血液供应,主要由子宫动脉自子宫角部发出卵巢支及卵巢动脉分支互相吻合,共同营养卵巢;输卵管血液供应起源于卵巢动脉及子宫动脉,子宫动脉子宫角部发出的输卵管支及卵巢动脉,在输卵管系膜内分出若干支,共同营养输卵管。两者血液供应在解剖上相邻近,在此区域内进行手术操作,可能影响卵巢血供,导致卵巢储备功能下降,甚至导致卵巢功能早衰。

输卵管切除术是否会影响卵巢的血供,进而影响卵巢功能,仍存在争议。有研究结果显示,输卵管切除术后减少了卵巢的血流和窦卵泡计数,在一定程度上可降低卵巢的储备功能。有专家认为,输卵管切除术对患者卵巢反应性无损害,双侧输卵管切除术后获卵数、卵裂率及胚胎的形态学评分均不受影响。研究发现,输卵管切除术对卵巢的储备功能有负面影响,但不影响最终的妊娠率。

输卵管结扎术及造口术对卵巢的血运影响较小。有学者比较了双极电凝法进行输卵管结扎和机械结扎法对卵巢储备的影响,结果提示双极电凝法术后 10 个月卵巢容积及窦卵泡数较术前减少,但基础 FSH、LH、E_2 水平并未改变。接受机械结扎法的患者卵巢储备的各项指标差异均无统计学意义。还有人比较了腹腔镜下输卵管切除术及输卵管近端阻断术的卵巢反应性和体外受精(IVF)结局,发现两种方法的结果差异无统计学意义。国内学者也得出了类似结论。

3.药物引起卵巢储备下降　对性腺破坏最明显的药物是化疗药物,其对卵巢的损害是不可逆的。暴露于化疗药物的卵巢,其组织病理可显示出从卵泡数目的减少到缺失,最后到卵巢组织的纤维化。化疗药物的种类、累计剂量及接受化疗时患者的年龄为公认的影响因素。

在各种化疗药物中,以烷化剂(包括环磷酰胺、白消安、氮芥等)最为明显,其次为顺铂、多柔比星。烷化剂为非细胞周期特异药物,可同时作用于原始卵泡的卵母细胞和前颗粒细胞,可能损耗原始卵泡和(或)干扰卵泡的成熟。如果仅成熟卵泡被破坏则引起暂时性闭经,所有原始卵泡均被破坏将导致卵巢早衰或永久性闭经。其他的化疗药物如多柔比星、氟尿嘧啶、甲氨蝶呤、长春新碱、依托泊苷等不会造成永久性卵巢功能衰竭,但紫杉醇可能会增加卵巢功能损害。目前,化疗药物损伤卵泡的机制尚未明确,可能是诱导了卵泡的不正常凋亡而导致卵泡的耗竭。

一项回顾性分析还提出,化疗药物的累积剂量是影响永久性卵巢功能衰竭的关键因素。有专家报道,乳腺癌患者用 1 个疗程的氟尿嘧啶+甲氨蝶呤+环磷酰胺,卵巢早衰的发生率为 10%~33%,6 个疗程后上升为 33%~81%(环磷酰胺累积剂量为 8400mg/m²),12 个疗程后高达 61%~95%(环磷酰胺累积剂量为 16800mg/m²)。

一项长期随访的研究表明,240 例年龄<15 岁的霍奇金病患儿采用氮芥+长春新碱+丙卡巴肼+泼尼松方案治疗后,其中 83%的男童发生无精症,而女童只有 13%发生卵巢功能衰竭,提示与男童不同,青春期前女童的性腺对细胞毒性药物较不敏感。但进入青春期后,随着年龄的增长,卵巢对细胞毒性药物的敏感性增大。国外的一项综述显示,年龄<40 岁的乳腺癌化疗妇女在 6~16 个月发生闭经,而≥40 岁的化疗妇女仅在 2~4 个月发生闭经。另一项研究表明,单用环磷酰胺,引起闭经的平均剂量在 40 岁妇女是 5200mg,30 岁妇女是 9300mg,20 岁妇女是 20 400mg。可见,化疗患者年龄是影响卵巢早衰发生的一个重要因素,其原因可能为随着年龄增长,卵泡数目趋于减少,从而受化疗影响后更易耗竭。

4.放疗引起的卵巢储备下降　在恶性肿瘤治疗方法中,放疗是其中之一。放射线能与细胞的任何分子相互作用,但最重要的是作用于细胞核,并可能发生在 DNA 的嘌呤和嘧啶碱基,从而导致单链断裂或双链断裂。抑制 DNA 合成的结果之一,将会影响 DNA 的复制,从而阻止细胞分裂。DNA 损伤后如果不能修复,则细胞受到永久性阻滞或转向程序性死亡途径即凋亡。放疗损害卵巢的组织学表现为:卵巢体积缩小,皮质萎缩,卵泡丧失,间质纤维化和玻璃样变。皮质中不但所有的原始卵泡均消失和不存在成熟的卵泡,而且正常的皮质基质细胞也会大量丢失。

放射线会损害各年龄段卵巢功能,损害程度和持续时间取决于放射剂量、范围和患者年龄。研究表明,全身放疗及剂量>6Gy 的卵巢局部照射均可导致永久性的卵巢损伤。能产生永久性卵巢损害的精确剂量尚不清楚。研究发现,当卵巢受到的直接照射剂量在 0.6Gy 以下时,卵巢功能几乎不受影响,在 0.6~1.5Gy 时,对 40 岁以上的女性卵巢功能有一定影响,在 1.5~8.0Gy 时,50%~70% 的 15~40 岁女性可出现卵巢功能衰竭,超过 8.0Gy 时,几乎所有年龄段女性的卵巢将发生不可逆的损害。国外学者也报道了卵巢损害与放射线剂量的依赖关系。放射线照射 2 周后,即可出现血促性腺激素水平上升,卵巢甾体激素下降等卵巢功能衰竭表现。

(八)甲状腺疾病的治疗

1.闭经 甲状腺功能障碍常可引起闭经,因此,积极治疗原发疾病是关键。

(1)甲状腺功能亢进症:是指甲状腺功能过强以致甲状腺激素合成和分泌增多,引起代谢亢进和神经、循环、消化等系统兴奋性增高。Graves 病是引起甲亢最常见的原因,其次为毒性结节性甲状腺肿和甲状腺腺瘤。

Graves 病的治疗包括药物治疗、放射性碘治疗和手术治疗。抗甲状腺药物治疗应用广泛,具有安全、方便的优点,但仅能获得 40%~60% 的治愈率,并且用药时间长,停药后复发率高。常用药物有:丙硫氧嘧啶,起始剂量为 150~450mg/d,维持期剂量为 100~150mg/d;甲巯咪唑,起始剂量为 10~20mg/d,维持期剂量为 5~10mg/d;卡比马唑,起始剂量为 15~30mg/d,维持期剂量为 5~15mg/d。其中,卡比马唑在体内转化成甲巯咪唑发挥作用。抗甲状腺药物的主要作用机制是抑制甲状腺过氧化物酶,从而阻碍甲状腺内碘化物的碘化及酪氨酸的偶联,减少甲状腺素(thyroxine,T_4)和三碘甲状腺原氨酸(triiodothyronine,T_3)的合成。同时丙硫氧嘧啶还可抑制外周组织中 T_4 向 T_3 的转化。用药期间应监测血 T_3、T_4 和 TSH,观察临床反应。初治期患者症状缓解或血 T_3、T_4 恢复正常即可减量,症状完全消除后再减至最小维持量,持续用药 1 年以上。应注意可能发生粒细胞减少、肝功受损、药疹等不良反应。其他药物如 β-受体阻滞药可用于缓解甲亢患者震颤、心悸等交感神经兴奋症状。常用普萘洛尔,30~60mg/d,逐渐加量,直至症状得以控制,最大可达 200mg/d。而碘和含碘制剂,仅用于术前准备和甲亢危象的治疗。常用复方碘液,于术前 10~14 天开始口服,每天 3 次,每次 3~5 滴,共 0.15~0.25mL。

放射性碘治疗和手术治疗均为有创性治疗措施,治愈率高,但易引起甲状腺功能减退等并发症。中重度甲亢停药后复发、结节性甲状腺肿、胸骨后甲状腺肿、甲状腺巨大出现压迫症状时,可行手术治疗。常用手术方式为甲状腺次全切除。对抗甲状腺药过敏、复发、不宜手术、某些高功能结节的甲亢患者可行放射性 ^{131}I 治疗。

毒性结节性甲状腺肿和甲状腺腺瘤主要通过放射性 ^{131}I 和手术治疗。

(2)甲状腺功能减退症:主要用合成左甲状腺素替代治疗,起始剂量为 25~50μg/d,每

$2\sim4$ 周增加 $25\mu g$，直至机体恢复正常代谢水平，即 TSH 降至 $0.5\sim1.5U/mL$。一般维持期用量为 $125\sim250\mu g/d$。剂量因年龄、病程长短、严重程度等而定。治疗期间，应监测患者症状及血 TSH、T_3、T_4 浓度，避免过度治疗。甲状腺片为 T_3 和 T_4 的混合物，一度被广泛使用。由于其中 T_3 吸收迅速，血液中 T_3 升高易导致老年人和潜在心脏疾病患者发生心动过速或其他心律失常的可能性增加，现已不推荐使用。但是单用左甲状腺素部分患者症状不能完全被控制，引起人们对 T_3、T_4 联合使用的进一步探索，目前对两者联用效果是否优于单用甲状腺素，尚存有争议。

美国内分泌医师协会推荐对 TSH 大于 $10U/mL$ 的亚临床性甲状腺功能减退患者进行小剂量左甲状腺素治疗，每 $6\sim8$ 周缓慢加量直至 TSH 达到 $0.3\sim3.0U/mL$。TSH 低于 $10U/mL$ 的患者，若合并以下情况之一也需开始替代治疗：妊娠、儿童期、自身抗甲状腺抗体升高、超声示甲状腺低回声、女性长期不孕、弥散性或结节性甲状腺肿、出现甲状腺功能减退临床表现。

治疗期间，部分患者月经可以恢复，如不能恢复，可在无禁忌证的情况下，根据患者的情况及需要，采用性激素调整周期，如单纯孕激素定期撤血及周期序贯疗法等。

2.妊娠期治疗　甲状腺功能障碍者，妊娠前 TSH 的理想值为 $1\sim2.5U/mL$。妊娠期甲亢绝大多数由 Graves 病引起，应注意与生理性一过性甲状腺毒症和由妊娠剧吐引起的甲状腺功能异常相鉴别。由 Graves 病和甲状腺结节引起的甲亢，需要使用抗甲状腺药物治疗，对于已经用药的患者应调整药物剂量，使血清中的 FT_4 等于或略高于未妊娠女性正常参考值的上限。常用的抗甲状腺药物有丙硫氧嘧啶和甲巯咪唑。丙硫氧嘧啶的初始剂量为 $200\sim400mg/d$，甲巯咪唑的初始剂量为 $20\sim30mg/d$。使用以上两种药物时，均有少量可以通过胎盘影响胎儿的甲状腺功能；两者均可能造成瘙痒、发热、粒细胞缺乏症、肝细胞损害等。丙硫氧嘧啶被证实在极少数情况下可发生急性肝炎、暴发性肝衰竭，但对胎儿无致畸作用，有研究显示甲巯咪唑与胎儿后鼻孔闭锁和表皮发育不全有关。因此，孕早期应首选丙硫氧嘧啶，孕中、晚期则应换成甲巯咪唑以避免肝脏损伤。普萘洛尔可缓解交感神经兴奋症状，有报道称其可使胎儿生长受限，因此孕期应加强胎儿监测。孕晚期使用还可能发生新生儿轻度低血糖、呼吸困难、心动过缓，但常于 24 小时内缓解。对抗甲状腺药物难以控制或不良反应大的甲亢患者可于孕中期选择甲状腺次全切。12 周后，胎儿甲状腺已具有摄碘功能，故妊娠期女性及妊娠之前半年以内不应使用 ^{131}I 治疗。

妊娠期合并甲状腺功能减退可造成胎儿神经系统发育异常，增加胎儿病死率。妊娠后每 $4\sim6$ 周加量一次，确保 TSH 于妊娠早、中、晚期分别低于 $2.5U/mL$、$3U/mL$、$3U/mL$，通常左甲状腺素需加量 $30\%\sim50\%$。若妊娠中首次发现甲状腺功能减退，应尽快使甲状腺功能检测指标恢复正常。孕中晚期发现的甲状腺功能减退患者，即使尽早进行替代治疗，胎儿已受到的智力和认知功能的损害基本上也不可逆转。鉴于甲状腺素可改善亚临床甲状腺功能减退患者产科结局，故对妊娠期亚临床性甲状腺功能减退患者均应给予甲状腺素治疗。与免疫因素有关的甲状腺疾病，如 Graves 病或自身免疫性甲状腺炎，常伴有自身抗体的升高，而这些抗体可以自由通过胎盘作用于胎儿的甲状腺。促甲状腺激素受体抗体（TSH receptor antibody，TRAb）在 Graves 病中常升高，与胎儿甲状腺激素受体结合后产生刺激或抑制作用，导致胎儿甲状腺功能异常。对于患有 Graves 病、既往患有 Graves 病已通过手术或 ^{131}I 治疗、生育过患有 Graves 病新生儿的女性，有必要于孕前或孕中期结束时测定 TRAb。此外，抗甲状腺药物也可能影响胎儿的甲状腺功能。因此,对 TRAb 升高或使用抗甲状腺药物治疗的孕妇在妊娠 20 周后应每月使用超声检测胎儿是否存在甲状腺功能异常征象,包括生长受限、甲状腺肿、心力衰竭、水肿等。胎儿甲状腺功能减退可通过停药或减少用量,甚至往羊膜腔内注射 T_4 得以纠正。胎儿甲亢则主要通过调整药物剂量来治疗。

3.各种药物的优缺点及不良反应　常用抗甲状腺药物丙硫氧嘧啶和甲巯咪唑,两者均可抑制甲状腺内过氧化物酶活性,减少 T_3、T_4 合成。此外,丙硫氧嘧啶还可抑制外周组织中 T_4 向 T_3 的转化。主要不良反应有发热、皮疹、关节疼痛、粒细胞减少和肝损害等。其中药物性肝损害并不少见,具有潜在的致命性,任何年龄段均可发生。与甲巯咪唑相比,丙硫氧嘧啶更易引起中毒性肝炎等严重不良反应。另外,由于丙硫氧嘧啶半衰期短,一天服用 3 次,而甲巯咪唑一次服用即可,使得甲巯咪唑成为治疗甲状腺功能亢进症的首选药物(除外妊娠前 12 周、对甲巯咪唑不耐受等情况)。β-受体阻滞药可控制震颤、心悸、多汗等交感神经兴奋症状,哮喘、慢性阻塞性肺疾病、心脏传导阻滞、严重心力衰竭者禁用。^{131}I 通过破坏甲状腺组织以减少甲状腺激素的合成和分泌,具有疗程短、治愈率高、复发率低的优点,但是甲状腺功能减退的发生率显著增高,还可能诱发或加重 Graves 眼病。左甲状腺素半衰期较长,每天服用一次,患者依从性好。治疗期间,应严密监测防止过度治疗。

(九)肾上腺皮质疾病的治疗

肾上腺皮质疾病的治疗应首先治疗原发疾病,待原发疾病治疗后,一部分患者可恢复月经或怀孕。如果经治疗原发病后仍不能恢复月经及妊娠,在无禁忌证的情况下可使用性激素调整月经,有生育需求者在没有禁忌证的情况下也可促排卵或采用辅助生育技术。

1.库欣综合征　病因包括垂体 ACTH 腺瘤、肾上腺皮质腺瘤、肾上腺皮质癌、异位 ACTH 分泌瘤等。患该病的一部分患者表现为月经紊乱甚至闭经,进而影响生育。此外由于该病严重影响健康,所以必须早诊断早治疗。

(1)针对原发病的治疗:针对库欣综合征的不同病因找到原发病灶,手术切除原发病灶为其一线治疗方式。药物治疗可作为第二选择,主要针对无法手术或手术无效的患者,并不能替代手术治疗。

1)垂体 ACTH 腺瘤:经蝶鞍显微手术是垂体腺瘤的主要治疗方法,对于首次手术失败或复发的病例,可再次手术、放疗,或行双侧肾上腺切除治疗;药物治疗主要是类固醇合成抑制剂——美替拉酮和酮康唑。美替拉酮最大剂量为 6000mg/d,每天 2~3 次,酮康唑治疗初始剂量为每次 200mg,每天 2 次,每天最大剂量为 1200mg。

2)肾上腺皮质腺瘤:首选手术切除肾上腺或肿瘤,目前腹腔镜下可行肾上腺良性肿瘤的切除手术。术后需较长期使用氢化可的松每天 20~30mg,或可的松每天 25.0~37.5mg 作替代治疗。在肾上腺功能逐渐恢复时,可的松的剂量也随之递减,大多数患者于 6~12 个月或更久可逐渐停用替代治疗。

3)肾上腺皮质癌:切除肾上腺(包括癌组织)是目前最有效且唯一可以治愈肾上腺皮质癌的根治性手术方法。此外,米托坦为肾上腺皮质癌的一线用药,开始 2~6g/d,分 3~4 次口服,必要时可增至 8~10g,直至临床缓解或达到最大耐受量,以后再减至无明显不良反应的维持量。对于未根治、复发或转移者尽可能再次手术或以放疗为辅助治疗,总剂量为 50~60Gy,每天 1.8~2Gy。

4）异位 ACTH 分泌瘤：尽可能找到原发肿瘤，进行手术、化疗或放疗。若找不到原发肿瘤，可行双侧肾上腺全切加激素补充治疗或应用皮质激素合成抑制药。手术治疗前后应妥善处理，于麻醉前静脉注射氢化可的松 100mg，以后每 6 小时 1 次 100mg，次日起剂量渐减，5~7 天可视病情改为口服生理维持剂量。

（2）针对闭经的治疗：原发疾病治疗后，部分患者可恢复月经，如仍不能恢复月经，在无禁忌证的情况下可根据患者的具体情况使用性激素调节月经。例如，戊酸雌二醇或 17β-雌二醇 1mg/d 连用 21 天，最后 10 天同时给予醋酸甲羟孕酮 6~10mg/d 或微粒化黄体酮 100mg 每天 2 次口服；体内有一定内源性雌激素的患者可于月经后半期（或撤药性出血的 16~25 天）口服醋酸甲羟孕酮 6~10mg/d 或微粒化黄体酮 100mg，每天 2 次，连用 10 天。

（3）针对生育的治疗：因库欣综合征导致的高雄激素血症及高皮质醇血症会影响促性腺激素分泌，从而引起女性患者月经稀发或闭经，其病因多为肾上腺腺瘤或垂体增生性腺瘤。妊娠期间的库欣综合征常导致早产、流产、妊娠期糖尿病、心力衰竭、肺水肿、先兆子痫等。因此，库欣综合征的患者应引起高度重视，采用多学科联合治疗包括内分泌外科、产科、麻醉科专家根据患者的基本条件制订合理的治疗方案；其主要治疗方式为手术切除病灶，药物治疗多为第二选择，不推荐单独使用。常用的药物为皮质醇合成抑制剂酮康唑和美替拉酮。酮康唑剂量为 600~1000mg/d，但应注意其致畸作用；美替拉酮因可能引发先兆子痫而限制了其应用。

2.肾上腺皮质功能不足

（1）针对病理的治疗：肾上腺皮质功能不足的病因包括自身免疫、结核、真菌感染或肾上腺切除术后，可针对病因进行治疗，如抗结核或免疫治疗等。

肾上腺皮质功能不足一旦确诊后应立即开始糖皮质激素补充治疗，根据体重和临床症状遵循个体化原则。常用氢化可的松口服，开始剂量为 15~20mg/d，或醋酸泼尼松口服，开始剂量为 20~30mg/d，服药方式模仿激素生理规律，每天上午服全天剂量的 2/3，下午服全天剂量的 1/3。如遇发热、感染、外伤等重症情况，需酌情加量。原发性肾上腺皮质功能低下患者常出现盐皮质激素不足引起的低血压、失盐表现，应同时应用盐皮质激素补充治疗。常用氟氢可的松口服 0.05~0.20mg/d，上午服用，并且每天保证足够的钠盐供给。替代治疗一般不应少于 9 个月，且禁止擅自停药。

（2）针对闭经的治疗：当补充生理剂量的皮质激素，肾上腺皮质功能得到改善后，部分患者可恢复正常月经。如伴随卵巢功能低下者同样可在无禁忌证的情况下使用性激素调整月经。

（3）针对生育的治疗：对于已明确诊断的肾上腺皮质功能低下，经过上述治疗后可以怀孕并且顺利生产，但对于妊娠期漏诊的患者容易诱发肾上腺危象而导致母婴死亡。妊娠期间糖皮质激素的替代治疗与非妊娠期相同，剂量分配同样遵循昼夜周期节律。并注意同样补充盐皮质激素如氟氢可的松 0.05~0.20mg/d，以及每天的钠盐供给。在妊娠早期、分娩期及产后早期注意诱发肾上腺危象。分娩期可适当增加激素用量，如改为氢化可的松 200~300mg 肌内注射或静脉注射，分娩后继续用 1~3 天，7 天内逐渐减量至维持量。

3.先天性肾上腺皮质增生症

（1）针对原发病的治疗：治疗目标是抑制雄激素合成及 ACTH 分泌，使患儿能正常生长、发育和获得生育功能，有外生殖器畸形，如女性假两性畸形者，应进行手术矫正。患儿要定期检查血激素与身高指标,调整剂量以防止身材矮小。

(2)针对闭经的治疗:女性患者在儿童期或青春期早期进行适当的治疗可形成有规律的月经周期,从青春期开始,维持女性正常月经周期是重要的治疗目标。采用肾上腺糖皮质激素,如氢化可的松,青春前期每天 $10 \sim 15 \text{mg/m}^2$,青春期女性每天 $13.8 \sim 20.6 \text{mg/m}^2$。部分患者经前述处理后可恢复月经排卵,甚至成功孕育。

(3)针对生育的治疗:经过前述适当的治疗后,部分患者可成功孕育。对于高危孕妇应进行产前诊断和新生儿筛查,及早治疗,明确诊断的患者可在孕早期应用地塞米松防止女胎男性化,剂量为 $20 \sim 25 \mu\text{g/kg}$,最大剂量不超过 1.5mg/d。在妊娠晚期和分娩期,可适当增加糖皮质激素的用量,分娩期可用氢化可的松 $100 \sim 200 \text{mg/d}$,肌内注射或静脉注射。此外,由于矫正手术的进行,大部分患者需要剖宫产手术。

第七章　外阴肿瘤

第一节　外阴上皮内瘤变

外阴上皮内瘤变（squamous vulval intraepithelial neoplasia，VIN）是目前外阴鳞状上皮细胞癌前病变的通俗用语。1981年，VIN被正式引入医学术语，并被世界卫生组织（WHO）、国际妇科病理学家学会、国际妇产科联盟（International Federation of Gynecology and Obstetrics，FIGO）和国际外阴疾病研究学会（the International Society for the Study Vulvar Diseases，ISSVD）采纳。VIN一词源于宫颈上皮内瘤变（CIN），它们的发病机制和组织学相似，但VIN的自然病程与CIN不同，其发生率远低于CIN，为（1.2～2.1）/10万，而年轻女性VIN的发病率近年呈上升趋势。中国医学科学院肿瘤医院2019年报道35例VIN，占同期收治外阴恶性肿瘤的10.8%（35/324）。

一、分型和分级

鲍温氏于1912年首次描述了鳞状上皮内瘤变，此后用过各种不同的术语：Queyrat´s红斑、鲍文氏原位癌和单纯癌。1976年ISSVD采用一个新的简化术语——外阴原位癌和非典型病变代替了过去所有的术语。1986年ISSVD又用VIN取代以上的术语，将VIN参照CIN分为三级：VIN 1——相当于轻度不典型增生，细胞异型性轻、异常增生细胞仅限于上皮层的下1/3；VIN 2——相当于中度不典型增生，细胞异型性明显、异常增生细胞限于上皮层的下2/3；VIN 3——相当于重度不典型增生及原位癌，细胞异型性显著、异常增生细胞扩展到上皮层的2/3以上甚至全层。随着VIN临床病理资料的积累，研究发现VIN病理诊断的可重复性差，VIN 1仅发生在尖锐湿疣，而将VIN 2和VIN 3综合为一组病变，则病理诊断的重复性好。因此，2004年ISSVD再次修改VIN分类，取消了VIN的分级系统和VIN 1，引入2级分类，将VIN分为：普通型VIN（usual type VIN，uVIN）和分化型VIN（differentiated type or simplex VIN，dVIN）。uVIN又分为3种亚型：疣状、基底细胞样和混合型（疣状、基底细胞样）。这两种类型VIN（uVIN和dVIN）的病因、临床特征及生物学行为明显不同。但WHO的3亚型分类：VIN 1、VIN 2和VIN 3还在广泛应用。

二、病因

大多数（90%）VIN是uVIN，主要与高危型HPV持续感染有关。据文献报道VIN中HPV的检出率高达72%～100%，主要是HPV16型。免疫抑制和吸烟（降低局部的免疫反应）也是VIN的重要危险因素，研究发现HIV阳性妇女发生uVIN的风险增加，其发病率达0.5%～37%；移植术后接受免疫抑制剂治疗妇女患外阴癌的风险是免疫功能活跃者的10～30倍。宿主的免疫状态对HPV相关VIN的转归起关键作用。中国医学科学院肿瘤医院报道35例VIN患者中HPV的感染率达62.8%（22/35）。

dVIN的确切病因尚不清楚，但与HPV感染无关。dVIN常与外阴的硬化苔藓和鳞状上皮增生相伴，推测硬化苔藓和鳞状上皮增生可能是dVIN的病因。

三、临床特征

1.uVIN　较多见,常发生于30~40岁的年轻女性。瘙痒是最常见的症状,60%的患者因瘙痒就诊。其他症状还有外阴疼痛、溃疡和尿痛。有22%的患者无任何症状,仅自检时发现外阴有异常区域。临床表现呈多样化,病变的关键特征:边界清楚、凸出皮肤表面的、不对称的白色或红色斑块,而某些病变表现为色素性(棕色或棕褐色)斑块。通常发生在大阴唇、小阴唇和后联合,较少累及的部位是阴蒂、阴阜、会阴和肛周。40%患者的病变呈多灶性。多中心发生的uVIN患者也较常见,占uVIN患者的25%~66%,多中心发生的病变常见于20~34岁的青年女性(59%),随着年龄的增长,其发生率降到10%;多中心病变的HPV感染较单灶性病变更常见。

2.dVIN　很少见,占所有VIN的2%~5%,通常发生于老年妇女。dVIN很少单独发生,常发生在硬化苔藓的基础上或外阴浸润性鳞癌的周边组织中。因此,常表现为外阴长期的持续性剧烈瘙痒和硬化苔藓相关的其他症状,包括外阴疼痛、烧灼感、尿痛、干燥、尿路刺激征、便秘、出血和起水疱等。临床上常表现为外阴表面粗糙的灰白色的颜色缺失区、溃疡性的红色病变、红斑样的红色病变或凸出皮面边界欠清的白斑。一般dVIN发生大块性病变较uVIN少。绝大多数患者的病变呈单灶性,有85.7%的dVIN患者曾经或同时或以后发生外阴浸润癌。

中国医学科学院肿瘤医院报道的35例VINⅢ患者未分型,74%的患者主诉外阴瘙痒,57%的患者因外阴肿物就诊;其中31例患者的病变发生在大阴唇和后联合,4例患者病变同时累及肛周皮肤;有80%患者的病变呈多灶性的、略高出皮肤表面的、边界清楚的色素斑块(褐色到黑色),直径为0.1~2.0cm,部分病变可融合成片状;仅7例患者的病变呈单发病性,直径1.5~4.0cm,呈浅溃疡、色素沉着斑或色素缺失、皮赘样改变;有40%的患者表现为多中心病变(主要合并CIN和子宫颈癌)。

四、诊断

VIN仍依据特征性的外阴可见病变及随机活检的组织病理诊断。uVIN具有典型的镜下组织学特征,易于识别,主要表现:表皮增厚,并伴有最浅表层细胞的过度角化和(或)角化不全;表面呈波浪状,角化细胞排列紊乱,核浓染,核浆比例增大,核分裂象易见。疣状uVIN有湿疣样的外观,而基底细胞型上皮增厚相对扁平,无乳头瘤样表面,上皮内可见大量相对一致的基底细胞样的未分化细胞,缺少疣状uVIN的角化细胞和角化珠。dVIN:细胞分化程度高,缺少广泛的结构排列紊乱、核多形性和弥散的核非典型性,非典型细胞仅局限于基底层和旁基底层,易误诊为良性皮肤病或表皮增生。

Ki-67和p53等分子标志物的免疫染色有助于dVIN的鉴别诊断。研究发现Ki-67和p53在dVIN的组织中表达呈强阳性,而在良性病变和正常皮肤组织中呈阴性。

年轻女性VIN患者常表现为多灶性和多中心性病变,所以诊断VIN的患者还应常规行宫颈细胞学检查,明确是否同时合并CIN或宫颈早期癌及VAIN;另外,对于病变广泛的多灶患者,也应进行常规阴道镜检查并在阴道镜直视下行病变多点活检,排除VIN中隐匿性的早期外阴癌。文献报道VIN患者外阴活检病理中隐匿癌的发生率为3.2%~18.8%,国外的研究结果显示VIN 2中隐匿癌的发生率3.8%,VIN 3中隐匿癌的发生率达11.9%。用甲苯胺蓝或5%的醋酸有助于确定活检部位。细胞学诊断VIN的敏感性低,目前不推荐细胞学检查作为 VIN 的常规诊断方法。

五、治疗

VIN 的自发消退率低,uVIN 的自发消退率仅为 1.2%,且几乎所有的患者均有症状。因此,VIN 一经确诊即需要治疗。治疗的目的就是控制症状和防止病变进展为外阴浸润癌。可供选择的治疗方法多种,包括:手术治疗(冷刀切除和激光消融)和非手术治疗(药物治疗、光动力学治疗和疫苗治疗),截至目前 VIN 尚无标准的治疗方案,但研究较多的还是手术治疗。也可根据 VIN 的类型、患者的年龄、病变范围、患者对保留外阴形态和功能的要求进行个体化治疗。

dVIN 的恶性潜能高(在 dVIN 之前或之后和与 dVIN 同时发生的外阴浸润性鳞癌比 uVIN 高 3 倍),病变多为单灶性,且多发生于绝经后的老年妇女,因此治疗 dVIN 倾向根治性手术切除,且术后最好在外阴疾病专科门诊随诊。

uVIN 的恶性潜能较低,多发生于年轻女性,治疗后易复发,常需多次治疗。对患者的性心理和性功能会产生不良影响。因此,需要探寻替代手术的其他治疗方法。

1.手术治疗　20 世纪 90 年代前 uVIN 的手术倾向于广泛性切除,术式有单纯外阴切除、部分外阴切除和外阴肿物局部扩大切除术,但无论采用何种手术方式,切缘常常阳性,术后复发率高达 53.5%。虽然手术是治疗 VIN 的有效方法,但复发率高,术后外阴的解剖形态改变,可能会影响患者的性心理和性功能,故近 10 年多采用切除肉眼可见病变的局部扩大切除术治疗 VIN。另外,手术切除病变获得准确的组织病理学诊断,可排除或发现隐匿性的早期外阴鳞癌。中国医学科学院肿瘤医院 2019 年报道的 35 例 VIN 3 患者中,34 例行手术切除(14 例肿物局部扩大切除;20 例单纯外阴切除,其中 4 例同时行肛周皮肤切除),2 例切缘阳性,术后中位随诊时间 66 个月,有 11.8%(4/34)的患者术后复发,无 1 例患者进展为外阴浸润癌。

2.激光治疗　也称 CO_2 激光消融术,可以单用,也可以和冷刀手术结合用。主要用于治疗外阴无毛区病变,治疗 uVIN 的效果好,且不影响外阴的形态和性功能。患者症状的控制率可达 100%,病变的治愈率达 87%,而总的复发率仅为 20%。病变范围小的,一次可治愈,而病变广泛者,常需在局部麻醉下多次治疗。激光治疗的最大缺点是组织被破坏,无法进一步行组织病理学诊断,发现隐匿性的早期外阴浸润癌。因此,激光治疗前应尽可能进行充分活检,排除早期外阴浸润癌。

3.药物治疗　不仅具有保留外阴的解剖结构和性功能的优点,而且还具有使用方便(患者可自己直接用药)、易于监测疗效的优势。但药物治疗不能提供进一步的组织病理学诊断,有漏诊早期外阴浸润癌的风险。因此,治疗前获取准确的组织活检病理至关重要。

目前研究较多、疗效较肯定的治疗药物首选 5% 的咪喹莫特软膏。咪喹莫特是一种免疫反应调节剂,表面用药既可以显著减轻患者的症状,又可以使组织学病变消退,同时还可清除 HPV 病毒感染。一般每周用药 2~3 次,直至病变消退。一项来自 17 个研究 210 例 VIN 患者的荟萃分析结果显示:用药时间 3~32 周,随诊 1~30 个月,病变的完全缓解率为 26%~100%,部分缓解率为 0~60%,复发率为 0~37%。另有 2 项前瞻性的随机、双盲、对照研究的结果也显示:5% 咪喹莫特软膏治疗 uVIN 的有效率(CR+PR)达 81%,症状缓解率达 100%,而对照组(安慰剂组)为 0($P<0.001$)。该药治疗引起的常见不良反应为外阴局部有刺激感

或烧灼感及疼痛感,但绝大多数患者均能耐受。现在已有学者将其推荐为 uVIN 的一线治疗,但目前尚未见咪喹莫特软膏治疗 VIN 后远期随诊结果的报道。

其他过去使用的氟尿嘧啶软膏、干扰素和西多福韦等药物,均为小样本研究,而且疗效差,不良反应重,现已很少使用。

4.光动力治疗　是利用肿瘤定位的光敏剂与适当波长的可见光相互作用,产生氧分子诱导的细胞死亡。主要优点:组织破坏少,愈合时间短,不良反应少。光动力治疗 VIN 的有效率为 0~71%,对小病变及单发病灶的治疗效果好,但对多灶性、色素沉着性的高度病变可能无效。光动力治疗 VIN 的复发率为 48%,与手术和激光治疗无显著差异。

5.治疗性疫苗接种　目前还在研究中。已有部分的小样本研究发现接种抗 HPV 的治疗性疫苗——TA-HPV(一种重组的疫苗病毒)后,可刺激机体产生抗-HPVE6/E7 蛋白的特异性免疫反应,使 uVIN 病变至少减少 50%,少数患者的病变还可以完全消退。此外,国外还报道了 HPV 四价预防性疫苗(HPV-6、HPV-11、HPV-16、HPV-18)对于第一次接种时 HPV 阴性者 uVIN 的预防效果达 97%,而对接种时已感染 HPV 的 uVIN 预防效率也可达 71%。因此,预防性 HPV 疫苗不仅成功地阻止了子宫颈癌和 CIN 的发生,可能也是预防与 HPV 相关的 VIN 和 VaIN 的有效方法。

六、转归

有报道 VIN 治疗后进展为浸润性鳞癌的发生率高于 CIN(0.22%),主要与 VIN 的分型有关(dVIN 还是 uVIN)。dVIN 治疗后有 32.8% 的患者进展为外阴鳞癌,进展为外阴癌的中位时间是 22.8 个月,而 uVIN 治疗后进展为外阴癌的发生率为 3.3%~5.7%,中位进展时间为 41.4 个月,未治 uVIN 的进展率为 9%~15.8%,在 1~8 年的时间内发生,且基底细胞型 uVIN 的进展风险大于疣状型。高龄、病变凸出皮面、机体的免疫功能受损及放疗等因素可能与 uVIN 进展相关。

此外,uVIN 无论采用手术、药物还是其他方法治疗,都易复发,尤其年轻的、多灶性或多中心性病变的患者,需多次治疗。中国医学科学院肿瘤医院的经验是 VIN 初治后复发患者,经激光或体外放疗可再次有效控制病变,获得长时间的完全缓解。

第二节　外阴癌

外阴癌是一种少见的恶性肿瘤,占所有女性生殖道恶性肿瘤的 3%~5%,多发生于绝经后的老年妇女。肿瘤可发生于外阴的皮肤、黏膜及其附件组织,病理类型有鳞状细胞癌、腺癌、基底细胞癌、恶性黑色素瘤、肉瘤和转移性癌等,本节将重点介绍外阴鳞癌的临床表现、诊断、治疗和预后等。

一、流行病学

外阴癌的发生率呈上升趋势。英格兰的外阴癌病例从 2009 年的 739 例上升到 2021 年的 866 例,增长了 17%;美国也呈现出增长趋势,从 2012—2018 年,外阴癌的发生率每年以 2.4% 递增;2020 年,英国登记的外阴癌与子宫颈癌的比例由过去的 1:(5~8),降为 1:3,表明外阴癌病例增加,而子宫颈癌的病例减少。外阴癌的增加表现为两种趋向:一方面是 75 岁及以上老龄妇女外阴癌的发病率增加,可能与外阴的硬化苔藓病变有关;另一方面是 ≤50

岁的外阴原位癌的发病率呈上升趋势,从过去的 1.1/10 万上升到 2.1/10 万。可能与人乳头瘤病毒(human papilloma virus,HPV)感染(尤其是年轻患者)有关。

二、临床表现

1.发病年龄　外阴癌的发病年龄范围较宽,21~101 岁,但高峰年龄为 60~70 岁。

2.症状　最常见的症状为外阴长期的持续性瘙痒、疼痛或灼痛;其次是发现外阴皮肤有增厚、凸出皮面的红色或白色或黑色的斑块或丘疹;或发现外阴肿物、外阴肿胀。当肿瘤发生坏死形成溃疡时,可表现为阴道少量出血或排液,并有异臭味;肿瘤侵及尿道口或尿道时可出现排尿困难或排尿时灼痛;腹股沟淋巴结转移时可发现腹股沟区肿块。另外,少数早期癌和 VIN 患者常无任何症状。

3.体征　VIN 和早期外阴癌患者的外阴皮肤或黏膜可见局限性或弥散的多灶性的黑褐色或棕褐色的斑丘疹,或局灶的黏膜粗糙、糜烂,或增厚的、伴有裂口的外阴硬化苔藓病变。而浸润性鳞状细胞癌的原发灶肿瘤多为单发的、局限性肿物或溃疡型肿物,边界较清楚;而多灶性生长的外阴鳞癌少见。肿瘤可发生在外阴的任何部位,以前半部多见。70% 的肿瘤发生在阴唇,大阴唇最多见,其次为小阴唇、阴蒂和会阴。肿瘤晚期可侵及尿道和(或)膀胱、肛门和(或)直肠、阴道及耻骨或坐骨。腹股沟淋巴结转移时,可在单侧或双侧腹股沟区触及肿大淋巴结。当转移的淋巴结坏死或合并感染时,侵及腹股沟区的皮肤出现浸润性或炎症性反应,甚至破溃。当伴有盆腔淋巴结转移时,近盆壁或阴道旁可触及结节或包块等。

通常根据原发肿瘤的部位将外阴癌分为:①侧位型。指肿瘤位于大阴唇和小阴唇,距离中线应≥1cm;②中心型。指肿瘤发生在阴蒂、尿道口、阴道口、会阴后联合及会阴体。侧位型和中心型外阴癌的淋巴引流路径略有差异,影响早期外阴癌的手术治疗方式。

4.伴发癌　有 15%~33% 的外阴癌患者在诊断的同时或治疗前后伴发身体其他部位的原发癌,最常见的是子宫颈癌,多为原位癌和早期浸润癌。约 30% 的外阴癌患者的癌旁组织存在 VIN,而 VIN 患者中 15%~22% 有潜在的微小浸润癌。

三、转移途径

外阴癌生长缓慢,以局部浸润蔓延和区域淋巴结转移为主,血行转移少见。

1.局部浸润蔓延　外阴各部位的肿瘤逐步进展可累及周围的组织器官,如累及尿道口或部分尿道,甚至膀胱、肛门或部分直肠,向深部还可侵及盆底肌肉、耻骨等组织。

2.淋巴途径转移　外阴部位的组织中分布着极其丰富的淋巴管,且两侧之间有相互吻合的交通支,因此外阴癌早期即可发生淋巴结转移。外阴癌的淋巴结转移一般按照先转移到腹股沟浅组淋巴结→腹股沟深组淋巴结→盆腔淋巴结顺序。浅组淋巴结包括与腹股沟韧带平行的斜组和沿大隐静脉走行的垂直组,淋巴结较多、较大,8~10 个。大多数学者认为腹股沟浅组淋巴结是外阴的初级淋巴结,可看作外阴癌的前哨淋巴结。腹股沟深组淋巴结是外阴癌淋巴结转移的第二站,位于卵圆窝的筛状筋膜下,淋巴结数较少,3~4 个,其中最重要的一个淋巴结叫柯氏淋巴结,位于腹股沟深淋巴结的最上端,可能是外阴癌发生盆腔淋巴结转移的必经之路。侧位型外阴癌通常先转移到同侧的腹股沟淋巴结,而中心型外阴癌双侧腹股沟淋巴结转移的概率相同,因此外阴癌的淋巴结转移规律将影响治疗方案的制订,尤其对早期外阴癌的处理至关重要。

3.影响腹股沟淋巴结转移的因素　外阴癌腹股沟淋巴结转移的发生率为 30%~46%,以单侧腹股沟淋巴结转移为主。盆腔淋巴结转移率为10%~30%,几乎均发生在腹股沟淋巴结转移者中。腹股沟淋巴结转移主要受下列因素影响:①肿瘤的分期。期别越高,腹股沟淋巴结转移的概率越大。有人总结了172例各期外阴鳞癌患者的腹股沟淋巴结转移:Ⅰ期为14%,Ⅱ期为23%,Ⅲ期为72%,Ⅳ期则高达92%,且盆腔淋巴结转移患者均为Ⅲ期、Ⅳ期(Ⅲ期39%,Ⅳ期75%);②肿瘤的浸润深度。腹股沟淋巴结转移率随肿瘤浸润深度的增加而升高。肿瘤浸润深度≤1mm的腹股沟淋巴结转移率为0,2~3mm的淋巴结转移率为11.1%,>5mm的淋巴结转移率为47.1%($P<0.001$);③肿瘤的大小。外阴局部肿瘤的体积或最大直径与腹股沟淋巴结转移呈正相关。肿瘤直径≤2cm者的腹股沟淋巴结转移率为19%,2.1~3cm者为31%,>3cm者为40%~54%;④肿瘤细胞的分化程度。肿瘤细胞的分化程度越低,淋巴结转移的风险越大。

四、分期

外阴癌的分期由1970年国际妇产科联盟(FIGO)的临床分期修改为1988年的手术病理分期,随着临床研究的不断深入,至2009年再次修正手术病理分期(表7-1)。

表7-1　2009年FIGO手术病理分期

Ⅰ期	肿瘤局限于外阴,淋巴结未转移
ⅠA期	肿瘤局限于外阴或会阴,最大径线≤2cm,间质浸润≤1.0mm[*],无淋巴结转移
ⅠB期	肿瘤最大径线>2cm或局限于外阴或会阴,间质浸润>1.0mm[*],无淋巴结转移
Ⅱ期	任何大小的肿瘤,伴有肿瘤侵犯下列任何毗邻部位:下1/3尿道、下1/3阴道、肛门,无淋巴结转移
Ⅲ期	肿瘤有或无侵犯下列任何部位:下1/3尿道、下1/3阴道、肛门,有腹股沟-股淋巴结转移
ⅢA期	1个淋巴结转移(≥5mm),或1~2个淋巴结转移(<5mm)
ⅢB期	≥2个淋巴结转移(≥5mm),或≥3个淋巴结转移(<5mm)
ⅢC期	阳性淋巴结伴囊外扩散
Ⅳ期	肿瘤侵犯其他区域(上2/3尿道,上2/3阴道)或远处转移
ⅣA期	肿瘤侵犯下列任何部位:上尿道和(或)阴道黏膜、膀胱黏膜、直肠黏膜,或固定在骨盆壁,或腹股沟-股淋巴结出现固定或溃疡形成
ⅣB期	任何部位(包括盆腔淋巴结)的远处转移

注:[*]浸润深度是指肿瘤从表皮乳头上皮最深处至间质受累最深浸润点的距离。

五、诊断

1.询问病史　详细了解症状出现的时间、部位及持续时间,有无变化,是否有其他的伴随症状等。

2.体格检查　包括全身检查和妇科检查。全身检查:了解重要脏器的功能、有无并发症、体表淋巴结(尤其腹股沟淋巴结)有无转移等。妇科检查:明确肿物或病变的部位、大小、形态(丘疹或斑块、结节、菜花、溃疡等)、浸润的深度等,肿瘤是否累及尿道(口)、阴道、肛门和直肠等，评估肿瘤能否切净及手术的安全性。

3.细胞和（或）病理学检查　组织病理学检查目前仍是确诊外阴癌的金标准。对有多年外阴瘙痒史并伴有外阴白斑，或经久不愈的糜烂、外阴结节、乳头状瘤、尖锐湿疣及溃疡等可疑病变应及时取活检行组织病理学诊断；或先行细胞学检查，发现异常则在阴道镜检查下行病变定位活检，对 VIN Ⅲ 和早期外阴癌尤为重要。对于多灶性病变者每个病灶均应取活检除外有无浸润癌。治疗前应行宫颈或阴道细胞学检查，明确是否同时合并宫颈和（或）阴道病变；必要时行阴道镜检查及镜下活检除外 CIN（宫颈上皮内瘤变）或 VAIN（阴道上皮内瘤变）。

外阴癌的病理检查应包括明显的肿瘤、癌周皮肤和皮下组织。对肿瘤直径≤2cm 的早期外阴癌可在局部麻醉下行肿物完整的楔形切除活检，经连续病理切片检查，准确评价肿瘤的浸润深度，指导早期外阴癌的个体化治疗。

术后病理还应注意：肿瘤的病理类型、分级、浸润深度、有无淋巴脉管间隙受侵、手术切缘和肿瘤基底是否切净、淋巴结转移的部位、数目及是否扩散到包膜外等，确定肿瘤期别，并指导术后辅助治疗。

4.辅助检查

（1）常规检查治疗前应检查血、尿、便三大常规，肝、肾功能和血清肿瘤标志物（鳞癌：SCC）等各项指标。

（2）影像学检查胸部 X 线检查排除肺转移；CT 或 MRI 或 PET 或 PET-CT 等影像学检查有助于发现腹股沟和盆腔肿大淋巴结、肿瘤的远处转移及外阴肿瘤与周围脏器的关系等，但对排除淋巴结转移的诊断价值有限。目前，有学者认为 B 超指引下细针穿刺活检是诊断腹股沟淋巴结转移的一种有发展前景的技术，其诊断的敏感性可达 93%。外阴癌术前淋巴显影和核素检查，发现并识别腹股沟前哨淋巴结，但通过切除前哨淋巴结评估腹股沟淋巴结转移的准确性和对预后的影响，还在研究阶段。

（3）对于晚期外阴癌患者，应行膀胱镜和（或）直肠镜检查，了解尿道、膀胱和直肠黏膜受侵情况。

虽然外阴癌发生在体表部位，诊断并不困难，但因患者有长期的外阴瘙痒或白斑病史而疏于检查，或老年妇女羞于检查外阴，常致诊断延误达 1 年以上。因此，当发现外阴长期或反复发作的瘙痒、疼痛或有斑块/结节/溃疡等及色素痣变化时，应及时就诊。

六、治疗

外阴癌治疗以手术为主。随着对外阴癌生物学行为的了解及治疗经验的总结，外阴癌的手术治疗发生了很大改变，尤其对早期外阴癌强调个体化、人性化的治疗，而局部晚期或晚期外阴癌则强调多种方法的综合治疗。

1.手术治疗　手术前肿瘤组织活检，明确病理类型和浸润深度。手术治疗包括外阴肿瘤切除术和腹股沟淋巴结切除术。外阴肿瘤切除分为广泛外阴切除术、改良广泛外阴切除术和外阴扩大切除术；腹股沟淋巴结切除术分为腹股沟淋巴结根治性切除术（腹股沟淋巴结清扫术）、腹股沟前哨淋巴结切除术和腹股沟淋巴结活检术。

（1）外阴手术

1）广泛外阴切除术：适用于ⅠB 期中心型外阴癌，肿瘤位于或累及小阴唇前段、所有Ⅱ

期以上外阴癌。广泛外阴切除术指两侧外阴同时切除,其中癌旁切除的组织应≥2cm,内切缘至少1cm,此术式为外阴毁损性手术,外阴的皮肤黏膜及皮下组织全部切除,创伤大。手术基底部需切至筋膜层,切缘缝合张力较大,部分肿瘤巨大者在手术中需行转移皮瓣手术,切口Ⅰ期愈合率较低。

2)改良广泛外阴切除术:适用于ⅠB期和部分Ⅱ期非中心型外阴癌,术式是指手术切缘在肿瘤边缘外1~2cm处,较小的单侧肿瘤可保留对侧外阴,手术创伤和手术范围小于外阴根治性切除术。为保证切缘阴性,手术切缘距肿瘤边缘应≥1cm。

3)外阴扩大切除术:适用于外阴癌前病变、ⅠA期外阴癌,切缘应于病变边缘外0.5~1.0cm。对于术后病理报告手术切缘阳性的患者,可以再次手术切除,也可以直接补充放疗。

(2)腹股沟淋巴结切除术:除ⅠA期外,其他各期均需要行腹股沟淋巴结切除。针对手术中探查的阳性淋巴结予以切除,可分为腹股沟浅淋巴结和深淋巴结切除,采取的手术方式要根据医师的经验采取不同的方法,一般采用开放性手术,允许有腹腔镜手术经验者采用腹腔镜下腹股沟淋巴结切除术。对于单侧外阴癌可考虑只做同侧腹股沟淋巴结切除,若发生转移需要做双侧淋巴结切除。外阴肿瘤为中线型或中线受侵应行双侧腹股沟淋巴结切除术。

1)腹股沟淋巴结清扫术:强调对区域淋巴结包括脂肪在内的整块切除,切口Ⅰ期愈合率低,下肢回流障碍、淋巴水肿等并发症发生率较高。

2)腹股沟前哨淋巴结切除术:根据肿瘤大小、部位选择不同手术方式,对于肿瘤<4cm的单灶性病变、无腹股沟淋巴结转移证据的患者采用前哨淋巴结活检。于外阴癌灶旁注射示踪剂(亚甲蓝及^{99m}Tc等示踪剂)显示前哨淋巴结,切除蓝染淋巴结(前哨)和(或)淋巴管快速病理检查,因冰冻切片导致的组织缺失可能会造成漏诊或微转移未能检出,可能与组织病理检查不符合,组织病理检查结果为阳性需采取补充治疗。前哨淋巴结阳性,则应进行患侧腹股沟淋巴结切除或清扫术或切除阳性前哨淋巴结随后给予同侧腹股沟区放疗。前哨淋巴结阴性,则不需再切除剩余的淋巴结;肿瘤累及中线时,必须进行双侧前哨淋巴结切除。如果仅在一侧检出前哨淋巴结阳性,对侧也应进行腹股沟淋巴结清扫。前哨淋巴结的病理学评估要求应至少每200μm一个层面进行连续切片,如HE染色阴性,应进行免疫组织化学染色。

3)腹股沟淋巴结活检术:针对腹股沟区出现明显肿大的淋巴结,为了明确其性质而采取此手术方法。如淋巴结没有融合、可活动,可以完整切除;如果已经融合固定,则只行部分组织切除术,得到病理学诊断,明确诊断后予以局部放疗。

4)腹股沟淋巴结穿刺活检术:对于已经固定的腹股沟病灶或患者体质不能耐受腹股沟肿大淋巴结切除活检者,可行穿刺活检,进行病理学诊断,明确诊断为阳性后予以局部放疗。

2.放射治疗 外阴组织潮湿,皮肤黏膜对放射线的耐受较差,易出现放疗反应,从而限制了外阴癌的照射剂量,难以达到鳞癌根治的放疗剂量。因此,外阴癌单纯放疗的疗效差,局部复发率高。放疗通常作为外阴癌的术前、术后辅助治疗或晚期外阴癌综合治疗的一部分,减小超广泛手术的创伤和改善外阴癌患者的预后。

(1)术前放疗:可缩小肿瘤体积,利于手术切除、保留器官功能并提高手术疗效。主要用于外阴肿瘤体积大、范围广、累及尿道,阴道和肛门手术切除困难,影响患者的排尿、排便功能。一般用直线加速器或 ^{60}Co 机对准外阴垂直照射或沿肿瘤基底切线照射,照射野的设计取决于肿瘤的大小和部位,但应避开肛门;肿瘤的照射剂量(D_T)可达 40Gy。若肿瘤侵犯阴道,可同时行阴道塞子腔内放疗。

(2)术后放疗:用于术后病理具有高危因素的患者,包括手术侧切缘或基底未净、肿瘤距切缘近(<1cm)、腹股沟淋巴结转移(尤其多个腹股沟淋巴结转移或肿瘤侵透淋巴结包膜者)。

术后放疗以体外照射为主,照射野有外阴区(手术切缘或基底未净和肿瘤距切缘近者)和腹股沟区(腹股沟淋巴结转移者)。外阴区根据肿瘤残存部位确定。腹股沟区有 2 种设野方式:①腹股沟野。以腹股沟韧带为中心,上、下界与腹股沟韧带平行,内侧界达耻骨结节,外侧界达髂前上棘内 1cm,大小为(8~12)cm×(12~14)cm;②腹股沟-阴阜野。用于病变较晚或阴阜部位皮下切除不够者。如果有腹股沟淋巴结或盆腔淋巴结转移者,应追加盆腔后野照射,补充盆腔淋巴结的照射剂量。镜下残存肿瘤或腹股沟淋巴结切除术后有微小转移者,放疗剂量至少达 50Gy;有多个淋巴结转移或淋巴结包膜外浸润者,剂量应达 60Gy。多采用高能 X 线和电子线相结合的照射技术(根据肿瘤的深度选择电子线的能量),每周照射 5次,以每次 D_T 1.8~2.0Gy 的分割方式照射。如果腹股沟淋巴结明显肿大,可先连同周围组织大块切除肿大淋巴结,经病理确诊后行腹股沟区放疗,可减轻下肢水肿。

多数学者报道术后辅助放疗可明显降低肿瘤的复发率,并提高患者的生存率。

(3)单纯放疗:主要用于病变范围广、侵及周围脏器、肿瘤固定无法切除的某些晚期肿瘤患者,或有严重并发症不能耐受手术及拒绝手术治疗的患者。照射方式和设野大小同术后放疗。

外阴癌因放疗剂量受限,因此单纯放疗的疗效较差,常需在根治量放疗后切除残存的肿瘤,提高肿瘤的控制率并提高生存率。肿瘤的局部控制率与照射剂量呈正相关,但外阴受照剂量达 40Gy 时,保护不好即可出现明显的放疗湿性反应、脱皮和溃疡等。出现严重的放疗反应时,中间可休息 1~2 周,待反应减轻或消退后再继续放疗。若外照射剂量达 40~50Gy 时,根据肿瘤的消退情况补加组织间插植放疗或缩野后追加照射剂量,可提高肿瘤的控制率。另外,外阴癌腹股沟淋巴结放疗的效果比手术效果差,其复发率明显高于手术切除的患者,但对腹股沟淋巴结阴性者两种治疗方法的疗效相仿。

外阴癌放疗剂量>60Gy,尤其合并近距离治疗时,常出现中重度并发症,如直肠狭窄、直肠-阴道瘘、骨或皮肤或阴道坏死等,严重时需手术处理。

3.化疗或同步放化疗　外阴癌单纯化疗的效果较差,常与放疗或手术联合或同步放化疗治疗晚期和复发性外阴癌,可避免盆腔脏器清除术,减少手术创伤和并发症,提高肿瘤的控制率和生存率,且同步放化疗治疗外阴癌的疗效优于单纯放疗。外阴癌的化疗目前尚无标准方案,文献报道的常用方案如下。

(1)PF 方案:DDP 50mg/m^2 静脉滴注,化疗第 1 天;氟尿嘧啶 1g/m^2,24 个小时,静脉持续滴注 96 个小时。每 4 周重复化疗。

(2)MF 方案:MMC 10mg/m^2 静脉滴注,化疗第 1 天;氟尿嘧啶 1g/m^2,24 个小时,静脉持续滴注 96 个小时。每 4 周重复化疗。

七、肿瘤复发

1.复发的定义　外阴癌复发的定义目前尚未统一。多数文献中将外阴癌初治后不管无瘤生存时间多长再发生外阴、腹股沟淋巴结的鳞癌和盆腔及远处转移者,定义为外阴癌复发。也有学者将外阴癌治疗后(包括外阴和腹股沟淋巴结)在外阴或腹股沟淋巴结又出现鳞癌,随诊 5 年内者定义为复发,而随诊 5 年以上者则定义为外阴癌再发。编者认为 Maggino的定义较严格,即外阴癌经根治性治疗并至少无瘤生存 6 个月后,在外阴、腹股沟、盆腔及远处等部位新出现肿瘤,确定为外阴癌复发。

2.外阴癌复发的部位和时间　外阴癌总的复发率为 12.6%～49.8%,多数学者报道的复发率在 30% 左右。70% 的复发发生在疗后 2 年内,以局部复发为主,但外阴癌的复发部位与初次治疗到复发的间隔时间和初治时腹股沟淋巴结状态有关。据报道早期复发(2 年内)多为初治时腹股沟淋巴结转移者,且复发多位于腹股沟或远处转移,而初治 2 年或 5 年后的复发多位于外阴局部。

3.复发的危险因素　预示外阴癌复发的高危因素很多,但主要的危险因素包括肿瘤期别、腹股沟淋巴结转移和淋巴脉管间隙受侵。外阴局部复发还与手术切缘状态、肿瘤的浸润深度有关。据报道切缘阳性或切缘距离肿瘤<1cm 者肿瘤局部复发的危险性是切缘阴性者的 3 倍。

4.复发肿瘤的治疗及预后　复发性外阴癌的治疗受肿瘤复发部位、初次治疗的方法、患者的一般状态等多种因素的制约。一般局部或孤立性的肿瘤复发采用手术治疗,术后辅以放疗和(或)化疗。不能耐受手术的局部复发者或复发肿瘤位于盆腔和外阴的多部位者也可采用放疗或放化疗联合。远处转移者仅适用化疗。

复发性外阴癌患者总的 5 年生存率仅为 20%。孤立性或单纯外阴复发患者的预后较好,经手术治疗后的 5 年生存率可达 40%～60%。单纯腹股沟淋巴结转移者的预后较差,其5 年生存率约为 10%,中位生存时间 6 个月;外阴局部复发伴腹股沟淋巴结转移者的预后最差,几乎没有患者活过 5 年。肿瘤复发距初次治疗的间隔时间越长,预后越好。据报道 2 年内复发者的 1 年生存率 11%,明显低于 2 年后复发的 69.2%($P<0.001$)。

5.外阴癌的远处转移　最常见的远处转移部位是肺、软组织和淋巴结及骨骼。据报道肺转移占远处转移的 53.3%,软组织和淋巴结转移占 26.6%,骨转移占 20%。远处转移多与原发肿瘤组织中的淋巴脉管间隙受侵有关。

八、预后

外阴癌总的预后较好,总的 5 年生存率高达 70% 左右。外阴癌的预后与肿瘤分期、分级、腹股沟淋巴结转移、患者年龄、肿瘤大小、浸润深度和淋巴脉管间隙受侵等多种因素相关,其中肿瘤分期和腹股沟淋巴结转移数是最重要的预后影响因素。

第三节　外阴腺癌

原发性外阴腺癌很少见,主要发生在外阴的巴氏腺、汗腺、尿道旁腺、异位的乳腺组织、异位的子宫内膜组织、中肾管和泄殖腔残迹等。以外阴巴氏腺腺癌相对多见,其次为外阴汗腺癌、外阴乳腺癌和尿道旁腺癌(也叫 Skene's 腺腺癌),而且不同来源腺癌的临床特征和生物学行为略有差异。

一、外阴巴氏腺癌

1.临床特征　外阴巴氏腺癌占所有外阴恶性肿瘤的 0.1% ~ 5%，其病因尚不清楚，可能与巴氏腺囊肿感染有关。腺癌占外阴巴氏腺癌的 40% ~ 60%，其他还有鳞癌、腺鳞癌、移行细胞癌、腺样囊性癌和小细胞癌等，其中腺样囊性癌是外阴巴氏腺癌中的一种特殊类型，生物学行为独特。发病年龄较外阴鳞癌年轻，中位年龄 45 ~ 55 岁。多数表现为外阴巴氏腺部位表面光滑的肿物，少数继发感染者肿瘤表面可溃烂，呈溃疡型，肿瘤大小为 2 ~ 5cm。尤其存在多年的巴氏腺囊肿，近期持续增大者，应警惕巴氏腺癌可能。左、右两侧巴氏腺发生肿瘤的概率大致相同。少数患者表现为会阴疼痛。

2.诊断　确诊主要依据肿瘤的组织病理学和巴氏腺的特有解剖部位，可借助某些分子标志物的(如 CEA、酸性和中性黏蛋白、PAS 和 P53 等)免疫组织化学染色进一步鉴别诊断或排除转移性癌。治疗前应做腹盆腔 CT 或 MRI 检查，了解肿瘤与周围脏器(直肠、阴道等)的关系、有无盆腹腔及腹股沟淋巴结转移。

3.治疗　外阴巴氏腺癌的病例数少，目前治疗方案尚未统一，但文献推荐行根治性外阴切除及双侧腹股沟淋巴结切除术。文献报道有 30% ~ 40% 的外阴巴氏腺癌初治患者发生腹股沟淋巴结转移，其中鳞癌腹股沟淋巴结转移较腺癌更常见，但两者间无显著性差异。巴氏腺位置深，少数患者可直接转移到盆腔淋巴结，据报道有 18% 发生盆腔淋巴结转移的患者均为腹股沟淋巴结阳性者，而腹股沟淋巴结阴性者无 1 例出现盆腔淋巴结转移。因此，不建议常规切除盆腔淋巴结，尤其是腹股沟淋巴结阴性或仅 1 个腹股沟淋巴结镜下转移者，无盆腔淋巴结转移的风险。

对于个别局部肿瘤广泛侵及周围脏器(如阴道壁、直肠前壁等)，或有严重并发症无法耐受外阴根治性切除术的患者，可先放疗(D_T52Gy)，放疗后再行肿瘤局部扩大切除。

术后辅助放疗或放化疗的效果尚不确定。

4.预后　外阴巴氏腺癌的预后与外阴鳞癌相近，5 年生存率达 60% ~ 70%，腹股沟淋巴结转移是主要的预后影响因素。据报道腹股沟淋巴结阴性者的 5 年生存率为 52%，显著高于阳性者的 5 年生存率(36%，$P = 0.033$)，尤其伴有 2 个及以上腹股沟淋巴结转移者的 5 年生存率仅为 18%($P = 0.002$)。

有腹股沟淋巴结转移者术后易发生远处转移，常见的远处转移部位包括肺、肝和脊柱。

二、外阴巴氏腺的腺样囊性癌

1.临床特点　腺样囊性癌最常见的发生部位是大小唾液腺、泪腺、鼻咽、乳腺、皮肤和宫颈。外阴巴氏腺的腺样囊性癌很少见，占所有巴氏腺恶性肿瘤的 5% ~ 15%，占巴氏腺腺癌的 1/3。诊断时年龄范围为 25 ~ 80 岁，平均 49 岁。无特异性的临床症状和体征，表现为外阴灼痛、触及肿物、外阴瘙痒、排尿困难、出血和排液等。肿瘤生长缓慢，病程长。主要呈局部浸润，常沿神经周围和淋巴管浸润，腹股沟淋巴结转移少见，仅 10% 的患者有转移。

镜下可见巴氏腺腺样囊性癌由均匀一致的小细胞以索状或巢状排列，形成筛状，囊腔内充满双染性或嗜酸性染色的基膜样物质。

2.治疗和预后　外阴巴氏腺腺样囊性癌多为小样本回顾性研究，目前尚无最佳治疗方案。文献报道的手术范围多样，从局部切除到根治性外阴切除，伴或不伴部分到完全的区域淋巴结切除，取决于局部肿瘤的范围和腹股沟淋巴结转移的风险。肿瘤局限者建议行肿瘤局部扩大切除,有淋巴结转移的高危患者同时行同侧腹股沟淋巴结切除。

腺样囊性癌术后易局部复发,复发率高达 50%,且与手术切缘状态无关。还可通过血管内的远期播散导致肺、肝、脑等脏器的远处转移。术后辅助放疗或化疗的疗效尚不确定。

预后好,生存时间长,即使肿瘤复发/转移也可以带瘤长期生存。总的 5 年生存率达 71%~100%,10 年生存率也达 59%~100%;而 5 年无瘤生存率达 47%~83%,10 年无瘤生存率为 33%~38%。

三、外阴汗腺癌

外阴汗腺癌是一种很少见的皮肤附属器恶性肿瘤,占所有外阴恶性肿瘤的 1.8%。诊断时的中位年龄为 41.5 岁,50% 的患者在 40 岁以下。主要表现为外阴皮肤的无痛性丘疹或结节,肿瘤生长缓慢。部分患者可同时伴有外阴 Paget 病,这些患者可同时表现为外阴瘙痒。肿瘤多发生在大阴唇,少数在阴蒂或会阴。外阴汗腺癌的侵袭性较小,约 25% 的初治患者有腹股沟淋巴结转移。

外阴汗腺癌多为个案或小样本病例报道,治疗方案和预后影响因素尚未统一。以手术治疗为主,原则与外阴鳞癌相同。对于不伴有 Paget 病、肿瘤小于 1cm 的外阴汗腺癌,建议行肿物局部扩大切除及同侧腹股沟淋巴结切除,除此之外的其他汗腺癌均应行根治性外阴切除+双侧腹股沟淋巴结切除。放疗和化疗对外阴汗腺癌的疗效还不肯定。

外阴汗腺癌总的预后较好,55% 的患者(6/11)可活过 5 年,最长生存时间可达 403 个月。局部复发和远处转移(骨、肺和肝)的风险相似。肿瘤大小和腹股沟淋巴结转移可能是汗腺癌的主要预后影响因素。

四、尿道旁腺癌

原发女性尿道旁腺癌非常罕见,占女性所有泌尿生殖道恶性肿瘤的 0.003%,仅占所有原发尿道癌的 10%。在胚胎学上类似男性的前列腺癌,组织学上分成 2 种亚型:柱状/黏液型和透明细胞型。柱状/黏液型起源于尿道旁腺导管的近端,CEA 免疫染色阳性;而透明细胞型发生在导管的远端,可能 PSA 免疫染色阳性。临床上可表现为肉眼血尿、排尿淋漓和尿道旁肿物。随肿瘤进展,肿物沿尿道前后壁和阴道壁生长,侵达尿道口、外阴前庭等,可转移到腹股沟和盆腔淋巴结。

治疗同尿道癌,早期可手术切除,中晚期放疗。

五、外阴原发乳腺癌

外阴原发乳腺癌起源于外阴的异位乳腺组织。Greene 报道了首例外阴原发乳腺癌,至 2021 年文献共报道 12 例。诊断外阴原发乳腺癌须满足以下几条标准:①肿瘤符合原发乳腺癌的组织形态;②证实外阴存在非肿瘤性的异位乳腺组织或乳腺原位癌;③雌、孕激素受体和乳腺常见分子标志物 GCDFP-15(大囊肿囊液蛋白-15)、CU-18、c-Erb-B2 等的免疫组织化学染色支持乳腺来源;④排除正常部位乳腺和其他器官的相同组织类型的癌;⑤排除原发外阴前庭大腺或皮肤附属器来源的癌。

外阴原发乳腺癌的病例数极少,目前对它的发生率、恶性程度、适宜治疗方案及预后等还不清楚。但文献复习发现此类患者具有以下临床特点:诊断时的平均年龄 60 岁,常表现为外阴结节/肿块、溃疡或排液,肿瘤直径 1.5~20cm,发生在右侧外阴多于左侧,组织学类型以浸润性导管癌为主,文献报道的 12 例患者雌孕激素受体均呈阳性。12 例患者诊断时,5 例已有转移(4 例淋巴结转移,1 例肝转移)。据此,建议对这类患者按照原发外阴鳞癌的治疗原则处理。

第八章　阴道肿瘤

第一节　阴道上皮内瘤变

20 世纪 60 年代末,上皮内瘤变的概念首先被用于宫颈,将以往宫颈浸润癌发生前的鳞状上皮的病理变化过程,如间变、不典型增生到原位癌统称为上皮内瘤变,均属于癌前病变。后来,发现阴道病变的病理形态与之相似,因而上皮内瘤变的概念也被用到阴道中来。阴道上皮内瘤变(vaginal intraepithelial neoplasia,VAIN)是包括阴道鳞状上皮不典型增生和原位癌的一组病变。

阴道上皮内瘤变发病率低,仅为宫颈上皮内瘤变(cervical intraepithelial neoplasia,CIN)的 0.6%～1%,远较宫颈、外阴等部位的上皮内瘤变少见,并常和这些部位的病变同时存在。这可能是由于阴道鳞状上皮经常脱落,而且缺乏脆弱的宫颈鳞状-柱状上皮交界,故抵抗感染及损伤的能力强。VAIN 在病理学诊断上也分为三级:Ⅰ级为轻度不典型增生,Ⅱ级为中度不典型增生,Ⅲ级为重度不典型增生及原位癌。VAIN 的自然病史尚不明确,目前认为VAINⅢ具有癌变的倾向。近年来,VAIN 发病人数有增加趋势,应引起重视。

一、发病与病因机制

VAIN 的发病率呈上升趋势,这可能与 HPV 感染增加、脱落细胞学和阴道镜的推广应用及人们对 VAIN 认识的提高等因素有关。

1.人乳头状瘤病毒(human papilloma virus,HPV)感染　HPV 在下生殖道上皮内瘤变的发病中具有重要作用,多主要集中在 CIN 的研究上。20 世纪 80 年代 HPV 与子宫颈癌的关系确定后,发现 VAIN 也与 HPV 感染密切相关,HPV 感染有可能是 VAIN 的主要病因。有人检测了 33 例 VAIN 的 HPV 感染的情况和分型,结果显示 76%VAINⅡ和 94%VAINⅢ存在高危型 HPV 感染;进一步研究发现,HPV 型别在 VAIN 低度病变和高度病变中少有重复,其中HPV16 型分别占 6%和 50%,从而推测 VAINⅠ一般并不进展为 VAINⅢ,只有感染 HPV16 的低度病变才具有进展为高度病变的潜能。北京大学第三医院采用杂交捕获第二代(HC-Ⅱ)方法同时检测 13 种高危型 HPV,在 VAINⅠ和 VAINⅢ中的检出率分别为 87%和 100%。目前,HPV 疫苗已经显示能较好地预防子宫颈癌的发生,将来也可能会对 VAIN 有一定预防作用。

2.其他高危因素　与 VAIN 发病相关的其他高危因素有:CIN 和子宫颈癌病史、异常脱落细胞学、全子宫切除史、湿疣、阴道放射治疗史、免疫抑制剂等。VAIN 病变既可来自 CIN病变的延续,也可单独存在。研究发现 68%～93%的 VAIN 曾患或合并 CIN。随着 CIN 病变的加重,VAIN 级别有增加趋势。在子宫颈癌中,VAIN 的检出率更高。子宫颈癌在放疗后也会有阴道癌及 VAIN 的发生。有人前瞻性地随访了 485 例异常脱落细胞学的妇女,1.6%发生 VAIN。有 70%的 VAIN 是在全子宫切除术后发现的,而在这些切除子宫的患者中,有87%是因 CIN 病变而切除子宫的。如果只考虑有子宫切除史的妇女,那么 VAIN 的发病率与子宫切除术的指征有关。在行子宫切除的妇女中，VAIN 病变出现的时间多在术后 1~9 年。因此，建议在对 CIN 患者进行阴道镜检查时应注意检查阴道。另外，如因 CIN 被切除子宫的患者术后应长期随访阴道细胞学。

二、临床表现

国外报道 VAIN 的平均发病年龄为 35~58 岁，北京大学第三医院 VAIN 患者平均发病年龄为 43.9 岁。VAIN 的发病年龄大于 CIN，这可能是由于部分 VAIN 病变来自宫颈病变的延续。目前，有报道称随着年龄的增加，VAIN 的分级也在增加。在编者的研究中，有 42.9% 是绝经期妇女，VAIN Ⅱ~Ⅲ在≤40 岁组和>40 岁组中分别为 39% 和 54%，但在统计学上没有显著性差异，这可能与样本量较少有关。

VAIN 患者多无症状，少数患者有性交困难、阴道排液。无症状的 VAIN 患者就诊时，仔细全面的临床检查十分重要。窥器之下的阴道壁病变常被漏诊，所以妇科检查时应注意旋转窥器，以便于看清整个阴道黏膜。肉眼观察阴道黏膜可正常，也可见湿疣、糜烂、红斑或白斑等病灶。VAIN 的好发部位为阴道上 1/3，以阴道侧壁多见，病灶多表现为多灶性。

三、诊断

VAIN 的诊断需要依靠辅助检查，病理学检查是确诊的主要依据。VAIN 常常由于细胞学筛查异常，进而行阴道镜检查及活检而确诊。因而，宫颈病变诊断的"三阶梯式"程序（遵循细胞学、阴道镜及组织学的步骤）也可适用于 VAIN。

由于阴道解剖部位的特殊性，宫颈刮片有漏诊的可能。在进行脱落细胞取材时要注意到阴道部位，可提高 VAIN 的诊断率。高危型 HPV 检测对于宫颈细胞学异常的患者有辅助诊断 CIN 病变的作用。北京大学第三医院曾有 1 例液基薄片正常的患者，因高危型 HPVDNA 阳性而行阴道镜检查，最终确诊为 VAIN。可见，联合阴道脱落细胞学和 HPV 检测，有可能提高 VAIN 的检出率。然而，HPV 检测在 VAIN 辅助诊断中的作用尚有待进一步研究证实。

在阴道镜下观察，病变部位出现醋白上皮，有的可伴血管异常如镶嵌、点状血管等。因阴道壁皱褶较多，VAIN 在阴道镜下的表现不如 CIN 病变容易观察。正常阴道鳞状上皮含糖原丰富，被碘溶液染为棕色或深赤褐色。VAIN 上皮不含糖原，故不染色，因而碘试验对明确病灶及其范围十分重要，并可决定治疗的界限，在碘试验阴性处活检可提高诊断率。由于上皮内瘤变具有多中心发生的特性，在对宫颈、外阴等部位的病变进行阴道镜检查时应同时全面检查整个阴道壁。

四、治疗

阴道癌前病变在生物学上从 VAIN Ⅰ →VAIN Ⅱ →VAIN Ⅲ的连续性并未得到证实。VAIN Ⅰ 常常自然消退，一般不需治疗，可密切随访。VAIN Ⅲ是公认的癌前病变，如不予治疗，20% 在 3 年内可进展为阴道癌。所以一旦诊断高度病变 VAIN，应及时处理。在下生殖道上皮内瘤变中，由于阴道解剖位置特殊，VAIN 的治疗最为困难，尤其对于性活跃期的年轻妇女，应考虑到有可能对生理方面产生的影响，要避免过度治疗，同时又不遗漏病变。

手术治疗可有组织送病理，便于及时发现浸润癌。北京大学第三医院对 VAIN Ⅱ~Ⅲ采用的主要治疗方法是手术切除，尤其是合并 CIN Ⅱ~Ⅲ时，可同时治疗宫颈病变。如阴道病变范围局限可行病灶切除或部分阴道切除。值得注意的是合并 CIN 病变的 3 例患者在仅行宫颈锥切术后就出现了病变的逆转,这可能是由于宫颈锥切清除了大部分病灶,同时激发了机体局部的免疫反应所致。LEEP 也开始用于 VAIN 的病灶切除。然而,如果手术切除范围广,可导致阴道缩短、变窄,年轻妇女不易接受。

对于病变广泛的老年患者可行腔内放疗。腔内放疗可能引起阴道纤维化、缩窄和卵巢早衰等不良反应,适用于老年患者或其他治疗方法无效的患者。但是,如果腔内放疗剂量掌握适当,腔内放射源离卵巢远,那么对卵巢的功能影响较小,同时放疗后阴道狭窄症状也会明显减轻。

国外报道激光治疗 VAIN 病变的并发症少,手术时间短,而且可同时治疗宫颈和外阴病变,并逐渐成为治疗 VAIN 的主要方式。激光治疗能在直视下控制治疗范围的广度和深度,CO_2 激光的有效率可达 50%~100%。由于 VAIN 存在多灶的特性,以及阴道黏膜皱褶较多,这些会增加激光破坏病变的难度,有学者建议采用全麻来提高激光治疗的效果。

其他的治疗方法还有阴道局部涂抹 50% 三氯乙酸或者氟尿嘧啶,对于多灶病变较为理想,并能重复使用,但可引起疼痛、瘙痒和溃疡等严重不良反应,降低了患者的依从性。北京大学第三医院的经验是采用分次给药、辅助阴道栓剂防止粘连等方法能较好地防止严重不良反应的发生。由于阴道与直肠和膀胱邻近,治疗深度不易控制,电烙术和冷冻因此未被广泛采纳。

总之,VAIN 的治疗方式的选择需结合患者年龄、病变程度和范围、是否合并 CIN 及患者的意愿等决定。

五、转归及随访

VAIN 的生物学特点及发展过程尚不明确。多灶性、高级别 VAIN、高危型 HPV 持续感染是 VAIN 治疗后病变持续存在和复发的高危因素。手术、放疗和氟尿嘧啶等治疗 VAIN 高度病变后发展为浸润癌的概率分别为 5.3%~8.3%、7.1% 和 6.7%。因而,VAIN 治疗后需定期随访。其随访可参照 CIN 的随诊原则,每 4~6 个月复查液基薄片和 HPV,如果异常需行阴道镜检查和活检。对已切除子宫的患者,因阴道残端瘢痕可掩盖鳞状上皮的病灶,病灶位置难以确定。建议 CIN 患者在全子宫切除术前,应在阴道镜下仔细检查阴道壁以除外 VAIN 病变的存在。

第二节　原发性阴道癌

阴道癌分为原发性和继发性两种,以继发性阴道癌较多见。继发性阴道癌通常由子宫颈癌、子宫内膜癌、卵巢癌、绒癌、膀胱癌和直结肠癌等直接浸润和(或)转移,少数可来自乳腺癌、肺癌等。其治疗和预后主要与原发肿瘤有关,但单纯的或孤立性的阴道转移癌的处理,可参照原发性阴道癌的治疗原则。本节着重阐述原发性阴道癌的临床特点、诊断与治疗。

一、发病情况

原发性阴道癌(primary vaginal carcinoma,PVC)是一种少见的妇科恶性肿瘤,占女性生殖道恶性肿瘤的 1%~2%,国内学者报道多在 1% 左右。有人报道 114 例原发性阴道癌,占同期收治妇科恶性肿瘤的 0.83%,还有人报道了 70 例原发阴道癌,占同期收治妇科恶性肿瘤的 1.1%。

二、病因

原发阴道癌的确切病因目前尚未肯定。文献报道阴道癌的发生可能与下列因素有关。

1.可能与阴道壁受到长期的机械性刺激或慢性炎症刺激有关,如子宫或阴道壁脱垂使用子宫托及性传播性疾病等与阴道癌有关。

2.子宫切除史可能是发生阴道癌的一个高危因素。尤其 40 岁前切除子宫的妇女患阴道癌的概率较高,有 9%~63% 原发阴道癌患者因良性病变或子宫颈癌前病变行子宫切除史。多数报道在 40% 左右,而其中的 20%~30% 因子宫颈癌前病变切除子宫。因此,推测阴道癌的病因可能与子宫颈癌相同。

3.HPV 感染,尤其是高危型 HPV 持续感染可能是阴道癌发生的高危因素。近代研究发现高危型 HPV 感染在女性下生殖道上皮内瘤变的发病机制中起重要作用。文献报道 90% 以上的 VAIN Ⅲ 病变中可检测到高危型 HPV,且 VAIN Ⅲ 中有 12% 的隐匿性阴道癌,还有 5%~10% 的 VAIN Ⅲ 治疗后进展为阴道癌,以及部分阴道癌与子宫颈癌同时发现或发生在 CIN 或子宫颈癌治疗后。由此可见,阴道癌的发生与高危型 HPV 感染密切相关。

4.妇科和非妇科恶性肿瘤史可能是诱发阴道癌的另一个危险因素。文献报道的 PVC 患者以前有其他器官恶性肿瘤的比例为:宫颈上皮内瘤变 11.3%,子宫颈癌 5.3%,宫体癌 5.0%,直、乙状结肠癌 3.8%,乳腺癌 3.8%,卵巢癌 1.5%,皮肤癌 1.5% 和肾脂肪肉瘤 1.9% 等。

5.其他因素。产次≥4 次和不孕、性伴侣不稳定、吸烟、社会经济状态低下及盆腔放疗史等因素可能也与阴道癌的发生有关。国外学者分析的 341 例阴道癌中,有盆腔放疗史的占 14%,且发现阴道癌的病因可能与年龄有关,年轻患者主要与宫颈病变和 HPV 感染有关,而老年性阴道癌可能与激素和创伤刺激有关。

三、病理

1.大体病理类型　阴道癌常见的临床大体病理类型有以下几种。

(1)菜花型或结节型:肿瘤主要向阴道腔内生长,形成菜花样或结节样肿块。肿瘤较大、质脆、触之易出血。属于外生型肿瘤,为阴道癌最常见的病理类型。

(2)溃疡型:肿瘤中心呈明显的坏死组织,形成深浅不一、不规则的凹陷,肿瘤边缘隆起。肿瘤常向阴道黏膜下或阴道旁组织浸润生长,易转移。属于内生型肿瘤,发病率仅次于菜花结节型。

(3)浅表糜烂型:此型最少见,多为早期肿瘤。主要表现为阴道黏膜局部充血,呈糜烂状或肿瘤略高于阴道黏膜表面。

2.组织学类型　原发阴道的恶性肿瘤与其他器官的恶性肿瘤一样,可发生于上皮组织、间叶组织和肌肉组织等,以上皮性肿瘤为主。

(1)鳞癌:与宫颈和外阴的鳞状上皮细胞癌高度相似,大部分癌细胞为角化不全的鳞状细胞,角化珠较少见。它是阴道癌中最常见的组织学类型,占全部阴道恶性肿瘤的 66%~92%,大多数文献报道约为 85%。

(2)腺癌:阴道黏膜无腺上皮,主要来源于中肾管或副中肾管残留,或异位的子宫内膜癌变。发病率仅次于鳞癌,占阴道癌的 5%~10%。但国内报道的阴道腺癌病例比例较高,约占阴道癌的 22.9%。国外报道腺癌病例约占阴道癌的 16%。

阴道透明细胞癌,是一种特殊类型的腺癌,占阴道癌的 1%~5%,易早期出现淋巴结转移。有文献报道 I 期患者的淋巴结转移率为 16%,II 期达 30%。

(3)恶性黑色素瘤:来源于阴道上皮中的黑色素细胞,肿瘤细胞可有色素或无色素。是一种较罕见的阴道恶性肿瘤,恶性程度高,预后差,占所有阴道恶性肿瘤的 3%~4%。但国外报道较高,占阴道恶性肿瘤的 11%。病变可单发或多发,多位于阴道的下 1/3、前壁。

此外,还有某些更少见的原发性阴道恶性肿瘤,包括阴道肉瘤(平滑肌肉瘤、横纹肌肉瘤、纤维肉瘤等)、阴道小细胞神经内分泌癌等。

四、转移途径

阴道癌的播散转移途径主要是局部的直接蔓延浸润和淋巴途径转移,血行转移较少。

1.直接浸润　由于阴道壁较薄,周围的组织疏松,血运丰富,肿瘤生长较快,易向周围的组织器官浸润蔓延。向上侵犯子宫颈、宫体等,向下侵犯外阴,向前侵犯膀胱和尿道,向后侵犯直肠,向两侧侵犯阴道旁组织和宫旁组织,甚至累及双侧附件等。

2.淋巴转移　在阴道黏膜和黏膜下有丰富的毛细淋巴管网,在阴道两侧形成复杂的淋巴引流干。因此,阴道癌的淋巴转移途径较复杂,与瘤灶的位置和范围有关。通常阴道上段肿瘤的转移途径与子宫颈癌相似,主要向盆腔淋巴结转移(髂内、髂外和髂总淋巴结);阴道下段肿瘤的转移途径与外阴癌相似,主要向腹股沟淋巴结转移;阴道中段肿瘤可经上述两种途径转移。

3.血行转移　阴道癌较少发生血行转移,常见于肿瘤晚期和复发的患者及个别行多次组织间插植治疗的患者,可经血行途径转移到肺、骨和皮下组织等部位。

五、临床表现

1.年龄　阴道癌的发病年龄为 35~90 岁,鳞癌多发生于绝经后的老年女性,70% 发生在 60 岁以上,发病的高峰年龄为 70 岁左右。腺癌则多发生于年轻女性,尤其是阴道透明细胞癌多发生在 30 岁以下,较鳞癌早 30~40 年。

2.症状　阴道癌的临床症状类似于子宫颈癌,主要与肿瘤的生长部位、大小及肿瘤是否侵及周围的组织脏器有关。阴道不规则出血或绝经后出血为最常见的临床症状,约 60% 的患者表现出该症状;其次为阴道排液或分泌物增多,约占临床症状的 20%;再次,有 6%~15% 的患者表现为阴道痛或性交痛及盆腔痛。少数患者出现排尿困难,主要是肿瘤位于阴道前壁或浸润膀胱和(或)尿道所致。若肿瘤位于阴道后壁或浸润直肠壁则可出现相应的排便异常或直肠刺激症状。另约有 15% 的患者无任何症状,通过常规细胞学检查或体检发现。晚期肿瘤患者可出现不同部位的转移并表现出相应的临床症状,如肺转移时出现胸闷和咳嗽等。

3.体征　早期阴道癌仅在检查时发现阴道的局部黏膜粗糙、充血,呈糜烂或浅表溃疡状,组织的弹性较差。中晚期阴道癌在阴道内形成大小不等结节、菜花或溃疡性肿块,且 80% 以上肿块的直径>2cm。若肿瘤伴有盆腔或腹股沟淋巴结转移时,可在盆腔和腹股沟区触及结节或肿块。晚期肿瘤常合并坏死、感染和不同程度的贫血等。

4.发生的部位和范围　原发阴道癌常呈多中心发生,有多灶性病变,但以阴道后壁上 1/3 或中上段最常见,尤其有子宫切除史或宫颈病变史的阴道癌患者,75% 以上的阴道癌发生在阴道上段。文献报道阴道腺癌的发生部位以阴道上段前壁多见。

六、分期

常用的阴道癌分期系统有两个，一个为 FIGO 分期（表 8-2），另一个为美国癌症联合委员会（American Joint Commission on Cancer，AJCC）分期，目前原发性阴道癌多采用 FIGO 临床分期。根据 FIGO 分期，肿瘤若累及子宫颈或外阴时应当分别归类于原发性子宫颈癌或外阴癌，故在诊断阴道癌时需同时仔细检查子宫颈及外阴情况，必要时行细胞学检查或活检。下列检查可用于 FIGO 分期评价：精确的双合诊及三合诊检查、膀胱镜、直肠镜及静脉肾盂造影，但仅凭这些检查想区分出病灶是局限于黏膜还是黏膜下，即便是经验丰富者也相当困难。盆腔 CT、MRI 及 PET 对判断病灶浸润、淋巴结受累情况及精确的放疗计划制订均有帮助，但不作为临床分期依据。有人建议将 FIGO 分期中的 Ⅱ 期再分为 Ⅱ A 期及 Ⅱ B 期，但大多数研究者并不赞成这一变动，表 8-1 中仍将 Ⅱ A 期及 Ⅱ B 期列出，以供参考。

表 8-1　阴道癌临床分期（FIGO，2012）

Ⅰ 期	肿瘤局限于阴道壁
Ⅱ 期	肿瘤侵及阴道旁组织，但未达骨盆壁
Ⅲ 期	肿瘤扩展至骨盆壁
Ⅳ 期	肿瘤范围超出真骨盆腔，或侵犯膀胱黏膜和（或）直肠黏膜，但黏膜沟状水肿不列入此期
Ⅳ A 期	肿瘤侵犯膀胱和（或）直肠黏膜，和（或）直接蔓延超出真骨盆
Ⅳ B 期	远处器官转移

七、诊断

阴道癌的诊断并不困难，80% 的患者出现症状后就诊，通过全面的体检和阴道检查，可发现阴道局部的结节或肿块，应在病灶最明显处咬取组织活检并送病理检查确诊。少数无症状的患者可通过常规细胞学筛查发现异常细胞，经阴道镜及镜下多点组织活检病理检查而确诊。这种情况多见于因妇科良性或恶性疾病行子宫切除的妇女，通过定期的常规检查，可发现早期阴道癌并获治愈。国外学者报道了细胞学筛查可发现 17% 的 Ⅰ 期阴道癌，并特别强调了细胞学在阴道鳞癌筛查中的重要作用。

在诊断原发性阴道癌前，首先要排除阴道转移癌的可能，尤其是被诊断为阴道腺癌者。应常规做胸部 X 线片、腹盆腔 B 超和 CT 或 MRI 检查，了解或除外肺部、腹盆腔脏器的肿瘤，同时进一步了解腹膜后淋巴结或其他器官的转移情况。可根据瘤灶的位置选择膀胱镜、静脉肾盂造影及结肠镜或钡灌肠检查，排除膀胱和肠道肿瘤，或了解肿瘤是否侵及膀胱或直肠。

确诊原发性阴道癌应符合下列原则：

1. 肿瘤原发灶位于阴道，并排除生殖器或生殖器以外的肿瘤转移。
2. 肿瘤累及子宫颈阴道部，达宫颈外口者应归为子宫颈癌。
3. 肿瘤累及尿道的，应归为尿道癌。
4. 肿瘤同时累及阴道和外阴的，应归为外阴癌。
5. 以往，国外很多学者认为有生殖道或生殖道外器官恶性肿瘤史的患者，在诊断阴道癌时已无瘤生存 5 年以上，或阴道癌的病理类型与原有恶性肿瘤的病理类型不同，应归为原发性阴道癌。因肿瘤复发多发生在 5 年内。但这一概念现已有所松动。

八、治疗

阴道前与膀胱,后与直肠相比邻,其间仅隔 0.3～0.5cm 的组织间隔,这种特殊的解剖关系,使阴道癌的治疗非常棘手。阴道癌的治疗也无外乎手术、放疗、化疗和多种方法联合的综合治疗,到目前为止尚未见有关阴道癌治疗的大样本、前瞻性随机研究报道,尚无标准治疗方案。阴道癌的治疗应根据肿瘤的期别、大小、厚度、部位和范围,患者的年龄、一般状况,以及对保留阴道功能的要求,所具备的医疗技术和设备条件等进行个体化、人性化的治疗。国内外大多数肿瘤中心均是以放疗为主。

1.手术治疗　主要适用于阴道原位癌(0 期)、Ⅰ期阴道癌、少数的局部晚期阴道癌和部分放疗后局部未控及局部复发阴道癌的补救治疗。阴道癌手术通常根据肿瘤的分期、位置、范围、患者的年龄和一般状态等采用个体化的术式处理。

(1)原位癌:美国国家癌症数据库(NCBD)的资料分析显示,阴道原位癌占所有阴道癌的 25%,且 80%患者的年龄<20 岁。年轻患者手术治疗可避免放疗引起的阴道狭窄,并保留卵巢功能。阴道原位癌采用单纯手术治疗,无须术后放疗和化疗。根据病灶的部位和范围可行局部切除或部分阴道切除(病变未累及宫颈和外阴的)、全子宫+部分阴道切除(病变位于阴道上 1/3 并累及或可疑累及宫颈的)、部分外阴+部分阴道切除(病变累及或可疑累及外阴的)、全阴道切除+阴道再造术(病灶呈多中心或范围较广泛者)。

(2)Ⅰ期:对于病变较小、表浅的Ⅰ期阴道癌可行局部或部分阴道切除术,但术后行常规辅助放疗。国外报道的 5 例Ⅰ期阴道癌局部切除术后均行辅助放疗。对于病变位于阴道上1/3 者,应行广泛子宫切除+部分阴道切除+盆腔淋巴结清扫术;病变位于阴道下 1/3 者,则行广泛外阴切除+部分阴道切除+同侧或双侧腹股沟淋巴结清扫术;而病变位于阴道中 1/3者,因需更广泛的手术,创伤大,患者难以接受,故多数患者首选放射治疗。

(3)对于Ⅱ期、Ⅲ期、Ⅳ期的局部晚期阴道癌,应首选放疗或放化疗,手术仅用于少数患者或部分放疗后肿瘤局部未控或复发的患者,以及Ⅳ期有膀胱和(或)直肠-阴道瘘但肿瘤未侵达盆壁者,可行前盆腔(肿瘤侵及膀胱者)或后盆腔(肿瘤侵及直肠者)或全盆腔脏器廓清术,并同时切除部分或全部阴道;根据肿瘤的部位确定淋巴结清扫的范围。

2.放射治疗　是大多数阴道癌的治疗方法,适用于各期阴道癌,无绝对的禁忌证。按照治疗目的不同,阴道癌的放射治疗可分为根治性放疗、姑息性放疗、综合治疗。

(1)根治性放疗:通过放疗可将阴道局部肿瘤完全消除,多需体外照射与腔内照射相结合。靶区应包括已被临床证实的肿瘤区和可能存在肿瘤播散的亚临床肿瘤区。

1)体外照射:绝大多数的阴道浸润癌均需体外照射,设野应包括阴道的全部病灶,阴道旁和子宫旁组织,淋巴引流区域。目前体外照射多采用直线加速器,但仍有少数治疗中心使用 ^{60}Co 机进行体外照射。

盆腔照射常采用前后对穿野或盆腔四野照射,有的治疗中心也采用前后对穿野+两侧野照射。野上界一般设在 $L_5 \sim S_1$,下界依肿瘤的位置而定,有学者将下界定在肿瘤最低点下2～3cm 或包括整个阴道,两侧界位于真骨盆骨性标志外 1～1.5cm。肿瘤位于或累及阴道下1/3 者,设野还应包括双侧腹股沟淋巴结区。盆腔照射的剂量通常为 40～50Gy。腹股沟淋巴结若病理证实为阳性者,肿瘤量(D_T)应达 60Gy。常采用每周 5 次,每次 D_T 1.8～2.0Gy 的分割照射方式。

阴道癌单纯体外照射的治疗效果较差,5年生存率低。中国医学科学院肿瘤医院曾报道阴道癌单纯体外照射的5年生存率仅为16.7%,而体外与腔内联合放疗者的疗效明显提高,5年生存率达66.0%。

2)腔内放疗:主要针对阴道局部的肿瘤,可使肿瘤靶区达到相对高的总剂量,提高肿瘤的局部控制率。常用的腔内放疗容器有阴道塞子、阴道盒(或阴道卵圆体)、宫腔管及组织间插植治疗针等。病变位于阴道上1/3者,应参照子宫颈癌的放疗方案,采用宫腔管和阴道盒治疗,同时配合阴道塞子治疗。病变位于阴道中下段者,以徒手组织间插植治疗针为主,并配合用阴道塞子治疗,既可以提高肿瘤的局部控制,又可避免整个阴道黏膜受到高剂量的照射。组织间插植治疗一般要求肿瘤的厚度应>0.5cm。腔内放疗的剂量参考点通常选阴道黏膜表面或黏膜下0.5cm处,也可选择肿瘤基底。

阴道癌的治疗应重视局部肿瘤的控制,而肿瘤的局部控制率与放疗剂量有关。一般阴道黏膜表面的总剂量应达60~70Gy(包括体外照射和腔内放疗)。放疗剂量只是评估肿瘤局部控制和发生近期及远期放疗并发症的一个参考指标,但在阴道癌放疗中特别强调剂量与临床相结合和个别对待的原则。单凭放疗剂量学判断肿瘤的疗效,未必能获得满意的疗效。所以,阴道癌治疗不应只关注肿瘤局部的照射剂量,还应重视治疗医师的经验。

早期的浅表肿瘤可行单纯腔内放疗,有学者报道增加体外放疗并不能提高患者的5年生存率和肿瘤的控制率。一项研究报道Ⅰ期阴道癌腔内与体外联合放疗不能提高肿瘤的局部控制(体外+腔内放疗:单纯腔内放疗=78%~92%:80%~100%)。还有研究报道早期阴道癌患者接受单纯腔内放疗的5年生存率为50%,与腔内联合体外放疗者的5年生存率(59%)无显著差异。但单纯腔内放疗者盆腔复发的可能性增加。有学者分析了21例Ⅰ期阴道癌,单纯腔内放疗的9例,其中3例盆腔复发;而11例体外+腔内放疗者,无复发。因此,国内外目前均主张采用体外照射与腔内放疗相结合治疗浸润性阴道癌,但阴道放疗后的不良反应增加。据报道80%的患者放疗后发生阴道狭窄和放射性阴道炎等。

近年,有文献报道高剂量率腔内放疗与传统低剂量率腔内放疗比较,疗效相同,且治疗的并发症略低于低剂量率腔内放疗。因此,高剂量率腔内放疗是一种比较安全、可靠的方法。

(2)姑息性放疗:主要针对某些一般情况较差、已有远处或区域转移、无法根治的晚期肿瘤及不能耐受根治性放疗剂量的患者,只能给予较低的照射剂量抑制肿瘤的生长或使肿瘤缩小,减轻症状,改善患者的生活质量。可采用单纯体外照射或腔内放疗,也可体外与腔内放疗联合。

(3)综合治疗:放疗常作为阴道癌综合治疗的一部分,与手术、化疗联合。

1)术后放疗:主要用于局部或部分阴道切除的Ⅰ期患者及阴道癌术后病理为切缘阳性和淋巴结转移者。多采用体外照射,少部分患者需补充腔内放疗。

2)术前放疗:仅用于少数局部肿瘤较大的患者。术前放疗使肿瘤缩小,降低肿瘤细胞的活性,有利于手术切除。

3)放疗+化疗或放疗+手术+化疗联合:用于晚期肿瘤患者,提高放疗的效果,改善患者的生存。

3.化学治疗　阴道癌单纯化疗的效果较差,常与放疗或手术+放疗联合用于晚期或特殊病理类型阴道癌的治疗。目前尚无标准的化疗方案。阴道癌化疗有效的药物有博来霉素（BLM）、顺铂（DDP）或卡铂（CBP）、丝裂霉素（MMC）、氟尿嘧啶（5-FU）、阿霉素（ADM）、紫杉醇（TAXOL）等。可行新辅助化疗，也可同步放化疗，提高肿瘤的局部控制率，延长患者生存。上海曾报道 11 例晚期阴道癌经动脉介入新辅助化疗后，再行手术+放疗综合治疗，有效率达 100%，且 11 例患者均获长期生存。国外学者报道 9 例阴道癌（Ⅱ期 2 例、Ⅲ期 3 例、Ⅳa 期 4 例）接受同步放化疗，平均随诊 129 个月，除 2 例盆腔复发死亡外，其余均获长期生存。国内有人比较分析中晚期阴道癌 53 例（Ⅱ期 25 例+Ⅲ期 27 例+Ⅳ期 1 例）同步放化疗与 51 例单纯放疗（Ⅱ期 28 例+Ⅲ期 23 例）的效果：肿瘤局部控制率同步放化疗组的（CR：完全缓解率）72%明显高于单纯放疗组的（CR）42%，远处转移率同步放化疗组（4%）明显低于单纯放疗组（14%），5 年生存率同步放化疗组 63.5%高于单纯放疗组 45.1%（$P_{均}<0.05\%$）。

九、并发症

阴道癌以放疗为主，在此着重阐述放疗引起的并发症。由于不同学者报道的放疗严重并发症的定义不同，所以不同文献报道的严重并发症的发生率差异较大，为 2%~34%，但多数在 10%~15%的范围。其发生主要与肿瘤的分期、放射治疗的类型（体外、腔内及联合放疗）和肿瘤局部的照射剂量有关。放疗的严重并发症有放射性直肠炎、直肠阴道瘘、肠梗阻、直肠狭窄、直肠溃疡、输尿管狭窄、膀胱-阴道瘘、放射性膀胱炎和阴道狭窄等。国内曾报道阴道癌放疗后便血的发生率为 14.6%，尿血的发生率为 8.2%，直肠-阴道瘘仅 1 例；另一项研究报道的高剂量率腔内放疗合并 6~8MV 直线加速器体外放疗所致的并发症的发生率为：放射性直肠炎 11.8%，放射性膀胱炎 2%，直肠-阴道瘘仅 2 例。美国的 M.D. Anderson 癌症中心最近报道 193 例阴道鳞癌放疗后的 5 年和 10 年主要并发症的累积发生率为 10%和 17%，且经单因素分析发现肿瘤的 FIGO 分期和吸烟史与治疗并发症的发生率显著相关，其中Ⅰ期为 4%，Ⅱ期为 9%，Ⅲ期或Ⅳa 期为 21%（$P<0.01$）；吸烟者为 25%，放疗前已戒烟 6 个月以上者为 18%，而无吸烟史者仅为 6%（$P<0.01$）。

十、预后及其影响因素

阴道癌的放疗效果较好，盆腔和阴道局部肿瘤的控制率可达 80%，早期肿瘤的控制率高达 90%以上，且局部肿瘤<4.0cm 者的肿瘤控制率明显高于>4.0cm 者（$P=0.015$）。

阴道癌治疗后总的 5 年生存率在 35%~74%，多数报道的结果在 50%~60%，高于阴道癌国际年报报道的结果，影响其预后的因素包括肿瘤分期、病理类型、肿瘤的组织学分级、肿瘤的部位及范围或肿瘤大小、治疗方法、放疗剂量、淋巴结转移、发病年龄和有无临床症状等因素，但目前较肯定的预后影响因素是肿瘤分期和病理类型，其他因素对预后的影响尚有争议。阴道腺癌的预后明显比鳞癌差。据报道阴道腺癌的 5 年生存率是 22%，显著低于鳞癌的 68%（$P<0.01$），且低分化癌的 5 年生存率是 40%，也明显低于高中分化癌的 69%（$P<0.05$）。还有人报道了 212 例原发性阴道癌患者的 10 年生存率，Ⅰ期可达 80%，而Ⅱ期 48%，Ⅲ期仅为 38%。

十一、复发和转移

阴道癌的复发、转移率为 25%~73%，以盆腔和阴道局部复发为主，约占复发转移病例的 80%。平均复发时间为疗后 12 个月。阴道癌的复发转移随肿瘤分期的升高而增加。国外学者报道了各期阴道癌治疗后的盆腔复发率为:Ⅰ期 14%,Ⅱa 期 34%,Ⅱb 期 44%,Ⅲ期 35%和Ⅳ期 73%;远处转移率为:Ⅰ期 13%,Ⅱa 期 30%,Ⅱb 期 52%,Ⅲ期 50%和Ⅳ期 47%。远处转移部位依次为肺、腹主动脉旁淋巴结、骨骼、皮肤及腹股沟淋巴结等。复发转移者治疗困难,预后差,有学者报道复发转移患者的 3 年生存率仅为 14%。据报道早期阴道癌放疗后的盆腔复发率:Ⅰ期 37.5%、Ⅱ期 43.3%,其复发后的 5 年生存率为 29%,中位生存时间仅 12 个月。因此,阴道癌患者放疗后应密切随诊,及早发现肿瘤复发转移,给予积极的补救治疗,以便改善患者的生存质量。

第三节　阴道腺癌

阴道腺癌多数是转移性的,原发性阴道腺癌较罕见,占原发性阴道癌的 5.0%~14%,本节着重介绍原发性阴道腺癌。

一、病因

多数文献报道原发性阴道腺癌(尤其是透明细胞癌)的发生可能与胎儿期在孕母子宫内的己烯雌酚暴露史有关。近年也有文献报道与己烯雌酚无关的原发性阴道腺癌,可能来源于中肾管残迹或囊肿恶变、异位的子宫内膜或宫颈管内膜癌变及阴道腺病等。但有个别文献报道阴道腺病的发生可能与三苯氧胺、激光和氟尿嘧啶治疗阴道湿疣的接触史有关。

二、病理

1.大体类型　阴道腺癌大体上多表现为外生型,如菜花样或结节肿块型、乳头型、息肉型等,个别来自 Gartner 囊肿恶变的患者表现为阴道内的囊实性肿物。而结节溃疡和弥散浸润的内生型腺癌相对较少。

2.组织学类型　①腺癌:非特指;②透明细胞腺癌:是阴道腺癌中最常见的类型,主要的细胞类型是透明细胞和图钉状细胞。90%以上透明细胞癌的癌旁组织中都存在腺病,通常将阴道腺病看成透明细胞癌的癌前病变;③子宫内膜样腺癌:组织学表现类似子宫的子宫内膜样腺癌,仅有少数报道,发生在患有子宫内膜异位症的基础上;④黏液性腺癌:原发阴道黏液性腺癌罕见,分为颈管型和肠型;⑤中肾管型腺癌:少数发生于中肾管残迹的阴道腺癌,与透明细胞癌不同,不含有透明细胞和图钉样细胞。

三、临床表现

原发性阴道腺癌的临床表现与鳞癌相似。对于某些特殊来源的病例还可能表现为性交困难或性交痛、阴道疼痛等,如来源大的中肾管囊肿和(或)异位的子宫内膜或颈管内膜癌变者。但腺癌的发病年龄较鳞癌年轻,中位年龄 30~49 岁。肿瘤多发生于阴道上段和前壁,而肿瘤发生的部位可能与组织来源有关,如来源异位的子宫内膜或宫颈管内膜癌变者多位于阴道后壁或阴道直肠膈。

四、诊断

原发性阴道腺癌少见,诊断较困难。早期无任何症状,偶在宫颈细胞学检查时发现异型腺细胞或不典型腺细胞,经阴道镜进一步检查,组织活检病理证实。诊断原发性阴道腺癌前需全面检查临近和远处的器官,排除其他脏器的腺癌转移到阴道,尤其是子宫颈、子宫体、输卵管、卵巢和胃肠道的相关检查,如宫颈细胞学检查、盆腹腔 B 超、宫腔镜、胃镜、钡剂灌肠、纤维结肠镜、膀胱镜,以及胸部 X 线片和肝肾功能、血常规、尿常规及大便常规等。还可借助 CK7、CK20、CAM5.2、HID(高铁二胺染色)和 CEA 等免疫组织化学染色法,在组织病理学上对原发性与继发性阴道腺癌进行鉴别诊断,原发阴道腺癌 CK7 和 CAM5.2 常表现为强阳性。

原发性阴道腺癌治疗前还应做腹盆腔 CT 或 MRI 或 PET-CT 检查,了解肿瘤的范围、与周围脏器的关系、有无淋巴结转移及远处转移等,尤其采用现代 MRI 检查技术可以清晰显示肿瘤的部位、与周围组织结构的关系等,为制定治疗方案提供依据。

五、治疗和预后

有关原发性阴道腺癌的治疗目前尚缺乏大宗病例报道,总的治疗原则同阴道鳞癌,但更强调个体化和综合治疗。对于年轻、要求保留卵巢和阴道功能的早期患者可行肿瘤切除(局部或根治性切除)+卵巢移位和(或)阴道重建手术,部分患者术后需辅助放疗(如肿瘤切缘不净、浸润深层组织或有淋巴结转移者)。对于中晚期和肿瘤较大的患者,行放疗或同步放化疗(放疗方案同阴道鳞癌),但肿瘤的照射剂量高于鳞癌。国外报道 26 例原发性阴道腺癌放疗的肿瘤表面的中位照射剂量高达 93Gy,肿瘤体积的中位剂量为 80Gy。个别患者采用新辅助化疗(紫杉醇+卡铂联合化疗)后再放疗,延长患者的无复发生存时间。

原发性阴道腺癌的预后较鳞癌差,5 年总生存率为 34%,低于鳞癌的 54%~58%;肿瘤的局部控制率为 31%,低于鳞癌的 81%;远处转移率为 39%,高于鳞癌的 15%。预后与肿瘤分期、肿瘤累及的范围和年龄等多种因素有关,但分期是主要预后影响因素。

中国医学科学院肿瘤医院治疗原发性阴道腺癌的经验仍然是采用放射治疗——体外照射与腔内放疗相结合,治疗 24 例原发性阴道腺癌的 3 年生存率为 47.6%。5 年生存率为 34.2%,中位生存时间是 26.5 个月,远远低于鳞癌放疗后的 5 年生存率(51.8%),且治疗后局部复发率高达 57.1%。因此,为进一步提高原发性阴道腺癌的疗效,还需探索新的治疗方案,积累更多的放疗经验。

第九章　子宫肿瘤

第一节　宫颈癌

子宫颈癌发病率位列女性恶性肿瘤第 2 位。根据世界卫生组织(WHO)的数据,每年有新增病例 57 万,约 31.1 万女性因宫颈癌死亡,其中发展中国家女性因宫颈癌死亡人数占全球女性因宫颈癌死亡人数的 80%。在西方发达国家,由于 HPV 疫苗的使用和子宫颈癌筛查的普及,子宫颈癌发病率缓慢下降;在中国,每年新增宫颈癌病例约 14 万,死亡约 3.7 万人。

一、病因

现代医学认为宫颈癌主要与下列因素相关。

1.行为危险因素　绝大多数宫颈癌患者为已婚妇女,在未婚女子,特别是修女中极少见。首次性生活过早及性伴侣过多均与宫颈癌关系密切。根据流行病学调查,患宫颈癌的未产妇仅占 10%。初产年龄早,宫颈癌发病率高。

2.生物学因素　多种病原体与宫颈癌关系密切,尤其是人乳头状病毒(HPV)、单纯疱疹病毒Ⅱ型、人巨细胞病毒、衣原体及 EB 病毒。HPV 与宫颈癌的关系研究较多。HPV 感染是一种通过性生活传播的疾病,通常没有症状,感染的高峰年龄在 18~28 岁,一般在感染后 8~10 个月消失,10%~15% 的 35 岁以上的妇女因持续感染增高了患宫颈癌的风险。多宗流行病学研究结果显示 HPV 感染与宫颈癌有明显的相关性,99.7% 的宫颈癌患者 HPV 阳性,97% 子宫颈上皮内瘤变(CIN)Ⅱ/Ⅲ阳性,61.4%CIN Ⅰ 阳性。

3.其他因素　HPV 感染能否发展为宫颈癌除病毒因素外,宿主因素和环境因素的协同作用也很重要,最重要的宿主因素是免疫功能。环境协同因子如阴茎包皮垢、宫颈阴道慢性炎症、吸烟、口服避孕药等为宫颈癌的发生创造了条件。

二、病理

1.宫颈上皮内瘤变　指宫颈鳞状上皮内部分细胞表现不同程度的异型性,相当于以前通用的不典型增生和原位癌。

2.宫颈微灶型浸润癌　指宫颈原位癌灶突破基膜,向间质浸润深度≤5mm,宽度≤7mm。

3.子宫颈鳞状细胞浸润癌　子宫颈浸润癌可发生于宫颈外口之外或颈管内,但多起源于宫颈鳞-柱状上皮交界处。宫颈浸润癌主要的病理类型为鳞状细胞癌(90%)、腺癌(5%~7%)、腺鳞癌(2%~5%)。

4.子宫颈腺癌　分为宫颈原位腺癌、宫颈微浸润腺癌和宫颈浸润性腺癌。宫颈原位腺癌是指局限于颈管黏膜表面及以下腺体内的上皮肿瘤。宫颈微浸润腺癌是指宫颈腺癌的早期浸润期,作为存在于宫颈原位腺癌和真性浸润癌之间的一种疾病。宫颈浸润性腺癌是当肿瘤浸润间质超出微浸润腺癌标准时,即为宫颈浸润性腺癌。

5.宫颈腺鳞癌　是宫颈癌的一个病理类型,是由宫颈柱状细胞腺癌和鳞状细胞癌混合形成,具有较高的侵袭性,与人乳头状瘤病毒(HPV)感染有关,且与 HPV18 型感染关系最为密切。宫颈腺鳞癌起源于宫颈柱状上皮下的储备细胞，分为原位腺鳞癌和腺鳞癌两种类型。原位腺鳞癌包括鳞状细胞原位癌合并原位腺癌和原位鳞癌中存在产生黏液的印戒样细胞。腺鳞癌中包括3种类型，成熟型癌、印戒样细胞型癌、毛玻璃样细胞癌。

三、转移途径

宫颈上皮内因缺乏淋巴管和血管，而且基膜又是组织学屏障，可以阻止癌细胞的浸润，因此宫颈原位癌一般不易发生转移。一旦癌细胞突破基膜侵入间质，病程即是不可逆，癌细胞可到处转移。宫颈癌的转移途径主要是直接蔓延和淋巴转移，少数经血循环转移。

1.直接蔓延　是最常见的转移途径，通过局部浸润或循淋巴管浸润而侵犯邻近的组织和器官。向下可侵犯阴道穹隆及阴道壁，因前穹隆较浅，所以前穹隆常常较后穹隆受侵早。癌细胞也可通过阴道壁黏膜下淋巴组织播散，而在离宫颈较远处出现孤立的病灶。向上可由颈管侵犯宫腔。癌灶向两侧可蔓延至宫旁和盆壁组织，由于宫旁组织疏松、淋巴管丰富，癌细胞一旦穿破宫颈，即可沿宫旁迅速蔓延，累及主韧带、骶韧带，甚至盆壁组织。当输尿管受到侵犯或压迫可造成梗阻，并引起肾盂、输尿管积水。晚期患者癌细胞可向前、后蔓延分别侵犯膀胱或直肠，形成癌性膀胱阴道瘘或直肠-阴道瘘。

2.淋巴转移　是宫颈癌最重要的转移途径。一般沿宫颈旁淋巴管先转移至闭孔、髂内及髂外等区域淋巴结，后再转移至髂总、骶前和腹主动脉旁淋巴结。晚期患者可远处转移至锁骨上及深、浅腹股沟淋巴结。宫颈癌淋巴转移率与其临床期别有关，研究表明Ⅰ期患者淋巴结转移率为15%~20%、Ⅱ期为25%~40%和Ⅲ期50%以上。20世纪40年代末Henriksen对宫颈癌淋巴结转移进行了详细的研究，其将宫颈癌的淋巴结转移根据转移时间的先后顺序分为一级组和二级组。

（1）一级组淋巴结：①宫旁淋巴结：横跨宫旁组织的一组小淋巴结；②宫颈旁或输尿管旁淋巴结：位于输尿管周围横跨子宫动脉段附近淋巴结；③闭孔或髂内淋巴结：围绕闭孔血管及神经的淋巴结；④髂内淋巴结：沿髂内静脉近髂外静脉处淋巴结；⑤髂外淋巴结：位于髂外动、静脉周围的6~8个淋巴结；⑥骶前淋巴结。

（2）二级组淋巴结：①髂总淋巴结；②腹主动脉旁淋巴结。

3.血行转移　宫颈癌血行转移比较少见，大多发生在晚期患者，可转移至肺、肝、心、脑和皮肤。

四、临床表现

1.症状　宫颈癌早期可无症状，随着病变的进展，可表现出不规则阴道流血、分泌物增多和疼痛等。这些症状的轻重与病变的早晚、肿瘤生长方式、组织病理类型及患者的全身状况有关。

（1）早期宫颈癌：常无症状或仅有少量接触性出血，与慢性宫颈炎无明显区别。

（2）阴道流血：表现为性交后或妇科检查后接触性出血及阴道不规则流血，病灶较大，侵蚀大血管时，可出现致命性大出血。年老患者常表现为绝经后阴道流血，一般外生型癌出血较早，血量多；内生型癌则出血较晚。

（3）阴道排液：阴道排液增多，白色或血性，稀薄如水样或米泔样，有腥臭味。晚期患者由于癌组织坏死或伴感染，可有大量米汤样或脓性恶臭白带。

（4）晚期症状：根据病灶侵犯的范围而出现继发性症状。病灶波及盆腔结缔组织、骨盆壁,压迫输尿管或直肠时,患者诉尿频、尿急、肛门坠胀、大便秘结、里急后重等,严重者可发生膀胱-阴道瘘或阴道-直肠瘘。如果癌瘤沿宫旁组织侵犯骨盆壁,压迫坐骨神经,可表现为坐骨神经痛或一侧骶髂部的持续性的疼痛。到了疾病末期,患者表现为消瘦、发热、恶病质等全身衰竭症状。

2.体征 原位癌和镜下早期浸润癌宫颈可光滑或仅为柱状上皮异位表现。随着病情的发展,外生型宫颈癌可见宫颈有息肉状、乳头状、菜花状赘生物,质脆,触之易出血,可合并感染;内生型可见宫颈质硬,肥大、膨大如桶。晚期癌组织坏死脱落可形成溃疡或空洞。癌灶累及阴道壁时可见阴道壁变硬。如向宫旁组织浸润,双合诊和三合诊可扪及子宫两侧增厚、呈结节状,若浸润达盆壁,可形成"冰冻骨盆"。

五、诊断

根据病史、临床表现、全身检查和妇科三合诊检查并行宫颈活检可确诊。下列辅助检查可协助早期诊断和临床分期。

1.宫颈细胞学检查 宫颈细胞学检查是发现早期宫颈癌最简便、有效的检查方法,在宫颈转化区取材,普遍用于防癌普查。如发现癌细胞或核异质细胞(LSIL、HSIL),应做宫颈活检。大多数国际和国内指南推荐宫颈细胞学检查联合 HPV 筛查为首选的筛查方案。

2.宫颈碘试验 将碘溶液涂在宫颈和阴道上,正常宫颈和阴道鳞状上皮富含糖原,被染为棕色或深赤褐色,不染色说明该处上皮缺乏糖原,为危险区,应在该区取材活检,以提高确诊率。

3.阴道镜检查 阴道镜在强光源下用双目立体放大镜直接观察子宫颈、阴道的病变,是早期诊断子宫颈癌及癌前病变的重要辅助方法之一。对细胞学检查异常或临床可疑者需行阴道镜检查。该检查可发现肉眼未发现的亚临床病灶,并在可疑部位活检,提高活检的阳性率及准确性。

4.宫颈和宫颈管活检 活检是确诊宫颈癌和癌前病变最可靠和必不可少的方法。宫颈有明显病灶,可直接在病灶处取材。若无明显病变,应在转化区的 3 点、6 点、9 点、12 点等处取材。在碘试验或阴道镜指导下行活组织检查可提高取材的准确性。所取组织应包括间质及邻近正常组织。宫颈细胞学阳性而宫颈外观光滑或宫颈活组织检查阴性,应用小刮匙搔刮宫颈管。应注意晚期患者行活组织检查时,钳夹组织不宜过大过深,以防大出血,但又不宜过浅过少,以防仅取表层腐烂组织不能确诊。

5.宫颈锥切术 当多次宫颈细胞学检查结果阳性而宫颈活组织检查结果阴性,或活组织检查为原位癌,而临床不能排除浸润癌时,可考虑做宫颈锥切术。切除标本应做连续病理切片检查。传统的锥切术并发症多,目前临床上少用。宫颈环行电切术或冷凝电刀切除,可减少出血,一般情况下也不影响病理检查。

6.影像学和内镜检查 B 超、CT、MRI、淋巴管造影、膀胱镜、结肠镜、静脉肾盂造影等,对确定病变的范围,进行临床分期,选择恰当的治疗方法,提高治疗率,判断预后是很必要的。

六、临床分期

子宫颈癌分期规则采用国际上统一使用的是 FIGO 2018 分期,其他分期规则作为参考。

Ⅰ期:严格局限于宫颈(扩散至宫体,应不考虑)。

ⅠA 期:只是在显微镜下诊断,所测量的最大浸润深度<5.0mm 的浸润癌。

　　ⅠA1 期:所测量间质浸润深度<3.0mm。

　　ⅠA2 期:所测量间质浸润深度≥3.0mm 而<5.0mm。

　　ⅠB 期:所测量的最大浸润深度≥5.0mm 的浸润癌(病变范围比ⅠA 期大),病变局限在子宫颈。

　　ⅠB1 期:间质浸润深度≥5.0mm 而最大径线<2.0cm 的浸润癌。

　　ⅠB2 期:最大径线≥2.0cm 而<4.0cm 的浸润癌。

　　ⅠB3 期:最大径线≥4.0cm 的浸润癌。

　　Ⅱ期:宫颈癌侵犯超出子宫,但未扩散到阴道下 1/3 或骨盆壁。

　　ⅡA 期:累及阴道上 2/3,无宫旁浸润。

　　ⅡA1 期:浸润癌最大径线<4.0cm。

　　ⅡA2 期:浸润癌最大径线≥4.0cm。

　　ⅡB 期:宫旁浸润,但未达骨盆壁。

　　Ⅲ期:癌累及阴道下 1/3,和(或)扩散到骨盆壁,和(或)导致肾积水或无功能肾,和(或)累及盆腔和(或)腹主动脉旁淋巴结。

　　ⅢA 期:癌累及阴道下 1/3,未扩散到骨盆壁。

　　ⅢB 期:扩散到骨盆壁和(或)肾积水或无功能肾(明确排除其他原因所致)。

　　ⅢC 期:盆腔和(或)腹主动脉旁淋巴结受累,不论肿瘤的大小与范围(采用 r 与 p 标记)。

　　ⅢC1 期:只有盆腔淋巴结转移。

　　ⅢC2 期:腹主动脉旁淋巴结转移。

　　Ⅳ期:癌已扩散超出真骨盆或已累及膀胱或直肠黏膜(活检证实,因此,出现泡状水肿并不足以将 1 个病例归为Ⅳ期)。

　　Ⅳ1 期:扩散至邻近的盆腔器官。

　　Ⅳ2 期:转移至远处器官。

　　由于淋巴结受累导致其预后更差,所有有淋巴结转移的病例划为ⅢC 期,若仅有盆腔淋巴结阳性,则为ⅢC1 期;若腹主动脉旁淋巴结也受累,则为ⅢC2 期。分期规则还指出,必须添加符号以标明是影像学的评估(r)还是已获得病理学的确诊(p)。因此,FIGO 2018 宫颈癌分期规则为临床结合影像及病理诊断结果的分期,需注意以下 4 点:①需 2 名以上高年资医师共同查体明确分期,有条件时最好在麻醉状态下行盆腔检查;②分期有分歧时以分期较早的为准;③允许影像学和病理学结果用于分期;④微小浸润癌诊断必须根据宫颈锥切标本由有经验的病理医师做出诊断;⑤诊断ⅠA 期,只考虑瘤变浸润深度,不再计算浸润宽度。

七、鉴别诊断

　　本病需与子宫颈糜烂、子宫颈外翻、宫颈湿疣、子宫内膜癌、子宫黏膜下骨瘤或内膜息肉、原发性输卵管癌、老年性子宫内膜炎合并宫腔积脓和功能失调性子宫出血等相鉴别。

　　1.子宫颈糜烂　可有月经间期出血,或接触性出血,阴道分泌物增多,检查时宫颈外口周围有鲜红色小颗粒,擦拭后也可以出血,故难以与早期宫颈癌相鉴别。

　　2.子宫颈外翻　外翻的黏膜过度增生,表现也可呈现高低不平,容易出血的情况。但外翻的宫颈黏膜弹性好,边缘较整齐。阴道脱落细胞学检查或活检可鉴别。

3.宫颈湿疣　现为宫颈赘生物，表面多凹凸不平，有时融合成菜花状。

4.子宫内膜癌　有阴道不规则出血，阴道分泌物增多。确诊需做分段刮宫送病理检查。

5.子宫黏膜下骨瘤或内膜息肉　多表现为月经过多或经期延长，或出血同时可伴有阴道排液或血性分泌物，通过探宫腔，分段刮宫，子宫碘油造影，或宫腔镜检查可做出鉴别诊断。

6.原发性输卵管癌　阴道排液、阴道流血和下腹痛，阴道涂片可能找到癌细胞。可通过腹腔镜检查确诊。

7.老年性子宫内膜炎合并宫腔积脓　表现阴道排液增多，浆液性、脓性或脓血性。子宫正常大或增大变软，扩张宫颈管及诊刮即可明确诊断。

8.功能失调性子宫出血　更年期常发生月经紊乱，尤其子宫出血较频发者，不论子宫大小是否正常，必须首先做诊刮，明确性质后再进行治疗。

以上疾病通常有类似宫颈癌的症状，如阴道流液、阴道不规则出血等，可通过活体组织检验、宫颈细胞涂片与宫颈癌相鉴别。

八、治疗

(一)手术治疗

1.手术适应证　手术仅适用于ⅠA期、ⅠB1期和ⅡA1期患者。由于子宫颈癌的年轻化、腺癌比例的增加及对卵巢保留的要求，也有学者建议对中青年局部晚期、大癌灶(ⅠB2期、ⅡA2期、ⅡB期)患者给予新辅助化疗后手术治疗。新辅助化疗是指对此期患者先行数个疗程化疗，若有反应，肿瘤有缩小趋势则行手术治疗，以增加手术满意度，但这种治疗方式仍存在争议。经新辅助化疗缩小病灶后手术可以保留卵巢和阴道功能，对于阴道切除>3cm时可酌情做阴道延长术(腹膜返折阴道延长术、乙状结肠阴道延长术)。由于子宫颈腺癌对放疗欠敏感，因此只要患者能耐受手术且估计病灶尚能切除者，无论期别如何，均应尽量争取手术。鉴于肿瘤体积增大时盆腔淋巴结受累率也增加(肿瘤直径<2cm淋巴结转移率约6%，>4cm为36%)，ⅠB2~ⅡA2期患者初始手术治疗后有50%~80%需要辅助放疗或放化疗，因此对于肿瘤直径>4cm的患者不推荐手术治疗，以避免手术后放疗并发症增加的风险。

2.手术范围　子宫颈癌的临床分期是以子宫颈原发癌灶对宫旁主韧带、骶韧带和阴道的侵犯而确定的，因此子宫颈癌广泛手术是以切除宫旁主韧带、骶韧带和阴道的宽度来确定的。手术范围包括子宫、子宫颈及骶韧带、主韧带、部分阴道和盆腔淋巴结，一般不包括输卵管和卵巢。盆腔淋巴结清扫范围包括双侧髂总、髂外、髂内、深腹股沟、闭孔深、浅组淋巴结，如果髂总淋巴结阳性，应取样甚至清扫到腹主动脉旁淋巴结。ⅡB~ⅣA期患者，推荐采用腹膜外或腹腔镜切除盆腹腔淋巴结后(手术分期)再行放化疗。放疗后中心性复发患者推荐行Ⅳ型根治术。中心性复发特别是有生殖道瘘的患者，则建议行Ⅴ型根治术。

3.手术类型　Piver Rutledge将广泛子宫切除术术式分为5种类型。

Ⅰ型：筋膜外子宫切除术。

Ⅱ型：改良根治性子宫切除术即次广泛子宫切除术，切除1/2骶韧带、主韧带和部分阴道。

Ⅲ型：根治性子宫切除术即广泛性子宫切除术，靠盆壁起切除骶韧带、主韧带和上1/3阴道。

Ⅳ型:扩大根治性子宫切除术,从骶韧带、主韧带的盆壁部切除全部骶韧带、主韧带和阴道 1/2～2/3。

Ⅴ型:盆腔脏器去除术,可分为前盆、后盆、全盆去脏术。

2016 年起 NCCN 指南又新增了新的手术分型,即 QM 分型(表 9-1)。

表 9-1　子宫颈癌初始治疗手术切除范围(QM 分型)

	子宫切除术类型			子宫颈切除术类型	
	单纯子宫切除(A型)	次广泛子宫切除(B型)	保留神经的广泛子宫切除(C型)	单纯子宫颈切除	广泛子宫颈切除
适应证	ⅠA1 期	ⅠA1 期伴脉管浸润和ⅠA2 期	ⅠB1～2 期和选择性ⅡA 期	HSIL 和ⅠA1 期	ⅠA2 期和ⅠB1 期鳞癌病灶直径＜2cm
目的	治疗微小浸润	治疗小病灶	治疗大病灶	治疗微小浸润并保留生育功能	治疗选择性ⅠB1 和ⅠA2 期并保留生育功能
子宫体	切除	切除	切除	保留	保留
卵巢	选择性切除	选择性切除	选择性切除	保留	保留
子宫颈	切除	切除	切除	切除	切除
阴道切除	不切除	切除 1～2cm	切除阴道上 1/4～1/3	不切除	切除阴道上 1/4～1/3
输尿管	未涉及	通过阔韧带打隧道	通过阔韧带打隧道	未涉及	通过阔韧带打隧道
主韧带	贴近子宫及子宫颈旁切断	输尿管进入阔韧带处切断	骨盆壁处切断	子宫颈旁切断	骨盆壁处切断
宫骶韧带	子宫颈旁切断	部分切除	紧贴骶骨切断	子宫颈旁切断	紧贴骶骨切断
膀胱	分离至子宫颈外口	分离至阴道上段	分离至阴道中断	分离至腹膜反折	分离至腹膜反折
直肠	未涉及	分离至子宫颈下	分离至阴道中段下	分离至腹膜反折	分离至腹膜反折上方
手术途径	开腹或腹腔镜	开腹、腹腔镜或机器人腹腔镜	开腹、腹腔镜或机器人腹腔镜	经阴道	经阴道、开腹、腹腔镜或机器人腹腔镜

4.手术方式

(1)经腹子宫颈癌根治术:由 Werthiem 奠定,为经典术式,是早期子宫颈癌的主要手术方式。

（2）经阴道广泛全子宫切除术和经腹膜外盆腔淋巴结切除术：经阴道广泛全子宫切除术为 Schauta 创立，可避免进腹腔对胃肠道造成干扰，术后恢复快。但经阴道手术的视野小，暴露困难，遇到子宫颈癌灶较大时，切除主韧带和宫骶韧带的宽度受限，且还需改变体位行腹膜外盆腔淋巴切除，手术时间长，故仅建议在<2cm 病灶患者中应用。

（3）腹腔镜及机器人辅助下子宫颈癌根治术以下三方面。①与经腹子宫颈癌根治术相比，创伤小、腹腔干扰少、术后恢复快；②在微创的前提下可准确评估区域淋巴结状况，帮助决定治疗方案；③一旦需要补充术后放疗时，由于手术性肠粘连率低，相应的放疗肠并发症率也低。

（4）保留神经功能的根治性子宫切除术：传统的根治性子宫切除术中因盆底支配膀胱、直肠的自主神经受损，影响其器官功能，术后可出现尿潴留、排便困难等状况。近年来，保留神经功能的子宫颈癌根治术受到重视，手术时保留盆腔内脏神经、盆腔神经丛及膀胱背侧神经支，可改善术后膀胱、直肠功能。日本的小林隆最早在子宫颈癌开腹手术中保留膀胱神经，减少了术后尿潴留的发生，主要方法是在切除主韧带时推开盆腔交感神经，此后他又提出了保护盆腔内脏神经丛的手术步骤，这种保留神经的术式称为"东京术式"。在未保留神经的患者中，37%术后 1 个月有尿潴留；而保留了一侧或双侧神经的患者，尿潴留率降为10%。德国学者 Hockel 等提出子宫颈癌广泛子宫切除术中利用吸脂术保护神经的建议。虽然手术中保留膀胱神经有许多优点，但对保留神经与广泛手术之间是否存在矛盾，是否同时保留了较多的宫旁组织而增加子宫颈癌的复发概率等尚存在争议。

（5）根治性子宫颈切除术：该手术是为有生育要求的患者设计的，是近年来兴起的一种新型术式。1987 年 Dangent 首次进行了经阴道切除子宫颈和宫旁组织（经阴道根治性子宫颈切除术，VRT）及上段阴道切除，在子宫颈子宫结合处放置环扎带，以及腹腔镜下盆腔淋巴结切除术（LPL），此后该手术不断完善，并可经腹、经阴道、经腹腔镜完成，经腹进行此手术与经阴道进行此手术比较可切除更宽的宫旁组织。2009 年的 NCCN 指南曾将此手术的适应证扩大至病灶直径≤4cm 的 ⅠB1～ⅡA1 期患者，但近年的实践证实，肿瘤体积过大时往往肌层浸润深，淋巴转移的风险高，且肿瘤过大时子宫颈旁、阴道旁组织难以切净，也易侵犯子宫下段，增加了复发的风险。

2014 年后的 NCCN 指南又将此手术限用于临床分期为 ⅠA2 期或 ⅠB1 期、病灶直径≤2cm 患者，2～4cm 患者应做 MRI 充分了解病灶与子宫颈内口的距离后慎重选择手术为妥。可采用腹腔镜完成淋巴结切除或 SLN（ⅡB 类推荐）及根治性子宫颈切除，但不推荐用于子宫颈神经内分泌肿瘤或腺癌、偏微腺癌患者，因为目前尚缺乏相关安全性证据。经阴道的根治性子宫颈切除术适用于病灶≤2cm 患者，对病灶为 2～4cm 的 ⅠB1 期患者，处理上可由有经验的手术医师酌情决定，可经腹或腹腔镜、机器人手术完成。国外报道了 72 例应用 VRT+LPL 治疗的患者，中位年龄 32 岁，74%未产，术后 31 例妇女共妊娠 50 次，早期和中期流产率为 16%和 40%，72%的妊娠达到了晚期，整体早产率为 16%～19%，总体复发率为 4%。还有人将病灶<2cm 的患者分别行 VRT+LPL 与根治性经阴道子宫切除术+LPL 进行比较，结果显示术中并发症（2.5%和 5.8%）、术后并发症（21.2%和 19.4%）、复发率相似（5.2%和 8.5%）。

该术式的术前评估包括：①复核病理切片，明确浸润深度、宽度、组织类型及细胞分化程度；②进行 CT 和 MRI 检查，充分估计子宫颈管长度，确定子宫颈内口至病变的距离，除外宫旁、宫体浸润或扩散及淋巴结转移；③应在手术前麻醉下再次进行认真窥视及三合诊，进行临床分期核对,了解阴道长度、宽度及暴露情况,为手术实施提供依据。

手术步骤分为四步:①腹腔镜下盆腔淋巴结切除,并行第一次冷冻病理检查,淋巴结阴性则手术继续,若阳性则改为放疗或放化疗;②根治性子宫颈切除,上切缘距离病灶应>5mm,并取子宫端切缘组织进行第二次冷冻病理检查,若>5mm的切缘阴性,则进行阴道和子宫端切缘吻合及功能重建;若切缘和病灶距离<5mm阳性,则应放弃子宫体,切除子宫;③子宫颈内口环扎,预防子宫颈过短或内口松弛造成的功能不全而致妊娠晚期流产及早产,并于子宫颈管内放置硅胶管支架预防吻合口粘连或狭窄;④缝接残余子宫和阴道黏膜,恢复完整生殖道。该手术的主要并发症为子宫颈内口松弛、子宫颈管狭窄、流产、早产等。

(6)盆腔和腹主动脉旁淋巴结切除术:对于盆腔淋巴结影像学检查、腹腔镜评估及冰冻切片(包括SLN)均未显示累及的患者,在根治性手术时是否需要腹主动脉旁淋巴结切除仍有争议。若盆腔淋巴结阴性,腹主动脉旁淋巴结多为阴性,可不行腹主动脉旁淋巴结切除;如果在最初的腹腔镜分期中发现盆腔淋巴结受累,则应行腹主动脉旁淋巴结切除。淋巴结受累数目≤2个,根治性手术是合理的选择;如果受累淋巴结数>2个,应放弃根治性子宫切除术,改为同步放化疗,就是最好的选择。如果在最终病理学检查时才发现盆腔淋巴结累及(非最初的冰冻切片或假阴性的冰冻切片),二次手术时应行腹主动脉旁淋巴结切除。

5.手术后的辅助治疗　术后是否补充辅助治疗取决于手术中发现、术后病理及疾病的分期。对于根治性子宫切除术后无危险因素(高危因素:淋巴结+、切缘+、宫旁浸润;中危因素:大肿瘤、深层间质浸润、LVSI+)的ⅠA2期、ⅠB1期及ⅡA1期患者,术后可不再治疗,仅定期随访即可;否则应给予术后盆腔放疗(Ⅰ类推荐)±顺铂为基础的同步化疗(ⅡB类推荐)。

有报道,在ⅠB~ⅡA期仅采用标准放疗的患者5年生存率ⅠB期为85%~90%,ⅡA期为65%~75%;而此期行根治性手术治疗后发现有宫旁累及、阴道切缘阳性和(或)淋巴结阳性需要术后补充放疗的比率ⅠB1期为54%(62/114)、ⅠB2期为84%(40/55)。尽管生存率无差异,但术后补充放疗组发生的严重并发症率明显高于仅放疗组(28% vs. 12%,$P=0.0004$)的,其原因可能为手术容易造成盆腔小肠粘连,使固定于盆腔的部分小肠受到较大的放疗剂量的影响引起肠壁纤维化、肠坏死甚至肠梗阻、肠瘘。因此有学者建议对ⅠB~ⅡA期患者术前也需要仔细评估,对于术后极有可能补充放疗患者最好放弃手术,选用一种方法(手术或放疗)治疗,而不是两种方法(手术+放疗)更好。术后有复发高危因素者采用同步放化疗可以改善生存率,化疗方案主要为氟尿嘧啶+顺铂或单用顺铂。髂总或腹主动脉旁淋巴结阳性者,应考虑扩大野放疗。对阴道切缘阳性者,术后可通过放置阴道模具实施腔内放疗,但此部位的近距离放疗因已无子宫颈遮挡,距离膀胱、直肠极近,剂量稍大即有发生瘘的风险,因此,许多机构并不采用。笔者的临床经验是,一旦遇此高危因素则再次行经阴道手术,部分或全部切除残余阴道,从而避免了手术后的经阴道放疗。

辅助性术后盆腔放疗分为中危组(局部大肿瘤、间质浸润深、LVSI)与高危组(盆腔淋巴结阳性、切缘或近切缘阳性、宫旁浸润阳性)。回顾性和前瞻性分析显示,在完成根治性手术的中危组、高危组患者中,辅助性术后盆腔放疗明显改善局部控制率及无瘤生存率。在高风险的患者中加入同步化疗作用更明显。

(1)中危组(局部大肿瘤、间质浸润深、LVSI):荷兰的一项回顾性研究观察了51例淋巴结阴性的中危组肿瘤患者,34例接受了放疗,17例未接受放疗。结果放疗组5年无瘤生存率为86%,对照组为57%。GOG 92对277例ⅠB期子宫颈癌广泛术后淋巴结阴性的患者进行术后辅助盆腔放疗的比较,140例未补充放疗,137例根治性子宫切除术后存在间质浸润>1/3、LVSI(+)、肿瘤直径>4cm三项中满足或多于2项的患者给予术后补充放疗,全盆外照46~50.4Gy,未使用近距离放疗,平均随访5年。结果显示加用放疗组复发率显著下降(15%和28%),2年无复发率为88%和79%,Cox模型分析表明,放疗组的复发风险降低了44%。在附加的随访和数据成熟后,从GOG 92中得出最后结论,与观察组相比,放疗组的复发危险性下降了46%($P=0.007$),进展或死亡的风险也有所下降($P=0.009$)。尤其令人惊奇的是术后放疗对腺癌或腺鳞癌患者的作用,放疗组只有8.8%的复发率,而对照组是44%,12年后的随访显示,补充放疗组的PFS明显延长,总生存也有改善趋势($P=0.074$),但未达到统计学意义。有严重或威胁生命的不良反应在补充放疗组高达7%,对照组仅2.1%。即便如此,术后放疗作为手术后的有效补救措施,权衡利弊,仍推荐有中危因素患者补充放疗。

2015年NCCN指南新增了Sedlis标准,明确了中危因素术后的放疗指征(表9-2)。

表9-2　Sedlis标准中危因素术后放疗指征

LVSI	间质浸润	肿瘤大小(临床触诊)
+	深部1/3	任何大小
+	中层1/3	最大径≥2cm
+	浅层1/3	最大径≥5cm
−	≥中层1/3	最大径≥4cm

在2016年、2017年NCCN指南中又新增角标:中危因素不限于Sedlis标准,如腺癌、肿瘤靠近切缘等。

此观点主要是基于最近一项对2158例ⅠB~ⅡA期子宫颈癌患者术后的队列研究提出的中危组"四因素模式"的复发预测指标而产生的,四因素包括肿瘤≥3cm、子宫颈深(外1/3)间质浸润、LVSI(+)、组织学为腺癌或肿瘤靠近切缘≤0.5cm。该研究显示,在根治性手术后只要存在任何2项因素对预测复发均有意义。至于在中危组是否放疗同时给予同步化疗目前仍不清楚,GOG 263正在进行Ⅲ期临床试验。

(2)高危组(盆腔淋巴结阳性、切缘靠近病灶或阳性、宫旁有浸润):盆腔淋巴结转移可能与病灶大小、间质深度侵犯、LVSI相关,属于术后辅助盆腔放疗的指征。美国西南肿瘤协作组领导的一项SWOG/GOG/RTOG临床试验,对手术后有盆腔淋巴结转移、宫旁累及、切缘阳性的ⅠA2期、ⅠB期或ⅡA期患者放疗同时加用或不加用同步放化疗进行了研究。127例患者给予盆腔外照加氟尿嘧啶、顺铂同步化疗,116例患者仅给予盆腔外照治疗,中位随访时间为43个月。结果显示,放疗加同步顺铂、氟尿嘧啶化疗组的3年生存率为87%,而单独放疗组仅为77%,这中间的差异有显著意义,PFS($P=0.003$),OS($P=0.007$)。化疗似乎可以减少盆腔和盆腔外的复发,但化疗组急性毒性反应更多见,权衡利弊,认为术后补充全盆照射+含铂的同步化疗±阴道近距离放疗可使患者获益更明显,因此NCCN指南将手术后存在任一高危因素的患者术后补充顺铂为主的同步放化疗作为Ⅰ类推荐,对阴道切缘阳性者,推荐阴道近距离放疗。有学者进一步分析了这项随机试验的数据,以评估患者在哪些分组的辅助治疗中更能获益,在中位随访5.2年时,化放疗与单纯放疗组的存活率分别为80%和66%。单因素分析显示,化疗疗效最为显著的是肿瘤直径>2cm和1个以上淋巴结转移的患者。还有学者提供了一系列接受术后放疗患者的详尽分析数据发现，死亡和复发率随阳性淋巴结数目增加而增加，无阳性淋巴结患者 5 年无瘤生存率为 89%，而有 1 个、2 个、≥3 个淋巴结阳性的患者生存率则分别降低至 85%、74%、56%。

约 85% 参与 SWOG/GOG/RTOG 分组研究的患者有盆腔淋巴结累及，但仅有 5% 的患者切缘阳性。手术切缘靠近病灶或切缘阳性、宫旁累及被认为是高危因素，应行辅助性放化疗，但对一些仅有接近或阳性切缘的患者，仅术后放疗可能就已足够。有学者对 51 例行根治性子宫切除但切缘距病灶≤5mm 的患者进行了回顾性分析，23 例患者淋巴结阴性但病灶离切缘≤5mm，虽然接受放疗的 16 例患者还有其他危险因素，但接受辅助盆腔放疗者复发率明显降低（12.5%）、5 年生存率显著提高（81.3%）。还有学者分析了 117 例有宫旁浸润接受辅助性放疗的患者，51 例淋巴结阴性患者中只有 6 例盆腔外复发，5 年总生存率和无复发生存率分别为 89% 和 83%，相比之下，淋巴结阳性患者的情况则欠佳。其他学者也发现，接受根治性子宫切除后，若无淋巴结转移和阴道侵犯仅宫旁阳性，给予辅助性放疗后预后很好，5 年生存率为 90%。因此，同为高危组患者，若无淋巴结阳性，可能仅补充放疗即可，一旦出现淋巴结阳性，加入同步放化疗可能是明智的选择。

6.术中、术后并发症的预防及处理

（1）淋巴囊肿：笔者多年的临床经验提示，淋巴囊肿更容易发生在年轻、较瘦、有淋巴转移、淋巴管较粗及接受抗凝治疗的患者中。手术中对此类患者应高度重视，对各组淋巴结的断端应尽量双重电凝后切断或结扎，避免因求快而撕拉淋巴结。淋巴囊肿一旦发生，主要处理如下：①禁油性饮食；②酌情静脉补充白蛋白或给予静脉营养；③泵入或皮下注射生长抑素；④局部持续引流+无水乙醇冲洗囊腔；⑤经保守治疗无好转者可再次手术缝扎。

（2）膀胱、输尿管阴道瘘：多发生在应用能量器械的手术中，因能量器械热损伤而发生的膀胱、输尿管阴道瘘多见于手术后 7~28 天，此时被凝固的组织出现坏死脱落，尿液溢入盆腔，而此时阴道顶端的伤口尚未愈合，尿液则从阴道顶端漏出；若阴道顶端已愈合较好，尿液便积在盆腔内，引起尿液性腹膜炎，可出现腹痛、发热、盆腔积液。诊断尿瘘的方法不难，收集阴道流出液或盆腔积液送检，若尿素氮、肌酐数值远高于血中该数值即可诊断。亚甲蓝试验阳性可以诊断为膀胱瘘，输尿管镜检查可以确定哪一侧的输尿管瘘及瘘口大小，以确定是否可以保守治疗。避免此类情况发生最好的方法是预防在先。首先，术中对能量器械的掌控应格外注意，尤其是在游离输尿管下段及下推膀胱、分离膀胱角时，除应尽量保留输尿管鞘膜外，对鞘膜上的血管出血应尽量压迫或小针缝扎止血，不要用能量器械直接电凝；其次，手术中若可疑损伤了输尿管不要抱有侥幸心理期待，要术中直接置入双 J 管并保留 2~3 个月，若怀疑膀胱电凝过度，则留置导尿管 4 周后再酌情拔除。即便术后发生尿瘘，多数患者也可以通过置入双 J 管、导尿管而保守治疗成功，仅极少一部分患者需要手术修复。保守治疗期间，患者可能会因阴道大量溢尿而缺乏耐心，此时除心理疏导外，还可以将气囊导尿管置入阴道，将气囊膨胀至尿液基本不漏大小，再在阴道口处缝合固定一针，外接引流袋，这样处理后多数患者于 1 周后即可去除此装置。

（3）肠粘连、肠梗阻、肠瘘：子宫颈癌手术创面较大、位置低，盆底又为腹腔最低点，故手术后肠管粘连于盆底的概率较大。此种粘连若不发生肠梗阻则并无大碍，但若患者需要补充术后放疗时，此粘连则容易造成粘连处肠管接受的放射剂量相对较大，导致放疗性肠纤维化致肠狭窄，出现上段肠扩张、肠梗阻甚至肠瘘。为预防此类情况的发生，手术中可以在盆底创面应用防粘连膜屏障肠管。一旦出现放疗性肠梗阻,多数患者经过保守治疗能够缓解,无缓解者可考虑手术治疗。

(二)放射治疗

各期宫颈癌都适合放疗,包括各种病理类型,特殊原因不能手术的 CIN Ⅲ 也可以选择单纯腔内放疗。但对于年轻的早期宫颈癌患者,考虑到对卵巢功能的保护,卵巢移位以后盆腔放疗。

1.宫颈癌放疗一般性原则　宫颈癌放疗包括远距离外照射(体外照射)和近距离腔内放射治疗,两者针对的靶区不同,外照射主要针对宫颈癌原发灶和盆腔蔓延及淋巴转移区域,后装治疗主要照射宫颈癌的原发病灶区域。放疗应有足够的剂量以保证疗效,与此同时也需要最大限度地保护邻近正常组织,提高患者生存质量。需要根据患者一般状况、肿瘤范围,以及治疗单位放疗设备条件、患者意愿来选择放疗方式。体外放疗可选择前后二野或四野照射的二维等中心照射,或精确放疗技术如三维适形放疗、调强放疗(包括螺旋断层放疗系统)。腔内照射可选择二维或三维技术。

宫颈癌的放疗剂量根据分期不同而有所差别。A 点总剂量为盆腔体外照射联合后装治疗换算后的总的生物等效剂量,对于早期(ⅠA 期及病灶小于 1cm 的 ⅠB 期)宫颈局部肿瘤小的患者,也可以单独接受后装腔内治疗,特别是对外照射放疗有相对禁忌证者。A 点常常给予 60~65Gy 的等效剂量。对外照射放疗与 ICRT 联合方案也是这类患者的一种选择。局部肿瘤大或晚期患者 A 点总剂量≥85Gy。治疗剂量应根据治疗过程中的患者症状、盆腔检查及影像学检查等获得的肿瘤变化及时调整,采用个体化放疗方案。

体外照射不能替代后装治疗,体外照射与腔内放疗时间以不超过 50 天为宜。

2.体外照射　体外照射主要针对宫颈癌原发灶和盆腔蔓延及淋巴转移区域,要求在 5~6 周完成,尽量避免延长放射治疗时间。并强调不能以任何体外照射方式替代后装放疗。

(1)体外照射靶区设定:宫颈癌放疗靶区的设定应根据妇科检查和影像学检查(如 CT、MRI、PET-CT)确认,应包括子宫、宫颈、宫旁和上 1/3 阴道(或距阴道受侵最低点下 2cm,ⅢA 期患者包括全部阴道),以及盆腔淋巴引流区,如闭孔、髂内、髂外、髂总、骶前;如果腹股沟区淋巴结、腹主动脉旁淋巴结转移,该区域也应包括在照射野内。

(2)照射野设定:采用 X 线模拟定位机或 CT、MRI 模拟定位机定位。

1)盆腔等中心照射:包括下腹及盆腔,设前后野等中心垂直照射。上界在 $L_4 \sim L_5$ 间隙,下界在闭孔下缘或肿瘤下界以下至少 2cm,侧界在真骨盆最宽处向外 1.5~2cm。同时,应用铅块(有条件者用多叶光栅技术)遮挡正常器官。每次盆腔中平面处方剂量为 1.8~2.0Gy,每周 4~5 次。盆腔等中心照射可分两阶段完成,第 1 阶段:全盆腔等中心照射,D_T 量为 20~30Gy,2~3 周完成;第 2 阶段:建议复查影像,可根据影像结果重新定位,中间遮挡照射,全盆腔中间遮挡 4cm×(8~12)cm,以降低危及器官膀胱和直肠的受量,给后装治疗提供剂量空间,D_T 量为 20~25Gy,2~3 周完成。

2)四野箱式照射,即盆腔前后两野照射加两个侧野照射,主要适用于特别肥胖的患者拟增加宫旁或淋巴引流区的剂量。上界在 $L_4 \sim L_5$ 间隙,下界在闭孔下缘或肿瘤下界以下至少 2cm,侧界在真骨盆最宽处向外 1.5~2cm。两侧野前缘达耻骨联合(包括髂外淋巴引流区),后缘在 $S_2 \sim S_3$ 骶椎交界水平(包括骶前淋巴引流区),如宫颈原发灶大,宫骶韧带受侵,后缘

可达 S_3～S_4 骶椎水平,应用铅块或多叶光栅技术遮挡正常器官。每天四野同时照射,一般给予 B 点 D_T 量为 45～50Gy,4～5 周完成。

3)腹主动脉旁野(延伸野)照射:髂总或主动脉旁淋巴结转移时需行延伸野照射,照射野的宽度一般为 6～8cm,长度依据淋巴结转移的范围给予个体化设计。建议 D_T 量为 40～45Gy,4～5 周完成,每天 1 次 1.8～2.0Gy,照射时要注意保护肾脏和脊髓。对腹主动脉旁淋巴引流区的照射,建议采用适形或调强精确放疗技术。

(3)射线选择:根据采用的放疗技术、照射野数,以及医疗机构的设备、防护条件而选择射线。射线能量越高,其穿透能力越强,需要的防护条件越高,前后二野照射可选择 10～15MV X 线,多野照射可选择 6～10MV X 线。

(4)精确放疗:任何精确放疗技术的成功实施均基于靶区的精确定位,包括靶区准确定义、针对治疗中靶区变化和器官移动的应对、摆位及质量控制,其中合理的靶区勾画不仅是治疗成败的重要因素,也直接影响放疗并发症的发生。建议应用 MRI 或 PET-CT 以保证照射靶区覆盖受侵宫旁及转移淋巴结组织,同时最大限度保护直肠、小肠、膀胱等危及器官。宫颈癌的靶区包括大体肿瘤区(GTV)、临床靶区(CTV)和计划靶区(PTV)。

1)GTV:指临床可见的肿瘤灶,为一般的诊断手段(包括妇科检查和 CT、MRI、PET-CT)能够确定的、具有一定形状和大小的病变范围,包括原发病灶、转移淋巴结和其他转移的病灶。理论上,宫颈癌行广泛性子宫切除术+淋巴清扫术后没有 GTV。未行手术切除者,GTV 包括宫颈和受累的阴道、宫体、宫旁、转移淋巴结及其他转移病灶。

2)CTV:包括肿瘤临床灶、亚临床灶及肿瘤可能侵犯的范围。宫颈癌临床靶区主要包括盆腔原发肿瘤区和淋巴引流区,可分阶段设定为 CTV1、CTV2、CTV3。

盆腔原发肿瘤区对于未行子宫切除者包括肿瘤、全子宫(宫颈+宫体)、部分阴道、宫旁或阴道旁软组织;对于已行子宫切除者包括残存肿瘤、阴道残端、上段阴道(30～40mm)、阴道旁或瘤床软组织。

淋巴引流区包括闭孔、髂内、髂外、髂总±腹主动脉旁淋巴结引流区。对于宫颈影像学诊断宫颈间质受侵的患者,应包括骶前淋巴引流区;如果髂总淋巴结、腹主动脉旁淋巴结有转移则需行腹主动脉旁淋巴引流区照射,其靶区上界要求达肾血管水平;如果转移淋巴结超过肾血管水平,靶区应包括整个腹主动脉旁淋巴引流区;肿瘤侵及阴道下 1/3 时,靶区需包括全阴道及双腹股沟淋巴引流区。特别指出,应建立考虑膀胱体积变化的内靶区(ITV),若在制订计划时发现直肠过度扩张,应考虑再次行 CT、MRI 模拟定位。

3)PTV:确定计划靶区的目的是确保临床靶区得到规定的治疗剂量。计划靶区应包括临床靶区、照射中患者器官运动和由于日常摆位、治疗中靶位置和靶体积变化等因素引起的扩大照射的范围。宫颈癌体外照射由 CTV 外放一定距离形成 PTV,目前没有统一标准。通常建议根据危及器官和单位误差将 CTV 外放 5～40mm 作为 PTV。

3.近距离放射治疗　近距离放射治疗主要照射宫颈肿瘤区域,在宫颈癌治疗中占有重要地位。根据情况选择传统二维后装或图像引导的三维后装治疗。

(1)剂量率:根据后装治疗时放射源对 A 点剂量的贡献速率分为低剂量率、中剂量率和高剂量率。目前,国内多使用高剂量率后装治疗机。A 点剂量是以传统剂量分割及低剂量率近距离治疗为依据。对于近距离放疗,设定为一个 4～7Gy/h 的低剂量率。应用高剂量率近距离放疗应当依据线性二次型方程定义高剂量率的 A 点剂量,即转化成生物等效低剂量率的 A 点剂量。如 30Gy 的高剂量率的 A 点剂量被分割为 5 次照射,普遍认为等同于采用低剂量率的 A 点的 40Gy 剂量。

(2)腔内放疗剂量:应与体外照射剂量结合考虑,采用二维高剂量率后装治疗,A 点剂量 40~45Gy,每次 5~6Gy,每周 1 次,腔内后装治疗当天不进行体外照射。体外照射联合腔内治疗 A 点的总剂量因期别而异,ⅠA2 期应达到 75~80Gy,ⅠB2 期和ⅡA1 期达到 80~85Gy,ⅠB3 期、ⅡA2 期和ⅡB~ⅣA 期≥85Gy,采用不同剂量率后装机治疗时,应进行生物剂量转换(腔内剂量以体外常规分割等效生物剂量换算),同时注意对膀胱及直肠剂量的监测,避免膀胱及直肠的过高受量。

(3)后装治疗时机:通常在外照射开始后、宫颈口便于暴露时进行,在宫颈条件允许原则下应尽早进行,最好与体外照射同步进行,以缩短总放疗时间,以保证放射总体时间不延长,提高放射生物效应。最常用的传统二维后装治疗采用剂量参数系统包括 A 点、B 点及膀胱和直肠点的剂量。

(4)三维后装治疗:三维后装系统计划时间及治疗时间较长,应重视施源器的固定,避免移位。目前的三维影像技术引导下的后装治疗寻求对肿瘤的最佳剂量覆盖,可减少对邻近的膀胱、直肠和小肠的受量。由于可造成肿瘤受量不足,通过影像技术引导下的后装治疗来改进剂量设定时需要谨慎。可采用欧洲妇科放射肿瘤协会推荐的三维后装治疗的 GTV、CTV 概念,应用 MRI 图像勾画靶区,以 T_2WI 序列所示的肿瘤范围为 GTV。将 CTV 按照肿瘤负荷和复发的危险程度分为 3 类:高危 CTV 指宫颈和肉眼可见的肿瘤侵犯的范围;中危 CTV 指明显的显微镜下肿瘤区,推荐包括外照射开始前的肿瘤范围;低危 CTV 指可能的显微镜下播散区,针对低危 CTV 一般用手术或外照射处理。根据肿瘤消退定义,中危 CTV,如肿瘤完全消退或消退至直径>10mm,则中危 CTV 应包括高危 CTV 和最初诊断时肉眼可见肿瘤区,不增设安全边缘;若肿瘤消退至直径<10mm,则中危 CTV 应包括超过宫颈的残存病灶并向可能扩散的方向外放 10mm 的安全边界,如肿瘤无明显消退,则中危 CTV 应包括最初肿瘤范围加 10mm 的安全边界。建议以 D_{90}、D_{100} 评估 GTV、高危 CTV 和中危 CTV 的剂量,以 V_{150}、V_{200} 评估高剂量体积;以 D1cc、D2cc 评估危及器官受量。对传统剂量点是否可沿用,2009 年美国近距离治疗协会的调查显示,目前 A 点剂量常与剂量-体积直方图参数一起报告,便于与传统的二维近距离放疗相比较;传统的膀胱剂量点并不能代表膀胱的最高受量,通常膀胱接受最高剂量的点位于参考点上方 2cm 左右;直肠参考点剂量尚能基本代表直肠的最高受量,可以沿用。

(5)特殊情况后装治疗:对于子宫切除术后患者(尤其是阴道切缘阳性或肿瘤近切缘者),可采用阴道施源器后装治疗作为体外放疗的补充。以阴道表面或距阴道容器内放射源 5~10mm 处为参照点,高剂量率 ^{192}Ir 剂量为 20~24Gy。

对于宫颈外生型大肿瘤,特别是出血较多者,体外放疗前可先给予后装治疗消瘤止血,以源旁 1cm 为参考点,一般给予 10~20Gy,1~2 次完成。

4.危及器官的耐受剂量　宫颈癌放疗邻近器官的耐受剂量:宫颈癌放疗的危及器官包括膀胱、直肠、结肠、骨髓、皮肤、小肠、输尿管等,一般用 $TD_{5/5}$ 表示最小放射耐受量,表示在治疗后 5 年内,预计严重并发症发生率不超过 5%。

5.各期宫颈癌的放疗

(1)ⅠA1 期宫颈癌的放疗:以后装腔内治疗为主,如果宫颈锥切标本无淋巴脉管受侵,可单独行后装治疗,宫颈锥切标本有淋巴脉管受侵,后装治疗±盆腔外照射,参考点 A 点总剂量 60~65Gy。

(2) ⅠA2 期、ⅠB1 期、ⅠB2 期、ⅡA1 期宫颈癌的放疗:采用盆腔外照射+后装治疗,盆腔外照射 40~50Gy,后装治疗+外照射给予 A 点剂量 80~85Gy。

(3) ⅠB3 期、ⅡA2 期、ⅡB~ⅣA 期宫颈癌的放疗:放疗前必须进行盆腔及腹主动脉旁淋巴结情况的评估,建议采用影像评估或手术评估确定放射野,盆腔 40~50Gy 的体外放射剂量,局部病灶可以在图像引导下加量 5~10Gy。如腹主动脉旁淋巴引流区需加量,应在影像引导下给予 40~50Gy 照射,局部病灶可缩野加量 5~10Gy。对于宫颈局部病灶,后装治疗+外照射给予 A 点总剂量 85Gy 以上。放疗中应该有 2~3 次临床和影像疗效评估,必要时重新定位,以确定个体化治疗剂量。

(4) ⅣB 期宫颈癌的放疗:为姑息性治疗,剂量基本同ⅣA 期宫颈癌治疗剂量,但由于有直肠或膀胱侵犯,所以应尽量采用个体化治疗。

6.术前放疗　术前放疗通常在术前 3~4 周采用:①后装治疗。剂量一般为全程腔内放疗剂量的 1/3~1/2;②全程后装治疗。术前后装治疗可以缩小局部病灶,提高手术切除率,但对盆腔淋巴转移无显著改善。

7.术中放疗　术中放疗是指在开放性手术过程中,针对高危瘤床或孤立无法切除残余病灶给予单次、精确定位的放疗技术,尤其适用于在既往放疗体积内发生复发病灶的患者。在术中放疗过程中,可以把所覆盖的正常组织(如肠或其他器官)人工移离风险区域。术中放疗通常通过不同尺寸(匹配手术确定的风险区)的限光筒引入的电子束完成,以避开周围正常组织器官。

8.术后放疗　术后放疗主要是针对有术后高危或中危因素的患者。但由于术后粘连,术后肠管的活动度变差,容易导致肠道局部剂量过大,建议术后放疗在图像引导下进行,给予适形或调强等立体放疗技术,放射野的确定可根据术后病理结果确定。无腹主动脉旁淋巴结转移,行盆腔照射;有腹主动脉旁淋巴结转移,则需进一步检查有无远处转移,照射野需包括腹主动脉旁淋巴结,如采用调强等立体照射技术,盆腔剂量可以给予 45~55Gy,腹主动脉旁淋巴引流区也应给予(50±5)Gy。建议在术后 8 周内完成。

(三)化学治疗

宫颈癌化疗是以铂类为基础的联合化疗或单用 DDP 化疗为主。目前主要适用于同步放化疗、姑息化疗和新辅助化疗。

宫颈癌初治病例首选紫杉醇+顺铂(TP 方案)或顺铂/卡铂单药方案,也可选用氟尿嘧啶+顺铂(FP 方案)、紫杉醇+卡铂(TC 方案)、拓扑替康+顺铂、博来霉素+长春新碱+顺铂(BVP 方案)(表 9-3)。

表 9-3　宫颈癌常见化疗方案

类型	化疗方案	周期及疗程
鳞状细胞癌	单药	
	顺铂/卡铂	每 3 周 & 单周重复
	联合化疗	
	氟尿嘧啶+顺铂	每 3 周重复,3~6 周期
	紫杉醇+顺铂	每 3 周重复,3~6 周期
	紫杉醇+卡铂	每 3 周重复,3~6 周期
腺癌	参考鳞癌方案,单药有效的化疗药物有顺铂、紫杉醇(脂质体)、异环磷酰胺和氟尿嘧啶等可选	
	推荐参照肺小细胞癌化疗方案进行联合化疗	
	依托泊苷+顺铂	每 3 周重复,3~6 周期
	伊立替康+顺铂	每 3 周重复,3~6 周期
	拓扑替康+顺铂	每 3 周重复,3~6 周期
小细胞癌	紫杉醇+卡铂	每 3 周重复,3~6 周期
	多西他赛+顺铂	每 3 周重复,3~6 周期
	多西他赛+卡铂	每 3 周重复,3~6 周期
	紫杉醇+洛铂	每 3 周重复,3~6 周期
	紫杉醇+顺铂	每 3 周重复,3~6 周期
其他类型	参照上述方案	

注:与放疗同步的化疗应与放疗同时进行,放疗结束是否继续化疗根据专家联合会诊决定。

复发性宫颈癌既往未化疗者首选 TP 方案(表 9-4),曾使用过顺铂者首选 TC 或拓扑替康+顺铂方案,以上联合方案中的单药也是复发性宫颈癌的选择方案。宫颈癌的靶向治疗可采用联合贝伐单抗,用于初期同步放化疗患者及复发转移患者。体外化疗药物敏感实验和基因检测药物仅用于研究和临床试验。

表 9-4　复发性宫颈癌的化疗(联合化疗或单药化疗)

一线治疗推荐	二线治疗推荐
顺铂+紫杉醇+贝伐珠单抗	派姆单抗(PD-L1 表达阳性,dMMR,MSI-H)
顺铂+紫杉醇	贝伐珠单抗
拓扑替康+紫杉醇+贝伐珠单抗	白蛋白紫杉醇
卡铂+紫杉醇	多西他赛
卡铂+紫杉醇+贝伐珠单抗	氟尿嘧啶
卡铂+拓扑替康	吉西他滨
拓扑替康+紫杉醇	异环磷酰胺

（续表）

一线治疗推荐	二线治疗推荐
顺铂+异环磷酰胺	伊立替康
顺铂+拓扑替康	丝裂霉素
紫杉醇	培美曲塞
顺铂	拓扑替康
卡铂	长春瑞滨

宫颈癌新辅助化疗主要用于ⅠB3期或ⅡA2期，仅适用于在放疗设备缺乏的地区，即肿瘤直径≥4cm的局部晚期宫颈癌术前化疗，一般需要2~3个疗程。宫颈癌的新辅助化疗可以提高局部控制率和手术切净率，但不能改善宫颈癌的预后，且术后病理中高危因素易被掩盖，原则上建议设计临床研究。

（四）各期宫颈癌的治疗选择

1. ⅠA1期宫颈癌治疗　应根据患者是否有生育要求选择治疗方法。

（1）有生育要求者可采用宫颈锥切术，宫颈锥切标本无脉管浸润，切缘达3mm阴性距离为适应证；有脉管浸润时，采用广泛性宫颈切除术+盆腔淋巴结切除术，手术先行盆腔淋巴结切除，送冰冻检查或快速石蜡切片。有转移者，改行改良广泛性子宫切除术（Ⅱ型子宫切除术）±腹主动脉旁淋巴结取样；无转移者，行广泛性宫颈切除术。

（2）无生育要求者行筋膜外全子宫切除术。如果患者伴有淋巴血管受侵，行改良广泛性子宫切除术（Ⅱ型子宫切除术）+盆腔淋巴结切除术。

（3）有手术禁忌者行后装腔内放疗，剂量参考点选择A点剂量60~65Gy。

2. ⅠA2期宫颈癌治疗　仍可以按照是否有生育要求选择。

（1）有生育要求者行广泛性宫颈切除术+盆腔淋巴结切除术±腹主动脉旁淋巴结取样。手术先行盆腔淋巴结切除，送冰冻或快速石蜡切片检查，有转移者，改行广泛性子宫切除术（Ⅲ型）±腹主动脉旁淋巴结取样（当髂总淋巴结阳性或疑有腹主动脉旁淋巴结转移者）；无转移者，再行广泛性宫颈切除术。

（2）无生育要求者行广泛性子宫切除术（Ⅲ型子宫切除术）+盆腔淋巴结切除术，年龄小于45岁者可切除输卵管、保留双侧卵巢。

（3）有手术禁忌、无生育要求者可选择根治性放疗。近距离放疗±盆腔放疗A点总剂量60~65Gy，B点剂量40Gy，放疗前可根据需要行卵巢移位术，并用银夹标记。

3. ⅠB1期、ⅠB2期及ⅡA1期宫颈癌

（1）有生育要求者可行广泛性宫颈切除术，肿瘤直径小于2cm者可经阴道联合腹腔镜进行。肿瘤直径为2~4cm者，采用经腹或腹腔镜手术。术中先行盆腔淋巴结切除手术，送冰冻检查，如有转移，改行广泛性子宫切除术（Ⅲ型）+盆腔淋巴结切除术；如无转移，再行广泛性宫颈切除术+盆腔淋巴结切除术±腹主动脉旁淋巴结切除（当髂总淋巴结阳性或疑有腹主动脉旁淋巴结转移者）。

（2）无生育要求者行广泛性子宫切除术（Ⅲ型子宫切除术）+盆腔淋巴结切除术±主动脉旁淋巴结切除（当髂总淋巴结阳性或疑有腹主动脉旁淋巴结转移者）。

（3）有手术禁忌者采用根治性放疗，对于阴道明显侵犯的患者，加用阴道塞或阴道膜，黏膜下 0.5cm 处给予 20~30Gy。

4. ⅠB3 期及ⅡA2 期宫颈癌

（1）盆腔放疗+铂类为主的同步化疗+近距离放疗（A 点总剂量≥85Gy，B 点剂量 40~50Gy）。对于阴道侵犯明显的患者，必要时可给予加用阴道塞进行后装腔内放疗，黏膜下 0.5cm 处给予 20~30Gy，需根据病情进行适当调整（首选）。

（2）广泛性子宫切除术（Ⅲ型）+盆腔淋巴结切除+腹主动脉旁淋巴结取样，术前可行以铂类为基础的新辅助化疗，术后根据病理高危因素选择放疗或同步放化疗。

（3）根治性放疗后宫颈病灶残存，可行辅助性全子宫切除术。

5. ⅡB~ⅣA 期宫颈癌　采用铂类为基础的同步放化疗，可选择 1 周化疗或 3 周化疗。常规放疗剂量：肿瘤直径≥4cm，A 点剂量应达到 85Gy 及以上，ⅢB 期患者 B 点剂量应达 45~50Gy。对于盆壁受侵明显的患者，必要时可高适形缩野局部盆腔加量 5~10Gy。对于阴道侵犯明显的患者，必要时可加用阴道塞进行后装腔内放疗阴道补量。治疗剂量一般采用黏膜下 0.5cm 处给予 20~30Gy，需根据病情进行个体化调整。

6. ⅣB 期宫颈癌　在进行盆腔局部放疗的同时，应加强以铂类为基础的联合化疗，并针对转移灶进行个体化治疗，加强对症治疗、营养治疗、止痛治疗，以控制病情进展，改善生存质量。

九、预防

1.30 岁以上妇女定期检查，在性生活开始之前不检查盆腔，对 13~15 岁年轻女子要估计性生活能力，并要了解性生活史，最好开始性生活 3 年后筛查，如果确未性交，普查可推迟，但最高年龄不应超过 21 岁，高危人群更要注意，一般要求每年一次查 TCT、HPV，如两次（-），则间隔 1 年查 1 次，一两次仍（-），则改为间隔 3 年查 1 次，两次（-）后可以停止筛查。无高危因素妇女 65 岁以上可停止筛查。CINⅡ~Ⅲ做子宫全切除术后如 3 次（-）可停止筛查。

2.发现宫颈疾病，应及时治疗。

3.保持外阴清洁，避免感染。

4.健康、和谐的性生活，避免多性伴，丈夫有同样责任。

5.保持开朗、乐观的心态，良好的生活习惯，有利于保持免疫力，预防癌症和疾病。

十、HPV 疫苗接种

研究表明抗体与病毒结合防止宿主细胞感染 HPV，从而避免发生宫颈 CIN。HPV 感染后机体产生的自然抗体反应是否有预防作用，研究发现 50% 妇女在 HPV 感染后可产生一些很微量不可测出的抗体反应，即使可以测出抗体，水平也很低，低水平的 HPV 抗体不可能保护再感染或起反应作用，但通过 HPV 接种在宫颈的抗体能起到保护作用。

1.疫苗接种的发展　HPV 接种发展集中于产生高浓度并能维持高水平的血浆中和抗体以防止病毒感染，血液中的高浓度抗体也就是在感染部位的高浓度抗体，两价 HPV 是由 HPV16 和 HPV18 接种抗原构成，佐剂用 ASO_4[比 Al（OH）好]，四价 HPV 疫苗是由 HPV16、HPV18、HPV6 和 HPV11 接种抗原构成，佐剂 AAHS。ASO_4 和 AAHS 两种佐剂都有很好的耐受性且无毒性。

2.疫苗接种效果

（1）两价HPV疫前接种显示：100%可防止由HPV16/18导致的CIN1+和CIN2+的发生，这个期限可长达6.4年。98%可防止由HPV16/18导致的CIN2+和100%由HPV16/18导致的CIN3+的发生，同样长达6.4年。

（2）四价HPV疫苗接种的效果：96%可防止由HPV6/11/16/18引起的CIN长达3.7年；98%可防止由HPV16/18引起的CIN2/3；91%防止HPV感染（≥6个月）并防止由HPV16/18/6/11感染引起的病变，老年妇女可达24~45年。

3.疫苗接种的安全性　两价和四价HPV疫苗接种和其他疫苗接种具有同样的耐受和可接受的安全标准。

4.交叉保护作用

（1）两价HPV疫苗的交叉保护作用：高效率防止未接种HPV型别的交叉保护：如对HPV31、HPV33、HPV45引起的病变，100%交叉保护对于由HPV31/45引起的CIN2+能防止对那些未接种HPV型别所引起的CIN2+和CIN3+。

（2）四价HPV疫苗接种的交叉保护作用：交叉保护防止CIN或原位腺癌。26.0%交叉保护防止HPV31；28.1%交叉保护防止HPV58；37.6%交叉保护防止HPV59；可达14种高危型HPV交叉保护防止CIN2+或原位癌。

总的可防止42.7%未包括的HPV类型所导致的CIN2+和82.8%的生殖道疣。

女性开始性生活与HPV接触3~5年后可发生宫颈病变，HPV可由同性性接触和未插入阴道的接触传染，所以任何性接触后3年均应普查。在HPV疫苗接种之前宫颈癌筛查是主要预防宫颈癌的方法，尽管坚持日常筛查但宫颈癌死亡仍经常发生，预防性HPV接种已发展到可诱导产生HPV特异性免疫抗体防止HPV感染，由于HPV疫苗可产生抑制HPV16和HPV18型高水平、持续性的血浆抗体，这些抗体要比自然抗体高好多倍，而且可持续到10年以上，而且HPV疫苗还可提供交叉保护免疫抑制由HPV31和HPV45型引起的CIN2+，HPV接种很好耐受，无不良反应，因此HPV疫苗接种是一种新的从根本上预防宫颈癌的方法。

第二节　宫颈癌复发

一、宫颈癌复发的处理原则

宫颈复发癌的治疗极为困难，其原因主要有：①术后或放疗后由于解剖变异、组织粘连、纤维化或已造成的放射损伤等，不仅给再治疗增加难度，且易发生更严重的并发症；②广泛性放疗后复发（或未控）的再放疗，无论腔内还是体外照射，盆腔组织对放疗的耐受量明显降低，合理适中的放射剂量难以掌握，因此大多皆为姑息性治疗；③评估既往所致的放射损伤、周围正常组织的耐受程度及预测放射敏感性等，目前尚无有效办法；④手术瘢痕、放疗纤维化及机体免疫功能低下，影响瘤床的化疗药物浓度、机体对化疗的耐受程度及化疗效果均较差。

复发癌的治疗有上述特殊性及复杂性，因此，高度个别对待及综合治疗是十分重要的，应根据复发部位和时间、肿瘤范围及程度、初治方法、首次放疗剂量及全身状况等因素选择不同的治疗方案。尽管如此,复发转移癌的治疗仍是临床面临的一大难题。综合国内外治疗经验原则如下。

1.凡术后盆腔复发者首选同期放化疗,应争取再次手术的机会,若有手术切除可能时可行剖腹探查。对较大的复发灶可采用化疗与放疗综合进行。

(1)术后阴道残端复发:可手术切除、体外照射与腔内放射结合化疗的治疗方法。

(2)阴道中下 1/3 复发:如只是阴道复发可再手术,不宜手术者给予腔内放疗,辅以化疗和体外照射。

(3)术后盆腔复发:手术后复发癌的患者,由于大多数子宫颈癌复发癌以盆腔内局限性居多,因此能够手术再次切除者以此法为上策。切除后视病理组织学检查结果,再考虑同期放疗、化疗。

2.放疗后中心性复发者以盆腔廓清手术治疗为主,不宜手术者可再考虑同期放化疗,但必须告诉患者并发症比较严重,如果患者是没有做过放疗的中心性复发,此类患者手术后生存率可以达到50%,单纯的、孤立的腹主动脉旁淋巴的复发也可用放化疗,可以取得好的疗效或手术切除也可以达到很好的效果。

放疗(放化疗)后复发限于宫颈、病灶小且静脉肾盂造影正常的中心性复发者,适用于 II 型广泛性子宫切除术。可免行盆腔脏器切除而受益,但尿瘘的发生率仍很高。

有报道 5 年生存率分别为 62% 和 72%,直肠或膀胱阴道瘘发生率为 47.6% 和 28%。手术病死率为 9.5%,术后并发症率为 42%。

3.放疗后盆腔复发达盆壁或盆底者,宜行以化疗为主、辅以姑息性放疗的综合治疗。有条件的可选择扩大的盆腔廓清术或 CORT 手术治疗。

4.远处转移多需综合治疗,可采取相应部位的放疗、手术或以化疗为主的综合治疗。

复发癌治疗前强调对既往治疗史、现病史作详细询问,评估以前所致的损伤及了解肿瘤与周围器官的关系,因此需全面检查,除有关的辅助检查外,还应做钡灌肠、全消化道造影、膀胱镜、乙状结肠镜、CT、MRI 或 PET-CT 等,重视这些检查的结果,以考虑再治疗方案的可行性。

二、宫颈癌复发的盆腔廓清术治疗

原则上盆腔中心性复发宜手术者尽可能行盆腔廓清术切除,但在放疗区域内手术,难度较大,并发症较多,故须严格选择患者。

凡无手术禁忌证的中心性复发者,皆适于手术治疗。但也有相当一部分病例不宜手术,如①中心性复发伴临床难以判断的宫旁复发已达盆壁或盆底;②术中探查发现盆腔外转移或固定于盆壁的肿块;③肥胖、老年患者;④单侧下肢水肿、坐骨神经痛和输尿管梗阻,提示已达盆壁,压迫症状明显。

晚期中央复发癌侵犯膀胱多于侵犯直肠。由于病灶仍局限在骨盆腔中央,如果没有远处或淋巴转移,可以考虑将复发病灶邻近器官如膀胱或直肠切除,并做腹壁结肠造瘘和代膀胱,即盆腔脏器廓清术。目前手术的病死率是 0~1%,5 年存活率可达 40%~60%。

如果是手术后孤立的复发或中心性复发,可以再做手术治疗或放化疗,而不是单独放疗。手术切除包括肺的转移是一个对姑息性治疗的转变,需要非常慎重地选择。这种病例一定是孤立性的肺转移而无其他任何转移灶患者,可以做局部切除。

如果对宫颈癌复发患者准备进行手术治疗时,一定要有复发局部活检的证实,而且必须通过检查或者是 CT、PET-CT 证明患者是盆腔局部复发而绝对没有远处的转移。如果患者之前做过放疗,且是复发病灶小于 2cm 的孤立中心性复发,那么单纯广泛手术即可,如果是比较大或更广泛的中心性复发,而患者曾经做过广泛手术,或者也接受过治疗剂量的放疗,患者全身情况和其他条件允许,那么行盆腔廓清术就是一个可选择的机会。

盆腔脏器廓清术是一个超广泛的外科手术,包括完整切除所有女性生殖器官、膀胱或部分直肠和乙状结肠的手术。尽管只有少数患者可能接受这种手术,但却给那些宫颈癌复发,不能用一般广泛手术切除,而又不能再做放疗的已经完全面临死亡的患者提供了一个 5 年生存率达 40%~60% 的治愈和生存的唯一最后可以治愈的希望。如果癌变确实是局限在盆腔,这种手术可治愈的机会大约 50%。

自 Brunschwig 首先用于宫颈复发癌的治疗以来,经过 60 多年的经验累积和相关学科的发展,盆腔廓清术至今已成为少数晚期及放疗后中心性复发(或未控)宫颈癌的一种可行的挽救性治疗方法。20 世纪末 M.Hockel 甚至报道对复发到盆壁、底侵犯的病例用扩大的盆腔廓清术和 CORT 超级盆腔廓清术同样可以达到 5 年生存率 50%。

1.盆腔廓清术的种类　盆腔廓清术按照手术的前后范围可以分为全盆、前盆和后盆三种。全盆廓清术指的是切除子宫、输卵管、卵巢、全宫旁、膀胱、直肠或部分直肠、阴道、尿道和部分肛提肌,有时还包括会阴部的切除(肛门、尿道和部分外阴切除)。前盆廓清术不包括直肠的切除,后盆廓清术不包括膀胱和尿道的切除。按照手术切除的上下结构又可以分为三种类型(表 9-5),Ⅰ型:肛提肌上切除;Ⅱ型:肛提肌下不包括外阴切除;Ⅲ型:肛提肌下同时切除外阴。因为手术的复杂性,没有常规的手术方式,手术范围的选择都应该根据癌灶的部位、范围、以往治疗方法和患者对于手术目标及期望等综合制定。

表 9-5　盆腔廓清术分型及切除范围

切除范围	盆腔廓清术的Ⅰ~Ⅲ型		
盆腔结构	Ⅰ型	Ⅱ型	Ⅲ型
肛提肌水平	肛提肌上	肛提肌下	肛提肌下
肛提肌切除	不切除	部分切除	全部切除
泌尿生殖膈	不切除	部分切除	全部切除
外阴会阴组织	不切除	不切除	全部切除

2.盆腔廓清术适应证　主要用于宫颈癌经过手术或放化疗后局部复发,癌灶累及膀胱或直肠但尚未达盆壁的中心性复发者。手术指征为中心性复发的患者指若能完全切除肿瘤,手术切缘阴性,则可能达到治愈,因此如果病变已经侵犯达到盆壁或盆底,这就很少有治愈的机会。这种手术仅仅用于那些治疗失败或是晚期的病例。

凡未经放射治疗的晚期复发患者均应首先给以放化疗。如晚期、复发患者已因肿瘤侵犯形成膀胱-阴道瘘或直肠-阴道瘘或膀胱-直肠瘘者,无论是否放疗过均应直接选择盆腔廓清术。盆腔廓清术最终的目标是治愈患者,即要求癌灶的完整切除和充足的无瘤边缘。

(1)宫颈癌的盆腔廓清术:对妇科恶性肿瘤,21 项系统的盆腔廓清术的研究发现,有 1/3~1/2 的患者已经不可能手术切除,能手术者 75%~97% 手术切缘无癌,手术的病死率 0~1%,根据这种标准能手术者 50% 治愈,其余的仍然死于复发,虽然治愈的是少数,但是对那些面临必然死亡的患者也是一个可再生存的机会。由于手术太大和各种手术并发症的诸多危险,这种手术不能作为姑息性治疗。

对这些复发患者仔细评估后只有约 1/4 患者属于中心性复发,其余的患者已有远处转移或已达盆壁不再适合做盆腔廓清术。只有那些成功进行了盆腔廓清术的患者(阴性手术切缘和无远处转移病灶的)有大约 50% 治愈的可能,其余的另一半还是会死于手术的并发症或癌症复发,但这仍是患者面临死亡唯一可能生存的机会。

(2)盆腔廓清术同样可用于卵巢癌、外阴癌、阴道癌、横纹肌肉瘤及其他一些罕见的肿瘤患者放化疗后的盆腔内中心性复发。

(3)姑息治疗:一般不可作为姑息治疗的方法,只有对放疗后出现盆腔器官坏死或形成瘘管患者可采取的一种姑息治疗方法,有助改善患者生活质量但不能延长生存时间,因此很少施行。

3.禁忌证

(1)绝对禁忌证:①存在盆腔以外转移病灶,如盆腔外的淋巴结转移、腹腔脏器转移及肺或骨等远处转移;②严重的内科合并疾病不适合手术者。

(2)相对禁忌证:①侵犯盆底肌肉或有盆侧壁转移者;②患者的年龄、全身情况和精神状况考虑:如超过 60 岁、全身体质差、贫血体弱、不愿意接受假肛和代膀胱的患者。

盆腔廓清术的选择:我国在 20 世纪 70 年代开始施行,病例不多。选择宫颈癌(放射)治疗后中心性复发,没有盆腔外扩散的患者。复发癌累及膀胱和(或)直肠时,如果要准备施行盆腔廓清术,需要十分慎重地对患者的年龄、全身情况、思想、精神因素进行全面考虑。最好是年龄在 50 岁以下,全身状况良好,能接受腹部假肛门和尿道造口术,而且有一定的经济能力。

4.术前准备

(1)患者的心理准备:首先患者要接受身体在手术后巨大的变化,还要有家庭的理解和支持,患者的精神应该是正常的,另外患者和曾经做过这种廓清术的患者交谈也很有帮助,护士对患者谈话时应有充分的信心和真诚、互相理解的态度,并对可能发生的并发症,必须要给予详细的说明。患者还必须了解她需要经历 10 小时左右的手术,手术有 0~1% 的病死率,而且要在重危病房(ICU)待上好几天,住院的时间可能长达好几周,也要了解可能开腹探查以后,发现不适合手术而中途停止手术的这种可能性。另外手术后性功能可能发生改变,还要面对在腹壁有一个到两个的造口手术,她需要熟练地护理 1~2 个造瘘口,接受性功能的改变。也要告诉她们这种巨大的手术只是治愈的一个机会及大约 50% 还会再次复发的可能,她必须认真、仔细、透彻地考虑是否接受。医师与患者的交谈,关于手术方面应由有经验的医师来进行,要诚实地回答患者提出的所有问题,要告诉患者最后的结果是手术后才能知道,她必须要了解和接受即使这样也只可能做到 50% 治愈。

(2)医学的评估:患者一般情况下应该能耐受 8~10 小时手术,同时能接受大量的输液、输血和营养支持,也可能手术中发现严重的其他情况而停止手术,年龄大于 65 岁者会增加手术的病死率。但是生理年龄要比实际年龄更重要。手术医师必须要仔细了解患者的全部情况,包括病史、身体检查、实验室检查和影像学检查发现是否有不能手术的证据,否则不能手术。例如,单腿肿胀、单侧或者双侧的坐骨神经痛,这些都反映了可能是转移到盆腔侧壁或者后壁,不能够进行手术,但应该在手术探查后确定。体检主要是看全身情况、锁骨上淋巴或者是腹股沟淋巴结是否肿大,肝脏或者腹内有没有包块,可以扪及的浅表淋巴结。应该做活检以帮助确诊。盆腔检查是不准确的,用来估计能否手术是不够的,因为不能判断是否有放疗后的纤维化,或者是癌症引起的炎症固定在盆壁,所以应开腹探查后确定。

(3)实验室检查和影像学检查:慢性肝炎或者是 HIV(+),绝对不能手术。转氨酶升高要排除是否有肝转移。血液、血小板、血糖、电解质、尿常规、尿培养、肾功能检查都是必需的。患者贫血必须在手术前纠正,任何感染必须控制。PET-CT 在手术前检查的敏感度为100%,特异度为73%,对盆壁的转移准确性很高,多数医师把 PET-CT 腹腔、盆腔和胸部 X 线片都作为术前确定是否有转移的方法,如果肝脏或腹膜后有可疑的病灶,可以用穿刺针抽取活检,阳性则排除手术,超过盆腔上缘的病灶也不能手术,任何腹腔液体都需要做细胞学检查,对于是否采用腹腔镜常规做淋巴结活检、腹腔细胞学并不推荐,但是对选择某些患者是否手术会有一定帮助。

CT 或者是 MRI 都不能确定阴道旁或肛提肌的受侵犯,因为放射治疗后的纤维化、慢性炎症、异物反应都和癌症的复发难以区别。输尿管的梗阻在膀胱输尿管的交界处是可以切除的,但是一个大的或者是盆腔的淋巴结能不能切除。同样输尿管的梗阻并不影响手术抉择,关键是梗阻的原因必须清楚,是否要做骨扫描,根据患者是否有骨痛的症状来决定。

膀胱镜或者结肠镜的检查并不是常规需要,除非手术准备要保留膀胱或者直肠,如果准备保留就必须检查,没有任何转移和侵犯才能保留,经过放射治疗的患者,膀胱通常都是要被切除的,因为留下膀胱可能增加复发和输尿管梗阻或者是输尿管漏的危险。

(4)手术前的准备:患者一般情况应该良好,如果有营养不良,应该在术前给予补充纠正,预防性的抗生素使用应该在手术前半小时开始。如果要做造口,需要在手术前确定它的位置,要避免皮肤的皱褶、瘢痕,避开腰带的位置,要至少准备六个单位的血细胞,手术前纠正贫血给以铁剂,必要时用促红细胞生成素提高血红蛋白,达到 11g/dL 以上才能手术。

肠道准备和静脉输液同时进行避免脱水。如果患者存在严重的营养不良,全胃肠外营养在术前就可以开始。术前监测肺功能,预防性应用广谱抗生素。术前尽量纠正贫血,如口服铁剂、静脉补铁或用促红细胞生成素使血红蛋白升到 11g/dL。手术当天准备至少六个单位的压缩红细胞,适当的血浆、纤维蛋白甚至血小板。在手术当天早晨标定造口位置,并在患者坐、站和躺下的时候分别检查。应小心避免皮肤皱襞、瘢痕,并且避免位置选在患者平时系腰带的地方。以准备放置中心静脉管或 PICC 管。

5.手术的技术 一般采用开腹手术,是否腹腔镜或机器人做这种手术还需要观察。

麻醉采用全身麻醉,正中的切口便于探查横隔膜、肝脏、胆囊、胃、脾和大网膜所有的肠管,同时也探查盆腔、腹膜有没有转移病灶或者继发病灶。盆腔检查用肉眼来检查和触摸发现是否有转移灶,腹膜后和腹主动脉旁的区域应该仔细检查,任何可疑发现都要做活检和冷冻检查,决定是否可进行手术。如果术前淋巴结没有切除,应做冷冻活检,结果阴性可以手术,只有盆腔阳性,其治愈率就只能够是 10%~15%。

术中发现有小肠粘连,必须把它分开,有时一段小肠粘连得非常紧密,而且这种粘连跟子宫不易分开,就需要把这一段肠管切除掉,做吻合,出现这种情况,生存率会下降,如果在分离肠管的时候破裂,粪便溢出,必须很好地冲洗腹腔,用革兰阴性的抗生素。

如果对盆腔淋巴结有怀疑,可以做淋巴结活检,但是不需要做淋巴清扫,有些医师发现淋巴结阳性就终止手术不恰当。如只是限制在盆腔淋巴结阳性,手术还是可以进行,如果术前没有做过放射治疗，淋巴清扫是合适的。

如果术前发现有肾盂积水，说明输尿管有梗阻，应该在梗阻部位取活检。即使梗阻是由于转移而发生，也不是手术的禁忌证，可以继续手术，松解输尿管。然后把输尿管和肠管吻合，输尿管必须有相当的松解长度，必须距离癌症有一个清楚的边缘，重要的是要仔细地检查放射治疗以后的病例，这种癌症是否侵犯了盆壁、直肠侧窝，应该很清楚地分离一直到直肠的侧面和后面，应该指出的是直肠的前面是由肛提肌支撑，直肠侧窝和直肠一直要下到骶骨凹，这里通常都不需要做血管的分离，肿瘤的两侧通常都有癌侵犯到宫旁组织，应该一直分离到侧壁，注意分离髂内、外动静脉，还要分离子宫动脉、膀胱动脉和闭孔血管，保留腹下动脉让它完整，因为它要负责臀上和臀下血管的供应，并且对膀胱和低位直肠的血循环是很重要的，如果需要做直肠吻合，闭孔动脉也需要尽可能保留，因为它对壁部的肌肉和用皮瓣形成新的阴道都很重要。

主韧带分离到侧壁后有一个很宽的辅佐点，从直肠到底部都需要分离，阴道的顶端也附着于这个部位，它引导的动静脉在主韧带的两侧边缘，现在所有的部分都已经游离，就可以彻底分离直肠和阴道，从尾骨、髂骨、肌肉向下分离，一个联合腹部和盆腔的检查就可以进行，任何边缘有癌症的怀疑都需要做活检。

（1）术中活检：任何盆腔外可疑部位的活检是决定是否手术的关键。而在廓清术进行中对所切除组织的活检是确定切除边缘是否干净，所以应该从要保留侧的组织取，以确保切缘阴性。在活检前对所切除组织界限的彻底分离。在前外侧和后外侧区域，肿瘤可以通过筋膜或肛提肌的肌纤维扩散到盆侧壁，往往取活检很困难，可以用活检钳，如果活检证明盆壁已有转移灶，一般来说则应该终止手术。如果所有的活检是阴性，盆腔廓清术可以继续进行。

当取活检来决定是否可以手术，取活检的部位应该在手术范围之内，如果活检不能够切除，这个手术就应该停止进行，在前面和后面的区域肿瘤也可能到侧壁，沿着肛提肌的间隙，取活检特别困难，而且有时候会遇到出血，可用压迫或者是缝合止血，如果活检是阳性手术就停止，这时必须和患者家属谈话，告诉手术不能再进行。如果所有的活检阴性，手术就继续进行。输尿管游离而且切断，所以麻醉师要注意此时测验尿液就不准确而且会有血液。

（2）前盆腔廓清术：前盆腔廓清术适合于病变局限在宫颈和阴道的前上部分，目的是切除膀胱、尿道和前部分阴道，但是保留阴道后部分和直肠，在做三合诊检查时，能够明确感觉到是否可以做前盆腔清扫，如果子宫颈后面没有肿瘤，从直肠窝分离，从阴道的上段切开，至少距离肿瘤离开4cm的边缘，保留直肠和阴道后壁，并要取冷冻活检，了解是否有肿瘤的存在，会阴的切口包括尿道和尿道周围组织，但是可以保留阴蒂和阴唇。

最后用两把钳子从耻骨弓下面分离阴道，在三点和九点的部位把整个的阴道旁组织钳夹切断，用大的缝合来止血。阴道后面从直肠上分开，整个标本就从会阴切口拿走，然后用温热的湿纱布垫通过腹腔来压迫创面，通常用电凝或者是缝合止血，标本要用缝线来做标记，让病理科专家能够识别标本的位置，很多的手术医师都希望和病理科医师一块检查手术标本，如果任何时候廓清术的进行遇到困难，尤其在直肠或者阴道后壁遇到困难，必要时候切掉一部分直肠，保证边沿是合适的。阴道的再建如果没有需要那就不做，如果需要阴道重建，可以把大网膜从肝脏区域游离，留下3~4cm的血管根蒂后拉下来，形成新的阴道同时把盆腔的创面覆盖。会阴的切口很快缝合关闭，如果不需要再造阴道，手术72小时后就开始冲洗会阴创面,同时就做尿道分流手术。

(3)尿路分流:标准的尿路分流是把输尿管吻合在未经放射的回肠上,放在右侧下腹部的造口。目前大家同意尿分流术用远侧的回肠或者是升结肠,甚至部分的横结肠。回肠分离10~12cm,距离回盲瓣有10~12cm,横结肠就分离到骶中动脉的远端,这个肠管折叠成一个"U"字形,把边缘关闭,这种方法能够更好地控制尿路的高压,克服不能自动排尿的困难。把输尿管吻合到肠管,将14号的导管一端放在回肠,另一端放在双侧输尿管然后把肠管的末端带出来做一个造口,在手术两周以后去掉导管,这个结果非常鼓舞多数的妇女,他们既可以很好地控制排尿,还可以自己用导尿管通过这个瘘口几小时放尿1次。

手术后的并发症,包括狭窄尿瘘感染,这些问题的发生率都可能高达50%,特别是放疗以后的患者,但是多数的并发症,都能够很容易处理,而且不需要再次手术。已经放射治疗的病例最好采用乙状结肠段代膀胱,从而避免小肠吻合口瘘的严重合并疾病。

(4)后盆壁的盆腔廓清术是很少做的,除非原来就是ⅣA期的患者侵犯了直肠,在手术之前计划后盆腔廓清术的时候,应该要很好地考虑放射治疗,如果一个妇女在放疗后复发,那么全盆腔的廓清术和低位直肠吻合是首选,但是在放疗以后宫颈癌复发,并且癌灶局限在阴道后壁和直肠,就应该选择后盆腔廓清术。

与前面的手术有区别的是,后盆腔廓清术要保留膀胱、阴道前壁和输尿管。后盆腔廓清术的患者会有明显的膀胱功能障碍,主要是因为广泛地切除了腹下神经丛,膀胱的支配神经受到影响,造成患者可能长期使用导尿管或者自行导尿。

后盆腔廓清术也不同于低位前壁切除直肠、乙状结肠,因为没有切除子宫和主韧带,因此输尿管和膀胱没有受到影响。因为输尿管和膀胱没有受到影响。所以,在分离圆韧带和膀胱直肠侧窝之后,就像一般的广泛手术一样,在膀胱和子宫间的腹膜、输尿管应该被分离、解剖一直到疏松的组织附着处。子宫动脉从起点处被分离,尽可能地保留髂内动脉的分支,主韧带从侧壁分开,输尿管一直分离到膀胱和阴道前壁,乙状结肠和直肠在后面被游离,宫旁组织从中间分离,而且一直下到肛提肌。

(5)全盆腔廓清术(Ⅲ型肛提肌下):如果准备进行全盆腔廓清术,那么乙状结肠和降结肠都要游离,把乙状结肠在盆腔上口边缘的部位切掉,然后把断端作为造瘘口。会阴的伤口足够可以把尿道、整个阴道包括肛门用电刀全部切除,因为直肠周围皮下组织要切开,同时尿道和阴道前壁也要包括在内,就像前盆腔切除手术一样。另外,在耻骨、髂骨、肌肉附着的地方,把髂尾肌韧带切断然后缝合,标本从会阴部切除,然后用缝合或者是电刀止血,留下的这个巨大的盆腔缺损,最好是用带血管的肌肉来充填,或者是一个大网膜的皮瓣,来盖住整个盆腔,作为一个新的盆底,然后再继续做结肠造瘘和膀胱造瘘。

肛提肌上的全盆廓清术,同时做低位的直肠吻合,对那些宫颈癌扩散到阴道、会阴或者是直肠壁患者适合。在膀胱输尿管和阴道前壁都充分游离之后,像前面所说的,在阴道后壁也要在肿瘤下4cm处做一个切口,然后把阴道后壁游离。最后留下肛门和一个直肠的残端,这个残端的长度应该距离肛门括约肌远端6cm或者更多一点,这样才能够保证吻合成功和保持功能,在充分游离乙状结肠距肿瘤3cm断离的低位标本之后就做成假肛,如果在手术中发现乙状结肠的血液循环不好,必须放松直到看见有血液流出才能够继续进行,可以用吻合器来吻合直肠,在吻合之后用大网膜来覆盖整个的盆腔缺损。

是否需要做一个新的阴道,取决于手术剩下的需要充填的空间和妇女的解剖情况。

（6）新阴道：根据患者要求可做阴道成型。阴道类型的选择依据需要被填充的空间的大小和患者的解剖决定。可以用股薄肌、腹直肌或者用大网膜，把网膜卷成一个模子下方缝到外阴的皮肤上，上方关闭。

6.廓清术成功要点　严格手术指针，充分术前准备，一组配合良好的高水平手术队伍，熟悉盆、腹腔解剖，精细、熟练的手术技巧、高水平的术后处理和护理。

7.手术并发症种类及预防

（1）并发症种类：在一个大宗病例研究中报道的并发症包括感染病率（86%）、肠梗阻（33%）、瘘（23%）。围术期死亡的发生率小于5%，其中超过65岁的患者有很高的危险性。脓毒血症、急性呼吸窘迫综合征、心力衰竭、肺栓塞和多脏器衰竭等是常见的死亡因素。

（2）术中并发症及预防：术中的并发症主要是出血和与盆腔重建所引起的。

1）术中出血：平均出血>1200mL。预防出血可以结扎双侧髂内动脉和必要时阻断腹主动脉（肠系膜上动脉以下），最长可达2小时，开放15分钟后可以再次阻断。在腹主动脉断流过程中预防血栓的形成，阻断前给予全身抗凝处理；注意手术技巧，减少大血管损伤出血；适当的采用电凝止血和血管闭合器械，减少手术野的渗血，合理使用具有止血效果的凝血物质。术中及时监测凝血状况及血红蛋白量，及时补充血细胞及凝血因子等。迟发性出血主要发生在有盆腔创面感染的患者，预防和控制感染及充分引流是很重要的防范手段。

2）胃肠道并发症：发生胃肠道并发症主要是由于患者大多接受过放疗，放疗后的肠吻合往往容易出现吻合口的肠瘘，小肠吻合瘘是严重的并发症，病死率达20%～50%，其中放疗后的回肠-回肠患者肠瘘的发生在率10%～32%，横结肠代膀胱和盆底重建可以减少小肠瘘发生的风险。在前盆腔廓清术中，为了保留直肠而进行的困难的延长剥离经常会引发肠瘘，在这种情况下，首选全盆廓清或低位直肠吻合术。或通过结肠造瘘避免了放射治疗后的肠道吻合，从而减少了吻合口瘘。

3）泌尿道并发症：过去常见的回肠末端代膀胱是标准的尿道改道手术，但是由于大量的并发症的出现，现在多改为横结肠代膀胱，明显减少了肠吻合瘘的发生，而输尿管结肠吻合口瘘的发生也很罕见。可以通过放置输尿管支架及静脉营养起到预防的作用。

4）迟发的并发症：包括肠梗阻、肠或输尿管瘘，由于输尿管梗阻、造口狭窄、肾盂肾炎等导致的肾脏功能减退或衰竭。同时一定要时常考虑癌症复发的问题。

8.手术并发症的处理

（1）术中出血的预防处理：如果手术前探查决定手术并估计出血可能较多时，可以手术开始就结扎双侧髂内动脉及必要时阻断腹主动脉（肠系膜上动脉以下）。因为双侧髂内动脉的结扎可以减弱85%的血管压力，减少50%以上的出血。而腹主动脉阻断可减少70%的出血。

1）双侧髂内动脉结扎术：在髂内外分叉处，用直角钳分离动脉避免损伤下方髂外静脉。用7号丝线双重结扎动脉，远端结扎紧，近端可稍松，可避免动脉瘤形成。

2）腹主动脉阻断：在结扎髂内动脉近端做一小切口将12号导尿管插入髂内动脉向上至髂总动脉分叉以上腹主动脉3～4cm处肠系膜动脉处，用加压推入生理盐水15～20mL，以水囊阻断腹主动脉血流可持续2小时放松15分钟再次阻断。经过腹主动脉阻断和髂内动脉结扎盆腔出血可以减少80%。

3）术中快速止血：快速辨认出血的血管和止血，辨识解剖位置及输尿管等避免盲目在血池中钳夹,会造成更严重的出血和损伤。多数盆腔血管可以结扎;只有髂外和髂总血管不可以钳夹。因为需要维持下肢的血供。尽管血管夹或电凝可以对小血管有效,对大血管却不行,反而会扩大血管的损伤,放很多的血管夹还会使出血部位的辨别更加困难。遇到紧急大出血时,特别是盆底静脉出血就很难止血,除非非常明确是哪根血管出血并能很容易的应用电凝或血管钳夹止血,其他情况下最快捷的做法是:①立即用一个手指压迫止血;②然后调整手术灯光,并通知麻醉师遇到出血,通知护士准备止血的器械和缝合针线,拉钩暴露手术野在出血点周围作 3~4 个"8"字缝合,再稍加压迫即可止血;③有时候为了止血方便甚至需要先分离输尿管或肠管或分开髂外动脉,使出血部位容易暴露和止血。

4)盆腔填塞:有时即使压迫止血 30 分钟后移动纱布也会再次出血,即保留所压长纱条(2m 长)持续压迫,压迫时一定要尽可能地防止输尿管或膀胱肠管受压。如同时结扎髂内和腹主动脉阻断出血即可控制,留置纱布可由腹部伤口或阴道引出,然后快速连续缝合,关腹。此时要注意患者的输液、输血、抗感染、紧密监测水电解质、心、肺、肾功能,并在 ICU 监护 48~72 小时平稳后再到手术室谨慎、有序地抽取出填塞物,术中观察无出血后关腹。要动作轻柔,避免再次大出血的发生。有时候,腹腔内的填塞可以经阴道取出或者从腹壁小切口局麻下取出。

(2)胃肠道并发症:发生肠瘘后,要禁食和持续全胃肠外营养,对于排出物少、远端没有梗阻的小肠瘘偶尔可能愈合。如果出现肠梗阻,可以行胃肠减压、禁食、补液等保守处理。再次探查和外科修补有很高的并发症和病死率,因此需要非常慎重。

(3)泌尿道并发症:输尿管吻合口瘘发生时,要注意保持引流通畅和输尿管支架的正常位置,同时给予积极的预防感染和静脉高营养。严重时,经皮肾造瘘比试图再次手术重建更可取。

(4)迟发的并发症:对于肠梗阻、肠或输尿管瘘等,尝试保守治疗而不是手术探查永远是明智的选择。如果再次癌症复发,要考虑对症处理和临终关怀问题。

三、其他类型手术治疗

手术后或放、化疗后盆腔复发已达盆壁或盆底者,而不能行盆腔廓清术,但是仍然可严格选择患者条件,考虑做扩大的盆腔廓清术或 CORT 手术并辅以放、化疗等综合治疗。

1.扩大的盆腔廓清术　德国 M.Hockel 报道 56 例,2 例手术死亡(3%),5 年存活率 50%。

(1)手术指征:宫颈癌复发已到盆壁,病灶<5cm。其余同盆腔廓清术。

(2)手术步骤

1)手术除膀胱或直肠肛门切除外,还将已侵犯到盆壁的闭孔内肌、耻尾肌/髂尾肌/肛提肌等盆壁和盆底的肌肉切除,并保证切缘阴性。

2)手术步骤:剖腹探查,解剖,游离,切断,结扎髂内动、静脉和闭孔动、静脉,解剖、游离、切断受累的闭孔内肌、耻尾肌、髂尾肌、肛提肌,完整切除复发肿瘤和受累盆腔器官。

3)其余同盆腔廓清术。

2.CORT 术

(1)手术步骤:剖腹探查,切除受累器官和盆腔肌肉组织。在盆腔受累部位切除后安放后装金属导管支架和导管固定。术后 10~14 天开始给予后装放疗,6Gy 每周 2 次,总量 30~48Gy,完成后立即撤除后装装置。

（2）扩大的盆腔廓清术/CORT手术后:同盆腔廓清术,需要更长时间恢复和护理。

3.放疗后盆腔复发　盆腔内动脉灌注化疗药物和(或)姑息性放疗对不宜手术的中心性复发是否予以再放疗,需根据复发时间、初次放疗的具体情况等决定再放疗的方式、剂量及分割,再次放疗的并发症会明显增加。多数对再放疗持否定态度,20世纪80年代后虽有学者报道再放疗后的局部控制率达62%～64%,但并发症仍高达15%～50%。

4.远处复发的治疗　以化疗为主的综合治疗。常有全身广泛扩散或合并盆腔内复发,故宜予以化疗为主的综合治疗。少数病例如肺、肝的单发转移灶可行手术切除,术后也需配合区域性化疗。锁骨上淋巴结转移及骨转移一般采用局部放疗和辅以化疗。宫颈复发瘤的治疗还包括近年开展的免疫治疗干细胞治疗等均有待深入研究。

今后期望:规范化治疗各期子宫致癌,减少治疗后复发并严格复查争取早期发现复发。如果确定复发病例,应将病例转诊到有治疗经验和条件的医疗中心会诊治疗,全国组织专题组织晚期和复发性宫颈癌诊断和治疗的研讨会,互相交流,提高诊治水平。

四、宫颈癌复发的预后

宫颈复发癌的预后差,据报道如复发后未经治疗或姑息治疗1年存活率为10%～15%,5年存活率<5%。影响复发癌预后的主要因素有复发部位、病灶大小、复发间隔时间、初治方法及再治疗方案等。

1.复发部位及病灶大小二者均明显影响预后,中心性复发较宫旁及盆腔外复发预后好,有远处转移者预后差,如骨转移。锁骨上淋巴结转移者平均生存均不到10个月。据报道局限于宫颈、小于2cm的复发病灶、静脉肾盂造影正常者与病灶大于2cm者比较,采用广泛性子宫切除术后其5年生存率有显著差异,分别为90%和64%,10年生存率为80%和48%,中位生存期148个月和87个月。

2.复发间隔时间越长,组织对再放疗的耐受相对增加,并由于血管修复和侧支再建,达到局部病灶的化疗药物浓度增加,因此有利于改善复发再治疗的效果,张晓春等报道2年后复发的预后明显好于2年内复发者,中位生存期分别为18个月和10个月。

3.初始方法有放疗史者预后差,国外报道盆腔放疗区域内复发灶对化疗的反应率仅15%～20%,盆腔外转移的化疗反应率为50%。国内报道术后复发的预后明显好于手术+放疗及单纯放疗后复发,中位生存期分别为24个月、12个月和10个月。有学者应用联合化疗治疗晚期复发癌,结果提示有无放疗史的反应率明显不同(61% vs. 83%)。

4.再治疗方法与预后密切相关,经手术治疗的复发癌5年生存率高于其他手段治疗后的病例。综合文献报道盆腔廓清术后的5年存活率为22%～58%。有人总结术后复发经放射治疗后中位生存24个月,而放疗后复发经再放疗和(或)化疗者预后差,中位生存期仅10～12个月。

综上所述,宫颈复发癌的预后虽差,但经再治疗后仍有不少患者能获得治愈机会,故不应轻易放弃。

第三节　子宫肌瘤

子宫肌瘤由平滑肌和结缔组织所组成,又称为子宫平滑肌瘤,是女性生殖器官中最常见的良性肿瘤,也是导致子宫切除的主要原因之一。

一、危险因素

子宫肌瘤的危险因素除有潜在的遗传学倾向外,还与其他因素有关。

1.内源性激素　研究发现初潮早(<10岁)发生子宫肌瘤的风险增加(RR=1.24),而初潮年龄>16岁者风险降低(RR=0.68)。绝经后女性雌激素水平降低,手术切除的子宫标本病理检查发现肌瘤体积和数量明显减少,显微镜下肌瘤细胞的体积明显减小。

2.体重　多项研究表明肥胖与子宫肌瘤发病率增加相关。一项前瞻性的研究发现体重每增加10kg,子宫肌瘤的发病风险增加21%。肥胖与子宫肌瘤发病率相关的可能原因为脂肪过多增加外周雄激素向雌激素的转化,降低性激素结合球蛋白等相关。然而,也有少数研究认为BMI与子宫肌瘤的发病率并不明确。

3.饮食　有研究表明牛肉等肉类食品增加子宫肌瘤的发病率,而绿色蔬菜饮食减低其风险,但此项研究并没有衡量热量及脂肪的摄入量。另一项研究发现黑人妇女的乳制品摄入量与子宫肌瘤的风险呈负相关。研究发现婴幼儿期食用植物雌激素、孕前母亲糖尿病患者子宫肌瘤患病风险增加。食物中高血糖指数和高血糖负荷与增加子宫肌瘤发病风险相关(分别为IRR=1.09、IRR=1.18)。而维生素、纤维蛋白、植物雌激素的摄入情况是否与子宫肌瘤发生有关,仍不清楚。

4.绝经后激素补充治疗　多数绝经后的肌瘤患者,激素补充治疗一般并不促进肌瘤生长,但是与雌激素、孕激素的服用剂量有关。一项前瞻性研究表明绝经后肌瘤患者每天口服雌二醇2mg,随机口服甲羟孕酮2.5mg~5.0mg,1年后通过超声检测肌瘤直径,研究发现口服2.5mg甲羟孕酮者,77%肌瘤大小无改变或减小,23%肌瘤轻度增加,而口服5mg甲羟孕酮者,50%肌瘤直径增加(平均直径增加3.2cm)。

5.妊娠　多产减少子宫肌瘤的发生及数量。孕期肌瘤细胞同正常肌层细胞一样,产生细胞外基质,增加肽类、甾体激素受体表达。而到产后子宫肌层及肌瘤通过细胞凋亡和分化恢复至正常重量、血流、细胞体积,理论上肌瘤较产前减小或不变。

6.吸烟　美国一项流行病学研究表明吸烟并不增加子宫肌瘤的发病风险。可能的原因为吸烟可降低雌激素在靶器官的生物利用度,减少雄激素向雌激素的转化,增加性激素结合球蛋白水平等。

二、病因

每一个肌瘤都来源于单克隆的平滑肌细胞;在子宫肌层内由多型潜伏的细胞形成多源性单克隆肿瘤成为多发性子宫肌瘤;或由未成熟的平滑肌细胞增生形成。尽管子宫肌瘤的确切病因尚不明确,研究认为子宫肌瘤与遗传因素、激素作用、生长因子、酶代谢、分子生物学相关。研究显示子宫肌瘤细胞中约有100多种基因出现上调或下调,包括性激素相关的基因,如雌激素受体α和β、孕激素受体α和β、生长激素受体、催乳素受体、细胞外基质基因,胶原基因。这些基因调控细胞生长、分化、增生和有丝分裂。

1.遗传因素与子宫肌瘤　子宫肌瘤的发病常有家族聚集现象。美国流行病学调查结果显示,母系家族有妇科肿瘤病史者可增加发生子宫肌瘤的危险,母系家族有妇科肿瘤病史者子宫肌瘤发生的OR值2.85,提示子宫肌瘤存在家族遗传的可能性。近年来国内外对子宫肌瘤的研究表明,子宫肌瘤的发生有赖于遗传基因的改变。

遗传学分析认为子宫肌瘤具有染色体结构异常特征,子宫肌瘤组织中细胞染色体核型异常约占40%。这种畸变涉及多条染色体易位、丢失和重排,在子宫肌瘤的发病机制中可能起重要作用。大量研究显示子宫肌瘤绝大部分核型为46XX,但也有46X,inv(X)的报道,所涉及的染色体畸变常见者为12号、14号、7号,还有2号、3号、6号、8号、13号、15号、20号、22号和X染色体,可谓一条染色体或多条染色体同时畸变;最常见的染色体畸变为t(12;14)(q14-15;q23-24),del(7)(q22q32),此外,较常见者还有涉及6p21、10q的重组;der(1)和r(1)等。

t(12;14)是最常见的染色体易位,在核型异常肌瘤中的发生率约为20%,具有较高的特异性。高迁移率族蛋白(high mobility group,HMG)基因家族最初在胚胎发生时开始表达,在成人的组织中失活,但在由于基因重排所致的肿瘤发生过程中再次被激活,其编码产物HMG蛋白在子宫肌瘤中与间质细胞增生相关。HMGI-C是HMG家族的成员,基因定位于12q13-15,在人类各式各样的良性间充质肿瘤中,HMGI-C基因作为基因融合的目标,是第一个被确认为此关键性基因的候选基因,通过12号染色体的畸变受到影响,已经被证实与12q14-15染色体重排有关。

在子宫肌瘤中较为常见的畸变,还有7号染色体q22 q32区带内部分的丢失,占异常核型肌瘤的15%~17%。在子宫肌瘤中,7号染色体长臂丢失与q22区带特异性重排之间的一致性高于其他实体瘤,有研究认为del(7)(q22 q32)有可能是早发性遗传学改变。Del(7)可与t(12;14)同时发生,提示肌瘤的进展与del(7)有关。在肌瘤中7号染色体除缺失外,尚包含q22的易位。在子宫肌瘤中,对7q22的特异序列进行分析,确认其是基因稠密的位点,包括与发育过程相关基因、胶原代谢基因、DNA失调修复基因;编码乙酰胆碱酯酶、Ⅰ型纤溶酶原活性抑制因子的基因;编码甲状腺激素受体配子依赖的黏合部位的基因,可在细胞信号传导和肿瘤发生中起作用。尽管一些可能的候选基因被进行验证,但至今尚未有一个确切的候选基因,被证实在子宫肌瘤的病因中起到作用。

在肌瘤中6p21区带的重排,这种畸变的发生率不足5%,包括t(1;6)(q23;p21),t(6;14)(p21;q24)及t(6;10)(p21;q21),尚有基因倒位和涉及其他染色体的易位。6p21重排的遗传学改变的肌瘤,HMGI-Y基因明显受到牵连。HMGI-Y定位于6p21上,同属于HMG基因家族,它的高表达是快速分裂细胞的特征,在多种良性间充质肿瘤中,6p21.3的重排多以HMGI-Y基因为靶目标。

在子宫肌瘤中存在着其他细胞学异常,但发生率较低。其中影响X染色体的,包括del(x)(p11.2),t(x;12)(p22.3q15),t(x;5)(p11;p15),del(x)(q12),der(x)t(x,3)(p22.3q11.2),inv(x)(p22q13)等。X染色体的p臂和q臂均有牵连,X p11-p22优先被涉及,但至今尚无相关的候选基因。

值得一提的是,子宫肌瘤和平滑肌肉瘤在基因上的差异提示两者的起源不同,子宫平滑肌肉瘤并非由肌瘤恶变而来。肌瘤细胞仍保持分化,染色体重排与其他良性病变相似。而平滑肌肉瘤分化差,染色体重排复杂,常为非整倍体。一项研究显示子宫平滑肌肉瘤出现下调的146个基因中,在子宫肌瘤和肌层中并没有改变。

2.雌激素、孕激素及其受体与子宫肌瘤　目前认为雌激素是子宫肌瘤发生和生长的主要刺激因素之一,临床上青春期前极少发生肌瘤,自然绝经后肌瘤缩小。动物实验证明:当给予大量外源性雌激素后,正常的子宫可以发生子宫肌瘤,也可以使原有子宫肌瘤迅速增大；当给予抗雌激素药物时肌瘤缩小。研究证实肌瘤组织中的雌激素浓度显著高于正常肌层组织，肌瘤中雌二醇向雌酮转化率低于正常肌组织；肌瘤中的芳香化酶细胞色素 P450 的表达高于邻近的肌组织，该酶可催化 C19 类固醇转化为雌激素。雌激素受体拮抗药可以使子宫肌瘤明显缩小。雌激素的致子宫平滑肌细胞的有丝分裂作用可能通过其他因子及其受体调节，雌激素刺激孕激素受体、上皮生长因子及胰岛素样生长因子从而使肌瘤生长；雌激素对肌瘤细胞外基质如胶原蛋白也有调节作用。

研究表明孕激素在子宫肌瘤的发病中有同等重要的作用。临床发现子宫肌瘤的大小随月经周期的不同而变化，增生期较小，分泌期增大，妊娠期迅速增大，并且肌瘤组织中的细胞分裂相在分泌期明显高于增生期，孕激素拮抗药米非司酮可以抑制子宫肌瘤的生长；促性腺激素释放激素激动药进行治疗子宫肌瘤发现，治疗 12 周后肌瘤缩小，然后加入高剂量孕激素（10mg/d），肌瘤重新长大；黄体酮使肌瘤细胞的有丝分裂率、孕激素受体 mRNA 的表达、Ki-67 增生抗原、表皮生长因子明显增加。这些现象表明：孕激素在子宫肌瘤的发生、发展中也有重要作用。

雌激素、孕激素与其相应受体结合发挥生物学作用。子宫肌瘤患者血液中的雌激素、孕激素水平没有明显升高，肌瘤组织中雌激素、孕激素浓度，雌激素受体（estrogen receptor，ER）mRNA，孕激素受体（progesterone receptor，PR）mRNA 水平明显高于邻近的正常子宫平滑肌组织。RU486 显著减低肌瘤组织中的 ER、PR 表达，使肌瘤缩小，推测肌瘤组织中两种受体含量的增加，使雌激素、孕激素效应增加，可能是肌瘤发生、发展的原因之一。对雌激素、孕激素受体亚型进一步研究显示：子宫肌瘤组织中的 ERα 和 ERβ mRNA 含量显著高于正常子宫肌层；子宫肌瘤 hPR（A+B）、hPR A 呈现高表达，并且 hPR A 有周期性改变，分泌期高于增生期。

3.生长因子及其受体与子宫肌瘤　生长因子是一组多肽，通过与特异性质膜受体结合传递生物学信息，通过自分泌或旁分泌的形式调节肌瘤生长。雌激素、孕激素刺激子宫肌瘤的生长，可能由生长因子介导，与子宫肌瘤发病相关的生长因子主要有表皮生长因子（epidermal growth factor，EGF）、血管内皮生长因子（vascular endothelial growth factor，VEGF）、胰岛素样生长因子（insulin-like growth factor，IGF）、转化生长因子（transforming growth factor，TGF）、嗜碱性成纤维细胞生长因子（basic fibroblast growth factor，bFGF）、血小板源性生长因子（platelet derived growth factor，PDGF）和催乳素等。子宫肌瘤中许多生长因子有过度表达，促进平滑肌增生（TGF-β、bFGF），增加 DNA 合成（EGF、PDGF），促进细胞外基质合成（TGF-β），促进有丝分裂（TGF-β、EGF、IGF、催乳素）或血管生成（bFGF、VEGF）。

EGF 是一种由 53 个氨基酸组成的单链多肽物质，是一种强有力的促有丝分裂原和细胞分化因子，EGF 基因定位于 4 号染色体长臂上，在局部组织内以自分泌或旁分泌方式刺激多种组织细胞的分裂和增生，表皮生长因子受体（EGFR）是由 1186 个氨基酸组成的跨膜糖蛋白，有内源性蛋白激酶活性，EGF 和 EGFR 相结合后发挥生物学效应，促进细胞内酪氨酸残基磷酸化，逐步激活核转录因子，影响基因表达，调节细胞内的分裂和增生。研究发现子宫肌瘤组织内 EGF 和 EGFR 的含量明显高于正常子宫平滑肌内的含量，并且子宫肌瘤组织内的含量有周期性的改变，分泌期高于增生期，正常子宫平滑肌无此变化。EGF-EGFR 结合，不仅使子宫肌瘤细胞增生，同时也刺激邻近正常细胞向肌瘤细胞转化，雌激素、孕激素可以诱导子宫平滑肌内 EGF 和 EGFR 的合成增加，ER、PR 可以上调肌瘤内 EGFR 水平。

VEGF 是一种高度特异性的血管内皮细胞有丝分裂素，具有增加血管的通透性，促进大分子物质外渗为血管形成前的组织提供营养，诱导血管生成。研究发现，子宫肌瘤中 VEGF 水平明显升高，呈现周期性改变，分泌期水平明显高于增生期水平。

IGF 是一种多肽类激素，与胰岛素结构相似，对细胞的增生、生长、分化和代谢有重要作用，通过特异性膜受体介导发挥作用，IGF 可以促进平滑肌细胞的有丝分裂，介导平滑肌细胞增生。研究发现子宫肌瘤局部 IGF-Ⅰ 及其受体水平高于正常子宫平滑肌。

TGF-β 在正常情况下对细胞生长有抑制作用，其生物功能主要由膜受体介导；TGF-β 膜受体的降表达或基因突变都可导致配体-受体复合物形成障碍，影响细胞信号传导，丧失对细胞生长的抑制作用。研究表明子宫肌瘤组织的 TGF-β 及其蛋白水平明显高于正常对照组，呈周期性的改变，黄体期增高明显。

4.酶异常与子宫肌瘤　近年来研究表明子宫肌瘤与一些酶的表达异常或其基因突变相关，主要有延胡索酸酶、DNA 甲基转移酶、儿茶酚邻位甲基转移酶，它们直接或间接导致了子宫肌瘤发病的易感性，并在子宫肌瘤的生长过程中发挥重要的作用。

延胡索酸酶在三羧酸循环中可以催化延胡索酸转变为羟基丁二酸盐。编码延胡索酸酶的基因突变可能是导致家族性子宫肌瘤发生的一个原因，延胡索酸酶的活性相当于肿瘤抑制因子，如果机体的延胡索酸酶缺乏或活性降低就容易患子宫肌瘤。在南美洲 35 个平滑肌瘤家族中发现 98% 患有皮肤平滑肌瘤的女性同时患有子宫肌瘤，比一般人群子宫肌瘤发病率高，发病年龄较早；发现 31 个家族的延胡索酸酶种系存在突变，共有 20 种不同突变，其中 18 种是异常的，这些变异导致了蛋白质的缺失或截短，以及高度保守氨基酸易位或缺失，导致野生型等位基因缺失，以致子宫肌瘤发病危险性增加。延胡索酸酶缺陷促进肿瘤发生，此机制可能关系到柠檬酸盐产物的改变，缺氧途径的激活或自由基的形成。

DNA 甲基转移酶（DNA methyl transferase, DNMT）催化 DNA 的甲基化，包括 DNMT1、3A、3B。甲基化可降低启动子的活性，异常甲基化导致相应肿瘤抑制基因失活，从而导致肿瘤的发生。研究发现，超过 74% 病例与邻近肌层相比子宫肌瘤组织中 DNMT3A 和 DNMT3B 表达减少，提示子宫肌瘤中总体低甲基化和 DNMTs 表达失调与子宫肌瘤发生发展相关。

儿茶酚邻位甲基转移酶参与雌激素代谢中。PCR 和限制性酶切片段结合多态性分析发现 186 例子宫肌瘤患者和 142 例正常对照妇女，具有高活性儿茶酚邻位甲基转移酶 Val/Val 基因型的女性发生子宫肌瘤的危险性比其他基因型的女性高 2.5 倍，表达 Val/Val 基因型的子宫肌层细胞株在增生方面对雌激素的反应性明显增加。高活性儿茶酚邻位甲基转移酶 Val/Val 可能与子宫肌瘤发病的危险性增加相关。

目前对于子宫肌瘤在分子水平的发病机制尚未完全阐明，遗传学异常、雌激素、孕激素及局部生长因子、酶等相互作用，促进子宫肌瘤生长。

三、类型

子宫肌瘤可发生在子宫任何部位，按肌瘤所在部位不同可分为子宫体肌瘤和子宫颈肌瘤，前者占子宫肌瘤 90%~96%，后者仅占 2.2%~10%，宫颈和宫体同时存在肌瘤占 1.8%；子宫肌瘤开始时仅为肌壁内的单一瘤细胞所形成，后期随着肌瘤的增大逐渐从子宫肌壁内向不同的方向生长，根据其与子宫肌壁的关系将其分为三类（图 9-1）。

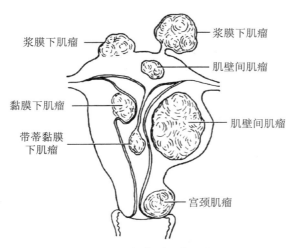

浆膜下肌瘤

浆膜下肌瘤

肌壁间肌瘤

黏膜下肌瘤

肌壁间肌瘤

带蒂黏膜
下肌瘤

宫颈肌瘤

图 9-1 各类型子宫肌瘤

1.肌壁间肌瘤 又称子宫肌层内肌瘤。肌瘤位于子宫肌层内,周围有正常的肌层包绕,肌瘤与肌壁间界限清楚,常将围绕肌瘤被挤压的子宫肌壁称为假包膜。此类肌瘤最多见,占肌瘤总数的 60%~70%,肌瘤可为单个或多个,大小不一,小者如米粒或黄豆大小,不改变子宫形状;大者可使子宫增大或使子宫形状改变呈不规则突起,宫腔也往往随之变形。

2.浆膜下肌瘤 当子宫肌壁间肌瘤向子宫表面的浆膜层生长,以致肌瘤表面仅覆盖着少许肌壁及浆膜层时称为浆膜下肌瘤。当肌瘤继续向浆膜下生长,形成仅有一蒂与子宫壁相连时称为带蒂浆膜下肌瘤。肌瘤生长在子宫两侧壁并向两宫旁阔韧带内生长时称为阔韧带肌瘤,此类肌瘤常可压迫附近输尿管、膀胱及髂血管从而引起相应症状和体征。带蒂浆膜下肌瘤可发生扭转,由于血运受阻,肌瘤蒂断裂并脱落于盆腹腔内,肿瘤发生坏死。若脱落肌瘤与邻近器官如大网膜、肠系膜等发生粘连,从而获得血液供应而生长称为寄生性肌瘤或游走性肌瘤,浆膜下肌瘤占肌瘤总数的 20%~30%,由于肌瘤外突多使子宫增大,外形不规则,表面凹凸不平,呈结节状,带蒂浆膜下肌瘤则可在子宫外触及,为可活动的实性肿物,阔韧带肌瘤则于子宫旁触及,活动受限。

3.黏膜下肌瘤 贴近于宫腔的肌壁间肌瘤向宫腔方向生长,表面覆以子宫内膜被称为黏膜下肌瘤。这种肌瘤突入宫腔,可以改变宫腔的形状,有些肌瘤仅以蒂与宫壁相连称为带蒂黏膜下肌瘤,这种肌瘤在宫腔内如异物引起反射性子宫收缩,由于重力关系,肌瘤逐渐下移至宫颈内口,最终蒂被拉长,肌瘤逐渐被推挤于宫颈外口或阴道口。此类肌瘤占总数的10%左右。由于肌瘤位于宫腔内,因此子宫多为一致性增长。由于肌瘤的牵拉和肌瘤蒂的血液供应不足,可使子宫有轻度内翻及肌瘤表面内膜的出血、坏死、感染进而引起阴道不规则出血及分泌物增多。

子宫肌瘤常为多个,上述肌瘤可 2 种甚至 3 种同时发生在同一子宫上,称为多发性子宫肌瘤。子宫颈肌瘤可生长在子宫颈前唇或后唇黏膜下,突向颈管内可形成带蒂宫颈肌瘤;宫颈肌壁间肌瘤,可随肌瘤逐渐长大,使宫颈拉长,或突向于阴道或嵌顿充满盆腔,此时正常大小的子宫体位于巨大的宫颈上,巨大宫颈可将子宫或膀胱上推至下腹部,使盆腔解剖关系发生变异,增加了手术的危险度和难度。

四、临床表现

1.症状　子宫肌瘤有无症状及其轻重,主要决定于肌瘤的部位、大小、数目及并发症。有的肌瘤小、生长缓慢、无症状,可以终生未被发现。近年由于 B 超检查的广泛应用,不少患者是因常规查体,经 B 超检查发现有子宫肌瘤,而其本人并无症状。就医者多数是因有症状而来。子宫肌瘤常见的症状有月经改变、不规则出血、腹部肿块、白带增多、压迫症状等。

(1)月经改变:是子宫肌瘤最常见的症状。临床可表现为经量增多及经期延长。月经周期规律,经量增多,往往伴有经期延长,此种类型月经改变最多见;月经频多,月经周期缩短,月经量增多;不规则出血,月经失去正常周期性,持续时间长,时多时少且淋漓不断,多见于黏膜下肌瘤。月经改变以黏膜下肌瘤及肌间肌瘤为多见,浆膜下肌瘤很少引起月经改变。根据文献报道黏膜下肌瘤、肌间肌瘤及浆膜下肌瘤造成的月经改变发生率分别为 89.5% ~ 100%、74% ~ 77.7%、33.3% ~ 36%。月经改变的原因有多种解释:①大的肌间肌瘤或多发性肌间肌瘤随着子宫的增大宫腔内膜面积也必然随之增加,行经时子宫内膜脱落面大,修复时间相应较长以致出血多,经期长;②由于肌壁间肌瘤的存在妨碍子宫以有效的宫缩来控制出血,因而造成大量出血;③子宫肌瘤多发生于生育年龄的晚期,甚至更年期,有些患者肌瘤并不大而有月经过多,可能由于伴发功能失调性子宫出血而引起,经刮宫检查子宫内膜便可确定。此外,临床也见到一些患者肌间肌瘤并不大,诊刮的子宫内膜病理报告为分泌期子宫内膜,但有出血症状或者浆膜下子宫肌瘤,也有部分患者有子宫出血症状,这些以子宫内膜面积增大,宫缩不利,或功能失调性子宫出血均难以解释,目前被认为是子宫内膜静脉丛充血、扩张所致。子宫浆膜下、肌壁间、子宫内膜均有较丰富的血管分布,无论黏膜下、肌间或浆膜下生长的肌瘤均可能使肿瘤附近的静脉受挤压,导致子宫内膜静脉丛充血与扩张,从而引起月经过多。黏膜下子宫肌瘤临床最突出的症状是经量增多,之所以引起出血有学者认为是由于肌瘤表面溃疡所致,然而黏膜下肌瘤伴有溃疡者并不多见而临床发生异常出血者却常见。因此,以子宫内膜静脉丛充血、扩张来解释更为有力。有时子宫黏膜下肌瘤表面怒张的静脉破裂出血可直接导致大出血。上述解释均有一定道理,并不矛盾,结合具体患者其子宫出血原因可能是以某一因素为主或者由几个因素协同作用的结果。近年,有学者认为子宫肌瘤及肌壁组织所产生的碱性成纤维细胞生长因子(bFGF)、血管内皮生长因子(VEGF)、表皮生长因子(EGF)等或其受体的调节障碍对血管功能及生成有直接影响,造成子宫血管结构异常,而导致月经过多。

(2)腹部肿块:子宫位于盆腔深部,肌瘤初起时腹部摸不到肿块。当子宫肌瘤逐渐增大,使子宫超过了 3 个月妊娠大小,或位于子宫底部的浆膜下肌瘤较易从腹部触及。肿块居下腹正中部位,实性、可活动但活动度不大、无压痛、生长缓慢,如果患者腹壁厚,子宫增大,或超出盆腔甚至达 4 ~ 5 个月妊娠大小,患者仍难以自己发现。因此,子宫肌瘤患者因腹部肿块就诊者少。巨大的黏膜下肌瘤脱出阴道外,患者可因外阴脱出肿物来就医,肿瘤多伴有感染坏死。

(3)白带增多:子宫黏膜下肌瘤或宫颈黏膜下肌瘤均可引起白带增多。一旦肿瘤感染可有大量脓样白带,若有溃烂、坏死、出血时可有血性或脓血性有恶臭的阴道分泌物。

(4)压迫症状:子宫肌瘤可产生周围器官的压迫症状。子宫前壁肌瘤贴近膀胱者可产生膀胱刺激症状,表现为尿频、尿急;宫颈肌瘤向前长大时也可以引起膀胱受压而导致耻骨上部不适、尿频、尿潴留或充溢性尿失禁;巨型宫颈前唇肌瘤充满阴道压迫尿道可以产生排尿困难,患者可因泌尿系统症状就诊。子宫后壁肌瘤特别是峡部或宫颈后唇巨型肌瘤充满阴道内,向后压迫直肠,可产生盆腔后部坠胀,大便不畅。阔韧带肌瘤或宫颈巨型肌瘤向侧方发展嵌入盆腔内,压迫输尿管,使上泌尿道受阻,形成输尿管扩张甚至发生肾盂积水。由于肌瘤压迫盆腔淋巴及静脉血流受阻产生下肢水肿者少见。

(5)疼痛:一般子宫肌瘤不产生疼痛症状,若出现疼痛症状多因肌瘤本身发生病理性改变或合并盆腔其他疾病所引起;少数黏膜下肌瘤可有痛经表现。

子宫肌瘤红色变性多见于妊娠期,表现为下腹急性腹痛,伴呕吐、发热及肿瘤局部压痛;浆膜下子宫肌瘤蒂扭转,或宫底部巨型浆膜下子宫肌瘤在个别情况下引起子宫扭转均可发生急腹痛;子宫黏膜下肌瘤由宫腔向外排出时也可引起腹痛,但一般其排出的过程是缓慢渐进,而宫颈松软,由于肌瘤刺激引起子宫收缩可有阵发性下腹不适,很少引起急性腹痛;黏膜下子宫肌瘤感染坏死引起盆腔炎者可致腹痛,但少见;文献曾有5例报道,患有子宫肌瘤妇女因服避孕药发生肌瘤内灶性出血而引起剧烈腹痛。肌瘤经组织学检查有多灶性出血,故而称为肌瘤卒中。

肌瘤合并盆腔其他疾病可导致腹部疼痛,最常见的是子宫腺肌病或子宫内膜异位症,其疼痛具有特点,为周期性、进行性逐渐加重的痛经,常伴有肛门坠、性交痛而非急性腹痛。

(6)不孕与流产:子宫肌瘤患者多数可以受孕,妊娠直到足月。然而有些育龄妇女不孕,除肌瘤外找不到其他原因,而行肌瘤切除术后即怀孕,说明不孕与肌瘤有一定关系。肌瘤的部位、大小、数目可能对受孕与妊娠结局有一定影响。宫颈肌瘤可能影响精子进入宫腔;黏膜下肌瘤可阻碍孕卵着床;巨型子宫肌瘤使宫腔变形特别是输卵管间质部被肌瘤挤压不通畅,妨碍精子通过;有人认为子宫肌瘤引起的肌壁、子宫内膜静脉充血及扩张,特别是子宫内膜静脉的充血扩张,其结果导致子宫内环境不利于孕卵着床或对胚胎发育供血不足而致流产。

(7)贫血:子宫肌瘤的主要症状为经量增多、经期延长。由于长期月经过多或不规则出血可导致失血性贫血。临床出现不同程度的贫血症状。重度贫血多见于黏膜下肌瘤。

(8)红细胞增多症:子宫肌瘤伴发红细胞增多症者罕见。患者多无症状,主要的诊断依据是血红蛋白与红细胞计数增高,除子宫肌瘤外找不到其他引起红细胞增多症的原因。肿瘤切除后血红蛋白与红细胞均降至正常。多年来对其病因学有种种解释,现已清楚子宫肌瘤伴发红细胞增多症是由平滑肌细胞自分泌产生的红细胞生成素所引起。红细胞生成素本由肾脏产生,平滑肌不产生红细胞生成素。此种由非内分泌组织的肿瘤产生或分泌激素或激素类物质并由此引起内分泌功能紊乱的临床症状称为异位激素综合征。除子宫肌瘤外已知有不少肿瘤如肝癌、肾上腺皮质癌、卵巢癌、乳腺癌、肺燕麦细胞癌等均可因肿瘤细胞产生红细胞生成素而临床出现红细胞增多症。

(9)低血糖症:子宫肌瘤伴发低血糖症也属罕见。主要表现为空腹血糖低,意识丧失以致休克,经葡萄糖注射后症状可以完全消失。肿瘤切除后低血糖症状即完全消失。子宫肌瘤发生低血糖也是异位激素综合征的一种,其发生机制还未完全清楚。近年文献报道非胰岛细胞肿瘤患者出现低血糖症,当低血糖发作时,血中胰岛素、胰岛素样生长因子-Ⅰ(IGF-Ⅰ)和生长激素的水平降低甚至检测不到,而胰岛素样生长因子-Ⅱ(IGF-Ⅱ)浓度正常或轻度增高,肿瘤切除后低血糖发作消失,上述参数也恢复正常,而认为非胰岛素细胞肿瘤引起的低血糖与肿瘤细胞自分泌产生过多的 IGF-Ⅱ有关。非胰岛素细胞肿瘤患者发生低血糖症，多数肿瘤是来自间叶组织或纤维组织，肿瘤可以是良性，也可以是恶性，如纤维瘤、纤维肉瘤、平滑肌肉瘤等。肿瘤一般较大，通常见于胸腔、腹腔、腹膜后及盆腔。

2.体征

（1）腹部检查：小的子宫肌瘤从腹部摸不到肿块，如子宫增大超过 3 个月妊娠大小或宫底部有肌瘤易于触及。于耻骨联合上方或下腹部正中触及肿物、实性，若为多发性子宫肌瘤则其外形不规则，肿物可活动、无压痛，若为阔韧带肌瘤则其活动受限。

（2）阴道检查：注意阴道是否通畅，有无肿物堵塞；宫颈大小、外观有无变形、肿物、有无移位，是否易于暴露，颈管有无变形；阴道穹隆是否饱满。子宫体部肌瘤使子宫呈不同程度增大，肌瘤局部向外突起，子宫表面凹凸不平，肿瘤硬度与子宫肌壁一致，若肌瘤含纤维组织成分较多则触之较硬；若肌瘤有退行性病变则变软甚至呈囊性；若肌瘤有钙化则触之坚硬如石。移动宫颈时肿瘤也随之移动。带蒂浆膜下肌瘤位于子宫表面，若蒂长，移动宫颈则肿瘤不随之移动，此时与卵巢肿瘤易混淆。子宫黏膜下肌瘤位于宫腔内者，子宫呈一致性增大，表面光滑、硬度正常而活动，若带蒂黏膜下肌瘤脱出于宫颈外口处，则张开窥器即可看到子宫颈口处有肿物，粉红色，表面光滑，宫颈四周边缘清楚，质软，肌瘤有时可缩回宫腔形成时隐时现的情形；若肌瘤大，一旦脱出于宫颈外口即不易退缩回去，若在宫颈口外停滞时间长，肿瘤表面充血、水肿伴有感染，甚至形成溃疡、坏死而有脓性溢液排出。宫颈肌瘤则是宫颈局部增大可触及圆形瘤核，若为带蒂黏膜下肌瘤脱出于宫颈口处，则与子宫黏膜下肌瘤外观相似，用探针探测蒂根位于颈管内则为宫颈黏膜下肌瘤。宫颈肌瘤多是单发的，若为巨型宫颈肌瘤，肌瘤可达 3~4 个月妊娠子宫大小，盆腔改变较复杂，宫颈有明显的移位及变形。肌瘤可来自前唇或后唇而以后唇为多见，后唇被增大的肿物所代替，前唇则被肿物扩张变薄，宛如临产后近开全的宫颈，而子宫则被推到肿物之上如高山上的小庙；有时位于宫颈上方近峡部的巨型肌瘤向子宫直肠陷凹处嵌入，宫颈向上移位于耻骨联合的后方，呈扁片状而无法暴露，子宫则被高举于肿瘤之上方。来自前唇的巨型肌瘤使宫颈口移到后下方，也难以暴露，前唇被巨大的肿瘤代替，子宫被高举于肿物之上。有时巨型宫颈肌瘤向下充满阴道，向上嵌入盆腔。由于肌瘤塞满阴道，宫颈几乎触摸不到，巨型肌瘤嵌入盆腔，宫体多触摸不清。有时宫颈肌瘤向侧方发展而形成阔韧带底部的肿瘤。三合诊可协助了解盆腔内的改变。

五、诊断与鉴别诊断

1.诊断　病史和一般妇科检查为诊断子宫肌瘤的基本方法，绝大多数子宫肌瘤可以以此得到正确诊断。现在有 B 超、宫腔镜和腹腔镜，使过去一些疑难病例在现在一般可以迎刃而解，但临床诊断的基本功仍不容忽视，而且采用辅助诊断须有指征。

（1）病史及妇科检查：子宫肌瘤为妇科的常见病，多发生于中年妇女，以月经过多，不规则子宫出血及膀胱、直肠压迫症状为主诉，多伴发贫血、下腹部肿块或不孕等。对就诊的患者须问清病史，通过腹部、阴道检查结合病史进行分析一般即可做出正确诊断。检查患者时须注意一般情况及有无贫血貌，腹部检查若为大肌瘤可触及肿块，质硬，居下腹中部；若肌瘤刚超出盆腔可触及耻骨联合稍向上处实质性包块。妇科检查：子宫体部肌瘤使子宫呈不同程度的增大，肌瘤所在部位表面隆起，肿物较硬，若为浆膜下肌瘤则子宫表面可触及结节状肿物且与子宫关系密切。带蒂浆膜下肌瘤可有一定的活动度。子宫体部肌瘤往往为多发，肌壁间、浆膜下肌瘤混合存在,致使子宫外形不规则;若为阔韧带肌瘤,则肿瘤活动受限,而子宫被挤向对侧;若为黏膜下肌瘤则子宫均匀性增大,一般为8~10周妊娠大小。带蒂黏膜下肌瘤脱出于宫颈口外者触之肿物可以自由转动,宫颈口松,肿物表面为粉红色,若有感染可见脓苔、溃疡、坏死并有脓血性溢液;宫颈肌瘤多为单发的小型肌壁间肌瘤,宫颈增粗,若宫口松,一指进入颈管可触及瘤核,颈管弯曲有变形。宫颈黏膜下肌瘤若突出于宫颈口外,其外观与子宫黏膜下肌瘤相同,但其蒂根附着于颈管内。巨型宫颈肌瘤使盆腔变异较大,肿瘤增大可充满盆腔,宫体被高举于肿瘤之上,阴道内触及巨型肿物,若肿瘤来自后唇,则前唇被撑薄呈一窄片,深居于穹隆部而难以暴露。若来自前唇则宫口移向后下方,巨型宫颈肌瘤常嵌入盆腔导致活动受限。根据病史及检查结果,进行综合分析判断,不难做出诊断,如有疑问可进一步采用需要的辅助诊断方法。

(2)B超检查:B超检查无损伤、可重复,现已广泛应用于临床,成为子宫肌瘤的主要辅助诊断方法。协助鉴别盆腔肿物之来源如子宫肌瘤与卵巢实性肿瘤、巧克力囊肿及附件炎性肿块;对增大的子宫不能肯定为肌瘤,需要排除妊娠或妊娠相关的疾病如葡萄胎或肌瘤合并妊娠;肌瘤切除术前明确肌瘤所在部位、大小及数目作为术中参考及术后随诊检查的依据;对突出宫颈口的较大黏膜下肌瘤,了解其根蒂部位及子宫其他部位有无肌瘤;肌瘤合并妊娠需了解胎儿情况;肌瘤红色变性病情变化的随诊等。

(3)诊断性刮宫探查:了解宫腔情况,并刮取内膜做病理检查。行诊断性刮宫时探查宫腔深度、方向、有无变形及黏膜下肌瘤,协助阴道检查确定肌瘤位置及其对宫腔的影响。前壁肌瘤突向宫腔时子宫探条进入方向先偏后,反之若来自后壁的肌瘤则进入先向前,前进时有爬坡感,越过突起部分才能达到宫底部。刮宫时应体会宫壁是否平滑,宫底部有无突起及肿物滑动,但小的黏膜下肌瘤却易滑过而漏诊。巨型宫颈肌瘤宫颈部被拉长,可达10cm以上,子宫被高举,虽宫腔大小无改变,但有时探条需进入15cm方达宫底,这类子宫肌瘤要探查宫腔不容易,需要有一定经验的医师来操作。诊断性刮宫还可了解子宫内膜病理性质。对年轻妇女的子宫内膜癌经常是在常规诊断性刮宫后发现的。因此,子宫肌瘤术前应将诊断性刮宫列为常规体查。

(4)宫腔镜检查:通过宫腔镜可在直视下观察宫腔内病变性质,确定病变部位并能准确地取材活检,对小的黏膜下肌瘤也可同时切除。

(5)腹腔镜检查:子宫肌瘤临床可以检查清楚,一般不需要做腹腔镜检查。有些盆腔肿块有手术指征者可直接剖腹探查。偶有子宫旁发现实性小肿块难以确定其来源与性质,尤其B超检查也难以确定时可做腹腔镜检查,明确诊断以便治疗,如小的浆膜下肌瘤、卵巢肿瘤、结核性附件包块等。腹腔镜应仔细观察盆腔肌瘤大小、位置、与周围脏器的关系。腹腔镜下也可同时通液以了解输卵管的情况。

(6)其他影像学检查:子宫肌瘤通过上述手段通常可以明确诊断。一般很少采用其他影像学检查,如X线、CT或MRI,若有需要可用CT或MRI做进一步检查。MRI可以对黏膜下、肌壁间或浆膜下肌瘤显示出边界清楚的肿瘤,并能确定其所在部位及数目,对小肌瘤(1cm)也可辨认清楚。子宫输卵管碘油造影对诊断子宫黏膜下肌瘤有一定的价值,可见到宫腔内有充盈缺损,尤其对年轻不育的患者可同时了解输卵管是否通畅。

2.鉴别诊断 子宫肌瘤的诊断一般不困难,有时因为病史不清楚或症状体征不典型,会给诊断带来一定困难。但有时也需与下列情况相鉴别。

（1）妊娠子宫：妊娠子宫与子宫肌瘤均有子宫增大症状，若闭经史清楚，妊娠症状明显，妊娠子宫和子宫肌瘤不难鉴别。前者有停经史、早孕反应，且子宫增大与停经月份一致，子宫质软，而子宫肌瘤虽有子宫增大但质地较硬，而且无停经及早孕反应，相反常有子宫出血病史。一般来说妊娠子宫软而子宫肌瘤硬，若肌瘤发生继发病变时，也可很软；妊娠子宫为球形增大，表面无隆起，子宫肌瘤则不规则生长，但较小的肌壁间肌瘤也可使子宫呈球形增大，相反早孕时胚胎着床于子宫底一侧，也可使子宫不规则增大，易于混淆。尤其当子宫肌瘤合并妊娠时，尿妊娠试验也可为阳性，诊断更为困难，常需观察病情发展，最后再做出确诊。妊娠试验和 B 超检查可资以鉴别。

（2）卵巢肿瘤：卵巢囊肿不易与子宫肌瘤混淆，因为两者硬度不同，前者为囊性而后者为实性，同时前者与子宫中间有分界，可与之分开，而子宫肌瘤则与子宫关系密切不能与之分开，移动宫颈则其随之活动。诊断遇到困难较多的是卵巢实性肿瘤与浆膜下子宫肌瘤，两者均为实性肿瘤。如果肌瘤在子宫的一侧，尤其带蒂浆膜下肌瘤有时鉴别困难，需借助 B 超。卵巢恶性肿瘤也为实性肿块，与子宫牢固粘连在一起融为一个团块时，虽属子宫外肿块但与之不能分开，有时被误诊为子宫肌瘤，此时年龄很重要，肌瘤多见于中年妇女，有月经不调，而卵巢癌多见于老年妇女。若患者为绝经后妇女首先要考虑为卵巢恶性肿瘤，结合其他卵巢恶性肿瘤的体征如子宫直肠陷凹结节或肿块，子宫固定不动等均可鉴别。阔韧带内巨大子宫肌瘤触之为实性肿物，居子宫的一侧，有时被误诊为卵巢实性肿瘤，卵巢实性肿瘤若不是恶性一般活动度好，而阔韧带子宫肌瘤则活动受限。有时也会遇到巨大子宫肌瘤囊性变会被误诊为卵巢囊肿。阴道检查：若为大肌瘤囊性变，则摸不清宫体，而卵巢囊肿，除囊肿外可触及子宫体。B 超检查可协助诊断。

（3）子宫内膜异位症：卵巢巧克力囊肿张力大，与子宫紧密粘连。阴道检查：肿物与子宫关系密切，如增大的子宫呈局部突起，因而被误诊为子宫肌瘤。子宫内膜异位症常为宫骶韧带增粗或有结节，病史上有痛经、经期肛门坠痛、腹泻等症状有助于鉴别，子宫肌瘤有月经过多或经期紊乱，但无痛经。此外子宫肌瘤一般活动自如，而卵巢巧克力囊肿有盆腔粘连，活动受限。B 超检查可协助鉴别。

（4）子宫腺肌病：表现为子宫增大，月经过多，好发于中年妇女。与子宫肌瘤在病史和阴道检查方面有类似之处，重要的鉴别点是子宫腺肌病的临床症状特点是进行性加重的痛经，并伴有肛门下坠感；阴道检查子宫呈均匀性增大，一般为 10~12 周妊娠大小，质地坚硬，有时经前及经后子宫大小可有变化。子宫肌瘤的子宫多呈不规则增大、质韧，虽有月经过多症状但无痛经。有时二者可以并存，子宫肌瘤合并子宫腺肌病，病史可以出现痛经症状。

（5）子宫内膜癌：常见症状是不规则阴道出血，并有子宫增大，从临床症状与体征均有相似之处。发病年龄不同，子宫内膜癌好发于老年妇女以绝经后出血为多见，同时有白带增多，而子宫肌瘤则多见于中年妇女。阴道检查均有子宫增大，子宫内膜癌的子宫为均匀性增大，质较软。对更年期妇女应警惕子宫肌瘤合并子宫内膜癌。因此子宫肌瘤患者术前常规做诊断性刮宫以排除子宫内膜癌。

（6）子宫颈癌：宫颈癌症状为不规则阴道出血，白带增多或流出恶臭的阴道溢液，而子宫黏膜下肌瘤脱出于宫颈口或宫颈黏膜下肌瘤伴有感染均可产生同样的症状。阴道检查可见阴道内肿物表面有溃烂、坏死，外观似菜花状宫颈癌。宫颈癌宫颈增大、质硬，肿物表面脆，极易出血，穹隆部常被累及变硬；而黏膜下肌瘤表面光滑、不脆、不硬，宫颈质软，穹隆完整质软,带蒂黏膜下肌瘤可以转动。宫颈刮片及组织活检可确诊宫颈癌。

(7)盆腔炎性肿块:结核附件炎性肿块,触之实性较硬,与子宫紧密粘连,包块不活动,子宫边界不清,易与子宫肌瘤混淆。但两者的病史与症状均不同。结核包块患者有结核病,尤其是肠结核及腹膜炎史,不育史,月经量少甚至闭经,若为活动性结核则有低热、体弱、血沉快,而子宫肌瘤以月经过多为主诉。诊断性刮宫若为子宫内膜结核即可确诊为结核性包块,子宫肌瘤一般宫腔增大。B超也可协助鉴别包块的来源。

(8)子宫内翻:下坠于宫颈口或阴道内的有蒂肌瘤和慢性子宫内翻有时也难以区别,因两者都有不规则出血及阴道血性分泌物。检查时均可见到宫颈扩大,肿物由宫颈脱出,表面均为黏膜所覆盖。慢性子宫内翻阴道内脱出肿物,其表面为子宫内膜,可误诊为黏膜下子宫肌瘤脱出于阴道。仔细检查于肿瘤下方两侧可见到外翻的输卵管内口,进一步双合诊检查盆腔内空虚,触不到宫体,而在子宫肌瘤时则仍可以扪及。也可用探条探测宫腔,子宫内翻时宫腔很浅,而子宫肌瘤则常和以往相似或稍深。再有用手指沿肿物上摸,在子宫肌瘤中,可摸到瘤蒂由宫壁伸出,而在子宫内翻则摸不到瘤蒂。但必须注意有时有蒂子宫肌瘤可牵拉宫顶向外翻出,两者同时存在,此时诊断则更困难。

(9)子宫肥大症或子宫纤维化:子宫肌壁组织平滑肌细胞肥大,肌层增厚,子宫均匀性增大。发生于育龄妇女,常伴有月经过多。一般子宫孕8~10周大小,多见于经产妇,B超无瘤核,诊刮内膜无异常。

(10)子宫肉瘤:与子宫肌瘤均有子宫增大,阴道出血,有其相似之处。临床往往将子宫肉瘤误诊为子宫肌瘤。子宫肌瘤发生于育龄妇女,生长缓慢,绝经后逐渐萎缩为其特点,而子宫肉瘤好发于老年妇女,生长迅速,若子宫肿瘤增长迅速,特别是绝经后妇女子宫增大首先应考虑子宫肉瘤,并须注意是否有肿瘤侵犯周围组织出现腰腿痛等压迫症状。阴道检查肉瘤子宫增大、质软或硬,有时从宫口有息肉样赘生物脱出,暗红色,或粉色,质脆,触之易出血,诊刮可有帮助,若未侵及内膜则诊刮不易确诊。

六、治疗

子宫肌瘤的特点是性激素依赖性,多见于中年妇女,于绝经后随着体内性激素的降低,多数肌瘤自然萎缩变小,少数甚至消失。其恶变率低,生长缓慢,无症状的肌瘤对月经、生育及健康均无影响。根据患者的年龄、有无症状、肌瘤的部位、大小、数目、婚姻、生育状况,以及患者的周身情况等全面考虑制订相应的治疗方案,使治疗个别化,更有针对性,达到既要解除患者的病痛,又能提高生活质量的目的。

(一)非手术治疗

1.期待疗法　为定期随诊观察,而不需要做特殊处理。主要适用于无症状的子宫肌瘤,尤其是<10周妊娠子宫大小者,若为近绝经妇女,则期待绝经后肌瘤可以自然萎缩。此外临床常见一些经健康查体发现的无症状的小肌瘤患者往往带着焦虑的心情来就医,这些患者经过仔细检查被确诊为子宫肌瘤者,可采用期待疗法,无必要行手术治疗。每3~6个月复查1次,随诊期间注意有无症状出现,子宫是否增大。每次随诊需做妇科检查并辅以B超检查。随诊过程中若出现月经过多、压迫症状或肌瘤增大尤其速度较快者,应行手术治疗。

2.药物治疗　子宫肌瘤是性激素依赖性肿瘤,临床采用对抗性激素药物治疗,历时已逾半个世纪,期间曾试用过多种药物,但广泛治疗肌瘤的药物仍处于探索过程中。药物治疗对于短期内改善症状、纠正贫血、缩小肌瘤效果明显。

（1）促性腺激素释放激素类似物：促性腺激素释放激素（gonadotropin-releasing hormone，GnRH）是由下丘脑促垂体区肽能神经元脉冲式分泌的十肽激素，对垂体起双重调节作用。当 GnRH 少量脉冲式分泌时，促进腺垂体细胞合成、储存及释放促性腺激素 FSH 和 LH，当垂体受到大量持续的 GnRH 作用时，垂体细胞上的受体被激素占满，出现降调节作用，不能再合成和释放 FSH 和 LH，FSH 和 LH 水平下降，从而抑制卵巢功能。GnRH 类似物是在天然的 GnRH 分子结构进行修饰而合成的一系列肽类物质，包含 GnRH 激动剂（gonadotropin-releasing hormone agonists，GnRH-a）和 GnRH 拮抗剂（gonadotropin-releasing hormone antagonists，GnRH$_A$）两类。GnRH-a 比 GnRH 活性高出 5~50 倍，主要在 5、6、8 位氨基酸进行取代，GnRH-a 则通过改变 GnRH 的结构，使其与 GnRH 受体亲和力增强，但不具有 GnRH 刺激分泌促性腺素作用。GnRH-a 通过竞争阻断 GnRH 受体，直接、快速抑制垂体性腺轴，给药后血浆卵泡刺激素 FSH 及 LH 水平数小时内降低，GnRH-a 无类 GnRH 作用，无应用 GnRH-a 后最初的垂体刺激作用。目前临床上使用的 GnRH 类似物主要为激动剂，GnRH-a 能竞争垂体细胞上 GnRH 受体，首次给药初期，GnRH-a 短暂刺激 FSH 及 LH 升高，即反跳作用，使卵巢性激素短暂升高。持续应用后，垂体上的受体被全部占满和耗尽，对 GnRH-a 不再敏感，即垂体 GnRH-a 受体脱敏，使 FSH 和 LH 大幅下降，导致卵巢性激素水平大幅下降至绝经后水平。治疗子宫肌瘤是通过连续给 GnRH-a 使雌二醇抑制到绝经水平，造成假绝经状态或称药物性卵巢切除，借此抑制肌瘤生长并使其缩小。此药因能被胃多肽酶灭活，不能口服。常用的给药方式为鼻腔喷洒、皮下注射、肌肉注射或植入。长效制剂可每月用药 1 次，方便患者。常用 GnRH-a 药品名称、剂量及给药方法见表 9-6。

表 9-6　常用 GnRH-a 药品名称、剂量、给药方法

药物名称	剂量	给药方法
亮丙瑞林	3.75mg	每 4 周 1 次，皮下或肌肉注射
曲普瑞林	3.75mg	每 4 周 1 次，皮下或肌肉注射
戈舍瑞林	3.6mg	每 4 周 1 次，皮下注射
布舍瑞林	200~400μg	每天 1 次，皮下注射
那法瑞林	50~500μg	每天 1 次，皮下注射
组氨瑞林	50~500μg	每天 1 次，皮下注射
丙氨瑞林	150μg	每天 1 次，皮下或肌肉注射

20 世纪 80 年代初期首次报道应用 GnRH-a 治疗子宫肌瘤获得成功。各种 GnRH-a 制剂的临床实验及综述均显示 GnRH-a 能明显缩小子宫及肌瘤的体积，明显改善肌瘤相关症状如月经过多等，并能提升血红蛋白水平，有些患者可诱发闭经。用药 3~6 个月，肌瘤体积可缩小 50%~77%，有效率达 87%，但完全消失者仅见于小的肌瘤。用药 4~8 周即可看出效果，12~16 周效果最佳，继续用药效果却不再显著。子宫及肌瘤体积缩小的程度与体内雌激素下降水平有关。肥胖患者效果较差，可能与其皮下脂肪腺外转化的雌激素增多有关。然而有少数患者即使雌激素水平降至绝经水平，肌瘤缩小仍不明显，多见于年龄较大的妇女，原因不清。这些肌瘤可能是非雌激素依赖性；也有认为与肌瘤成分的异质性有关，肌瘤内的

钙化或纤维组织对激素治疗反应差或无反应。报道中所用的 GnRH-a 药物有所不同,其疗效基本一致。用药的时间不等,一般为 12~24 周,患者在 GnRH-a 治疗期间闭经,停药后 4~10 周月经恢复。随着月经的恢复肌瘤在不同的时间后又开始增大,在 6 个月内多数又重新恢复到原来的大小。在近绝经期的患者中,部分停药后继续闭经进而过渡到绝经,肌瘤不再长大。

GnRH-a 使肌瘤缩小的机制除降低血中雌激素水平外,还可能通过抑制局部成基本纤维细胞生长因子(basic fibroblast growth factor,bFGF)、血管内皮生长因子(vascular endothelial growth factor,VEGF)、血小板衍生生长因子(platelet derived growth factor,PDGF)表达,以及减少 DNA 合成、细胞增生及转化生长因子的产生抑制肌瘤生长,并通过减少子宫或肌瘤血管直径及血流参数从而使肌瘤缩小。

子宫肌瘤采用 GnRH-a 治疗的适应证包括:①术前辅助治疗,这是目前应用最多的适应证,大肌瘤伴有严重子宫出血,术前用药使肌瘤缩小后手术,术中出血减少而且操作容易尤其是肌瘤切除术。严重贫血者用药后闭经,术前可纠正贫血,减少输血的可能。用药后由于肌瘤缩小,使原本不能行肌瘤剥除者可行剥除,避免子宫切除,同时可因肌瘤缩小增加腹腔镜下肌瘤剥除或子宫切除及阴式子宫切除、宫腔镜下子宫肌瘤切除的可能,减小对患者的创伤。但也有些肌瘤因术前应用 GnRH-a 而缩小,行肌瘤剥除术时难以发现而被遗漏,增加肌瘤切除术后"复发"的机会。②子宫肌瘤合并不孕患者,经药物治疗后肌瘤缩小,为受孕改善了条件,获得自然受孕的机会。③近绝经期患者采用 GnRH-a 治疗后,有些患者可以提前过渡到绝经,肌瘤随之自然萎缩。④子宫肌瘤患者有严重合并疾病暂不能接受手术者可以采用 GnRH-a 药物治疗,控制肌瘤生长,暂缓手术。

GnRH-a 的不良反应主要是由于低雌激素水平所引起的绝经期综合征及骨质丢失。患者出现程度不同的潮热、燥汗、阴道干涩、情绪不稳定,最具威胁的不良反应是引起骨吸收,导致骨质疏松,尤其以腰椎及股骨近端最为明显。用药 24 周,骨质可丢失 6%(4%~12%),一般停药后可以恢复,但有些患者即使停药后也不可逆。为了避免由于长期使用 GnRH-a 造成低雌激素状态带来的不良反应,于 20 世纪 80 年代后期提出的反加添加疗法,即采用 GnRH-a 与性激素联合用药以期达到能减轻或制止潮热等绝经期症状及防止骨质丢失又能保持 GnRH-a 对子宫肌瘤的疗效,已得到临床肯定,先用 GnRH-a 12 周,收到子宫缩小的效果后,再加用相当于绝经后激素补充治疗所用的低剂量雌激素与孕激素,与之联合。用药选择因人而异。常用药物有替勃龙、雷洛昔芬、单孕激素及雌孕激素联合用药。方案有:①先用 GnRH-a 3 个月使肌瘤缩小后,再加用天然雌激素与孕激素序贯或联合应用;②从治疗开始即采用 GnRH-a 与替勃龙 2.5mg 每天 1 次联合应用;③GnRH-a 治疗同时加用雷洛昔芬每天口服 60mg。研究显示该方案治疗过程中及治疗后 BMD 和血清骨代谢标志物没有发生明显变化,而子宫和肌瘤的体积明显缩小。一般应用 GnRH-a 12 周的患者不需反加疗法。

过去一直主张 GnRH-a 治疗子宫肌瘤使用时间为 3~6 个月,有学者对不同用药时间进行比较发现用药 2 个月和 6 个月子宫体积较用药前均显著缩小,但 2 组间子宫体积的缩小量和术中出血量无显著差异。据报道,术前使用 GnRH-a 2 个月能够显著减少子宫及肌瘤的血流,治疗组的术中出血明显少于对照组。药物可通过使子宫动脉及肌瘤血管内血流量明显减少,抑制肌瘤生长。故对于术前用药后血红蛋白已升高到理想水平者无须延长用药,可避免或减轻 GnRH-a 治疗的不良反应。对于近绝经期采用 GnRH-a 治疗者可适当延长用药时间。

GnRH-a 阿巴瑞克、西曲瑞克及加尼瑞克已被美国 FDA 批准用于临床,目前 GnRH-ε 主要用于辅助生殖技术及前列腺癌。由于其为短效制剂,目前尚未见治疗子宫肌瘤的随机对照研究报道,但在小样本的研究中显示出良好的疗效。国外学者报道 19 例绝经前有症状的子宫肌瘤患者每天使用加尼瑞克 2mg 进行皮下注射,使用 19 天时子宫及子宫肌瘤体积缩小最为明显,子宫及子宫肌瘤体积缩小率分别为 42.7% 和 46.6%。

(2)米非司酮:又称 RU486,是 19-去甲睾酮的衍生物,具抗孕激素、抗糖皮质激素的作用,前者的作用强于后者。能取代体内黄体酮与其受体相结合,抑制黄体酮活性,继而引起卵巢黄体溶解,致体内黄体酮和雌二醇水平下降。20 世纪 80 年代研制成功,最初临床主要用于抗生育,近年逐渐扩大了其应用范围。Murphy 等首次报道应用米非司酮治疗 10 例有症状的子宫肌瘤患者,使子宫肌瘤体积缩小。最初是每天服 50mg,连续服用 3 个月。其后又作了每天 25mg 及 5mg 不同剂量的观察,治疗 3 个月,25mg 组用药 3 个月,肌瘤缩小 49%,收到与 50mg 组同样的效果,5mg 组的疗效差。三组用药期间均出现闭经,部分患者出现轻度潮热。20 世纪 90 年代后期国内陆续有较多的米非司酮治疗子宫肌瘤的报道。用量为每天服 10~25mg 不等,连服 3 个月为 1 个疗程,均收到肌瘤缩小的效果,体积缩小 50% 左右。有效率(缩小>20%)达 85%~90%,服药期间闭经。不良反应轻,少数患者出现轻度潮热,个别转氨酶轻度增高,停药后即恢复正常。停药后 15~40 天恢复月经,个别延迟。月经恢复后子宫肌瘤体积的变化也因人而异,有的患者停药后 3 个月内肌瘤未见增大,随后逐渐见增大。月经恢复后的经量也不尽相同,50 岁左右近绝经期患者可诱发绝经,停药后继续闭经,肌瘤持续缩小,此点与 GnRH-a 有相同作用。新近文献显示低剂量米非司酮(5mg 或 10mg)均可使子宫肌瘤明显缩小,达到闭经、改善贫血的目的。有学者对米非司酮治疗子宫肌瘤的文章进行综述显示米非司酮的使用剂量逐渐减小至 25mg/d、10mg/d,甚至达 5mg/d,使用 3 个月的有效率为 26%±20%,6 个月有效率为 48%,与 50mg/d 使用 3 个月疗效相当。多位学者均对小剂量米非司酮治疗子宫肌瘤的疗效进行研究,显示 5mg/d 与 10mg/d 子宫肌瘤缩小的效果相同,与对照组比较具有明显缩小子宫肌瘤的作用。长期使用米非司酮有子宫内膜增生的报道,上述研究显示使用 6 个月 10mg/d,13.9%~28% 出现子宫内膜过度增生(无不典型增生),使用 12 个月发生率降低至 4.8%;5mg/d 组未发现子宫内膜增生。米非司酮与 GnRH-a 治疗子宫肌瘤比较,疗效相同,适应证基本同 GnRH-a。我国目前一般应用小剂量米非司酮 10mg/d,口服,连续 3 个月治疗子宫肌瘤。

(3)孕三烯酮:是合成的 19-去甲睾酮的衍生物,具有强抗孕激素、抗雌激素及中度抗促性腺激素及轻度雄激素作用。服用后患者血中 LH、FSH、E、P 均降低,英国学者报道 1 例 R-2323 治疗子宫肌瘤的病例,该患者在停药后生育。此后研究显示给予子宫肌瘤患者不同剂量(2.5~5.0mg)和途径(口服或者经阴道给药)的孕三烯酮,可使子宫肌瘤体积明显缩小,以服药最初 6 个月缩小最显著,6 个月后缩小速度减慢;而且 2.5mg 每周 3 次比 5mg 每周 2 次更有效,阴道用药较口服用药肌瘤缩小更明显。所有患者在治疗过程中出现闭经,肌瘤引起的症状在用药 1 个月后消失。用药半年的患者,89% 在停药后 18 个月,子宫仍比治疗前小。不良反应主要包括体重增加、痤疮、皮质增多症和潮热等。肝功能异常较少见,对血脂血糖无明显影响,用药半年后骨密度无明显变化。停药后不良反应一般于 2 个月内消退。

（4）选择性雌激素受体调节剂：药理活性具有组织特异性，在中枢神经系统、骨骼、肝脏及心血管系统表现为雌激素受体激动剂，发挥雌激素保护心血管及代谢方面作用；在乳腺内表现为雌激素受体拮抗剂；在子宫则混合了拮抗剂和激动剂的作用。过去曾用他莫昔芬治疗子宫肌瘤，但由于它有刺激子宫内膜增生的作用导致现已不用。雷洛昔芬是目前使用最广泛的一种选择性雌激素受体调节剂，已被批准用于治疗和预防绝经后的骨质疏松。因其无刺激子宫内膜增生的不良反应，近年的临床研究显示选择性雌激素受体调节剂对子宫肌瘤有治疗作用。最初采用每天 60mg 雷洛昔芬治疗绝经后子宫肌瘤，可使肌瘤体积缩小，并可持续至停药后一年，而此剂量对绝经前子宫肌瘤患者作用不明显，增加剂量至 180mg/d 作用仍不明显；这可能是雷洛昔芬的抗雌激素作用处于只能抵消绝经后低雌激素而不能抵消绝经前较高的雌激素水平。而国外的一项随机对照实验，给予 25 例绝经前的子宫肌瘤患者口服雷洛昔芬 180mg/d 共 3 个月或不进行医疗干预，结果治疗组的肌瘤体积与对照组相比减少22.2%，与基线相比减少 9.1%。有研究发现该药对肌瘤细胞有明显的抗增生及诱导凋亡的作用。国内尚无雷洛昔芬治疗子宫肌瘤的报道。

（5）选择性孕激素受体调节剂：是新近研发的一类合成的孕激素受体的配体，它们与受体结合表现出孕激素激动剂、拮抗剂、部分或者混合的激动剂与拮抗剂效应。

Asoprisnil 是其中的代表药物，具有混合的孕激素受体激动剂及拮抗剂的效应，动物试验显示其对子宫组织具有高选择性。国外进行的一项多中心、双盲、随机、安慰剂对照的临床实验，129 例符合标准的患者，口服不同剂量的 Asoprisnil（5mg、10mg、25mg）或安慰剂，每天一次共 12 周，结果实验组子宫及肌瘤体积明显缩小，其中 25mg 组平均肌瘤体积缩小 36%，压迫症状改善。由低到高不同剂量的 Asoprisnil 减少患者子宫出血量分别达 28%、64% 及 83%；以上各项改善有明显的剂量依赖性。有学者对 33 例子宫肌瘤患者术前给予 Asoprisnil 10mg 或 25mg 或给予安慰剂共 12 周，用药前及手术前测定子宫动脉的血流阻抗，子宫及肌瘤的大小及记录患者的月经周期及月经量，结果显示 25mg 组明显增加子宫动脉的血流阻力，提示子宫动脉血流量减少，子宫肌瘤体积缩小的中位数为 25.8%；与安慰剂组比较，月经量明显减少，25mg 组 91% 的患者闭经。目前尚无 Asoprisnil 治疗子宫肌瘤的大样本临床实验的结果，其适应证、禁忌证及不良反应有待进一步总结。

醋酸乌利司他也是一种选择性黄体酮受体调节剂。醋酸乌利司他是新的同时具有抗孕激素和抗糖皮质激素活性的物质，结构与黄体酮和米非司酮相似。一项随机对照试验显示应用 10mg、20mg 醋酸乌利司他均能使子宫肌瘤体积明显缩小。新近报道醋酸乌利司他与安慰剂及醋酸亮丙瑞林治疗子宫肌瘤对比，使用醋酸乌利司他治疗 13 周可有效地控制子宫肌瘤导致的出血过多，并且可使肌瘤缩小；在控制子宫出血方面，每天 5mg 和 10mg 剂量的醋酸乌利司他并不劣于每月 1 次的醋酸亮丙瑞林，并且引起潮热的可能性显著减小。

（6）左炔诺孕酮宫内缓释系统（levonorgestrel releasing intrauterine system，LNG-IUS）：是一种新型的避孕药具。每天释放 20μg 高效孕激素，使子宫内膜腺体萎缩，间质蜕膜样变，黏膜变薄，有效减少月经量。文献报道特发性月经过多患者使用左炔诺孕酮宫内缓释系统 3 个月可使月经量减少 94%，目前临床已用于特发性月经过多的治疗，并取得良好效果。基于此，左炔诺孕酮宫内缓释系统可用于治疗合并阴道出血过多的子宫肌瘤。一项前瞻性对照研究，54 例子宫肌瘤伴月经过多患者及 50 例特发性月经过多患者使用曼月乐治疗，采用失血量评分图判断月经期失血量,使用一个月失血量减少 86.8%,使用 3 个月、12 个月、24 个月、36 个月及 48 个月,经期失血量分别减少 92.1%、97.4%、97.4%、99.5% 及 99.5%,与特发性月经过多的效果相似。两组的子宫体积均明显减小,子宫肌瘤组子宫体积减小更明显,但子宫肌瘤的体积无明显减小。另一项前瞻性研究中,102 例因子宫肌间肌瘤造成月经过多或月经频发者采用左炔诺孕酮宫内缓释系统治疗,使用 Higham 评分评估经期失血量,结果使用 12 个月平均失血量评分由 231.7 分降至 17.6 分,经期持续时间明显缩短,子宫平均体积由 145cm^3 降至 129cm^3,子宫肌瘤的体积改变不明显。

(7)芳香化酶抑制剂:芳香化酶是雌激素合成的限速酶,是很好的、被选择性抑制的靶点。根据其作用机制不同,可分为 2 类:非甾体类制剂和甾体类制剂,目前临床上主要用于绝经后女性乳腺癌的治疗。芳香化酶抑制剂主要通过抑制组织中芳香化酶的活性,阻止绝经后女性体内雌激素的生成从而降低雌激素水平,还可通过抑制肿瘤细胞内芳香化酶活性,降低肿瘤组织内雌激素水平,从而达到抑制激素依赖性肿瘤细胞的生长目的。子宫肌瘤也是性激素依赖性肿瘤。以往研究结果显示,子宫肌瘤组织中芳香酶活性远远高于周围正常子宫肌组织。一项随机对照研究中,将 75 名受试者随机分为两组,一组口服来曲唑 2.5mg/d,共 12 周,另一组注射曲普瑞林 3.75mg/4w,共 12 周,结果显示来曲唑组子宫肌瘤体积缩小 46.5%,较曲普瑞林组(33.2%)效果明显,而循环雌激素水平降低不明显。与 GnRH-a 相比较具有起效快、不良反应小的特点,尤其适用于准备生育者短期使用。有学者给予 60 例有症状的子宫肌瘤患者口服来曲唑每天 5mg,共 3 个月,子宫及子宫肌瘤的体积平均缩小 21.67% 及 46.72%,临床症状明显改善,但对骨量没有明显影响。

(二)手术治疗

子宫肌瘤的手术范围包括肌瘤切除、全子宫切除、次全子宫切除。手术途径可经腹、经阴道及宫腔镜或腹腔镜下手术。

1.肌瘤切除术

(1)经腹子宫肌瘤切除术:为经腹切开子宫肌层的肌瘤假包膜,从假包膜中剥除肌瘤,不切除子宫,可以保留生育功能的手术。适用于≤40 岁以下,有生育要求或虽无生育要求,但不愿切除子宫而要求保留子宫者。术前对肌瘤的部位、大小、数目须作充分了解。通过阴道检查、B 超检查、诊断性刮宫,必要时做子宫输卵管造影或宫腔镜检查。术前掌握这些有关情况,对手术难易及术中可能遇到的困难有所估计,做到心中有数。

术后妊娠率:各报道不一,为 40%～70%,足月妊娠率为 43.7%～95.2%。术后妊娠与患者年龄有关,妊娠率随着年龄的增长而下降,<35 岁的妊娠率为 62%,≥35 岁的为 33%。与肌瘤的数目有关,单发肌瘤术后妊娠的机会约为多发肌瘤的 1 倍。

复发率:一般在 20%～30%。复发率与术后随访时间的长短有关,随访时间长其复发率也逐渐升高,与所用的检查方法也有关。对子宫肌瘤切除术后做阴道超声进行随诊,5 年累积的复发率逐年升高,到第 5 年达 51%。多发性子宫肌瘤的术后复发率高于单发肌瘤,此外文献报道肌瘤切除术后有过妊娠分娩者的复发率(15%)低于术后未妊娠者(30%)。复发的原因有两个可能:手术时有小的肌瘤被漏掉,术后在卵巢性激素的作用下逐渐长大;另一可能是患者本身存在肌瘤致病的因素,若干年后又有新的肌瘤发生。

（2）经阴道肌瘤切除术：带蒂黏膜下肌瘤蒂根位置低，瘤蒂可与颈管内触及者，适于采用阴道肌瘤切除术，摘除肌瘤后即可解决由肌瘤产生的症状，而不需要做子宫切除。须注意的是术前须确定肌瘤是来自宫颈还是来自宫腔。宫颈黏膜下肌瘤其蒂根可于颈管内探到。若来自宫腔的黏膜下肌瘤虽从颈管内可触及瘤蒂，但其蒂附着于宫壁，切除肌瘤向下拉瘤蒂时，须注意不可用力，以免造成子宫翻出；另一点是切蒂时，须贴近肌瘤侧而不要靠近瘤蒂根侧，以免误伤子宫壁，甚至造成子宫壁穿孔。

2.子宫切除术

（1）经腹子宫切除术

1）适应证：患者无生育要求，子宫≥12周妊娠大小；月经过多伴失血性贫血；肌瘤生长较快；有膀胱或直肠压迫症状；保守治疗失败或肌瘤切除后复发。

2）术式选择：经腹子宫切除术有全子宫切除术及次全子宫切除术两种术式。全子宫切除术现已成为常规的子宫切除术式。它的优点是子宫切除的同时一并将宫颈切除，可免除将来发生宫颈残端癌的威胁。宫颈残端癌由于术后盆腔局部解剖的变异，导致盆腔粘连，无论行放射治疗或手术治疗均较有完整子宫者困难，而且效果也较差，尤其发现已晚期的宫颈残端癌。因此，采用全子宫切除术多于次全子宫切除术。次全子宫切除术具有操作简单，手术时间短，手术损伤及并发症少的优点。适于患者一般情况危急需要争取时间抢救者；患者有严重内科合并疾病不能耐受时间较长的全子宫切除术者；盆腔严重粘连切除宫颈有困难者；40岁以下年轻妇女自愿保留宫颈者，行次全切除术，保留宫颈和阴道的完整对其精神心理及劳动力更为妥当。术前须向患者解释清楚次全子宫切除的利弊及术后需要定期随诊的重要性。

3）术前准备：子宫切除术前除一般常规准备外，着重强调对宫颈及宫内膜检查的必要性。①无论做全子宫切除或次全子宫切除，均需常规做宫颈刮片，必要时做宫颈吸片，颈管刮取物病理化验，阴道镜下做宫颈活检以排除宫颈上皮内瘤样病变或早期宫颈浸润癌。若术前发现问题可以主动改变治疗计划，以免次全子宫切除术后，人为造成"残端癌"，或全子宫切除术后病理标本发现浸润癌，造成治疗不足的严重后果。②子宫切除术前常规做分段诊刮术，以排除子宫内膜癌，对诊断某些子宫肉瘤有一定帮助。子宫肌瘤可以合并子宫内膜癌或子宫增大本身即为子宫内膜癌而被误诊为肌瘤。尤其年轻妇女的子宫内膜癌多数是因其他诊断行常规诊刮发现的。

4）次全子宫切除术后随访。①宫颈残端癌：宫颈残端癌的发生率国外文献报道为0.4%～1.9%，国内为0.24%～1.8%。次全子宫切除术后须定期做妇科检查，随诊时注意宫颈外观、大小，除做刮片外，必须做内触诊明确宫颈的硬度。细胞学发现早期腺癌较鳞癌困难。由于宫颈腺癌细胞改变不如鳞状细胞恶性征象显著，尤其分化良好的腺癌，因此以被漏诊。国内报道16例宫颈腺癌，其中12例有细胞学检查，其涂片阳性率仅为25%，因此，如临床可疑，细胞学阴性，应在阴道镜指示下做宫颈活检。②宫颈残端肌瘤：宫颈残端肌瘤不多见。患者往往在次全子宫切除术后若干年，因压迫症状或腹内肿块就医。国内报道6例子宫颈残端平滑肌瘤，在5～11年前均因子宫肌瘤做过次全子宫切除术。该院因各种疾病行次全子宫切除术后宫颈残端平滑肌瘤发生率为0.25%。③对残端宫颈发生的急、慢性炎症，均需给予积极处理。

（2）阴式子宫切除术：该术式的优点是，对患者创伤小，盆腔脏器刺激少，术后恢复快，且无腹部切口瘢痕。其缺点是不能探查腹腔。该术式成功与否，关键在于手术指征的选择是否恰当。

1）适应证：子宫小于 12 周妊娠大小，盆腔无粘连，无附件肿块；患者同时有膀胱或直肠膨出或合并子宫脱垂者手术时可同时予以修补；腹部过于肥胖者；个别患者不愿腹部留下手术瘢痕者。

2）手术方法：取膀胱截石位，常规消毒铺巾；导尿后在麻醉下做双合诊，再次明确子宫大小、位置及有无粘连；暴露手术野：将小阴唇固定于大阴唇外侧皮肤上；膀胱阴道间隙注入水垫；剪开阴道前壁：向下牵引子宫颈，暴露前阴道壁与子宫颈交界处，于膀胱宫颈附着的间隙处（界限不清时，可用金属导尿管插入膀胱内辨认），横形切开阴道壁 0.5~1cm，用分离剪全层环形切开阴道壁；分离膀胱：提起阴道壁切口上缘，用金属导尿管探清膀胱附着的下界，钝性分离膀胱宫颈间隙，用单叶阴道拉钩拉开膀胱，可显露两侧膀胱宫颈韧带，靠近宫颈分离、缝扎；剪开阴道后壁：于直肠宫颈交界的间隙处，钳夹、剪开，分离后阴道壁，使左右与前阴道壁切口相连通，整个阴道穹隆环形剪开；分离直肠：鼠齿钳提起阴道壁切缘，用血管钳紧靠宫颈后壁分离，找到疏松间隙；腹膜外暴露子宫颈主韧带和子宫骶韧带：推开膀胱、直肠，钝性分离宫颈旁上下阴道黏膜；切断、缝扎子宫骶韧带：用血管钳靠近宫颈钳夹、离断骶韧带，7 号丝线缝扎；切断、缝扎宫颈主韧带和子宫血管：将子宫颈向下及一侧牵引，暴露宫颈主韧带，用血管钳贴近子宫颈钳夹，深达子宫峡水平（其中包含子宫动静脉），切断后断端用 4 号、7 号丝线双重缝扎；剪开膀胱子宫返折腹膜：暴露返折腹膜皱襞，剪开，并在腹膜切缘中点缝一针丝线牵出作标志；切开子宫直肠窝腹膜：同法处理子宫直肠窝返折腹膜；处理宫旁组织：靠近宫体钳夹、切断，7 号丝线缝扎；切断缝扎子宫附件及圆韧带：离子宫附着点 1~2cm 处钳夹、切断圆韧带，丝线缝扎，用血管钳与子宫角侧壁平行钳夹、切断输卵管和卵巢固有韧带，切除子宫，断端用 4 号、7 号丝线双重缝扎，保留缝线，然后检查保留的卵巢是否正常；缝合盆腔腹膜：将前面保留的腹膜标记缝线提起，暴露腹膜切口边缘，连续缝合关闭盆腔；缝合阴道壁。

（3）子宫切除与卵巢保留：子宫肌瘤好发于中年妇女，子宫切除的同时是否要切除双侧卵巢，若保留卵巢，保留一侧或双侧，如何掌握卵巢去留的年龄，如何使保留的卵巢维持正常功能，都是临床关心的问题。过去主张切除子宫的同时一并将双侧卵巢切除的主要原因是为了预防卵巢癌，故又称为"预防性卵巢切除"。文献报道对 10 504 例子宫切除保留卵巢的患者随访结果，有 20 例发生卵巢癌，其发生率为 1.4‰，年龄≥40 岁发病率为 0.44‰，低于一般人群中同龄妇女卵巢癌发病率 9‰的文献报道数字。另有学者通过病例对照研究发现子宫切除保留卵巢的患者患卵巢癌的风险低于对照组未行子宫切除术的妇女。收集国内 9 所院校 1249 例子宫切除保留卵巢的随访资料仅发现 1 例卵巢癌。从国内外文献报道来看子宫切除保留卵巢的患者，日后发生卵巢癌的风险不比一般人群高。相反切除双侧卵巢所产生的危害却是明显的。随着体内雌激素的降低，生殖系统、心血管系统及骨骼系统等发生一系列改变，出现绝经期综合征、骨质疏松，促进或加重心血管疾病（高血压、动脉硬化、冠心病等），严重威胁妇女的健康及生活质量，甚至缩短生命。由于人们寿命的延长，人工绝经带来的危害远比保留卵巢可能发生卵巢癌的风险要大。因此，良性疾病切除子宫时保留卵巢的主张已得到普遍的共识。综合国内报道资料表明保留卵巢组血清 FSH、LH、E_2 水平均与正常育龄妇女卵泡均值无明显变化,阴道细胞学显示有雌激素影响;对保留卵巢的排卵功能研究显示:保留双卵巢组(13 例),全部有排卵,而保留单侧卵巢组(10 例),有 7 例排卵,2 例无排卵,1 例卵巢功能低落;双卵巢切除组(12 例)全部卵巢功能丧失。对子宫切除保留卵巢随访 10 年以上的患者结果说明保留的卵巢功能状态可以维持到自然绝经状态年龄。以上资料说明保留的卵巢仍具有正常功能,保留双侧卵巢的功能好于单侧者。因此,临床上处理卵巢时如果双侧卵巢均正常,应尽量予以保留,尤其对于年轻妇女。切除单侧,保留一侧并无根据地说可以减少卵巢癌发生的概率,而且对双侧正常的卵巢临床选择保留哪侧卵巢也无从根据,有时由于术者缺乏经验,反而将有月经黄体侧的正常卵巢切除。此外,手术时保留卵巢与否,保留双侧或单侧或哪侧卵巢均应告诉患者,以便患者术后随访或转地医疗,接诊的医师得以了解病情。保留的卵巢除可以发生良、恶性肿瘤外,还可以发生非器质性病变,如卵巢囊性增大、残余卵巢综合征。临床中也见到有的患者虽保留了卵巢,术后有程度不同的绝经期综合征出现。有学者认为手术操作本身可以影响术后卵巢功能,术时对单侧或双侧卵巢做了部分切除或切开缝合,可引起永久性无排卵或卵巢衰竭;也有认为子宫切除本身是否会影响保留卵巢的功能,这是值得临床进一步研究的问题。

(4)巨型宫颈、峡部及阔韧带肌瘤的手术:子宫切除术的难易不在于子宫大小,而在于宫颈及其周围的解剖关系是否正常。全子宫切除术之所以难于次全子宫切除术,就是涉及切除宫颈。宫颈的前方与膀胱贴近,其后方与直肠为邻,宫颈两侧 2cm 处有输尿管于子宫动脉下方通过,其四邻均为重要器官,而宫颈又位于盆腔深部,此处手术野暴露较差,因而增加了一定的困难。宫颈、峡部肌瘤尤其巨型肌瘤,可大如 3~4 个月妊娠子宫大小,从而使宫颈膨大、变宽、变长,使其与周围器官的正常解剖关系发生改变。若对正常的解剖关系不熟悉,术中操作无准则,易发生手术损伤。

子宫颈以阴道穹隆为界分为阴道部与阴道上部。宫颈阴道部露于阴道内,此部位的肌瘤若未向盆腔发展,则对盆底组织与器官无干扰,手术无困难。宫颈阴道上部及峡部基本位于盆腔腹膜外,前面有膀胱腹膜反褶,后方为子宫直肠陷窝处的后腹膜覆盖。因此,宫颈肌瘤若向阴道上部发展或起于阴道上部或峡部,随着肌瘤的增大,周围器官与组织的解剖关系便会受影响,尤其输尿管。由于肌瘤的初始部位、大小及发展方向不同,输尿管可被肌瘤推移向盆侧壁,或被压于肿瘤的下方。巨大宫颈肌瘤向下可突向阴道穹隆,后唇深居阴道后穹隆顶端,可触及而不能暴露,宫体则被高举于瘤体之上,颈管后壁被拉长。若肌瘤来自后唇及颈管后壁被肿瘤代替,下端突向阴道,宫颈口移向前方,前唇被巨型肌瘤扩张成薄片。有时巨型宫颈肌瘤向下充满阴道,向上嵌入盆腔。由于肌瘤塞满阴道,宫颈前唇几乎触不到,巨大肌瘤嵌入盆腔,宫体触摸不清楚。宫颈肌瘤有时向侧方发展,对子宫血管及输尿管均可造成移位。峡部肌瘤有时可以成巨型浆膜下肌瘤突向子宫直肠陷窝内,宫颈阴道部仍保持原形,但被肌瘤向上拉,移位到耻骨联合的后方,位置很高。

阔韧带肌瘤为宫体部肌瘤长入阔韧带内,肌瘤居盆腔腹膜之外,对盆腔解剖影响较大,宫体上部肌瘤长入阔韧带内,右侧者可影响回盲部,长入左侧者可影响乙状结肠,使肠系膜向上移位,有时输尿管即位于肌瘤之上。宫体下部肌瘤向侧方发展,其影响与巨型宫颈肌瘤类似,可使直肠受压,膀胱移位,若输尿管下段受压重,其上段可见扩张。由于肌瘤造成解剖上的变异,给手术带来困难。

手术前根据阴道检查结合 B 超检查,对肿瘤的部位、手术可能遇到的困难做一初步估计。一般为盆腔内肿块以经腹部手术为主,个别肌瘤大部位于阴道内,上方有嵌顿于盆腔者则采用腹部及阴道联合方式进行手术。

3.内镜下的手术治疗　传统方式多经腹做子宫肌瘤切除术或子宫全切除术或子宫次全切除术。这些术式的最大缺点之一是腹部创伤大,对腹腔干扰多,术后恢复相对较慢。近十年来,随着微创伤外科的发展,子宫肌瘤在腹腔镜或宫腔镜下进行手术治疗,已成了现实,国内外都有许多成功的报道,目前已成为这一疾病的主要手术方式之一。

(1)腹腔镜下手术治疗:一般来说,无论浆膜下肌瘤或子宫肌壁间肌瘤,均可在腹腔镜下剜出肌瘤,也可在镜下做子宫切除。而实践中,肌瘤过大、过多,还是存在一定的困难,术中往往出血也多。因此,这类病例选择此种术式,宜慎重为好。

1)子宫浆膜下肌瘤切除术:若子宫浆膜下肌瘤有明显的根蒂,可用大爪钳或双齿活检钳直接抓住肌瘤,使之呈牵引状,然后用电凝刀或内凝刀或激光刀等,一边扭转切断瘤蒂,一边凝固止血。肌瘤切除后,若创面有出血,应再次使用以上切凝器止血。切除的肌瘤直径≤1cm 者,可直接通过 11mm 套管鞘(trocar)取出,若直径>1cm,可用组织碎块器或 Serrated Edged Macro Morcellator Set(SEMMSet)切割后取出。最后冲洗盆腔。若浆膜下肌瘤无蒂,基底较宽,切除方法与子宫肌壁间肌瘤切除术相类似。

2)子宫肌壁间肌瘤切除术:这一术式也适用于子宫阔韧带肌瘤。剜除方法:首先在瘤体周围注射血管收缩剂,如垂体后叶素 5~10U 加入生理盐水 10~20mL 中稀释,或注射宫缩剂,借以减少术中出血。也可采用内缝结扎法暂时性阻断子宫动脉上行支,术毕后拆去结扎线。然后用切凝器切开肌瘤表面包膜,用爪钳抓住肌瘤,配合分离钳一边扭转,一边分离包膜,使肌瘤逐渐被剜除。子宫创面先用凝结止血,然后再用 endo-suture 法缝合关闭创面,取下肌瘤用 SEMMSet 取出。最后冲洗盆腔。

3)子宫切除术:凡肌瘤较大(肌瘤或子宫大小,对这一术式的难易程度有影响。随着操作者经验和技术熟练程度的增加,难度会逐渐降低,初学者子宫大小最好控制在相当于 3 个月孕子宫体积),症状明显,经姑息性治疗无效,不需保留生育功能者,或疑有恶变,可选择这种术式。具体方法有三种。

A.腹腔镜下协助阴道子宫切除术:先在腹腔镜下分离附件或盆腔粘连,切除或断扎双侧附件,并处理子宫各韧带及血管,然后将子宫从阴道切除,这就解决了以往经阴道切除子宫不能解决的问题。具体操作方法:若需要保留附件者,可用双重缝合结扎卵巢固有韧带、输卵管及子宫圆韧带,剪断后的附件残端,再用套圈加固结扎或凝固器固化;也可直接固化卵巢固有韧带、输卵管及圆韧带后切断。不需要保留附件者,先断扎骨盆漏斗韧带及圆韧带,方法同前。进而分离膀胱腹膜返折,使之推开膀胱。在子宫峡部两侧分离暴露子宫动脉,可用缝扎、钳夹或双极电凝固化后切断。此后,固化切断主韧带及骶韧带,并切断(有些学者主张经阴道处理子宫动脉及主、骶韧带更为安全)。此时改经阴道切开阴道穹隆,若需处理主、骶韧带及子宫血管者,阴道穹隆切开后,向上向外钝性分离阴道壁,暴露宫颈旁组织,断扎主、骶韧带及子宫血管。最后前开子宫前后陷凹腹膜,子宫即可从阴道取出。注意剪开腹膜前,应推开膀胱与直肠,辨别清楚盆腹膜后方能剪开,否则易损伤膀胱或直肠。子宫取出后先缝合腹膜,再缝合阴道穹隆,也可将盆腹膜与阴道穹隆同时缝合。镜下冲洗盆腔。

B.经典筋膜内子宫次全切除术:由德国 Semm 教授创立。其优点是保留了阴道结构及完整性;将子宫颈癌好发区及子宫体病变完全切除,子宫颈供血仍然存在;不切断主韧带及骶韧带,保持了盆底功能;膀胱周围损伤小,减少了输尿管及神经丛损伤,因而术后泌尿道并发症少;术后患者恢复较快,性生活更接近正常妇女。其缺点是环套宫颈残端不易扎紧,宫颈残存管状内壁难以彻底止血。

操作法。①固定子宫颈:助手用两把有齿组织钳抓住宫颈两旁,用 Curt-Set 从宫颈插入,穿刺棒进入子宫腔,穿透子宫肌层;②镜下切除双侧圆韧带、输卵管及卵巢固有韧带,或切断骨盆漏斗韧带,方法同前;③用水垫法打开膀胱子宫返折腹膜,推开膀胱至宫颈处;④用 Curt-Set 旋转切除整个子宫颈黏膜及子宫内膜组织,直达子宫底浆膜层,随即用 Roeder-Loop(一种环套肠线)套扎子宫峡部,边收紧结扎线,边退出 Curt-Set 及切除组织筒,子宫颈峡部结扎应在不同平面结扎 3 次,以防结扎松脱,套扎紧后用剪刀或电刀距结扎线 0.5cm 以上处切除子宫体,使宫颈残端固化;⑤处理各断端,用固化器固化宫颈残端后,并将子宫韧带断端缝合固定于子宫颈残端,内缝盆腹膜以包埋宫颈残端;⑥取出子宫体:切下的子宫体用 SEMM-Set 切割,从转换成 20mm trocar 中取出,并送病理检查;⑦冲洗盆腔;⑧处理宫颈残端管状内壁:用固化器固化止血。

C.腹腔镜协助下阴式筋膜内子宫切除术:是前两种术式的综合改良。吸取了经典筋膜内子宫次全切除术保留宫颈组织同时不破坏阴道及盆底结构等优点,采用了腹腔镜下协助阴道子宫切除术不扩大腹壁切口从阴道完整切除病变子宫的方式。具体操作不同点是:待子宫圆韧带及附件处理后,从阴道后穹隆切开子宫直肠陷凹,暴露子宫后壁,用抓钳逐渐向上抓住后壁向阴道倒转拖出子宫体,继而断扎双侧子宫血管。可不用 curt-Set,而用手术刀边向下牵拉子宫体,边环行柱状切除子宫颈黏膜及纤维结缔组织。不需推开膀胱。宫颈管状残端用肠线缝合止血。最后关闭盆腔腹膜及阴道后穹隆。再在腹腔镜下冲洗盆腔。实践证明,此法更安全,还可缩短手术时间。

(2)宫腔镜下手术治疗:适应于子宫黏膜下肌瘤和子宫肌壁间肌瘤有部分突向宫腔者,以及宫颈肌瘤。

1)黏膜下肌瘤切除术:若为有蒂的子宫黏膜下肌瘤,直径<2cm 者,在镜下先用电切换切断根蒂,再用卵圆钳夹出瘤体;若瘤体直径>2cm,再切割部分瘤体,待缩小体积后夹出。若年龄>40 岁,伴有子宫内膜增生过长者,可同时切除子宫内膜。若为无蒂的黏膜下肌瘤,需先用电切刀在肌瘤表面切开包膜,再用电切环将肌瘤切割成碎片取出。深埋于子宫肌壁的瘤体部分在切割地同时,注射宫缩剂,使肌瘤向宫腔凸出,以便完全切净肌瘤。若肌瘤难以切除干净,也可切至肌瘤与周围肌壁组织平行为止。

2)肌壁间肌瘤切除术:这一手术适应于肌壁间肌瘤凸向子宫腔者。方法是先在肌瘤突起部分"开窗",同时注射宫缩剂,使肌瘤向宫腔内突,逐渐将肌瘤切成碎片取出,直至部分或全部肌瘤切除,肌壁间残存腔穴。可因子宫收缩而压闭并止血。

3)子宫颈肌瘤切除术:子宫颈肌瘤多数从宫颈向宫颈管内突起,并常有蒂,因而镜下切除较为容易并彻底。但应注意子宫颈组织结构以纤维结缔组织为主,肌肉组织较少,术后易出血特别在脱痂时,有时出血较多,一旦发生,要及时恰当处理,可采用局部压迫或缝合止血。

4)注意事项。①术中检测有无子宫穿孔:子宫肌瘤镜下切除时,尤其是肌壁间肌瘤,在切除过程中，为了切净瘤体，易切穿子宫肌壁，因而，最好在 B 超或腹腔镜监测下进行手术较为安全。一旦发生，应立即停止手术，妥善处理；②水中毒及心肾功能检测：初学者或肌瘤过大者，手术时间较长，往往造成膨宫液使用过多，负压量过大，结果引起水中毒，导致心肾功能障碍等，因此，术中、术后均应加强监测，以便及时防止和处理；③术后应继续观察有无子宫出血，若有出血，可再用止血药或宫缩剂。

4.子宫动脉栓塞治疗子宫肌瘤　自 1995 年法国学者 Ravina 等首次报道将子宫动脉栓塞术治疗症状性子宫肌瘤以来，作为子宫切除术和子宫肌瘤剔除术及药物治疗的替代治疗方法，因具有微创、高效、安全、恢复快、保留子宫、住院时间短、并发症少等优点，已在世界范围内越来越多地被采用。

（1）机制：子宫由双侧子宫动脉提供血液，子宫动脉具有丰富的侧支循环，子宫肌瘤多是富血管肿瘤，肌瘤血管粗细不均，分布紊乱并相互交织成网状。子宫动脉向肿瘤供血，螺旋状子宫动脉明显增粗迂曲，肿瘤血管丰富。子宫动脉栓塞治疗子宫肌瘤是栓塞肌瘤的供血动脉，肌瘤内血流缓慢、淤滞，受虹吸作用影响，大部分栓塞剂滞留瘤体，引起肌瘤的缺血缺氧，变形坏死发生早、程度重，导致肌瘤细胞总数减少，瘤体萎缩，从而缓解或消除一系列的临床症状。而正常子宫组织可通过丰富的侧支吻合血管网获得血供。药物治疗仅能抑制肌瘤细胞的体积而不能减少细胞数目因而导致停药后复发。

（2）介入方法：患者平卧位，常规消毒、铺巾、局麻，采用 Seldinger 技术穿刺股动脉成功后，置入导管鞘，在导丝的引导下将导管插入腹主动脉下段近髂总动脉分叉处做 DSA，了解子宫动脉走行及肌瘤的供血情况，再将子宫动脉导管分别超选择插入双侧子宫动脉（注意避开子宫动脉的卵巢支）或异常的肌瘤靶血管，必要时选用更小的微导管。插管成功后做 DSA 造影，评价肌瘤血供情况，在透视监控下，分别于双侧子宫动脉内缓慢注入乙烯醇颗粒，直至对比剂缓慢、滞留时停止栓塞，也可加用钢圈或吸收性明胶海绵条栓塞双侧子宫动脉主干。造影确认肌瘤染色消失再拔导管。术后加压包扎穿刺点，穿刺侧下肢伸直制动 6 小时，卧床 24 小时，必要时给予抗生素和对症处理。

（3）操作要点：①必须将导管超选择插至子宫动脉远端靠近肌瘤的供血动脉，以避免推注栓塞剂时反流引起误栓，子宫动脉行程长，走行迂曲，超选择插管时可能诱发子宫动脉痉挛，操作要轻柔，也可经导管推注 1% 利多卡因 3~5mL 防止血管痉挛；②子宫肌瘤的血供来自左右两条子宫动脉，具有两组大小不同的血管网，外周血供来自扩张迂曲的动脉主干，中心血供来自外周血管网的小动脉，2 个血管网之间存在吻合支，且潜在的侧支循环非常丰富，当一侧子宫动脉栓塞时吻合支随即开放，故介入治疗中应栓塞双侧子宫动脉，只栓塞一侧子宫动脉不能起到良好治疗作用；③介入治疗中要求把握好栓塞程度，既要彻底封闭肌瘤的病理血管，否则治疗效果不佳，又要避免过量栓塞引起反流造成过度栓塞或误栓；④卵巢动脉仅参与少量供血，而且栓塞卵巢动脉会影响卵巢功能，可不考虑栓塞，但也有因未栓塞卵巢动脉而致失败的报道。

（4）不良反应及并发症：①盆腔疼痛，为子宫肌瘤严重变性坏死，局部组织乳酸堆积所致，栓塞后疼痛通常出现在术后 6~8 小时，可持续数天；②栓塞综合征，包括疼痛、发热、恶心、呕吐、阴道排液、不规则阴道出血、便秘、尿潴留等，通常还伴有白细胞升高等生化改变，主要与栓塞后肌瘤缺血引起变性、水肿、坏死和炎性渗出有关，还与栓塞剂的种类、用量、颗粒大小和栓塞程度有关，其发病率可达 40%；③坏死组织滞留排出，宫腔感染；④一过性或永久性闭经,是由于栓塞剂通过子宫和卵巢动脉的吻合支进入卵巢血管导致卵巢血供减少和过早绝经,发生率为 1%～14%,少数患者是由于子宫内膜缺血导致,大多数的闭经是由于卵巢功能受到影响所致;⑤子宫动脉栓塞术后较肌瘤剔除术后产科并发症增多,尤其是早产、自然流产、胎盘异常及产后出血,因此对希望生育的患者应慎重选择;⑥罕见但致命的并发症,如肺栓塞、感染性休克等。

第十章　输卵管肿瘤

第一节　输卵管良性肿瘤

输卵管、子宫及宫颈都是由胚胎期的副中肾管发育而成的。凡是子宫或宫颈发生的肿瘤,在输卵管也可发生。输卵管良性肿瘤的种类很多,根据副中肾管内皮细胞的类型可分为以下几种:①上皮细胞瘤、腺瘤、乳头状瘤、息肉;②内皮细胞瘤、血管瘤、淋巴管瘤、包涵囊肿;③间皮细胞瘤、平滑肌瘤、脂肪瘤、软骨瘤、骨瘤等;④混合性畸胎瘤样瘤、囊性畸胎瘤、生殖细胞残迹等,其中腺瘤样瘤、平滑肌瘤、乳头状瘤、畸胎瘤相对多见。

一、输卵管腺瘤样瘤

输卵管腺瘤样瘤是输卵管良性肿瘤中相对多见的一种。迄今文献报道近百例。该病有许多同义词,如腺纤维瘤、腺瘤、腺肌瘤、间皮瘤及网状内皮瘤等。可发生于不同年龄段,但以生育期为多见。

1.病理　该瘤的组织来源有许多争论,有人认为是来自米勒管上皮残迹;也有认为是间叶组织来源;还有认为是由于炎症而来,依据为80%患者同时伴有输卵管炎,不管是淋菌性或结核性输卵管炎,在炎症愈合过程中输卵管组织纤维化而且腺上皮增生。

80%以上的输卵管腺瘤样瘤与子宫多发性平滑肌瘤合并发生。它是一种良性肿瘤,大体形态为实性,灰白或灰黄色,肿瘤体积小,直径为 1~3cm。通常皆位于输卵管肌壁或浆膜下,肿瘤轮廓清楚,与周围组织界限分明,但无完整包膜。剖面呈均质的灰色或桃红色组织。镜下可见肿瘤由许多大小不等的腺管状腔隙所组成,内衬扁平、立方形或低柱形上皮,细胞内常有空泡,空泡内含有黏液、黏多糖,PAS 染色阳性。间质为胶原或平滑肌。有时细胞形成实心条索或呈空泡状,腔隙间有纤维组织或肌组织相隔,极少核分裂。由于细胞呈腺管样排列,易与高分化腺瘤相混淆。

2.诊断　临床表现多为不典型,多以疾病如不孕症、子宫肌瘤、慢性输卵管炎及输卵管周围炎的症状而就诊。

(1)妇科检查:子宫一侧可触及体积不大的肿块,多小于 3cm,多为实性,活动度尚可。

(2)特殊检查:B 超检查可见相应声像反应。CT 及 MRI 检查可明确肿瘤生长的部位、形状和大小。输卵管造影术对诊断有一定帮助,但不能判定良恶性。

3.鉴别诊断

(1)卵巢囊肿:可出现月经紊乱、下腹痛。瘤体较大,可移动,肿块边界清晰。B 超、CT及 MRI 检查可明确诊断。

(2)原发性输卵管癌:好发于绝经期妇女,阵发性阴道排液,为黄色浆液性或血性,常伴阴道不规则出血及下腹痛。手术及病理检查可确诊。

4.治疗　切除患侧输卵管。

5.预后　本病预后良好,偶有切除术后复发,但尚无恶变病例报道。

二、输卵管平滑肌瘤

输卵管平滑肌瘤较少见。其发生来源同子宫肌瘤,虽然两处均为米勒管的衍生物,但可能由于输卵管的肌层对各种激素因素的敏感性降低,导致输卵管平滑肌瘤远较于子宫平滑肌瘤少见。输卵管平滑肌瘤常无症状,在手术或解剖时意外发现,然而在某些情况下,它与输卵管慢性炎症的产生有关。

1.病理 输卵管平滑肌瘤常较小,偶尔见较大者。输卵管的任何部分均可为此瘤发生的部位,常为单发,也有多发者。目前尚未明确肿瘤是起源于输卵管肌层的外纵层,还是内环层。与子宫平滑肌瘤类似,输卵管平滑肌瘤也可分为黏膜下、肌层内及浆膜下三种类型。

肿瘤表面光滑或突起,质地坚韧,切面呈白色,显示有典型的漩涡状结构。镜检发现肿瘤由具有梭形胞核的纤维构成,无核分裂象。肿瘤有时由等量肌原纤维及结缔组织间质构成,在这些病例中,肿瘤应被正确地称之为肌纤维瘤。在某些情况下输卵管平滑肌瘤可有与子宫肌瘤相同的退行性变,如玻璃样变、囊性变、红色变性、钙化等。临床上也有有蒂输卵管平滑肌瘤发生扭转的报告。

2.诊断 小的输卵管平滑肌瘤多无临床症状,肿瘤可压迫输卵管管腔,因此引起不孕及输卵管妊娠。若肌瘤较大或发生扭转,则产生腹痛等急腹症的症状。术前难以确诊,往往是在施行盆腹腔手术时发现。

3.鉴别诊断

(1)卵巢囊肿:可出现月经紊乱、下腹痛。瘤体较大,可移动,肿块边界清晰。B 超、CT及 MRI 检查可明确诊断。

(2)子宫肌瘤:单发或多发,常伴月经改变,白带过多,下腹部压迫症状等临床表现。B超、CT、MRI 检查及手术可确诊。

4.治疗 行肿瘤切除术或患侧输卵管切除即可。

5.预后 本病预后良好。

三、输卵管乳头状瘤

输卵管乳头状瘤罕见,组织发生学仍然有些不明。多发生在生育年龄,常与输卵管炎及输卵管积水并存。

1.病理 输卵管乳头状瘤来源于输卵管上皮,通常肿瘤较小,直径为 1~2cm。患侧输卵管增粗、管腔扩大,剖面见肿瘤生长于输卵管黏膜向管腔内发展,管腔内充满疣状或乳头状突起,有时呈菜花状,常为多发性。镜下可见乳头状结构,乳头表面被覆单层柱状上皮,间质为含有丰富血管的结缔组织,常有较大的血管并可见炎性细胞浸润,间质为富含血管的结缔组织。乳头状瘤可恶变为乳头状癌。输卵管乳头状瘤的诊断仅在镜检下才能做出。在同黏膜息肉作鉴别诊断时,应考虑后者缺少结缔组织中心柱。

2.诊断 本病早期无症状,与输卵管积水并发率较高,偶尔也与输卵管结核或淋病并存。因患者常常合并输卵管周围炎,故患者可主诉不孕、腹痛及月经过多等症状。随着疾病发展可有阴道排液,一般为浆液,无臭味,合并感染时呈脓性,当较大量液体通过部分梗阻的输卵管向阴道排出时,可出现腹部绞痛。如输卵管仍保持通畅,液体可流入腹腔形成腹腔积液。

(1)妇科检查:可触及一侧附件肿块,多呈实性,一般不超过 2cm。术前确诊困难,常误认为输卵管炎症。往往手术中意外发现，经病理检查确诊。

（2）特殊检查：常借助 B 超检查，必要时可行 CT、MRI 检查，有条件时行腹腔镜或后穹隆镜检查。有条件时，输卵管造影术虽然对诊断有一定帮助，但是由于乳头状瘤可恶变为乳头状癌，此时行这种检查有引起扩散可能，因而宜慎用。

3.鉴别诊断　同输卵管腺瘤样瘤。

4.治疗　任何可疑的输卵管乳头状瘤均应行剖腹探查术。手术应切除患侧输卵管。手术中若疑为恶性，应行冰冻切片病理学检查。有恶变者参照原发性输卵管癌治疗。

5.预后　本病无恶变者预后良好。

四、输卵管畸胎瘤

输卵管畸胎瘤是比较罕见的肿瘤，迄今世界各地报道不过数十例。常伴有不孕史。目前报道提示输卵管良性实性畸胎瘤仅见于生育年龄的妇女，多数病例发生在经产妇。

1.病理　输卵管畸胎瘤的发生来源尚不十分清楚，大部分病理学者认为来自始基生殖细胞，当其移行至卵巢的过程中，绊住在输卵管区而形成，偶尔可合并卵巢的原发性良性囊性畸胎瘤。基本上均为成熟性畸胎瘤，未成熟性畸胎瘤较为罕见。一般为单侧病变，双侧较少见，大部分肿瘤生长在输卵管峡部或壶腹部的腔内，少数外突并带蒂，偶尔有在肌层内者，呈囊性病变，也有少数是实性病变。患侧输卵管肿胀，肿瘤大小不一，直径 1~20cm。与卵巢畸胎瘤相似，内含毛发、骨、牙、皮肤、脑组织，以及外胚叶、内胚叶或中胚叶起源的其他成分。镜下三个胚层的衍生物皆可见。

2.诊断　本病无典型临床症状。多在手术时偶然被发现。常见症状为下腹部疼痛、痛经、月经不规则及绝经后出血。临床多误诊为卵巢囊肿。输卵管造影术、B 超、CT、MRI 检查对诊断有一定帮助，但很难与卵巢畸胎瘤区别，确诊需经术后病理检查。

3.鉴别诊断　同输卵管腺瘤样瘤。

4.治疗　手术切除肿瘤或患侧输卵管。若恶变或为未成熟性畸胎瘤，可按照卵巢恶性肿瘤的处理原则进行处理。

5.预后　本病预后良好，但有报道其存在恶变可能。

第二节　原发性输卵管癌

原发性输卵管癌是少见的恶性肿瘤，1847 年 Renaud 报道了首例输卵管腺癌，1886 年 Orthmann 真正对该病进行了完整的描述。在西方国家，原发性输卵管癌占所有妇科恶性肿瘤的 0.3%~1.6%，年发病率为（2.9~5.7）/10 万，近年有略微升高趋势。通常是在剖腹探查或诊断为附件包块时偶然发现的。病因学和卵巢癌相似，没有可推荐的筛查方法。

一、病因

输卵管癌的病因尚不明确。以前一些学者认为输卵管慢性炎症刺激可能是诱因，但最近有研究显示衣原体或 HPV 感染并不增加发生输卵管癌的风险。肿瘤抑制基因 p53 和 BRCA 的变异可能与输卵管癌的发生有关。有报道称在输卵管上皮内癌中超过一半的病例可查到 p53 基因突变。P53 的过表达在输卵管癌或输卵管异型增生的上皮中常见，而在良性输卵管上皮中则罕见。在卵巢癌、乳腺癌或已知 BRCA 基因突变的高危人群中，不少病例其输卵管上皮都具有非典型的形态学改变(输卵管上皮异型增生)。有报道 26 例因 BRCA1、BRCA2 种系变异而进行预防性卵巢输卵管切除的妇女,组织学证实卵巢没有癌变,而 22 个 BRCA1 突变的妇女中,2 个为输卵管上皮原位癌,2 个为不典型增生。输卵管癌可能是遗传性乳腺癌、卵巢癌综合征的一部分,有和卵巢癌相似的基因异常,比如 cerbB-2、p53 和 k-ras 基因突变等。遗传因素可能在输卵管癌的病因中扮演着重要角色。

二、组织病理

绝大多数原发性输卵管癌是浆液性乳头状腺癌(占 90% 以上),多为中分化或低分化。形态像卵巢浆液性癌时可找到砂粒体。其他还有透明细胞癌、子宫内膜样癌、黏液性癌、鳞癌、移行细胞癌等。少见的类型有肉瘤、生殖细胞肿瘤和淋巴瘤等。原发性输卵管癌的病理学诊断标准:①肿瘤来源于输卵管内膜;②组织学结构中可见输卵管黏膜上皮;③有良性上皮向恶性上皮转变的移行区;④卵巢和子宫内膜可以正常状态,也可以有肿瘤,但肿瘤体积必须小于输卵管肿瘤。

三、诊断

原发性输卵管癌较少见,目前临床尚缺乏可靠的诊断方法,因此术前常被忽视或被误诊为卵巢肿瘤或其他疾病。大多数患者常常在手术后才得以确诊,术前诊断正确率为 0 ~ 10%。因而重视临床症状与体征,配合一些辅助检查手段,可以使诊断正确率提高。输卵管癌的确诊必须有组织病理学依据。

1.临床症状　好发于 40 ~ 60 岁的妇女,文献报道年龄跨度自 17 ~ 88 岁,60% 以上的输卵管癌发生在绝经后的妇女。早期患者可无自觉症状或症状不典型,最常见的症状是异常阴道流血,阴道水样分泌物或下腹部隐痛不适、腹胀等。由于癌组织在输卵管内生长,渗出较多,加上输卵管伞端又常常阻塞封闭,因此液体向宫腔排溢,经阴道流出。这是输卵管癌的重要临床症状。输卵管癌高发于近绝经期及绝经后的妇女,故此阶段的阴道血性液体流出应引起高度警惕。50% 以上的患者有阴道排液,排出的液体多为浆液性或浆液血性,量较多。Latzko 在 1915 年首先描述的外溢性输卵管积水,指患者在阵发性阴道排液后,痉挛性下腹疼痛减轻,或双合诊挤压盆腔包块时肿块缩小。此症状被认为是输卵管癌所特有,但临床并不多见,仅占 5% ~ 10%。阴道流血、阴道流液、腹痛、盆腔包块是本病常见的"四联征"。但临床患者就诊时,同时出现"四联征"的概率较低。绝经后妇女如有阴道液体流出,即便时有时无也不要忽视就医。有时阴道流液是早期输卵管癌的报警信号。中晚期患者可出现排尿不畅、肠梗阻、消瘦、体重下降及恶病质表现等。

2.体格检查　体检时应进行全身体检及妇科三合诊检查,着重检查附件肿块情况,性质、大小、活动度及与周边脏器的关系等,特别要注意子宫直肠窝有无结节。此外,注意腹部膨胀、移动性浊音、全身浅表淋巴结情况,特别是锁骨上淋巴结及腹股沟淋巴结是否肿大等。

3.辅助检查

(1)细胞学检查:由于输卵管腔与子宫腔相通,理论上输卵管的脱落细胞可以经阴道排出。阴道细胞学检查有时可能找到癌细胞,但阳性率很低,在 10% ~ 36%。国内曾报道 49 例,宫颈涂片异常仅 6 例(巴氏Ⅱ级 3 例,Ⅲ级 3 例),占 12.2%,且其中 2 例合并宫颈腺癌。国外报道 20 例,宫颈涂片阳性率 25%(5 例),而用聚乙烯吸管做宫腔吸片可提高阳性率至 50%。细胞学阳性者应进行诊刮,以排除子宫内膜癌。若细胞学阳性而诊刮阴性,则要考虑为输卵管癌的可能。

后穹隆穿刺或腹腔穿刺查找脱落细胞可以帮助诊断,尤其是合并腹腔积液的患者。但应考虑穿刺可引起感染、穿破肿瘤囊壁造成囊内液外溢,以及穿刺部位的肿瘤种植等并发症。

(2)诊断性刮宫:诊断价值有限,诊刮阳性一般常考虑为子宫内膜癌或宫颈管癌,但若同时有附件包块,应想到输卵管癌可能。国外报道 103 例输卵管癌术前诊断性刮宫,32 例(31%)提示腺癌,6 例(6%)提示不典型增生。国内报道 38 例术前做诊刮,10 例(27.8%)发现异常。

(3)影像学检查:由于输卵管、卵巢及子宫的解剖位置很近,诸如阴道超声检查、计算机断层扫描(CT)、磁共振成像(MRI)等影像学检查尽管可能发现附件包块,但有时很难鉴别出是否为输卵管原发病灶,尤其是晚期患者。这些检查可以提示盆腔肿块,并可区分囊性或实性,是诊断输卵管癌必不可少的工具。临床常结合一些肿瘤标志物(如 CA125)来判断是否有卵巢或输卵管癌可能。影像学检查在患者的分期及治疗后的随访中价值也很大。

1)超声检查:经阴道超声主要采用 $5.0\sim7.5$MHz 高频探头,直接接近盆腔的宫颈及阴道内部,图像更加清晰。输卵管癌的声像图特点为:附件区"腊肠状"的包块,可为囊性、囊实混合性或实性回声,但无法分辨附件区炎性包块及肿瘤。彩色多普勒超声则较二维超声提供了更加丰富的输卵管癌形态学和血流动力学信息,可提示肿瘤乳头内血流阻力指数(RI)降低;有时可以显示附件区卵巢形态完整,从而排除卵巢癌。国内报道 14 例输卵管癌,术前彩色多普勒超声 RI 值为 0.46 ± 0.12,6 例(42.9%)术前超声诊断为输卵管癌。庄怡等学者报道 22 例输卵管癌,超声诊断符合率仅 27.2%(6 例)。而三维超声则精确度更高,尤其三维速度能量多普勒超声可重点描绘肿物的血管几何形态,如有无动静脉瘘、肿瘤血管湖、微动脉瘤,血管有无盲端和分支等。三维超声可以精确描述输卵管壁的不规则性,如输卵管的突起和假分隔;可以确定输卵管多层面的"腊肠样"结构,有无局部癌扩散及被膜浸润等。

2)CT 及 MRI 检查:CT 和 MRI 常常可以发现小的、实性的或分叶状的肿块。对判断肿瘤大小、性质、波及范围及提示盆腔或主动脉旁淋巴结是否增大有一定价值。国内报道 10 例原发性输卵管癌,术前 CT 诊断为输卵管癌 5 例,误诊为卵巢癌 4 例,子宫内膜癌 1 例。认为 CT 发现附件小的梭形、蛇形分叶状实性或管状、腊肠形囊实性肿块,是输卵管癌较具特征的征象,特别是伴有输卵管积水和(或)宫腔积液时。对晚期输卵管癌 CT 敏感性低。而输卵管癌在 MRI 上常表现为带有乳头状突起的囊实性复合物,在 T_1 加权像上显示低信号,在 T_2 加权像上则为均一的高信号,较 CT 能更好地显示肿瘤侵犯膀胱、阴道、盆侧壁、骨盆脂肪及直肠等的情况。

3)肿瘤标志物 CA125:CA125 对诊断输卵管癌有一定参考价值,尤其是浆液性腺癌。原发性输卵管癌血清 CA125 升高的比例各家报道不一。有的报道为 47.8%(11/23 例);有的为 65%(26/40 例);还有的为 75%(14/20 例)。一般随着肿瘤分期增高而成比例上升,在第三组病例中,Ⅰ期、Ⅱ期、Ⅲ期和Ⅳ期患者 CA125 升高者分别占 20%、75%、89% 和 100%。CA125 还可以作为疗效评估及随访监测的重要指标。

四、分期

输卵管癌 TNM 和 FIGO 分期系统见表 10-1。

表 10-1　输卵管癌 TNM 和 FIGO 分期

T 分期

TNM	FIGO	
Tx		原发肿瘤无法评估
T0		无原发肿瘤证据
T1	Ⅰ	肿瘤局限于(单侧或双侧)输卵管
T1a	ⅠA	肿瘤局限于一侧输卵管,包膜完整,腹腔积液或腹腔冲洗液中无恶性细胞
T1b	ⅠB	肿瘤局限于一侧或两侧输卵管,包膜完整,输卵管表面无肿瘤,腹腔积液或腹腔冲洗液中无恶性细胞
T1c	ⅠC	肿瘤局限于一侧或两侧输卵管,有下列特征之一
T1c1	ⅠC1	术中包膜破裂
T1c2	ⅠC2	术前包膜破裂或者输卵管表面有肿瘤
T1c3	ⅠC3	腹腔积液或腹腔冲洗液中有恶性细胞
T2	Ⅱ	一侧或两侧输卵管,有盆腔浸润和(或)种植
T2a	ⅡA	直接浸润和(或)种植到子宫和(或)输卵管
T2b	ⅡB	直接浸润和(或)种植到盆腔其他组织
T3	Ⅲ	一侧或两侧输卵管,伴镜下证实的盆腔以外的腹膜转移,和(或)腹膜后[盆腔和(或)腹主动脉旁]淋巴结转移
T3a	ⅢA	镜下可见的盆腔外腹腔转移,伴或不伴有腹膜后淋巴结转移
T3b	ⅢB	肉眼可见的盆腔外腹腔转移,转移灶最大径小于或等于 2cm,伴或不伴腹膜后淋巴结转移
T3c	ⅢC	肉眼可见的盆腔外腹腔转移,转移灶最大径大于 2cm,伴或不伴腹膜后淋巴结转移

N 分期

Nx		区域淋巴结无法评估
N0		无区域淋巴结转移
N0(i+)		区域淋巴结中发现的肿瘤细胞小于 0.2mm
N1	ⅢA1	有腹膜后淋巴结转移(组织学证实)
N1a	ⅢA1i	转移灶最大径达到 10mm
N1b	ⅢA1ii	转移灶最大径超过 10mm

M 分期

M0		无远处转移
M1	Ⅳ	远处转移,包括胸腔积液细胞学阳性,肝脏、脾脏实质的转移,腹腔外器官的转移(包括腹股沟淋巴结及腹腔外淋巴结),肠壁受累
M1a	ⅣA	胸腔积液细胞学阳性

（续表）

M1b	ⅣB	肝脏、脾脏实质的转移,腹腔外器官的转移(包括腹股沟淋巴结及腹腔外 淋巴结),肠壁受累

五、治疗

由于输卵管癌的发病率低,至今文献报道也仅数千例,缺乏大数列的前瞻性随机对照研究。相关的文献报道均为回顾性分析。近年来,随着 FIGO 分期的广泛应用,逐步明确输卵管癌的发病机制、组织学类型、预后相关因素等都与卵巢癌相似。因此,输卵管癌的处理原则基本可参照卵巢癌。

1.治疗方式

(1)手术治疗:手术是治疗输卵管癌的主要手段。由于输卵管癌的病例甚少,缺乏前瞻性研究,其手术方式及范围多是参照卵巢癌。根据患者的病变范围、分期、年龄及对生育的要求等因素综合考虑。早期患者应进行全面的手术分期,具体步骤如下:①采用足够长的腹正中切口;②详细评估整个盆腔、腹腔以了解肿瘤波及的范围;③腹盆腔冲洗并送脱落细胞进行病理活检;④经腹全子宫、双侧输卵管卵巢切除;⑤横结肠下大网膜切除;⑥盆腔、主动脉旁淋巴结取样;⑦盆腔和腹腔腹膜可疑之处均应取活检。

对于年轻、渴望生育的妇女,需仔细评估并谨慎决定。单侧的输卵管原位癌可以考虑保留生育功能,有人认为高分化的ⅠA 期患者也可采取保守性手术。

晚期患者,应施行最大限度的肿瘤细胞减灭术,为术后辅助化疗创造条件。由于术后残留灶大于 2cm 的患者预后较差,故对首次手术不能达到理想减灭的患者,有人提出可以在3~4 个疗程化疗之后,实施再次肿瘤细胞减灭术。有资料显示,输卵管癌的腹膜后淋巴结转移率比卵巢癌的高,尤其是腹主动脉旁淋巴结。据报道在实施常规淋巴结切除的患者,42%~59%发现有淋巴结转移,且腹主动脉旁与盆腔淋巴结的转移率几乎相等。因此在手术时,盆腔及腹主动脉旁淋巴结取样切除是必不可少的。也有人更倾向于实施系统性盆腔及腹主动脉旁淋巴结清扫术。国外报道 158 例输卵管癌,实施了系统性盆腔及腹主动脉旁淋巴结清扫术的患者中位生存期 43 个月,明显高于未清扫组的 21 个月($P=0.095$)。国内报道 64 例,腹膜后淋巴结阳性率为 40.4%,接受淋巴结清扫术患者的 3 年和 5 年生存率均高于未清扫者(分别 84.2% vs. 69.2%;63.1% vs. 53.8%),但统计学无差异。还有人回顾了 67 例输卵管癌病例,分析腹膜后淋巴结清扫术对预后的影响,结果早期(Ⅰ期和Ⅱ期)患者行腹膜后淋巴结清扫者的总生存期和肿瘤无进展生存期均好于未行清扫者($P=0.025$),而晚期患者是否行腹膜后淋巴结清扫术并不影响患者生存。

(2)化学治疗:较早的文献报道输卵管癌的化疗药物有氮芥、苯丁酸氮芥、环磷酰胺、六甲蜜胺、氟尿嘧啶、6-硫嘌呤、甲氨蝶呤等,以后又有阿霉素、顺铂及异环磷酰胺等。近年来由于卵巢癌成功地采用紫杉醇和铂类联合化疗,很多学者认为输卵管癌化疗也应当采用卵巢癌的化疗方案。

国外学者回顾总结 115 例输卵管癌,对于病变局限在输卵管的早期患者术后单药化疗或者盆腔放疗均不能改善生存;而病变超出盆腔的患者则因含顺铂的联合化疗而使生存受益。其他学者也得出了类似结论,即Ⅰ期患者术后是否接受铂类联合化疗并不影响生存,而晚期患者则因化疗受益。含顺铂的联合化疗总有效率达 53%~92%,并可使晚期患者生存期延长。其中顺铂与环磷酰胺、阿霉素三药联合(CAP方案)及含紫杉醇的方案疗效较好。还有人回顾了64例原发性输卵管癌的治疗,其中48例(75%)术后采用卡铂(AUC=6)与紫杉醇(175mg/m²)联合化疗,在28例有可测量病灶的患者中该方案总有效率高达93%,其中完全有效19例(68%)。全组5年生存率为70%,其中Ⅲ~Ⅳ期患者中位生存期达62个月。美国Memorial Sloan-Kettering肿瘤中心总结了24例输卵管癌术后用紫杉醇与铂类联合化疗,其1年和3年生存率分别达到了96%和90%;经理想减瘤术的患者3年肿瘤无进展生存率为67%,而亚理想减瘤术者为45%。显示了紫杉醇与铂类联合的非凡疗效。

(3)放射治疗:尽管放射治疗可用于输卵管癌的术后辅助治疗,但其确切价值仍不明了。有人对95例Ⅰ期、Ⅱ期输卵管癌术后采用辅助放疗或辅助化疗做了回顾比较,结果辅助化疗组中位生存期73个月,高于辅助放疗组的57个月,但统计学无差异。由于放疗出现严重并发症的概率要高于化疗,因而多数学者不推荐采用放疗。但若患者有化疗禁忌证,放疗仍可用于那些肿瘤已穿破浆膜面的早期输卵管癌,以及无残留灶或仅有微小残留灶的晚期输卵管癌。包括全盆或全腹放疗、放射性核素^{32}P腹腔灌注等。

(4)内分泌治疗:输卵管上皮在胚胎学和组织发生学上与子宫内膜相似,在月经周期中会随着体内激素水平变化而改变。曾有用甲羟孕酮或醋酸甲地孕酮治疗输卵管癌的报道,但都是与化疗药物同时使用的,因而不能确定其中激素是否起到作用。

2.治疗策略

(1)原位癌、Ⅰ期输卵管癌的处理:患者应进行全面的手术分期,若为原位癌、ⅠA期G1或ⅠB期G1,术后无须辅助化疗;而其他患者均应给予铂类为基础的化疗,一般为3~6个疗程。既往未全面手术分期的早期输卵管癌,建议再次手术分期。若患者拒绝再次手术,则应给予铂类为基础的化疗。

(2)Ⅱ期、Ⅲ期、Ⅳ期输卵管癌的处理:实施肿瘤细胞减灭术并辅以铂类为基础的联合化疗,一般给予6~8个疗程。对于术后残留灶小于1cm的患者也可采用腹腔化疗。若患者初次手术未达到理想减灭术,可在3个疗程化疗后再重新评估,估计残留灶可能切除,可考虑再次肿瘤细胞减灭术,并在术后完成剩余疗程化疗。否则,继续完成剩余疗程化疗。

六、预后

大多数的输卵管癌复发是在治疗后的2~3年,由于缺乏有效的二线化疗或挽救性化疗方案,一旦复发,患者预后较差。就诊时的肿瘤期别及首次手术后残留灶的大小是影响预后最重要的因素。据报道残留灶小于1cm的Ⅲ~Ⅳ期输卵管癌5年生存率为55%,而大于1cm者仅21%。还有报道残留灶小于2cm的患者中位肿瘤进展时间为86个月,而大于2cm者仅23个月。也有报道认为就诊时血清CA125升高的患者预后较差。根据美国监测、流行病学和最终结果数据库2002—2018年1576例输卵管癌的统计资料显示,Ⅰ期、Ⅱ期、Ⅲ期和Ⅳ期患者的5年肿瘤特异生存率分别为81%、65%、54%和36%。与同期上皮性卵巢癌相比,早期患者预后与卵巢癌相似,而晚期患者预后比卵巢癌好。

七、随访

目前还没有证据表明输卵管癌患者治疗后的密切随访监测有助于改善预后或提高生存质量。但对于长期无瘤生存的患者早期发现肿瘤复发,可以尽早采取补救措施。

1.随访目的　①评价患者对治疗的近期反应;②及早认识、妥善处理相关并发症,包括心理紊乱;③早期发现持续存在的病灶或复发病灶;④收集有关治疗效果的资料;⑤对早期输卵管癌患者,提供乳腺癌筛查的机会;对保守性手术的患者,提供宫颈癌筛查的机会。

2.随访计划　建议治疗后的第1~2年,每3个月复查1次;第3~5年,每4~6个月复查1次;5年以后每年复查1次。随访内容包括详细询问病史,仔细体格检查(包括乳房、盆腔和直肠);定期复查CA125,特别是初次诊断时有CA125升高的患者;根据临床指征选择影像学检查,如B超、X线、CT和MRI等。特别是在肿瘤标志物升高时要密切跟踪监测。

第三节　其他输卵管恶性肿瘤

一、输卵管恶性米勒管混合瘤

输卵管恶性米勒管混合瘤又称恶性中胚叶混合瘤,是一种较少见的输卵管恶性肿瘤,迄今世界报道50余例。其发生年龄为35~76岁,平均58岁,绝经后者占多数。

1.临床表现　Ⅰ期临床表现与输卵管癌相似,主要是异常阴道流血及盆腔肿块。该瘤患者在手术时多为较晚期,肿瘤较大,输卵管腔已难分辨。肿瘤为白色或黄白色,实性,偶有退行性变或液化囊性变、出血及坏死。显微镜下可见米勒管上皮及间叶成分并存,比例相似。有时某一种成分明显超过另一种成分。上皮成分多为中分化或低分化腺癌。间叶成分并无特异,可像平滑肌肉瘤、纤维肉瘤或低分化子宫内膜间质肉瘤。也可有异源的软骨肉瘤、成骨肉瘤及横纹肌肉瘤成分。异源部分以软骨肉瘤占多。免疫组织化学检测 cytokeratin 和 vimentin 或 SMA 有助于诊断。

2.治疗　输卵管恶性米勒管混合瘤的临床处理同输卵管癌。手术治疗是最主要的治疗方式。对中、晚期患者应行最大限度的减瘤术,术后辅以化疗或放疗。从有限的文献来看,术后放疗或化疗并未能明显改善患者的生存期。

3.预后　该瘤的预后较差,据统计2年存活率为53%,而5年存活率仅为16%。

二、原发性输卵管绒毛膜癌

原发性输卵管绒毛膜癌简称输卵管绒癌,是一种少见的肿瘤,迄今世界报道不足百例。输卵管绒癌的组织发生有两种情况:一种为妊娠性绒癌,是输卵管妊娠滋养细胞恶变的结果;另一种则为非妊娠性绒癌,来自异位的胚胎残余组织或畸胎瘤潜能未分化胚细胞,后者更属罕见。

1.临床表现　输卵管绒癌患者的年龄为16~56岁,平均33岁。临床表现主要是急性腹痛,类似输卵管妊娠的症状。有时只感腹胀,在妇科检查时发现附件肿块。手术的输卵管标本组织脆软,血性肿块,呈海绵状,极似胎盘组织。输卵管绒癌很难与输卵管妊娠相鉴别。有时输卵管妊娠也见不到胎盘绒毛组织,不能仅靠这一点就诊为绒癌,除非滋养细胞过度增生并有明显的异形及出血、坏死等典型的绒癌表现时,才可诊断为输卵管绒癌。

2.治疗　输卵管绒癌的治疗可参照子宫绒癌的治疗原则,多采用手术与化疗或放疗的综合治疗。由于术前很难准确诊断,因此手术是必要的,可行患侧附件切除术。有转移灶者一并切除转移灶。是否切除子宫则应根据患者的子宫有否病灶、年龄、对保留生育的要求等因素综合考虑,不能统一规定切除与否。若转移灶在阔韧带内或盆壁等部位,考虑到手术的难度大、术中出血难以控制则可先行化疗,待肿瘤缩小或局限后再施行彻底的病灶切除术。

三、输卵管生殖细胞肿瘤

输卵管生殖细胞肿瘤极少见,迄今仅报道约 50 例,其中多数为囊性畸胎瘤,少数为未成熟性畸胎瘤或单胚层高度特异化肿瘤如甲状腺肿瘤。输卵管生殖细胞肿瘤常有蒂,附于输卵管黏膜,大的肿瘤直径达 20cm。手术切除为其主要的治疗方式。

四、输卵管肉瘤

原发性输卵管肉瘤更罕见,仅有数例报道,其中多为平滑肌肉瘤。输卵管肉瘤的组织类型也类似于子宫肉瘤,处理原则类似输卵管癌。

五、输卵管转移瘤

输卵管转移瘤较输卵管原发癌多见。最常见的是由对侧输卵管癌转移而来,由同侧或对侧卵巢癌转移到输卵管的也很常见。子宫内膜癌较易转移到输卵管黏膜。曾有报道宫颈癌及恶性淋巴瘤扩散到输卵管,但甚少见。非生殖系统肿瘤转移到输卵管的极少,偶见报道。

输卵管转移瘤的病理特点是癌瘤主要侵犯输卵管浆膜面并向内浸润,而黏膜往往正常或仅有慢性炎;输卵管系膜、肌层间质的淋巴管常受累及,但很少累及内膜淋巴管;恶性细胞的形态与原发瘤相同。处理原则同输卵管癌,并同时处理原发癌灶。

第十一章　不孕症

第一节　不孕症总论

不孕的医学定义为一年以上未采取任何避孕措施,性生活正常但没有成功妊娠。主要分为原发不孕及继发不孕。原发不孕为从未受孕,继发不孕为曾经怀孕以后又不孕。根据这种严格的定义,不孕是一种常见的问题,影响到 10%～15% 的育龄夫妇。引起不孕的发病原因分为男性不育和女性不孕。

一、病因

正常的受孕要求有成熟卵子排出,精液中有正常数量、形态和活力的精子,输卵管通畅无阻,精子和卵子能正常受精,受精卵能在子宫内膜种植。任何一个环节的异常都会导致不孕。目前环境污染、社会心理压力、性观念开放和高龄成为不孕症的重要原因。其中女性因素占 40%,男性因素占 30%～40%,男女双方共同因素占 10%～20%。

1.女方因素

(1)盆腔输卵管因素:包括输卵管积水或梗阻,盆腔粘连,盆腔子宫内膜异位症,子宫肌瘤(浆膜下子宫肌瘤)。

(2)排卵障碍:持续性无排卵,如多囊卵巢综合征、卵巢储备功能减退、早发性卵巢功能不全、卵巢早衰、先天性性腺发育不良、促性腺激素低下型性腺功能减退、高催乳素血症、未破裂卵泡黄素化综合征;其他内分泌疾病导致的无排卵,如先天性肾上腺皮质增生症和甲状腺功能异常等。

(3)子宫宫颈因素:生殖道畸形,宫颈黏液功能异常,宫腔、子宫病变,内膜病变(子宫内膜炎症、宫腔粘连和子宫内膜息肉、子宫黏膜下肌瘤、纵隔子宫、较大的肌壁间肌瘤和子宫腺肌病),宫颈免疫学功能异常。

(4)不明原因:占不孕病因的 10%～20%,是指确实存在问题,但是以现有的诊断方法不能确诊的病因,包括免疫性因素、潜在的卵母细胞质量异常、受精障碍、隐性输卵管因素、遗传缺陷,同时也可能与年龄有关。

2.男方因素　包括男性性功能障碍和精液异常(精子生成障碍,精子运送障碍,精子功能异常)。精子功能异常表现为精子数量、活力、形态异常和精浆异常。

3.男女双方因素　性生活无能或不正常;免疫因素;不明原因不孕。

二、检查方法

(一)女方检查

1.妇科内外生殖器检查　了解子宫大小、位置、硬度、活动度,有无压痛等;宫颈大小、硬度,有无糜烂,有无举痛及摇摆痛等;阴道是否通畅,黏膜情况、分泌物量、色、性状,有无异味等;附件有无肿块、增厚、压痛等,此外还应检查第二性征发育状况,毛发分布,乳房有无溢

242

乳等。

2.卵巢功能检查　通过抽血检查激素和监测有无排卵了解卵巢功能情况。

(1)激素检查:月经第2~5天抽取空腹血测定内分泌激素雌二醇(E_2)、黄体酮(P)、卵泡刺激素(FSH)、黄体生成素(LH)、睾酮(T)、催乳素(PRL)六项,可以了解卵巢功能,FSH≥10IU/L表明卵巢储备功能减退。月经前一周采血查E_2、P,可以了解排卵和黄体功能,WHO制定的排卵标准为$P>18nmol/L$。

(2)监测排卵:可通过测试基础体温、观察宫颈黏液变化、B超检查等了解排卵情况。

1)基础体温:是患者自行监测有无排卵的最简单方法,排卵一般发生在月经来潮前14天,患者黄体期每天晨起前测试体温,若体温升高0.3~0.6℃并持续至月经来潮日下降,即为基础体温双相,常提示有排卵。

2)子宫颈黏液变化:子宫颈黏液在排卵前期黏液量增多、稀薄,拉丝性增加可长达10cm;在排卵期黏液清亮,有利于精子穿透;在排卵后受孕激素影响,黏液量减少,逐渐变得黏稠。

3)子宫内膜活检:月经来潮的12~24小时取子宫内膜组织做检查,如果呈分泌期改变可确认有过排卵,但活检是有创操作,不建议作为常规检查方法。

4)阴道B超:一般在月经第10天左右开始连续监测,可以观察卵泡发育、子宫内膜厚度及形态。正常情况下可见优势卵泡,长至18~22mm时破裂,排出卵子。B超显示:优势卵泡不破裂且快速增长,一般提示卵泡黄素化;卵泡不长或反而缩小提示卵泡闭锁。

3.输卵管通畅试验　常见的检查方法有子宫输卵管通液、碘油造影。

(1)子宫输卵管通液术:月经干净后3~7天不同房进行,宫腔注入液体时感觉无明显阻力,少有液体漏出或回流,即表明输卵管通畅。通液结果不够客观,一般作为初筛。

(2)子宫输卵管碘油造影:月经干净后3~7天不同房,碘油过敏试验阴性后进行。碘油造影可显示子宫及输卵管形态、内部结构,X线片可供他人分析,如碘油在盆腔内弥散局限表明盆腔内有粘连,输卵管伞端增大表明伞部有粘连,水油珠表明输卵管内有积液。

4.宫腔镜检查　月经干净后3~7天进行,通过宫腔镜可以直接观察到子宫腔形态、子宫内膜、输卵管开口等,宫腔有无粘连、息肉、黏膜下肌瘤及输卵管开口可否明示等,并做相应的治疗。同时在宫腔镜下还可以行输卵管插管通液以此来明确输卵管的通畅情况,对输卵管不畅进行导丝疏通治疗。

5.腹腔镜检查　月经干净后3~7天不同房进行,其优越之处在于可以直视观察子宫、输卵管、卵巢的情况而得出诊断结果并进行治疗,可以行输卵管插管通液确定输卵管是否通畅。

6.性交后精子穿透力试验　是指在接近排卵期时夫妇进行性交,性交后数小时内采取宫颈黏液进行镜检,观察活动的精子数,根据镜检结果获知精子是否能穿透宫颈黏液,是否具有较好的活动率和活动力等。

7.免疫检查　目前较为广泛的免疫学检查抗精子抗体、抗子宫内膜抗体、抗绒毛膜促性腺激素抗体、抗卵巢抗体等。

8.超声检查　可以了解子宫及双附件情况,包括子宫位置、形态、有无畸形、是否合并子宫肌瘤;子宫内膜厚度与月经周期是否吻合;双卵巢大小及基础窦卵泡数的多少;双侧输卵管是否有明显积水、积液及与周围组织的关系。

9.遗传学检查 对有不良孕产史及异位妊娠史的患者进行染色体的检查。

（二）男方检查

1.外生殖器检查 一般应处直立位进行,检查包括有无生殖器畸形、阴茎长度、有无弯曲、尿道开口等,睾丸的位置、质地和大小,附睾、输精管有无结节或缺如,阴囊内有无精索静脉曲张、鞘膜积液等。

2.精液检查 精液分析重复异常,才能诊断为男方因素不育。①精液常规检查:应在排精后 2～7 天进行。正常精液常规检查结果为:精液量大于 1.5mL;精子密度计数 $\geqslant 15 \times 10^6/mL$;前向运动精子 $\geqslant 32\%$;pH $\geqslant 7.2$;白细胞 $<1 \times 10^6/mL$;精子活动率 $\geqslant 40\%$。精液异常情况下有无精子、精子数量少、精子活动力弱等。②精子形态分析:精子包括头、颈、中段、主段和末段,光学显微镜下难以观察到精子末段,因此头和尾都正常的精子被认为是正常的。精液形态分析正常结果为:精子形态染色 $\geqslant 4\%$;精子形态不染色 $\geqslant 30\%$。

3.免疫检查 采用混合抗球蛋白反应试验,进行表面抗原定位及定量测定抗精子抗体,正常结果为阴性。

4.内分泌检查 主要指标有 FSH、LH、PRL、T 等,可为评估男性整体生育能力提供依据。FSH、LH、T 均正常可能因逆行射精或射精系统堵塞所致;FSH 和 LH 升高、T 降低提示原发性睾丸功能衰竭;FSH 升高、LH 和 T 正常见于精子缺乏或严重少精患者;FSH、LH 低下,PRL 明显升高,有垂体微腺瘤的可能。

5.病理学检查 对于无精症的患者,通过睾丸活检获取少量曲细精管进行组织学分析,以判断输精管是否梗阻并了解精子生成的问题。

6.遗传学检查 确定为无精症、重度少弱精症、畸精症的患者,需进行染色体核型和 Y 染色体的微缺失检查。

7.超声检查 直肠超声检查可了解前列腺和附属腺体的基本情况,也可用于精子抽吸术;阴囊超声检查可评估阴囊异常情况;彩色多普勒超声检查可协助诊断触诊难以分辨的精索静脉曲张;体检发现输精管缺如的患者,应该进行肾脏的超声检查。

三、诊断

根据不孕症的定义,满足条件者即可诊断。但要明确女性不孕症的病因,需要根据病史和检查结果一一排查。首先可以根据精液结果排除男性因素所致不孕,再从排卵、子宫和输卵管等方面进行相关检查确定诊断。

第二节 排卵障碍性不孕症

女性卵母细胞、男性精子和男女生殖道解剖与功能,任何一个环节的异常均可导致不孕（育）症。排卵障碍是女方不孕的常见原因。排卵障碍性不孕症治疗主要是诱导排卵。正常的排卵需要完整的下丘脑-垂体-卵巢轴环节的正常功能,其中任何一个环节出现功能失调,或器质性病变,都可以造成暂时或长期的卵巢功能障碍,导致排卵异常,慢性排卵障碍有时也是很多内分泌疾病的共同表现。不排卵或稀发排卵约占女性不孕因素的 40%。

1.低促性腺激素性排卵障碍 低促性腺激素性排卵障碍约占排卵异常性不孕的 10%,表现为内源性雌激素水平低,FSH、LH 水平低下。病变在下丘脑或垂体,可由功能性因素如精神应激、过度运动、营养不良引起,卡尔曼综合征、下丘脑及垂体肿瘤、垂体坏死、空蝶鞍综合征及特发性下丘脑垂体疾病等器质性病变也可引起,而催乳素和甲状腺素正常。

2.促性腺激素失调性排卵障碍 临床上所碰到的大部分患者为此型,约占排卵异常性不孕的85%,表现为内源性 FSH、LH 水平失调,可导致稀发排卵、不排卵或闭经,常见于多囊卵巢综合征患者,也包括卵泡膜细胞增生症和 HAIRAN 综合征(多毛、无排卵、胰岛素抵抗和黑棘皮症)。典型表现:FSH、E_2 和催乳素正常,但 LH 与 FSH 比例升高。

3.高促性腺激素性排卵障碍 高促性腺激素性排卵障碍占排卵异常性不孕的 4%~5%,由卵巢的缺陷或抵抗引起,表现为 FSH、LH 升高,雌激素水平降低。可见于先天性性腺功能不全、性腺发育不良、卵巢功能早衰及抵抗性卵巢综合征等。

4.肾上腺功能异常 肾上腺受垂体分泌促肾上腺皮质激素调控,分泌糖皮质激素。若肾上腺功能失调,可通过反馈机制引起促肾上腺皮质激素分泌异常,干扰垂体促性腺激素分泌,同时还可使糖皮质激素及雄激素分泌异常,从而抑制促性腺激素的分泌,导致无排卵。

5.高催乳素血症 高水平的 PRL 作用于下丘脑,使其 GnRH 合成减少和脉冲性释放频率和振幅降低,对雌激素的正反馈消失。PRL 作用于垂体,使垂体释放促性腺激素异常,LH/FSH 值升高,使排卵前 LH 高峰不能出现,FSH 的数量不足以使卵泡充分成熟。血中PRL 升高,使卵巢失去对促性腺激素的正常反应能力,从而导致不孕。

6.甲状腺功能异常 导致甲状腺激素分泌异常,反馈性干扰 TRH-TSH 的正常分泌平衡,进而干扰垂体促性腺激素释放及促性腺激素-PRL 平衡,并降低卵巢对促性腺激素的敏感性,抑制排卵及性激素合成。

第三节 卵巢综合征性不孕症

在不孕症患者中约 1/3 患者存在排卵障碍,其中 90% 为多囊卵巢综合征(polycystic ovary syndrome,PCOS)患者。因此 PCOS 是导致排卵障碍性不孕的重要原因之一。在 PCOS 患者中大约有 80% 存在排卵障碍。PCOS 影响卵巢功能和受孕能力的因素很多,包括肥胖、高雄激素血症,以及血清中升高的 LH 水平。在这些因素的综合作用下,PCOS 患者表现为血清和卵巢局部雄激素水平升高,抑制卵泡的发育和成熟,患者出现排卵障碍导致不孕。因此,对 PCOS 所致不孕症的治疗主要是恢复患者的排卵。

一、发病因素

其病因至今尚不明确,目前研究认为,可能是由于某些遗传基因与环境因素相互作用所致。

二、病理生理机制

1.下丘脑-垂体-卵巢轴调节功能异常 由于垂体对 GnRH 的敏感性增加,分泌过量LH,刺激卵巢间质、卵泡膜细胞产生过量雄激素。卵巢内高雄激素抑制卵泡成熟,不能形成优势卵泡,但卵巢中的小卵泡仍能分泌相当于卵泡期早期水平的雌二醇(E_2),加之雄烯二酮在外周组织芳香化酶作用下转化为雌酮(E_1),形成高雌酮血症。持续分泌的雌酮和一定水平的雌二醇作用于下丘脑及垂体,对 LH 分泌呈正反馈,使 LH 分泌幅度及频率增加,呈持续高水平,无周期性,不形成月经中期 LH 峰,故无排卵发生。雌激素又对 FSH 分泌呈负反馈,使 FSH 水平相对降低,LH/FSH 值增大。高水平 LH 又促进卵巢分泌雄激素;低水平 FSH 持续刺激,使卵巢内小卵泡发育停止,无优势卵泡形成,从而形成雄激素过多、持续无排卵的恶性循环,导致卵巢多囊样改变。

2.胰岛素抵抗和高胰岛素血症 外周组织对胰岛素的敏感性降低,胰岛素的生物学效能低于正常,称为胰岛素抵抗。约 50% 患者存在不同程度的胰岛素抵抗及代偿性高胰岛素血症。过量的胰岛素作用于垂体的胰岛素受体,可增强 LH 释放并促进卵巢和肾上腺分泌雄激素,又通过抑制性激素结合球蛋白合成,使游离睾酮增加。

3.肾上腺内分泌功能异常 50%患者存在脱氢表雄酮及硫酸脱氢表雄酮升高,可能与肾上腺皮质网状带 P450c17α 酶活性增加、肾上腺细胞对促肾上腺皮质激素敏感性增加和功能亢进有关。硫酸脱氢表雄酮升高提示过多的雄激素部分来自肾上腺。

三、病理

1.卵巢 大体检查,双侧卵巢均匀性增大,为正常妇女的 2~5 倍,呈灰白色,包膜增厚、坚韧。切面见卵巢白膜均匀性增厚,较正常厚 2~4 倍,白膜下可见大小不等、≥12 个囊性卵泡,直径 2~9mm。镜下见白膜增厚、硬化,皮质表层纤维化,细胞少,血管明显。白膜下见多个不成熟阶段呈囊性扩张的卵泡及闭锁卵泡,无成熟卵泡生成及排卵迹象。

2.子宫内膜变化 因无排卵,子宫内膜长期受雌激素刺激,呈现不同程度的增生性改变,甚至呈不典型增生。长期持续无排卵增加了子宫内膜癌的发生概率。

四、临床表现

PCOS 多起病于青春期,主要临床表现包括月经失调、排卵障碍、雄激素过量、肥胖和黑棘皮症。

1.月经失调 月经失调为最主要的症状,多表现为月经稀发(周期 35 天至 6 个月)或闭经,闭经前常有经量过少或月经稀发。也可表现为不规则子宫出血,月经周期或经期、经量呈无规律性。

2.排卵障碍导致的不孕 生育期妇女因排卵障碍导致不孕。

3.多毛、痤疮 多毛、痤疮是高雄激素血症最常见的表现。出现不同程度多毛,以性毛为主,阴毛浓密且呈男性型倾向,延及肛周腹股沟或腹中线,也有出现上唇和(或)下颌细须或乳晕周围有长毛等。油脂性皮肤及痤疮常见,与体内雄激素积聚刺激皮脂腺分泌旺盛有关。

4.肥胖 50%以上患者肥胖(体质指数≥25),且常呈腹型肥胖(腰围/臀围≥0.80)。肥胖与胰岛素抵抗、雄激素过多、游离睾酮比例增加及瘦素抵抗有关。

5.黑棘皮症 阴唇、颈背部、腋下、乳房下和腹股沟等皮肤皱褶部位出现灰褐色色素沉着,呈对称性,皮肤增厚,质地柔软。

第十二章　妊娠前期保健

据卫生部相关文件指出:"孕前保健是以提高出生人口素质,减少出生缺陷和先天残疾发生为宗旨,为准备怀孕的夫妇提供健康教育与咨询、健康状况评估、健康指导为主要内容的保健服务,孕前保健是婚前保健的延续,是孕产期保健的前移。"孕前保健应在计划受孕前4~6个月进行。

第一节　妊娠前期生理、心理和社会特点

一、妊娠前期生理特点

我国《婚姻法》规定:"结婚年龄,男不得早于 22 周岁,女不得早于 20 周岁"。这只是法律规定的结婚最低年龄,并不等于就是生育的最佳年龄。综合各项研究,普遍认为最佳生育年龄女性为 25~29 岁,男性为 25~35 岁。

1.身体发育成熟　妊娠前期是身体发育的鼎盛时期,全身各系统及器官均已发育成熟,并具有活跃的生理功能,能够承受妊娠给全身各系统和器官增加的负担。

2.生殖器官发育成熟、第二性征出现　卵巢发育成熟,周期性排卵并分泌性激素。在卵巢激素的作用下,子宫内膜出现周期性变化,宫颈、阴道也都呈现周期性变化。卵巢排卵和生殖器发育成熟使妊娠成为可能。在卵巢性腺激素的作用下,女性呈现特有的体形,乳房发育,盆骨变宽,为妊娠做好准备。

3.神经内分泌调节功能完善　正常育龄妇女下丘脑-垂体-卵巢轴环节的调节功能稳定,使机体神经-内分泌调节保持平衡,各系统器官生理功能协调一致,也为妊娠奠定了基础。

二、妊娠前期心理与社会特点

1.心理特点　对于孕前心理准备,因人而异,准备的时间长短不同。总的来说,应选择在情绪稳定、家庭生活和谐、心情舒畅的状态下受孕。现代医学证明,孕妇的情绪波动能引起体内肾上腺皮质激素分泌增加,引起唇裂、腭裂等畸形。

和谐的孕前心理环境主要有以下几个特点:①夫妻之间能够主动调节相互的心理平衡;②善于安排合适的生活节律;③双方都善于在特定的情况下,加大自身同对方关系中的容忍度。

孕前必须要做好的心理准备:①树立"生男生女都一样"的观念。对于这点,不只母亲本人,家庭其他人员都应正确认识,尤其是老一辈。②愉快地接受孕期各种变化。怀孕会使母亲在体形、情绪、生活习惯、对丈夫的依赖程度等方面发生改变,这些都是正常生理反应,应该坦然面对。③接受未来家庭心理空间的变化。孩子出生后,家庭成员结构发生改变,孩子将占据父母的生活空间,而且还会影响夫妻在彼此心中的地位,因此必须要有一定的心理准备。④最后要做好受累的准备。孩子出生后,家务会明显增多,夫妻双方应共同承担。

2.社会特点　妊娠前夫妻双方及家庭成员是否和睦、工作压力与紧张程度、家庭经济条件等因素都会对妊娠造成影响。如果夫妻双方,尤其是女方短时间内受过较大的精神打击、夫妻或家庭不和睦、工作学习过于紧张疲劳、生活条件差如居住拥挤、经济拮据等,均不利于妊娠。

第二节　孕前保健内容

一、保健目的

预防遗传性疾病的传播,避免环境中有害因素对生殖细胞及其功能的损害。因为许多对母婴不利的危险因素包括母体疾病可在孕前得到识别,从而采取有效措施来消除或减少其不良作用,有利于提高出生人口素质。

孕前保健应在计划受孕前 4~6 个月进行。孕前保健的知识应通过各种形式的健康教育在群众中逐步普及,同时还可以通过孕前保健咨询服务进行一对一专项科普。

二、保健措施

1.检查与监督　孕前检查是妊娠前期保健的重要内容。准备怀孕的夫妇在妊娠前 3~6 个月到妇幼保健部门或医疗机构通过孕前检查,对健康状况做初步评估,排除不宜妊娠或暂缓妊娠的因素。过去孕前检查多由婚前检查代替,但随着优生知识的普及,主动进行孕前检查的妇女越来越多。孕前检查的项目不同地区有所差异,基本项目如下。

(1)询问一般情况:了解孕前夫妇及双方家庭成员的健康状况,重点询问与婚育有关的孕育史、疾病史、家族史、生活方式、饮食习惯、营养状况、职业,以及工作环境、运动(劳动)情况、社会-心理状况和人际关系等。

(2)医学检查:在询问一般情况的基础上,征得夫妻双方同意,进行医学检查,了解男女双方的基本健康情况,对可能影响生育的疾病进行专项检查。

1)体格检查:按常规检查项目进行,并对男女双方生殖系统进行专科检查。检查中要注意身体发育情况、有无遗传性疾病、内分泌系统疾病、精神疾病及智力障碍等;注意乳房、声音、毛发分布等第二性征发育情况;注意男女双方内外生殖器有无异常。

2)常规辅助检查:包括血常规、血型、尿常规、血糖或尿糖、肝功能、生殖道分泌物、心电图、胸部 X 线及妇科超声波检查等,必要时进行激素测定和精液检查。

3)专项检查:对可能影响生育的其他疾病进行专项检查、诊断和治疗,避免在疾病状况下妊娠而导致胎儿发育不良、畸形、流产或死亡,危及母体健康和生命安全。进行专项检查的疾病包括:遗传性疾病;感染性疾病;性传播疾病;影响生育的其他疾病,如心脏病、肾炎、肝炎等重要脏器疾病;甲状腺功能异常、糖尿病等内分泌疾病;牙周炎等口腔疾病;生殖系统疾病;免疫因素造成的疾病,如男女双方血型、女性抗精子抗体、抗卵磷脂抗体、抗子宫内膜抗体、狼疮因子等;环境因素造成的疾病,可做微量元素检测或对有异味的环境进行检测。

(3)排卵监测:可通过基础体温测定,描记体温曲线,监测排卵情况,为排卵受孕做好准备。也可以观察、记录月经日期,推算排卵时间。

2.生活与卫生指导

(1)制订妊娠计划:性是生命之源。有了两性的结合,才能孕育出新的生命。结婚后如果不采取避孕措施,受孕率是很高的。因此,婚后夫妇最好暂时避孕,待共同生活一段时间,性生活协调,情绪稳定,精力充沛,并在思想上充分做好担负做起父母责任的准备,物质上(包括居住条件及经济能力)也能为抚育下一代创造一定条件的基础时,有计划地安排受孕和生育,为新生命的诞生创造最好的起点,是非常重要的。

1)选择最佳生育年龄:女性最佳生育年龄为 25～29 周岁,配偶年龄为 25～35 周岁。这个时期是男女双方生殖功能最旺盛的阶段,生殖细胞质量好,受孕成功率高。同时,学业已完成,工作比较稳定,有一定的生活和社会经验及经济基础,孕育下一代的条件成熟。女性35 岁、男性 40 岁以后,生殖功能开始衰退,生殖细胞染色体畸变的概率增加。女性 18 岁以前或 35 岁以后,妊娠危险因素相对增加,难产或其他产科并发症发生率、病残儿出生率、围生儿病死率都明显增加,不适宜妊娠。

2)选择最佳受孕季节:最佳受孕季节为 7～9 月份,尤其在北方地区,正值秋高气爽、气候温暖、蔬菜水果等供应丰富的季节,对孕妇营养补充和胎儿大脑发育十分有利,也避免了春冬季受孕易患流感及病毒性感染的危险。这个时期受孕,预产期为第二年 4～6 月份,气候温和,日光充足,有利于产妇身体康复和婴儿护理;有良好的光照条件,有利于婴儿生长发育和骨骼钙化。

(2)建立健康的生活方式

1)维护母体健康:母体是孕育新生命的小环境,其健康状况和生活方式将会对新生命产生直接的影响。妇女如果患有肝炎、肾炎、结核、心脏病等主要脏器疾病,应暂时避孕,待疾病完全治愈,恢复健康后再怀孕。

在计划受孕前应征求相关专科医师的意见,因为这些疾病可能对妊娠及胎儿发育有不良影响,在治疗母体疾病时的用药也会影响胚胎及胎儿。另外,妊娠也可能会加重上述疾病。妇女如患有贫血,应在孕前查找原因,并予以治疗。例如:孕妇患风疹,该病毒致畸早已被证实。幼时未患过风疹的妇女进入育龄期,由于体内风疹抗体水平低,没有抵御风疹感染的能力。为预防孕时感染引起的悲剧,在计划受孕前应采血做风疹抗体水平测定,如抗体水平低,注射风疹疫苗,以提高机体抗体水平,增强免疫力,但切记风疹疫苗注射后一定要坚持避孕 3 个月以上。

2)建立健康的生活方式。①重视合理营养,培养良好的饮食习惯:有偏食习惯的要进行纠正,因为偏食易致营养素缺乏而使不良妊娠结局的发生率增加;有肥胖倾向者要控制体重,因为肥胖者妊娠时并发糖尿病、高血压等危险性增加。近年的研究证明,孕前及孕初服用叶酸,可降低胎儿神经管畸形的发病率。因此,孕前多食含叶酸的食物如肝、肾、蛋等动物性食品和菠菜、芹菜、莴苣、橘子等蔬菜水果或加服叶酸片。②戒烟戒酒:因为主动吸烟和被动吸烟都会影响胎儿的生长发育。乙醇可通过胎盘进入胎儿体内,使胎儿发生酒精综合征,引起染色体畸变,导致畸形和智力低下等。③远离宠物,预防弓形虫病:猫、狗可能传染弓形虫病。孕妇弓形虫病感染会引起流产或胎儿畸形和胎儿宫内发育迟缓。因此,家有宠物者,在计划受孕时,应将宠物寄养出去,避免接触。

(3)调整避孕方法:制订受孕计划后,要调整避孕方法,停用口服避孕药,取出宫内节育器,改用避孕套和阴道隔膜避孕。在停药和取出宫内节育器半年后再考虑受孕,以彻底消除药物的影响和调整子宫内环境。

3.心理调适　心理因素在女性妊娠过程中具有双重作用,即良好的心理状态能促进健康妊娠,消极的心理状态会影响受孕和妊娠过程。孕前妇女一定要主动调整和改善不良情绪,保持精神愉悦、心理健康。

(1)妊娠知识培训:掌握孕育知识要学习和掌握一些关于妊娠、分娩和胎儿在宫内生长发育的孕育知识,了解如何才能怀孕及妊娠过程出现的某些生理现象,如早期的怀孕反应,中期的胎动,晚期的妊娠水肿、腰腿痛等。要做到一旦有这些生理现象的出现,就能够正确对待、泰然处之,避免不必要的紧张和恐慌。怀孕期间,母体为了适应胎儿生长发育的需要,全身各系统都会发生不同程度的生理改变,其中精神与神经系统的正常调节规律易失衡被破坏,由此而出现兴奋与抑制间的不协调。

(2)受孕指导:指导妊娠前期的妇女熟悉自己的排卵期,在适宜的时间安排性生活,增加受孕成功的机会。对因未能如期妊娠而焦虑者应多与之交流,指导其自我监测排卵期,必要时可进行相关的生殖能力检测,以消除顾虑,树立信心,把握受孕时间,增加受孕机会。

(3)保持乐观情绪:做母亲是一件神圣的事情,体验十月怀胎的艰辛也不愧母亲这一光荣称号。孕前要调整好自己的心态,夫妻经常谈心,请医师推荐生殖心理顾问,向母婴保健专业人员咨询,或通过其他途径和相关人员交流,及时调整和转移不良情绪,以积极的心态去迎接妊娠。

(4)参加体育运动:了解体育活动对调节心理状态的积极意义,根据自身实际情况,选择适宜的户外运动,有利于血液循环和神经内分泌的调节,还可调整紧张与焦虑的心态,有利于受孕和妊娠过程。

4.社会支持　创造和谐的家庭环境,尤其是夫妻和谐是孕前最重要的心理支持。要善于调节夫妻关系,善于引导对方摆脱心理困惑,善于容忍和理解对方,善于化解和处理矛盾。要调整生活节奏,避免紧张和疲劳。树立正确的生育观念,消除生男生女带来的精神负担,并使家庭所有成员达成共识。保健部门要通过讲座、指导读书等方式,提供生育知识和生育指导,给予妊娠前期妇女全方位的支持和帮助。

5.避免接触有害因素

(1)烟酒危害:烟酒对生殖细胞和胚胎发育的不良影响已被广泛公认。所以,在婚前卫生指导中应强调在计划受孕前夫妻双方都应避免接触烟酒。

(2)环境:在工作或生活的周围环境中,某些理化因素会影响受孕的质量,如高温、放射线、噪声、振动等物理因素,以及铅、汞、镉、砷等金属,苯、甲苯、二甲苯等有机溶剂,氯化烯、苯乙烯等高分子化合物和某些农药等,对妊娠的发展和胎儿的发育都有害。应当在受孕前尽可能避免接触。

(3)生物因素:迄今已知有多种病毒能通过胎盘危害胎儿,可引起死胎、早产、胎儿宫内生长发育迟缓、智力障碍或畸形。明确有致畸作用的有风疹病毒、巨细胞病毒、单纯疱疹病毒、流感病毒等。另外,如孕妇患有弓形虫病,可造成流产、畸形或婴儿严重的神经系统损害。此病终末宿主为猫,故在受孕前即应停止接触猫、狗及其他家畜,不吃未煮熟的鱼、肉,接触生肉后要洗净双手和用具。

(4)药物致畸:由于治疗疾病或避孕等需要,正在应用某些可能有害于受孕的药物,或虽已停用但其作用尚未消失之前,均应避免受孕。

（5）社会心理影响：工作学习上的紧张、经济上的拮据、家务安排上的困难，尤其是夫妻感情的矛盾、对生育意愿的分歧等社会心理因素都会影响计划受孕的质量。

6.妊娠前期常见疾病的预防

（1）重度贫血

病因：常见于长期偏食、挑食、烹饪方法不当等所致的营养不良，或慢性消化道疾病，月经过多等慢性失血，或由于慢性消化道疾病影响叶酸吸收所致。如不及时纠正，妊娠后会加重贫血。

预防：①纠正不良饮食习惯，均衡营养，合理膳食，多食用猪肝、鸡血、豆类、黑木耳等含铁多的食物和新鲜蔬菜、水果、瓜豆类、肉类、动物肝脏及肾脏等含叶酸多的食物；②改变烹饪方法，避免蔬菜中叶酸丢失；③积极治疗慢性失血性疾病和慢性消化道疾病；④补充铁和叶酸，纠正贫血。

（2）乙型病毒性肝炎

病因：乙型病毒性肝炎为乙型肝炎病毒所引起的传染病，多因与病毒性肝炎患者密切接触导致感染，也可因输血、注射血液制品造成感染。

预防：①避免接触病毒性肝炎患者，夫妇一方患有病毒性肝炎者应使用避孕套，避免交叉感染；②注射乙肝疫苗；③孕前常规检测肝炎病毒血清标志物，并定期复查；④已经患有病毒性肝炎的妇女应坚持避孕，待肝炎痊愈至少半年，最好是痊愈 2 年后再怀孕。

（3）阴道炎

病因：常因性生活频繁、不注意性卫生或阴道灌洗，导致阴道黏膜损伤、阴道酸性环境破坏、细菌感染引起。也可因夫妻交叉感染引起。

预防措施：①注意性卫生；②避免性生活过于频繁；③避免阴道灌洗，保护阴道酸性环境；④患有阴道炎者应口服或外用药物治疗；⑤如夫妻交叉感染者应双方同时治疗。

（4）宫颈炎症

病因：可因性生活过早、过频或流产、分娩及人流术等致宫颈损伤，病原体侵入引起，也可因不洁净的性生活或卫生不良导致病原体感染。宫颈炎时宫颈黏稠脓性分泌物不利于精子通过，可造成不孕。

预防：①避免过早、过频的性生活；②保持性卫生和日常外阴部清洁；③人工流产等手术避免损伤宫颈；④避免夫妻双方交叉感染；⑤患有宫颈炎应积极治疗。

（5）子宫肌瘤：子宫肌瘤可导致不孕、流产，分娩时可阻塞产道造成难产。一般来说，直径 2cm 以下的浆膜下肌瘤可以妊娠。子宫肌瘤直径超过 3cm，孕期易发生变性，造成流产及早产的机会增加；若肌瘤直径虽然不足 3cm，但生长在宫腔内或宫颈上，或压迫输卵管导致不育等情况，最好先做手术剔除肌瘤再妊娠。凡有子宫肌瘤的育龄妇女一定要在妇科检查后再决定是否妊娠。

第十三章　妊娠期保健

妊娠是妇女一生中一个特殊的生理时期。在妊娠的过程中,妇女承担着孕育胚胎和胎儿的重要使命。为了完成这一使命,机体调动全身各器官、系统出现一系列生理变化以适应妊娠过程满足自身生命活动和孕育胚胎及胎儿的需要。如果母体的变化超出了生理范围,或不能满足胚胎和胎儿的需要,就有可能转变为病理过程,影响母儿健康,甚至危及母儿生命安全。

第一节　早期妊娠保健

自末次月经开始到怀孕12周末称为早期妊娠,这是胎儿各器官发育形成的重要时期,尽早确诊怀孕,避免一切有害因素,对胎儿的健康发育大有好处。

一、早期妊娠的生理、心理和社会特点

(一)孕妇的生理、心理和社会特点

1.生理特点　妊娠早期在妊娠黄体产生的雌、孕激素影响下,全身各系统发生一系列生理变化,其中最明显的是生殖系统的变化。

(1)生殖系统:子宫体逐渐增大变软,子宫峡部更软,双合诊检查呈现"黑格征"。卵巢停止排卵,月经停止。阴道、宫颈充血变软,呈紫蓝色。宫颈分泌物增多,黏液形成栓阻塞宫颈口,能防止细菌侵入。阴道上皮细胞糖原含量增加,使阴道维持酸性环境,抑制致病菌生长,增强阴道自净作用。

(2)乳房的变化:出现胀痛。乳头、乳晕着色,出现"蒙氏结节"。

(3)血液循环系统:血容量从孕6~8周起开始增加,血液相对稀释。

(4)消化系统:孕妇6周左右常有食欲缺乏、恶心、呕吐等早孕反应,也可出现胃部烧灼感、胃肠胀气与便秘,多于孕12周左右消失。

(5)泌尿系统:可引起尿频或出现尿糖。

2.心理特点　妊娠对初孕妇是个心理考验,要有个接纳的过程。

(1)震惊:当得知怀孕后,多数孕妇会感到震惊,并为之兴奋和激动。

(2)缺乏自信:由于大多数孕妇没有妊娠经验,常认为自己尚未做好充分准备来应对妊娠后的工作、学习、家庭生活、孩子培养等问题,对自己缺乏自信心。

(3)焦虑:孕妇会为能否顺利完成妊娠和分娩过程而担忧,为身体不适而焦虑。

(4)渴望得到感情爱抚。

(5)强化对母亲的情感:孕妇会经常反省自己过去与母亲的关系,常伴有对母亲的内疚心理。通过内省,孕妇可以形成自己独特的对母亲责任的认识。

3.社会特点　对于妊娠早期,尤其是妊娠反应明显的孕妇,丈夫会百般体贴和呵护,双方父母会格外关心、照顾,甚至溺爱,单位领导及同事、朋友也会倍加爱护和体贴,这些都会

增加孕妇的依赖心理和自我关注。相反,缺少丈夫、父母的呵护和照顾会加重孕妇的焦虑和不安;缺少单位和社会持支持,孕妇可因为妊娠影响求职、就业和工作质量而产生心理压力。

(二)胚胎和胎儿的生理特点

1.胎儿1~3个月　生长较慢,平均每天约增重1g。胚胎初具人形,头的大小几乎占整个胎体的一半,脏器都已形成,能看到胎儿的眼、耳、口、鼻,长出手指和脚趾甲,开始辨出性别,血在骨髓中开始形成。胎儿身长3~7cm,体重7~28g。

2.胎儿4~6个月　生长增快,平均每天约长10g。脑细胞的发育出现第一次高峰,已有心跳,开始长毛发、眼眉,睫毛也已出现,脊髓内开始有髓鞘形成,牙齿钙化,四肢增长迅速。但外形消瘦,皮肤皱纹多,胎儿发育需要营养物质的增加。此时胎儿身长10~34cm,体重120~600g。

3.胎儿7~9个月　胎儿骨骼接近长成,脑细胞发育出现第二次高峰,神经系统已相当发达,肺与肠开始成熟,皮下脂肪开始出现,皮肤皱纹逐渐张开变平,胎毛退化,光滑柔软,准备出生。胎儿身长35~50cm,体重800~3000g。

二、早期妊娠的保健内容

(一)保健目的

1.了解孕妇有无不适合妊娠的异常,以便及早处理。

2.预防胎儿发育异常　妊娠早期是胚胎从受孕后发育成初具人形及四肢、五官、脏器基本具备的胎儿的重要阶段。妊娠早期发生异常,如孕妇生病发热等,胚胎发育容易出现障碍,即先天畸形,故称孕早期是致畸敏感期。做好妊娠早期保健可以预防胎儿发育异常。

(二)保健措施

1.及早确诊妊娠　人类的胚胎在受孕后第3~8周时逐渐形成形态与功能不同的各类器官,这一时期特别容易受化学物质作用而诱发畸形,故而要及时进行早孕诊断以便及早对胚胎进行保护。各种不同的器官形成期对化学物质的易感性相对很短,故同一致畸物作用于妊娠的不同阶段可诱发不同类型的畸形。如人受精后21~40天时,胚胎心脏最易受影响,随后为四肢及眼睛。神经系统的易感期最长,自受精后第20天直至胎儿娩出。同一致畸物作用于妊娠的相同一天,引起的各类器官畸形也不相同。

2.第一次产前检查　要改变以往孕6个月才进行第一次产前检查的常规。在确诊妊娠后应立即进行第一次产前检查。通过全面的询问病史和全身体格检查和必要的化验,了解母亲全面的健康情况,可及早发现夫妇双方有无遗传病史或家属史,是否需要做进一步的遗传咨询和必要的产前诊断;同时可及时发现各主要脏器是否有病,如有心、肝、肾等主要脏器疾病或病史时,可根据病情的严重程度,考虑是否能维持妊娠,从而决定是继续还是终止妊娠。发现梅毒可及早治疗,发现贫血可及早矫治,早期测得基础血压,对日后妊高征防治也很重要。结合第一次产前检查,开展早孕保健指导,以提高孕妇的自我保健能力和识别异常症状的能力。

3.筛查高危孕妇　在第一次产前检查时应注意筛查高危孕妇。高危孕妇可以是年龄大于35岁或小于18岁、身高145cm以下的孕妇,生育过先天性畸形、唐氏综合征,以及染色体异常患儿或有反复流产、难产、不能解释的围生儿死亡等异常孕产史的孕妇,有家庭遗传性疾病史或夫妇一方患有遗传性疾病的孕妇,可疑病毒感染或使用孕激素、抗肿瘤等有致畸作用药物的孕妇,孕早期有大剂量放射物质、有害气体等接触史的孕妇,患有胰岛素依赖性糖尿病、癫痫、甲亢、自身免疫性疾病、心脏病、肾脏病等慢性疾病的孕妇。

4.监测胚胎和胎儿发育　保护胚胎,免受各种有毒有害因素的影响。早孕保健是控制人类生殖危害的措施之一,对预防出生缺陷有重要意义。确定妊娠后,首先要注意孕妇所处的大环境是否安全无害,既要避免接触有害的化学物质,又要避免有害的物理因素,如噪声、高温、射线等;同时还要维护孕妇本身作为胚胎发育的小环境的良好,特别是预防母亲患感染性疾病和谨慎用药。感染性疾病可影响妊娠结局,如患病毒性肝炎、梅毒的孕妇,流产、早产、死胎及新生儿病死率都增高。巨细胞病毒感染、风疹、单纯疱疹病毒感染及弓形体病可引起胎儿发育异常。有些感染性疾病可通过胎盘或在分娩中接触母血,传给婴儿,成为病毒携带者。因感染而引起的高热,对胎儿也不利。据国外报道,孕妇发热38℃以上,持续数天或1~2周,易导致胎儿出现神经管畸形。因此,必须指导孕妇,怀孕后少去人群密集的公共场所,预防感染。

5.生活与卫生指导

(1)饮食与营养:进食含必需氨基酸较多的优质蛋白质和新鲜水果,尽量做到不偏食。饮食应遵循易消化、少油腻、味清淡、少吃多餐的原则。为减轻呕吐反应,可供给较干、偏碱性的食物,如饼干、馒头、面包等;避免辛辣与刺激性食物,以免加重胃肠不适。妊娠早期要补充足够的维生素,尤其是维生素 A 和叶酸。B 族维生素中叶酸的主要来源是动物肝脏、酵母和绿色蔬菜,叶酸缺乏易发生胎儿神经管畸形。妊娠早期及整个妊娠过程中还要注意补碘。

(2)运动与休息:运动量要适当,运动时脉搏不要超过 140 次/分,时间以 30~40 分钟为宜。运动地点应选择安静、清洁、舒适、方便休息的地方。孕妇的运动应该以轻松、缓慢的方式进行,如散步、骑自行车、孕妇体操等,在不疲劳的前提下工作或做一些家务也是一种运动方式。要避免举重物、在强烈振动下操作、高空作业、长途旅行,避免频繁弯腰、下蹲等动作。孕妇每天应有 8~9 小时的睡眠,中午应有 1 小时左右的休息。休息室内要保持空气流通、新鲜。怀孕早期最好不要外出旅行。

(3)卫生指导:①注意清洁。孕妇最好在孕早期做一次牙齿检查,对龋齿进行修补或拔除。妊娠早期阴道分泌物增多,因早孕反应身体不适,应督促孕妇勤洗澡,勤换内衣,每天清洗外阴部,以保持清洁。洗澡应采用淋浴。②乳房护理。孕妇不宜束胸,以免影响呼吸,影响乳腺发育,引起产后乳汁分泌不足。③避免感染。妊娠早期如果感染病毒,如风疹、腮腺炎、流感病毒等,可以通过胎盘进入胎儿体内,造成流产、早产、先天性畸形等。感染弓形虫原虫的猫、狗可以通过唾液及粪便传播给孕妇,引起流产、胎儿畸形或影响胎儿脑、眼的发育。所以,孕妇应在空气新鲜并流通的环境工作和休息,传染病流行季节应避免到公共场所,避免接触宠物。孕妇在适当时候需要接受一些必要的预防接种,如破伤风类毒素、狂犬病疫苗、乙型肝炎疫苗、人血或人胎盘球蛋白等。

(4)避免有害因素的影响:药物、放射线、微波、电离辐射、噪声、吸烟、饮酒等有害因素,会影响胚胎和胎儿的发育成长,甚至出现畸形或死胎。①药物:妊娠 12 周内避免用药,必须用药时,应选择对孕妇疾病有效,不良反应少,对胚胎、胎儿无损害的药物,严格掌握用药时间和剂量,并指导孕妇对药物的不良反应进行观察,如有异常及时就诊。②避免放射性物质、微波、电离辐射和噪声等有害因素对母体和胎儿产生的不同程度的影响。③吸烟:孕妇主动吸烟和被动吸烟对自身和胎儿都有危害,香烟中除尼古丁外,还有氢氰酸、氨、一氧化碳、二氧化碳、吡啶、芳香族化合物和焦油等多种有毒物质,进入母体和胎儿体内后,可引起胎儿宫内发育障碍,出现低体重儿、无脑儿、腭裂、唇裂、痴呆、听力障碍、先天性心脏病、流产、早产和死胎等。④饮酒:孕妇酗酒可发生胎儿酒精中毒综合征。

6.心理调适　由于妊娠期是一个极为特殊的生理阶段,切实做好孕妇的心理调适,不仅有利于孕妇的身心健康,也有利于胎儿的健康发育。

(1)树立自信:绝大多数妇女都具有独立完成妊娠、分娩的能力,指导孕妇学习有关知识,增加对自身妊娠的了解,增强完成妊娠过程的自信心。

(2)接受现实:放松思想,转变角色。此时要鼓励孕妇正确认识和勇敢面对妊娠,处理好妊娠与工作和生活的关系,承担起准母亲的责任,转变角色,愉快完成妊娠过程。

(3)稳定情绪:孕妇在关注自己的同时,也应该关心他人,理解丈夫,保持平和的心态,与丈夫共同创造温馨、和谐的家庭环境。

(4)多参加户外活动:孕期坚持体育运动对孕妇和胎儿均有好处。

7.社会支持

(1)丈夫的支持:要指导丈夫善于针对孕妇的心理要求,给予更多的关怀和爱护,减轻妊娠反应带来的不适。

(2)双方父母的支持:应多给孕妇体贴和宽慰,表明自己对胎儿性别的正确观点,消除孕妇心理压力,使孕妇感觉家庭比以前更温暖和更和睦。

8.妊娠早期常见疾病的预防　妊娠早期常见的疾病是出血性疾病,而出血性疾病中最多见的是流产。

(1)流产

病因:引起流产的原因主要是母体和胚胎两方面的因素。若反复发生流产,约有半数是源于染色体异常,应做染色体核型检查来明确诊断。

预防:①孕前积极治疗母体全身性疾病,如高血压、心脏病、糖尿病等;②积极防治各种传染病及其他感染性疾病;③防止外伤,避免过劳及精神刺激;④改变不良生活习惯,避免接触有害物质;⑤妊娠早期禁止性生活。

(2)妊娠剧吐

病因:与孕妇血中人绒毛膜促性腺激素(hCG)水平有关,也是孕妇心理、社会因素影响的结果,如过度精神紧张、焦虑、忧虑及生活环境和经济状况差的孕妇易发生妊娠剧吐。

预防:孕妇应减轻心理负担,消除紧张情绪,调整饮食,严重者住院治疗。

(3)输卵管

妊娠引起输卵管妊娠的主要原因是输卵管的慢性炎症。

预防:①孕前积极预防治疗慢性输卵管炎;②停经后如出现下腹一侧隐痛、酸胀感或突然发生撕裂样疼痛,伴有少量阴道流血,甚至昏厥、休克者应警惕输卵管妊娠,及时就诊。

(4)妊娠期糖尿病

病因:在妊娠早、中、晚期均可发病,尤其是妊娠中、晚期,孕妇体内抗胰岛素样物质增加,如胎盘生乳素、雌激素、孕激素、皮质醇和胎盘胰岛素等,使孕妇对胰岛素的敏感性下降,对胰岛素的需要量增加,如果孕妇胰岛素分泌受限,易出现糖尿病。妊娠期糖尿病严重危害孕妇和胎儿健康。

预防:①监测血糖,严格控制饮食,营养要均衡全面,控制热量和糖分摄入,增加膳食纤维;②多进行户外运动;③如果需要药物控制,一定要严格配合医师的治疗和做好自我检测;④保持心情舒畅,认真对待病情,不要过分担忧。

第二节　中期妊娠保健

进入妊娠中期(13~27周末的妊娠),早孕期的妊娠反应已经过去,胎儿虽然迅速长大,但是不使母亲感到负担太重,相反妊娠期的生理变化,使孕妇容光焕发,自我感觉也特别良好。这是胎儿发育突飞猛进的阶段。在这阶段内要定期进行产前检查以监测孕妇健康情况和胎儿生长发育情况,要对孕妇加强营养指导;开始进行胎教和孕妇体操。这也是进行产前诊断最好的时机。

一、中期妊娠的生理、心理和社会特点

(一)孕妇的生理、心理和社会特点

1.生理特点　妊娠10周以后,卵巢中的妊娠黄体开始萎缩,由胎盘逐渐替代卵巢分泌雌激素和孕激素。

(1)子宫:子宫随着妊娠的进展逐渐增大,宫底上升,腹部膨隆,孕妇特有的身体形态越来越明显。增大的子宫压迫胃肠道可引起进食后不适和便秘。

(2)胎动:妊娠18~20周孕妇可自觉胎儿在子宫内活动,称胎动。胎动为3~5次/小时。

(3)胎心音:于妊娠18~20周,用听诊器经孕妇腹部能听到胎心音。胎心音在胎儿背部所在部位听诊最清楚,正常胎心率为120~160次/分。

(4)胎体:妊娠20周后,经腹壁可触到胎体,妊娠24周后更为清楚可分辨出圆而硬、具有浮球感的胎头,宽而软、形状不规则的胎臀,宽而平坦的胎背和小而不规则的肢体。

(5)皮肤变化:在面部、乳头、乳晕及腹壁正中线有色素沉着。

2.心理特点

(1)强化对母亲的情感。

(2)情绪变化:多数孕妇表现为情绪稳定,少数孕妇也可出现情绪不稳定,变得更为敏感、易怒,甚至胎动时出现异常激动或烦躁不安,多与经济问题和家庭关系紧张等有关。

(3)潜在恐惧:虽然妊娠中期距离分娩尚有一段时间,但由于听信分娩如何痛苦的传言,或看到影视窗口过分渲染分娩的痛苦场面,使孕妇产生潜在恐惧心理。

3.社会特点　进入妊娠中期,孕妇的腹部逐渐膨隆,给行动及工作带来不便,如工作紧张、工作量大会使孕妇产生心理压力。随着妊娠反应的消失和情绪的稳定,丈夫及其他家庭成员、单位领导和同事对孕妇的关注、照顾程度可能有所下降。

(二)胎儿的生理特点

妊娠16周末胎儿完全具备人体形态,由外生殖器可辨认男女,手、足能做细微的活动,内脏基本形成,部分孕妇已自觉胎动,妊娠20周末的胎儿开始长出头发和指甲,全身被覆胎毛,皮下脂肪开始形成,可听到胎心音,孕妇均能感觉胎动,24周末脂腺开始具有分泌功能,

胎儿吞咽、胃肠道吸收羊水,肾脏排泄尿液,基本完成出生的准备。妊娠中期胎儿发育迅速,尤其是脑细胞的发育,在妊娠的 3~6 个月迅速增生,主要是脑细胞体积增大和神经纤维增长,使脑的重量不断增加,称为"脑迅速增长期"。胎儿各系统也进一步发育完善,最明显的是味觉、触觉、视觉、听觉等感觉器官开始在大脑的特定区域发育,神经细胞之间的连接增加。

二、中期妊娠的保健内容

(一)保健目的

1.通过产前检查,监测孕妇身体状况和胎儿发育情况。

2.为孕妇提供必要的心理支持及生活与卫生指导。

3.避免接触有害因素,保证孕妇身体健康和胎儿正常发育。

4.预防和及时发现中期妊娠并发症。

(二)保健措施

1.系统产前检查　每月一次,检查内容包括:体重、腹围、宫高、血压、绘制妊娠图、尿常规、胎方位、胎心等,了解孕妇的健康情况和胎儿的生长发育。在产前检查中还要注意筛查有无对妊娠结局、母婴健康不利的因素,尤其是妊娠合并疾病及并发症。根据其严重程度,分别归出严重和一般高危妊娠,并加以管理。

2.营养指导　妇女怀孕后,要注意合理营养,以保证孕妇的健康和胎儿的正常发育。进入孕中期后,由于胎儿生长发育较快,平均每天约增重 10g,所以对各种营养物质的需求也迅速增加;另外孕妇的基础代谢率增高,比正常人高 10%~20%,所以热量的需要也大大增加。根据中国营养学会供给量标准,从妊娠 4 个月开始,孕妇应在原有的基础上每天增加 837kJ(200kcal),即每天摄入碳水化合物应在 200g 以上。孕期蛋白质的营养至关重要,蛋白质不但要满足孕妇本身的生理需要,还要构成胎儿的组织器官生长发育,妊娠第 10~18 周是胎儿脑神经细胞分裂高峰的开始,至第 26 周达到神经细胞分裂增生高峰,供应足量的优质蛋白,能使胎儿的脑细胞增殖良好,有助于胎儿正常的智力发育。如果蛋白质不足,会影响大脑发育,造成难以弥补的损失。孕中期蛋白质的需要应在正常供应的基础上,每天多供应优质蛋白质 15g。为孕妇提供蛋白质营养,还能为其产后恢复和乳汁分泌做准备。此外,孕妇营养中还需供给充足而适量的维生素,补铁以预防贫血,补钙以供胎儿骨骼发育,补锌增进脑发育。孕妇膳食要注意荤素兼备,粗细搭配,少吃多餐,品种多样。如果孕期饮食不注意营养,容易造成孕妇营养不足,甚至出现营养缺乏病。但如果盲目拼命进"补"营养,则可使孕妇肥胖超重,胎儿生长过度,发生巨大儿,引起分娩困难,也可造成产后高血压、糖尿病、高血脂等。因此,必须科学地、合理地安排孕期饮食。

3.监测胎儿的生长发育　既要防胎儿生长发育迟缓,又要防发育过度,常用的监测方法有妊娠图及孕妇体重。必要时可通过超声检查,测量胎儿的生长参数,如双顶径、股骨长度、腹围等预测胎儿的体重。胎儿体重与宫高及腹围的关系都很密切。宫高与胎儿体重的回归系数为 62.67,即宫高每增长 1cm,胎儿体重约增加 63g。腹围与胎儿体重的回归系数为 16.66,即腹围每增加 1cm,体重约增加 16.7g。目前大多采用单用宫高或单用腹围绘制的妊娠图,在产前检查时,根据测得的宫高或腹围值,绘制相应的孕周。若在相应孕周的第 10 和第 90 百分位之间,提示胎儿生长发育正常;如果小于第 10 百分位,提示胎儿宫内发育不良;大于第 95 百分位可能为胎儿加速发展,或有双胎、羊水过多等情况。孕妇体重的增长也能间接反映胎儿的生长发育。整个妊娠期平均增长体重 12.5kg,从孕中期起每周增长应为 0.3~0.5kg。增重过多或过少,都需做进一步诊查。

4.胎教　国内外大量科学研究已证明,胎儿在子宫内是有感觉、有意识、能活动的一个"小人",能对外界的触、声、光等刺激发生反应。孕妇在思维和联想时所产生的神经递质,也能传入胎儿脑部,给胎儿脑神经细胞发育创造一个相似的递质环境。这些研究结果为胎教奠定了理论基础,促进了胎教的发展,并受到国内外普遍重视,其中心内容是注意在孕期调节和控制母体的内外环境,维护身心健康,避免不良刺激。从妊娠 4 个月起通过音乐、语言、抚摸等,主动地给胎儿有益的各种信息刺激,以促进胎儿的身心健康和智力发育。

5.孕妇体操和运动　孕中期开始,每天 2 次做孕妇体操,能使孕妇感到周身轻松,精力充沛。坚持做操能松弛腰部及骨盆关节、锻炼肌肉,也可缓解由于孕妇体重增加和重心改变而引起的肌肉疲劳和功能降低,也能使身体以既强健又柔韧的状态进入分娩,促进顺利自然分娩。孕期应该保持适量的运动,户外散步是最容易做的,如平时骑自行车或游泳,孕中期仍可照常进行。喜欢外出旅游的,也可安排在孕中期。进入孕中期后,孕妇就不宜仰卧,而且以取左侧卧位为好,避免增大的子宫压迫位于脊柱前的下腔静脉和腹主动脉,有利于改善子宫胎盘的血流。

6.先天异常的筛查　有医学指征需进行产前诊断者,孕中期是进行羊水穿刺的最佳时机,取羊水细胞经过培养后进行染色体核型分析,可以诊断胎儿是否患染色体病。此外检测羊水或母血中的甲胎蛋白值对诊断神经管畸形有特殊价值。如肯定胎儿患严重遗传性疾病或严重缺陷者,均应向夫妻双方说明情况,并提出终止妊娠的医学意见。

第三节　晚期妊娠保健

进入孕末期(28 周以后的妊娠),除需指导孕妇继续重视孕期营养、坚持胎教和孕妇体操外,还要指导孕妇进行自我监护;了解孕末期常见并发症,以便及早发现及诊治;还应对孕妇进行分娩准备教育。

一、妊娠晚期的生理、心理和社会特点

(一)孕妇的生理、心理和社会特点

1.生理特点

(1)生殖系统:妊娠 28 周后,子宫增大,腹部膨隆越加明显,膈肌上抬,呼吸增快,弯腰受限,身体负担加重。激素作用导致骨盆韧带松软,孕妇可感到腰酸、髋部轻度疼痛。不规律性子宫收缩更加频繁,使子宫颈管软化缩短,为分娩做好准备。胎头入盆后孕妇会出现行走不便的情况。

(2)乳房的变化:乳房进一步增大,有的孕妇可有少量乳汁分泌。

(3)血液循环系统:血容量继续增加,在妊娠 32~34 周时达到高峰。血液呈高凝状态。仰卧位时增大的子宫压迫下腔静脉,可出现仰卧位低血压综合征。

(4)消化系统:消化功能正常,增大的子宫压迫胃肠道使每餐进食量减少,压迫直肠引起

便秘。胎头入盆后每餐进食量恢复如前。

(5)泌尿系统:胎头入盆后压迫膀胱,可引起尿频。右旋的子宫压迫右侧输尿管,易引起右侧肾盂肾炎。

(6)皮肤的变化:腹部皮肤紧绷,下腹壁可见紫红色妊娠纹。下腹正中线、乳头、乳晕周围及外阴部皮肤可见色素沉着,面部可见妊娠斑。

2.心理特点

(1)期待性焦虑:在妊娠的最后3个月中,孕妇随着子宫的增大,腹部极度膨隆,日常生活和行动不便,各器官、系统的负担加重,这些都直接导致孕妇心理上的压力加大,出现期待性焦虑。

(2)矛盾心理:孕妇常因胎动和胎儿即将出生而兴奋,又因面临分娩的挑战而紧张,产生一种兴奋与紧张并存的矛盾心理,从而导致情绪不稳定等心理问题出现。

(3)恐惧与焦虑:随着预产期的临近,孕妇因担心分娩能否顺利进行、胎儿是否有畸形、孩子的性别能否满足家人的愿望等而焦虑,也会因分娩的痛苦和可能出现的异常怀着恐惧。

3.社会特点　孕妇的主要家庭支持者是丈夫和父母。随着孕妇临近预产期,家庭成员,尤其是丈夫,为孕妇能否顺利分娩而担忧,也可因经验不足感到手足无措,同事和朋友也会对孕妇有同样的担忧。这种担忧可能降低家庭成员、同事和朋友对孕妇顺利分娩的信心及心理支持。

(二)胎儿的生理特点

1.妊娠28周末　脑部发育,能控制身体的动作。有运动,出生后特殊护理可以存活,但易患特发性呼吸窘迫综合征。

2.妊娠32周末　神经系统发育,对体外强烈的声音有所反应,出生后注意护理可以存活。

3.妊娠36周末　男婴睾丸下降至阴囊中,女婴大阴唇开始发育,内脏功能完全具备,此时出生基本可以存活。

4.妊娠38周末　初产妇胎先露已经入盆。羊水中的脱落物质和分泌物被胎儿吞入肠道内储存,在胎儿出生后形成胎便排出。

5.妊娠40周末　胎儿身长约55cm,体重约34.00g。皮下脂肪厚,体形圆润,皮肤没有皱纹且呈现光泽的淡红色。骨骼结实,头盖骨硬,指甲越过指端,头发长出2~3cm。内脏、肌肉、神经系统等发育良好,已完全具备独立生存的能力。羊水变得混浊,多数孕妇胎盘功能开始退化。

二、晚期妊娠的保健内容

(一)保健目的

1.按时产前检查,做好孕妇自我监护,做好分娩准备。

2.为孕妇提供必要的卫生与生活指导及心理支持。

3.避免接触有害因素,保证母体健康和胎儿正常发育。

4.预防和及时发现晚期妊娠并发症。

(二)保健措施

1.孕妇自我监护　当胎儿出现危象时,胎动减少要比胎心消失早24小时左右,及时发现,采取措施,常能挽救胎儿。孕30周起指导孕妇用胎动计数来监测胎儿宫内情况是20世纪80年代以来被广泛应用的孕妇自我监护方法。要求孕妇每天早、中、晚固定一个方便的时间数3次胎动,每次1小时,或每晚数胎动1小时,计算12小时的胎动数,30次及以上为正常,小于20次提示胎儿有异常,小于10次则提示胎儿宫内明显缺氧。胎动减慢或明显增剧,都应立即去医院就诊。

2.孕期常见并发症的防治　妊娠高血压综合征、妊娠晚期出血(前置胎盘及胎盘早剥)、胎位不正、早产或过期产是孕期常见的并发症,一般都发生在孕末期,对孕妇和胎婴儿都会产生不良影响,必须积极防治。除了定期产前检查、及早发现、及早矫治,还应将这些常见并发症的早期症状及对母婴的危害性告诉孕妇本人及其家属,以便及早识别,加以重视,及早就诊。

3.高危妊娠的适时计划分娩。

4.母乳喂养教育。

5.分娩准备教育　分娩准备教育应列为孕期健康教育的重要内容,使孕妇在分娩前能在生理上、心理上、物质上做好准备,树立正确对待分娩的态度,克服恐惧、紧张等心理,在掌握产程进展和分娩知识的基础上,懂得各产程的保健要点,能正确对待和处理分娩时遇到的疼痛,充分调动产妇的主观能动性,促使分娩的顺利进行。目前,孕妇健康教育内容主要是孕早、中、晚三期保健,而分娩准备及产时保健的内容,涉及甚少,需补充加强。分娩准备教育的具体内容应包括:①分娩知识(分娩三要素及各产程保健要点)。②分娩前的准备,生理准备包括合理营养和孕妇体操,增强体质和控制胎儿体重;心理准备即消除顾虑,树立自然分娩的信心;物质准备包括临产入院时需带的物品、婴儿生活用品及出院时母婴的衣物准备。③临产先兆及入院时间,包括提倡晚一点入院的好处及需要紧急入院的指征。④镇痛措施包括非药物性及药物性镇痛措施,了解其方法及利弊。⑤介绍陪伴分娩的重要意义。⑥介绍产程中常用的医疗干预措施的作用和利弊,包括剖宫产问题。

第四节　孕产妇的管理

我国已普遍实行孕产期系统保健的三级管理制度,建立健全的孕产妇系统保健网,推广使用孕产妇系统保健卡,着重对高危妊娠进行筛查、监护和管理,降低了孕产妇及围生儿的患病率和病死率,提高了母儿的生活质量。

医院具体管理制度包括以下几个方面。

一、例会制度

1.医院定期召开妇幼保健医师例会。由产科主任主持,医院孕妇中心工作人员、产科医师、护士长参加,院长、主管妇产科工作的副院长、列席参加。主要是传达上级妇幼保健工作方针政策,督促、指导院内孕产妇保健工作,统计院内妇幼卫生信息,开展业务培训。

2.医院妇幼保健人员每月按时参加市级妇幼保健工作例会,上报医院妇幼卫生的统计信息,参加业务培训。

二、登记制度

1.登记内容包括门诊登记、产前检查登记、高危孕产妇管理登记、HIV 监测登记、新生儿疾病筛查登记,登记内容要求准确、真实。

2.登记由妇幼保健科负责,并及时上报医院管理部门。

3.由专人负责,责任到人,及时交接,确保登记制度落实。

4.科室负责人要定期检查、核实相关数据和登记内容,确保做到"三无登记",即无漏登、无错登、无混登。

三、产前检查制度

1.对怀孕妇女做到早发现、早检查、早登记。

2.所有的孕妇应建立《孕产妇保健手册》,进行孕产妇保健系统管理。

3.对孕产妇进行孕早期卫生保健知识指导,提供卫生、营养、心理各方面的医学帮助,告知孕期注意事项,避免接触各种有毒有害物质,逐步开展优生筛查。

4.产前检查时要按照孕产期危险因素评分表进行高危因素筛查评分,并填写孕产妇保健手册。对发现高危因素或有异常症状的孕妇及时随诊、指导或转送上级医疗保健单位诊治,并列入高危孕妇个案管理。

5.孕 12 周、16 周、20 周、24 周、28 周、30 周、32 周、36 周、37 周、38 周、39 周、40 周各进行一次产前检查,每个孕妇至少 5 次,高危孕妇应酌情增加产前检查次数,出现异常情况及时处理。

6.高危孕妇或边远地区孕妇要提前待产。有临产征象,如腹痛、破水、动红等情况时应立即持《孕产妇保健手册》至医院住院分娩。

产后访视制度:①产科应对在医院分娩的产妇安排专人负责,产后访视。②产妇分娩住院期间,医师应随时进行访视(每天巡视检查不得少于 6 次),对产妇和新生儿进行认真的询问和检查,及时发现产后危险因素,确保产后母婴安全。③产后访视 1 个月内不得少于 3 次,访视时间为产后 7 天、14 天、28 天。产后 42 天必须做产后检查。④产后访视内容:了解产妇的一般情况,包括精神、饮食、睡眠、大小便、血压、体温等,检查子宫硬度及有无压痛、会阴伤口愈合情况、观察恶露量及性状;了解乳汁分泌情况,指导产妇正确哺乳,鼓励母乳喂养 4~6 个月;指导产褥期卫生,防治产后并发症。⑤新生儿访视:观察一般情况,进行全面检查;指导计划免疫、新生儿护理及科学育儿。⑥产后访视时应对产妇进行生殖健康教育和科学育儿知识教育,为产妇提供计划生育咨询指导和技术服务。⑦认真填写产后访视记录,详细记录检查所见的产妇和婴儿情况。

四、产房消毒隔离制度

1.分娩室要求无尘,环境清洁,空气新鲜。每周大扫除,室内、家具、用品彻底消毒,对空气物品表面,每月做细菌监测,并记录。物品表面细菌少于 $8/cm^2$,空气少于 $500/m^3$。

2.每天通风 2 次,每天紫外线照射 1 小时,紫外线强度每半年监测 1 次,并记录。

3.每天用消毒液浸湿的抹布擦拭全部用具,每天用浸有消毒液的拖把擦地面 1~2 次。

4.拖把、抹布专区专用,并设有标识。

5.产床每次使用后,应用消毒液抹洗,然后才能重复使用。

6.接生用的臀垫,尽量使用一次性用品;非一次性的,用后应用杀菌剂浸泡,刷洗晾干后再用。

7.各类物品如体温表、剃毛刀、毛刷、洗手桶等,均按常规进行清洗、消毒或灭菌。

8.冲洗持物筒、持物镊、敷料缸、器械盘等用品,每周进行 2 次清洗、消毒和灭菌,并更换消毒液。

9.接生后所用的物品、器械、敷料应及时处理、更换、消毒。

10.浸泡消毒手术器械,应标明时间,一切无菌物品必须注有灭菌日期。

11.产妇要使用的卫生纸,必须高压消毒、灭菌,方可使用。

12.患者便器应固定使用,用后刷净、消毒,方可再使。

第十四章　分娩期保健

妊娠满 28 周及以后,从临产发动至胎儿及其附属物排出母体的过程称为分娩。分娩虽然是一种自然的生理过程,但如果缺乏完善的产前检查或分娩的四因素(产力、产道、胎儿和精神心理因素)异常,可造成难产,或产程中处理不及时、不妥当,母儿均可受到不同程度的损伤,甚至死亡。

第一节　第一产程保健

从规律性宫缩(也就是每 5~6 分钟一次持续时间约 30 秒的宫缩)开始,一直到子宫颈口开全(约 10cm)为第一产程,这段时间初产妇需 11~12 小时,经产妇需 6~8 小时。

一、第一产程生理、心理和社会特点

(一)产妇的生理、心理和社会特点

1.生理特点　第一产程也称宫颈扩张期。随着产程的进展,宫缩持续时间逐渐延长、间歇时间逐渐缩短,宫缩呈增强趋势,产妇的疼痛感也随之增强。因产程时间长,疼痛刺激,产妇不能很好休息,使体能消耗增大容易导致脱水、酸碱平衡失调,甚至发生全身衰竭。

2.心理特点　第一产程产妇的心理特点常与生理变化密切相关,出现恐惧、焦虑、抑郁及依赖,影响产程进展,甚至使产程延长。

(1)恐惧:根据我国国情,目前绝大部分是初产妇,没有分娩经验,产前片面地接受了分娩如何痛苦和危险的信息,对自己能否顺利分娩缺乏信心。

(2)焦虑:产程开始后,宫缩所致的腹痛是产妇产生焦虑的最直接原因。

(3)孤独感与依赖:陌生的分娩环境、与家属分离均使产妇出现孤独感。依赖表现的强弱还与个人的性格、受教育程度、职业等都有一定的关系。

3.社会特点　分娩的经历对于女性及其家庭会产生很久远的影响。痛苦的分娩会造成产后乃至远期的心理疾病。产妇在分娩时希望得到丈夫、亲人、朋友的陪伴和支持。家属随着产程进展也会表现出焦虑不安,希望陪伴在产妇身边,给予支持和帮助,免去对产妇的担忧。医务人员和助产士一方面要处理好产程,另一方面又要尽可能满足产妇和家属的心理需求。

(二)胎儿的生理特点

胎儿在子宫收缩的作用下,在产道内沿着产轴逐渐下降,并完成衔接、下降、俯屈、内旋转等动作。在下降过程中,胎心、胎头会出现一些适应性变化。

1.胎心的变化　正常胎心率为 120~160 次/分,节律为钟摆律。进入产程后,子宫收缩时血管受压,使进入子宫的血液减少,胎盘绒毛间隙充盈的血液量下降,胎儿出现供氧不足,表现为心率加快;在宫缩间歇期,子宫缺血状态明显缓解,绒毛间隙血液重新充盈,胎心率恢

复正常。

2.胎头上颅骨重叠及产瘤 在经阴道分娩过程中,随着胎儿下降,胎头在产道内为适应骨盆的各个平面及径线发生转动,因受到产道挤压,颅骨发生轻度重叠,胎头体积缩小,便于娩出,即胎头的可塑性;同时胎头外部的软组织可发生经度水肿,形成产瘤,此为生理现象。

二、第一产程的保健内容

(一)保健目的

1.掌握第一产程进展情况。

2.熟悉为产妇提供第一产程的保健指导和心理支持的工作方法。

3.熟悉预防和及时发现第一产程并发症的知识。

(二)保健措施

1.检查与监测

(1)宫缩情况:第一产程初期每隔1~2小时检查宫缩1次,随宫缩增强,检查次数逐渐增多。检查者将手置于产妇宫底部的腹壁,仔细辨别宫缩持续时间、间歇时间、收缩强度及发展规律。

(2)产程进展情况:①通过肛查和阴道检查,了解宫颈管消失、宫口扩张和胎先露下降情况。第一产程初期2~4小时检查1次,宫口开大4cm以上时,每1~2小时检查1次,宫口接近开全时每半小时检查1次。肛查不清者可在严格消毒下行阴道检查,将检查结果详细记录于孕产妇系统保健卡和产程图上。②描记产程图,及时发现产程异常情况。产妇宫口开大2cm时开始描记产程图。产程图由宫口扩张曲线和胎先露下降曲线构成,分平行产程图和交叉产程图。正常产程交叉产程图两线在宫口开大4~5cm时交叉后再分开。以宫口扩张3cm标志点处取与之相距4小时的坐标向宫口扩张10cm的标志点后移4小时处画一斜行连线为警戒线,与警戒线相距4小时之处再画一条与之平行的斜线为异常线,两线之间为警戒区,超过警戒线即应及时处理,超过异常线者大多发生难产。

(3)生命体征监测:体温、脉搏、呼吸每天测量2次,血压每2~4小时在宫缩间歇期测量1次。有妊娠期高血压疾病及妊娠合并高血压的产妇应增加测量次数,血压超过150/100mmHg时及时处理,防止病情加重或产时子痫的发生。

(4)胎心的监测:宫口开大3cm以上每隔1~2小时听1次胎心,每次听诊1分钟;宫口开大3cm至宫口开全,应每隔15~30分钟听胎心1次,注意检查胎心频率和节律。听胎心选择在宫缩间歇期,每次听诊后详细记录。胎心率超过160次/分或低于120次/分,应及时查找原因。若为高危孕妇,必要时在第一产程用胎心监护仪监测胎心的变化,了解宫缩前后胎心频率、节律、性质及强度的变化,时间宜选择在进入待产室时或第一产程活跃晚期进行。

(5)羊水的监测:检查胎膜情况,一旦胎膜破裂,应记录破膜时间,立即听诊胎心音,注意观察羊水性状、颜色及量。连续听诊2次,发现异常及时查明原因,防止发生脐带脱垂。当胎儿缺氧时肠蠕动亢进、肛门括约肌松弛,导致胎粪排入羊水中。若胎儿头先露时羊水呈黄绿色,混有胎粪,说明胎儿缺氧。另外,监测胎儿头皮血pH,可直接反应胎儿情况。当pH<7.20时,胎儿存在缺氧酸中毒;当pH<7.15时,胎儿缺氧严重,是严重胎儿宫内窘迫的危险信号。

2.产程指导

(1)饮食指导:要指导产妇在宫缩间歇期进清淡、高热量、富含营养、易消化的食物,以流质、半流质食物为佳,使产妇保持良好的产力,维护产程的顺利进行。

(2)活动与休息:第一产程指导产妇进行适当的活动能促进胎先露下降及宫口扩张。初产妇宫口开大 5cm、经产妇宫口开大 3cm 以内时可鼓励产妇在室内适当活动,以加速产程的进展,减轻宫缩的疼痛。指导产妇适时休息,尤其夜间应及时指导产妇在宫缩间歇期睡眠,以保持体力。若初产妇宫口开大 5cm、经产妇宫口开大 3cm 以上或有阴道流血、已破膜、使用镇静药等情况的产妇,应指导卧床休息,取左侧卧位。

(3)生活与卫生指导:膀胱充盈影响胎头下降。第一产程应指导产妇每 2~4 小时排尿 1次,不能自行排尿者,经检查确认膀胱充盈时可予以导尿;在第一产程中应指导产妇注意外阴清洁,排便后及时清洗外阴部。为防止在胎儿娩出过程中发生粪便污染,初产妇在宫口开大 5cm、经产妇宫口开大 3cm 以内可行温肥皂水清洁灌肠,在清除粪便的同时可促进子宫收缩,增强产力,达到防污染和促进产程的目的。

(4)减轻疼痛:分娩期可用镇痛的方法减轻分娩疼痛。常用的镇痛方法有两种,即药物性分娩镇痛和非药物性分娩镇痛。世界卫生组织提倡、目前国内也广泛推广使用的是非药物性分娩镇痛的方法,可根据产妇具体情况选择、使用。

(5)体位选择:初产妇宫口开大 5cm、经产妇宫口开大 3cm 前且胎膜未破者,可选择立位、蹲位、跪位等自由体位,以自我感觉舒适、疼痛减轻为原则,一般不主张平卧位,防止产妇长时间仰卧,增大的子宫压迫腹部大血管致回心血量减少,血压下降,引起仰卧位低血压综合征。

(6)水浴或热敷:可选择温水浴或湿毛巾挂表腰背部减轻疼痛。水中分娩可缓解疼痛。

3.心理调适

(1)加强心理沟通,减轻产妇焦虑。

(2)知识宣教,消除恐惧。

(3)避免刺激,消除抑郁。

4.社会支持　在妊娠期产妇常受到来自父母的呵护、丈夫的关爱,长期处于依赖的状态中。为缓解产妇进入产房与家人分离后产生的紧张与孤独感,可实施陪伴分娩。目前常采用的陪伴分娩方式是助产士陪伴、导乐陪伴、丈夫陪伴及助产士和丈夫共同陪伴分娩,建立家庭式产房,营造温馨的分娩环境,可减轻对产妇的不良感官刺激,缓解紧张心理。

5.第一产程常见疾病的预防

(1)产程延长:包括潜伏期延长、活跃期延长和活跃期停滞。常因精神过度紧张、过度疲劳、能量补充不足等引起的宫缩乏力所致,也见于胎位异常。

预防:①加强产程指导,注意产妇休息和能量补充;加强产程观察,有潜伏期延长倾向应及时处理,有剖宫产指征者应及时剖宫产;②胎头下降延缓,多因枕后位、枕横位所致,可行手转胎头,若失败应立即改为剖宫产。

(2)羊膜腔感染综合征:多见于产妇患有细菌性阴道病或胎膜早破。

预防:①加强产程的清洁管理,在第一产程中要控制肛查次数,最多不超过 10 次;阴道内诊应在严格消毒下进行。②胎膜破裂达 12 小时胎儿仍未娩出者,应及时给产妇使用抗生素预防感染。

（3）胎儿窘迫、脐带脱垂。

第二节　第二产程保健

第二产程又称胎儿娩出期,是指从宫口开全到胎儿娩出为止。这一阶段胎头迅速下降,产妇会感觉宫缩疼痛减轻,而在宫缩时会有不由自主的排便感,这是由于胎头压迫直肠所致。初产妇需 1~2 小时;经产妇通常数分钟即可完成,但也有长达 1 小时者。

一、第二产程生理、心理和社会特点

(一)产妇的生理、心理和社会特点

1.生理特点

（1）规律性宫缩加强,辅助产力参与分娩过程:进入第二产程后,规律性子宫收缩强度和频率都达到高峰。子宫收缩持续时间逐渐延长,可达到 50~60 秒或 60 秒以上,间歇时间缩短仅为 1~2 分钟。当胎头下降抵达盆底时,压迫直肠前壁和肛提肌,产妇出现排便感,不自主屏气增加腹压,腹肌、膈肌、肛提肌均开始参与分娩过程。同时会阴膨隆,极度伸展,厚度由原来的 4~5cm 延展至 2~3mm。

（2）生命体征:体温可有轻度增高,一般不超过 38℃,脉搏和呼吸频率加快。血压在宫缩时平均增高 5~10mmHg,间歇期与基础血压相比收缩压不超过 30mmHg。

2.心理特点

（1）紧张、恐惧与焦虑:进入第二产程,随子宫收缩进一步增强,腹痛加剧,胎头下降压迫直肠和盆底组织,产妇有胎儿随时娩出的感觉,心理压力加大,极度紧张、恐惧与焦虑。

（2）孤独感与依赖性:第二产程除家属、导乐陪伴分娩外,产妇均进入分娩室与家人分离。陌生的分娩环境及家人分离使产妇的紧张、恐惧和孤独感加重,产生更加强烈的依赖性。

（3）缺乏自信:产妇自信心的丧失与恐惧密切相关。

3.社会特点　第二产程产妇已基本适应产房环境。但随着产程进展,产妇会更加紧张、焦虑与烦躁,甚至提出一些无理要求,医务人员对此可能产生无可奈何或厌烦而影响服务态度,产妇家属会因产妇分娩即将进入关键时刻和与产妇分离而倍加紧张、焦急和担忧,这样会造成家属和医务人员对产妇的支持力量减弱。

(二)胎儿的生理特点

1.胎头"拨露""着冠"、娩出　宫口开全后,在良好产力的推动下,胎儿下降加速,胎头"拨露""着冠",最后仰伸娩出,继之胎肩、胎体娩出。

2.胎心率的变化　进入第二产程后,子宫收缩频率加快,持续时间延长,收缩强度增加,宫缩时使子宫-胎盘处于缺血状态,胎盘小叶绒毛间隙血液充盈量进一步减少,胎儿缺氧明显而致心率增快;但在宫缩间歇期,胎心率很快恢复正常。若宫缩过强,间歇期过短,极易发生胎儿宫内窘迫。

3.胎体的变化　胎体在子宫收缩的推动下,呈间歇下降,通过产道逐渐娩出。在经过产道的过程中胎体各部位被不断挤压,一方面发生一系列适应性转动,以适应骨盆各平面的不

同径线；另一方面对胎儿出生后生理功能的完善有一定促进作用。胎头受压时可加重胎儿脑部缺氧，提高呼吸中枢的兴奋性，有利于胎儿出生后迅速建立正常呼吸。胎儿胸部受压，促使肺和呼吸道内的羊水和黏液排出，减少出生后吸水性肺炎的发生。胎儿在产道内受到触觉、味觉、痛觉及本位感的刺激，促进神经系统功能发育，可能对今后运动及性格的形成有好处。

二、第二产程的保健内容

(一)保健目的

1.监测产程进展情况。

2.为产妇提供产程指导和心理支持。

3.预防和及时发现第二产程并发症。

(二)保健措施

1.第二产程的观察和处理　第二产程初产妇超过 2 小时、经产妇超过 1 小时未分娩，称为第二产程延长。第二产程达 1 小时胎头下降无进展，称为第二产程停滞。应立即转诊。

2.产后出血　早期产后出血：产后 2 小时出血量≥400mL，产后 24 小时出血量≥500mL。晚期产后出血：产后 24 小时至产后 42 天出血量≥500mL，应及时转诊。

3.接生消毒

(1)接生者：①刷手三遍，10 分钟；②穿隔离衣；③戴手套。

(2)外阴消毒：用聚维酮碘先消毒阴道口、阴道前庭(从上到下)→小阴唇(从上到下)→大阴唇(从上到下)→阴阜(横擦)→大腿内上 1/3 (从内到外)→臀部(从内到外)→会阴体(横擦)→肛门(1 次向下，不能重复)。要消毒 2~3 遍。

(3)脐带(消毒处理)：用聚维酮碘先消毒脐轮周围皮肤，断脐后再消毒脐带断面。

(4)第二产程的助产过程一定要有至少两名医务人员在场。

(5)保护会阴方法：将产妇臀部抬高 5~10cm，更有利于会阴保护。胎头"着冠"时，在会阴部垫上一消毒巾，接生者右手肘部支在产床上，右手拇指与其余四指分开，宫缩时用虎口将会阴部向上托起，间歇时可稍放松。后肩娩出后，同样要托住会阴体部，保护好会阴。嘱产妇在胎头、胎肩娩出时，臀部不要移动，有利于保护会阴。

(6)分娩机制

1)胎头娩出：胎头"拨露"时(准备接生)，"着冠"时开始接生，取一小纱块放在胎头后顶骨上，左手小鱼际肌在宫缩时轻压胎头后顶部，帮助胎头俯屈(右手须同时保护会阴，宫缩间歇时可放松双手，但保留原位)，当胎头枕骨娩出耻骨弓后，左手轻握住胎头，帮助胎头仰伸(此时，嘱产妇会阴顶住接生者的手，宫缩时，应嘱产妇哈气，不要用力，宫缩间歇时可向下屏气)，使胎头缓慢娩出。当胎头娩出后，用左手自鼻根向下颌轻轻挤压，挤出口鼻内黏液和羊水。待胎头自然复位后，再重复上述动作，挤压 2~3 次，如果羊水 Ⅱ 度、Ⅲ 度，则要用吸痰管或洗耳球吸出口腔和鼻腔内的黏液和羊水。

2)胎肩和胎身娩出：用左手轻压胎儿的头顶部的上方，使前肩娩出。在右手继续保护会阴的情况下，左手反手向上托起胎头，使后肩娩出。双肩娩出后，保护会阴之右手才可放开，双手扶住胎体及下肢相继娩出。新生儿娩出后，断脐并将新生儿放置新生儿保暖台上，立即挤压口鼻气管黏液和羊水(方法:四指与拇指分开,四指自鼻梁部向下挤压,拇指从气管向上挤压),挤2~3次。摆好体位,用吸痰器吸出口咽和鼻腔的黏液和羊水,干毛巾擦干颜面部及全身的羊水及血液。然后结扎脐带、断脐。

3)肩难产处理基本方法:①双腿极度屈曲贴近腹部;②耻骨联合上压前肩即在产妇耻骨联合上方触到胎儿的前肩部位,并将其向下加压;③不准压宫底。

(7)脐带绕颈处理:胎头娩出后,若发现脐带绕颈一周者,将脐带顺胎肩滑下。若绕颈过紧或数圈者,应立即用两把止血钳夹住脐带任何一圈上,在两把止血钳中间剪断,松解脐带。

(8)会阴阻滞麻醉及会阴侧切方法

1)麻醉:用20mL注射器抽0.5%利多卡因20mL,左手示、中指伸入阴道触及左侧坐骨棘,用长针头在肛门和坐骨结节连线的中点先注射一小皮丘,针头朝左手手指方向刺入直达坐骨棘的内下方,回抽无回血后,注入药液5mL,然后边退针边注药液5mL,当针退至皮下时,再向内会阴后联合及阴道口方向进针注药,于皮下做扇形局部浸润麻醉。

2)侧切:左手示、中指在阴道内保护好胎头,两指分开,将剪刀伸入阴道内,角度45°~60°(会阴越膨出,角度越大),取长度3~5cm,在宫缩时剪开。有小动脉出血时,可用止血钳止血或结扎。

3)缝合:在切口顶端上0.5~1cm开始缝合,阴道黏膜需全层、可连续缝合,处女膜环两断端要对齐,前庭黏膜与皮肤交接两断端对齐后打结。然后,缝合肌层和皮下组织,再缝合皮肤。会阴侧切缝合的基本要求是恢复原来解剖层次、不留无效腔、不感染。

(9)产后出血收集:胎儿娩出后即用聚血盆或弯盆放置于产妇臀部下收集出血。

(10)产后出血预防:当胎儿娩出后,立即注射催产素10~20U。

4.新生儿处理

(1)新生儿出生后呼吸道清理(两挤一吸)。①两挤:胎头复位后和新生儿刚娩出时各挤一次,挤出口、鼻、气管黏液及羊水;②吸:新生儿出生后先吸口咽再吸鼻腔。断脐后放置保暖台继续清理呼吸道。

(2)诱发呼吸(擦干皮肤、轻弹足底、按摩背部):在两挤一吸清理呼吸道后,若哭声不洪亮应做诱发呼吸。①用干毛巾擦干全身的羊水及血迹等;②用示、中、无名指夹住双踝关节(不能倒提新生儿),用四指轻拍新生儿的前脚掌,1~2次;③用手掌摩擦新生儿背部,1~2次。后两种方法只能选一种。

(3)新生儿阿氏评分(Apgar):包括呼吸、心跳、肌张力、刺激反应、皮肤颜色。每项2分。

(4)新生儿窒息复苏

1)新生儿复苏时的正确体位:去"鼻吸气位",即平卧位,肩胛部垫起3cm,头稍呈后仰。

2)是否复苏的识别:根据呼吸、心率、皮肤颜色来判断。

3)两次评价复苏效果的时限:复苏过程中,每隔15~30秒需对复苏效果进行评价。

4)复苏囊应用的特征、方法

指征:①诱发呼吸后,仍无呼吸;②有呼吸,心率<100次/分;③吸氧后仍有中枢性发绀。

方法:站于新生儿左侧或头端,左手持面罩,将面罩下缘平与下颌下缘,再盖没口鼻至鼻根部。左手拇指与中指扶住面罩边缘,左手示指按压面罩,无名指将下颌向上托。右手持囊,压力约压下气囊1/3或眼看胸廓有起伏,频率40次/分。

5）胸外按压的指征、方法

指征：无心跳，或心率<60 次/分。

方法：站于新生儿右侧或足端，按压方法有两种：①单手双指法（示、中两指）；②双拇指法。按压部位：胸骨下 1/3 即两乳连线中点下 1cm。压力为压下胸骨前后径的 1/3，频率为120 次/分。

6）复苏囊、胸外按压，两种方法使用配合 1：3。

（5）新生儿保温：新生儿放置在新生儿保暖台上（局部温度不低于 25℃）。

（6）早期皮肤接触、早吸吮：新生儿出生后 30 分钟内，新生儿裸体与母亲进行皮肤接触（要求是：胸对胸、腹对腹、下颌对乳房）；皮肤接触的时间不少于 30 分钟。同时开始吸吮。

（7）检查新生儿全身情况：心、肺、肝、脾、皮肤、四肢，注意有无外伤，如头颅水肿、血肿、四肢有无畸形或残缺，有无唇裂、腭裂、肛门闭锁、生殖器畸形，量身高、体重。

（8）新生儿眼睛处理方法：穿好衣服并点滴眼药水。

第三节　第三产程保健

第三产程又称胎盘娩出期，是指从胎儿娩出到胎盘娩出的全过程。一般在 10~20 分钟，不应超过 30 分钟。胎儿娩出后不久随着轻微的腹痛，胎盘剥离排出。胎盘排出后须检查产道有无裂伤，如有裂伤要缝合伤口。

一、第三产程生理、心理和社会特点

（一）产妇的生理、心理和社会特点

1.生理特点

（1）子宫收缩：胎儿娩出后，宫缩暂时停止，产妇有短暂的轻松感。几分钟后宫缩重新出现，宫体变硬呈球形，宫底上升达脐上。

（2）胎盘剥离娩出：子宫收缩使宫腔容积变小，而胎盘不能相应缩小，与子宫壁发生错位剥离，随子宫收缩、胎盘娩出。

（3）产妇疲劳：第二产程产妇消耗了大量的体能，又没有得到及时补充，在胎儿娩出后表现出疲乏无力、嗜睡。

（4）生命体征：产妇的体温较第二产程有所下降，呼吸变浅、变慢，心率减慢。因胎儿娩出后，产妇腹部压力骤减，回心血量暂时性减少，心排血量减少，短时间内可有血压下降，重者可导致产妇出现昏厥及休克。

2.心理特点　当胎儿娩出后，产妇如释重负，紧张情绪和恐惧心理很快消除。面对新生儿的诞生，产妇会产生新的心理变化。

（1）兴奋：当听到新生儿的第一声啼哭时大多数产妇由紧张、担忧转为兴奋。

（2）焦虑、抑郁：第三产程出现的宫缩痛可使部分产妇再度出现焦虑，尤其是看到新生儿的性别与其主观愿望不相符，或新生儿有先天畸形，或新生儿窒息抢救等，会使产妇对疼痛的耐受性下降。

3.社会特点　在胎儿娩出后，产妇家属的紧张情绪也会消失，多将注意力转移到新生儿身上。可能疏忽对产妇的照顾，个别家庭也会因新生儿性别不如意，对产妇态度冷漠，甚至

冷言冷语,增加产妇的心理压力。医务人员也会因产妇分娩结束而放松对产妇的进一步指导,使产妇失去最有力的社会支持。

(二)新生儿的生理特点

1.呼吸　胎儿娩出后,在声、光、温度、痛觉的刺激下,开始建立正常呼吸,自行完成摄入氧气、呼出二氧化碳的气体交换过程。出生后1小时内呼吸较快,为60~80次/分,部分小儿有吸气性三凹征;1小时后呼吸40次/分。绝大部分小儿上肢发绀,数小时后逐渐消除。

2.血液循环系统　新生儿断脐后即与母体分离,胎盘循环终止。随着新生儿开始呼吸、肺泡张开、肺循环建立,血液循环途径便开始发生变化,卵圆孔、动脉导管关闭,右向左分流停止。新生儿心率在睡眠时为120次/分,醒时为120~160次/分。新生儿血压为70/50mmHg。

3.消化系统　新生儿在24小时内开始排出黑色胎便,3~4天消失。

4.泌尿系统　出生后24小时内排尿,1周内每天排尿可达20次。

5.神经系统　新生儿出生时脑重量为300~400g,存在原始的反射,如觅食反射、吸吮反射、握持反射、拥抱反射等,当有神经系统疾病时上述反射消失。

6.体温调节　新生儿体温调节能力差,皮下脂肪薄,体表面积较大,易散热,应注意保暖。

二、第三产程的保健内容

(一)保健目的

1.监测第三产程进展情况。

2.为产妇提供第三产程的指导和心理支持。

3.预防和及时发现第三产程并发症。

(二)保健措施

1.第三产程处理时限　30分钟以内。

2.处理方法

(1)胎盘剥离判断(四项):①子宫收缩成球形,宫底升高;②阴道口外露,脐带向外延长;③阴道有少量出血;④用手尺侧在产妇耻骨联合上方轻压子宫下段时,外露脐带不再回缩。

(2)胎盘未剥离前:不能过早按压、揉搓子宫,不能牵拉脐带,以免收起子宫内翻。

(3)手取胎盘方法:人工徒手剥离胎盘方法为取膀胱截石位,排空膀胱,使用催产素打好点滴。外阴重新消毒铺巾、更换手术衣和手套。助手下压宫底,术者一手牵拉脐带并绷紧,另一手沿脐带方向进入宫腔并找到胎盘边缘。将手掌面朝向胎盘母体面,以手掌尺侧慢慢将胎盘自宫壁分开剥离,待胎盘全部剥离后,以内手托住胎盘外手牵拉脐带,将胎盘取出。

注意事项:①先建立静脉通道;②操作时必须轻柔;③避免用暴力强行剥离或用手抓挖子宫壁;④注意胎盘植入的可能;⑤胎盘粘连与胎盘植入区别为胎盘粘连者剥离时会出血,量少,色黯红,有粘连感但易剥离;胎盘植入者强行剥离时会出血,量多,以鲜红,粘连特紧,难以剥离;⑥胎盘娩出后立即注射催产素10~20U,检查胎盘胎膜是否完整;⑦注意观察阴道出血、血压、脸色、腹部情况等。

（4）胎盘胎膜检查：①将胎盘提起,使胎膜下垂并理顺。然后将胎盘的母体面向上放在产床上,双手把胎膜提起并将其撑开,查看胎膜破裂口的大小和胎膜上有无血管的断端。正常时无血管和断端;若有,表示有副胎盘存在,应立即取出;②胎膜检查完后将其撕开,将胎盘铺平,用纱布轻轻擦去其表面的血液,仔细检查胎盘母体面有无缺损;若有,应立即取出。

3.软产道的检查(外阴、阴道和宫颈)　检查外阴、阴道和宫颈有无裂伤,宫颈检查方法为助手暴露宫颈,然后用两无齿卵圆钳夹住宫颈,交替进行检查一周。发现裂伤,应予以缝合。一般是间断缝合。

4.产后2小时的观察　产后一定要在产房观察2小时,注意宫缩情况,宫底高度,阴道出血情况,会阴,血压,脉搏及排尿情况,一切正常后方可将产妇送回病房休息。

参考文献

[1][意]安德烈·蒂内利,[西]路易斯·阿隆索·帕切科,[西]塞尔吉奥·海莫维奇.宫腔镜图谱[M].冯力民译.北京:中国科学技术出版社,2020.

[2]白文佩.宫腔镜手术操作技巧[M].北京:北京大学医学出版社,2020.

[3][美]芭芭拉·L.霍夫曼.威廉姆斯妇科学.[M].3版.段华译.北京:北京大学医学出版社,2021.

[4][英]D.R.麦坎斯.妊娠糖尿病实战手册[M].李洪梅译.北京:科学出版社,2020.

[5]樊代明.整合肿瘤学 临床卷 全3卷[M].北京:科学出版社,2021.

[6]黄荷凤,陈子江.生殖医学[M].北京:人民卫生出版社,2021.

[7]李春雨.实用盆底外科[M].北京:人民卫生出版社,2021.

[8]刘兴会,漆洪波.难产.[M].2版.北京:人民卫生出版社,2021.

[9][美]乔纳森·S.贝雷克,[美]肯尼斯·D.哈奇.妇科手术技巧 妇科肿瘤学[M].乔杰,郭红燕译.北京:中国科学技术出版社,2020.

[10][美]乔纳森·S.贝雷克.妇科手术技巧 生殖内分泌学与不孕症[M].乔杰,马彩虹译.北京:中国科学技术出版社,2020.

[11]石一复,郝敏.妇产科症状鉴别诊断学[M].北京:人民卫生出版社,2021.

[12]石一复.子宫息肉诊疗精要[M].北京:科学出版社,2021.

[13]孙建衡,盛修贵,白萍.妇科肿瘤学[M].北京:北京大学医学出版社,2019.

[14]汤静,吴越.妇产科临床药师实用手册[M].上海:复旦大学出版社,2021.

[15][英]铁托·洛佩斯.BONNEY妇科手术学[M].陈晓军,丰有吉译.上海:上海科学技术出版社,2021.

[16]王海俊,陶芳标.北京大学预防医学核心教材 妇幼卫生学教程[M].北京:北京大学医学出版社,2021.

[17]吴素慧.恶性肿瘤非手术治疗丛书 妇产科恶性肿瘤非手术治疗[M].武汉:华中科技大学出版社,2019.

[18]夏恩兰,黄胡信.妇科内镜学[M].北京:人民卫生出版社,2020.

[19]徐丛剑,康玉.实用妇科肿瘤遗传学[M].北京:人民卫生出版社,2019.

[20]杨水莲,杨娟,叶芬.妇产科学[M].武汉:华中科学技术大学出版社,2021.

[21]尹婕,周莹.北京协和医院妇产科住院医师手册.[M].2版.北京:人民卫生出版社,2021.

[22]张伶俐,赵霞.实用临床药物治疗学 妇女保健.[M].翻译版.北京:人民卫生出版社,2020.

[23]张雪芹,苏志英.早产与分娩.[M].翻译版.北京:人民卫生出版社,2021.